「十四五」时期国家重点出版物出版专项规划项目

心理心脏病学

主　编　刘梅颜　陆　林
副主编　屠　洪　耿庆山　刘　刚　时　杰

人民卫生出版社
·北　京·

图书在版编目（CIP）数据

心理心脏病学 / 刘梅颜，陆林主编 . —北京：
人民卫生出版社，2024.1
ISBN 978-7-117-35137-9

Ⅰ. ①心… Ⅱ. ①刘… ②陆… Ⅲ. ①心脏病学
Ⅳ. ①R541

中国国家版本馆 CIP 数据核字（2023）第 147528 号

心理心脏病学
Xinli Xinzangbingxue

主　　编	刘梅颜　陆　林
出版发行	人民卫生出版社（中继线 010-59780011）
地　　址	北京市朝阳区潘家园南里 19 号
邮　　编	100021
E － mail	pmph @ pmph.com
购书热线	010-59787592　010-59787584　010-65264830
印　　刷	天津善印科技有限公司
经　　销	新华书店
开　　本	787×1092　1/16　　印张：25　　插页：1
字　　数	581 千字
版　　次	2024 年 1 月第 1 版
印　　次	2024 年 3 月第 1 次印刷
标准书号	ISBN 978-7-117-35137-9
定　　价	148.00 元

打击盗版举报电话	010-59787491	E- mail	WQ @ pmph.com
质量问题联系电话	010-59787234	E- mail	zhiliang @ pmph.com
数字融合服务电话	4001118166	E- mail	zengzhi @ pmph.com

自序 心理与心脏——双心医学发展在路上

众所周知，以冠心病为代表的心血管疾病是全球重要的健康负担，而心脏与心理直接的关联，即双心医学的发展一直是备受关注的领域，近十年关于心理心脏病的研究亦是进展迅速。

自古以来，人们一直推测心灵与大脑之间存在直接联系，二十世纪中期，首次在科学上将精神压力与心肌梗死的发生联系在一起，随后这方面的研究大量涌现。今天我们已经清楚地认识到，不良情绪和心理状态作为原始病因引发心血管疾病的发生，作为重要诱因推动疾病的进程，作为直接后果恶化临床预后。比如，“暴脾气”所引发的急性心肌梗死、国际赛事期间出现的心脏性猝死、自然灾害时发生的一系列血压血管损伤的问题等，都提示心脏与心理关联密切。但如何将心理因素的考量纳入心血管常规诊疗体系，将研究成果运用于临床并优化现有诊疗策略，尚存挑战。

二十多年前，我在北京大学人民医院的心血管重症监护室工作，开始了关于心理心脏病以及神经内分泌相关机制的系列研究。最初的研究探索主要集中在精神压力通过自主神经功能损伤方面与心血管疾病的关系上，发现改善情绪也能改善心血管临床治疗效果；后续的研究逐渐深入到高血压、心肌缺血、心律失常及心力衰竭等方面，发现心血管病患者临床转归的改善在很大程度上取决于针对心理心脏系列问题的双心治疗提前介入的程度，其背后有着复杂而重要的病理生理学机制。

作为临床医生，需要深入了解患者的心血管生理病理损伤情况和情绪心理状态，以及二者之间互相作用的情况，有针对性地进行双心方面的干预，才有可能让患者最大限度获益，并降低临床治疗费效比。

心脏本身是心电驱动并具有内分泌功能的动力泵，大多数的患者心脏问题来自冠状动脉、瓣膜损伤、心肌病变或是心电异常。由于心脏功能障碍具有多源性，通常情况下这几种疾病会同时出现，几乎所有的异常都与情绪心理状态相关。患者在患病后，随之而来的医学、心理和社会经济问题在临床表现中往往起着重要作用。

临床医生应是根据病史、检查结果和生理心理损伤情况来确定患者的个体化特征，并根据疾病的严重性和时间点来制定治疗方案。在高精尖技术的推动下，心血管疾病诊疗能力大大提高，诸多的介入手段包括支架植入和瓣膜置换、射频消融技术甚至心脏移植，解决了大量医疗难题，但在这些技术能力之外的疑难杂症似乎越来越多，随着治疗花费的增加很多患者所经历的痛苦并没有随之消减。这些问题变成更加复杂的临床问题，让我们这些医生似乎每天都在接受疑难问题的“考试”。检查手段的增多，诊疗环节的烦琐，医生在患者疾病证据间反复论证，多了些客观依据的同时，似乎又对患者的内在情感关注不够，医学中的爱与关怀在现代医疗中体现得尚不充分，这些都是值得深思的问题。

关注患者发病时的情绪诱因

值得注意的是具有心脏疾病病症的人群中，症状的严重程度与疾病的严重程度并不相关。以冠心病为例，冠状动脉严重阻塞90%的患者可能毫无症状，但实际上处于危险之中，但胸闷胸痛频繁的患者也有可能心脏病变并不严重。这可能和每个人有不同的“预警系统”有关，后者与冠状动脉代谢、心脏疼痛的相关受体、心脑神经传导间的差异、神经递质和激素水平等因素相关。对于那些无症状患者，一旦确认了自身疾病的严重性，随之而来的情绪心理应激反应会导致病情恶化。临床医生需要认识到，在处理患者严重的病变同时，心理的干预要同时进行，避免精神压力引发的血管损伤或心肌梗死。

早期帮助患者控制情绪，合理应对压力，会明显改善心血管疾病的疗效。当然这也会面临同行的质疑，他们倾向于认为情绪心理因素的治疗价值并不大，关注患者的心理会破坏心血管医生的专业性。但我们也欣喜地看到随着对双心疾病发病机制研究的深入，这样的质疑在逐渐减弱。

关于精神压力诱发的心肌缺血

冠心病患者所谓的“有意义”，通常被定义为冠状动脉狭窄程度大于70%。通常情况下，三支主要动脉中的一支、两支或者三支会出现几处狭窄甚至完全阻塞（因此被称为单支血管疾病，双支血管疾病或三支血管疾病）。除冠状动脉组织学上的狭窄数量、严重程度或位置外，生理上不稳定的、炎性的、易损的斑块似乎也决定了临床进程。这种不稳定与精神刺激带来的炎性和高凝状态有关。对冠心病患者而言，在特定的精神压力下出现心肌缺血称为精神压力诱发的心肌缺血（mental stress-induced myocardial ischemia，MSIMI）。而伴发抑郁焦虑的患者往往是MSIMI的高发群体，导致后续心肌再梗死、再缺血等一系列不良事件的发生。

提前治疗抑郁焦虑等心理问题则会明显降低这类缺血的出现并改善临床预后。

对于心房颤动双心问题的认识和策略

心房颤动（简称“房颤”）是临床最常见的心律失常原因之一。临床研究发现房颤患者较普通人群更易发生心理问题，其中抑郁较为常见。抑郁不仅增加房颤的复发率，还影响着患者的生存质量和死亡率。共病患者中白细胞介素及肿瘤坏死因子等炎症因子水平升高，可作用于相应的信号通路，诱导机体产生自主神经功能变化、肾素-血管紧张素-醛固酮系统（RAAS）激活等一系列生理变化，为房颤发生创造条件。RAAS激活还可促进炎症因子产生，增加对组织的损伤，促进心肌间质纤维化的形成。通过对上述机制了解的深入，临床医生应该认识到房颤的有效控制和预后改善离不开双心治疗，尤其是当患者处于射频消融术前和术后时段。

心血管灾难性事件背后的交感神经兴奋问题

心理心脏病发生的关键在于与情绪相关的精神压力会带来交感神经的过度兴奋引发心脏及血管损伤。应激反应是分区域的，并且存在个体差异：有些人骨骼肌反应明显，奔跑迅速；而有些人心脏反应明显增强，骨骼肌反应相对弱甚至没有反应，后者导致去甲肾上腺素不增加，带来心血管的灾难事件。诸多研究显示自然灾难或股市骤变发生时，应激与损伤的关联明显，如“9・11”事件发生时，美国医生发现起搏器植入的患者其起搏器的放电频繁，剧烈的情绪反应引发的急性心肌损伤即为应激性心肌病。“情绪地震”能触发心脏病，如压力下交感激活引发室性心律失常，血小板激活血栓形成，血压波动斑块破裂导致心肌梗死。值得关注的是，情绪异常导致的高频率交感神经放电引起神经肽Y释放，导致冠脉痉挛，这就能解释变异型心绞痛患者中相当多的人会合并情绪心理问题。

与精神压力相关的高血压问题

除外传统生物学危险因素，精神心理因素为影响高血压发病的重要危险因素，这种与精神压力刺激密切相关的高血压，称为精神压力相关高血压（mental stress-induced hypertension，or stress-induced hypertension）。精神压力相关高血压由生活、工作等压力引发，与焦虑、抑郁等精神心理问题密切相关，男性和女性在精神压力下均易发生高血压，伴发焦虑的中年男性患高血压风险为无焦虑者的2.19倍，而女性精神紧张程度越高，其高血压发生风险亦越高。压力相关的生物学标志物很多，如肾上腺素在机体承受慢性压力时从交感神经释放增加，并且原位合成也增加。对高血压患者监测微神经电流发现交感神经纤维在每个心动周期都反复放电，而健康人没有，这更像精神压力的作用。精神压力应激时，血管紧张素（Ang）Ⅱ增加，激活色氨酸羟化酶，促进5-羟色胺（5-HT）的合成。在中枢神经系统，5-HT

作为神经递质，其作用与相应的受体有关，中枢5-HT_{1A}受体激活，引起交感神经抑制效应；而5-HT_{2A}受体则引起交感神经兴奋；5-HT_3受体分布于交感神经节，精神压力应激时，5-HT作用于5-HT_3受体，交感神经节长期增益效应持续增强，交感神经紧张性增高，外周阻力增加，使血压升高；在外周，5-HT作为血管收缩物质，在血管内皮损害时，起收缩血管的作用，与其他收缩血管物质一同导致血压升高。

与临床相关的诊疗策略改变

结合患者病史、血压心率测量和临床辅助检查，通过患者的主诉和量表评估，对患者的精神压力进行量化评估，包括焦虑抑郁评估、工作压力和睡眠方面的评估非常重要；通过β受体拮抗剂影响迷走或交感神经，研究心脏的自主神经控制；研究休息或运动中心理应激反应、焦虑和抑郁患者的心脏交感神经反应也非常有意义，有助于我们更好地理解日常工作中的压力应对和潜能调动，以及如何避免心脏不必要的损伤；检测冠状动脉无症状狭窄和不稳定斑块，探索有预测价值的心脏风险标志物也有重要意义。

临床治疗主要着力于“心理保护”和“心脏保护”两方面。非药物治疗生活方式的干预包括均衡营养、充足睡眠；运动疗法包括八段锦、太极拳、慢跑、游泳、瑜伽等；心理支持和认知行为治疗等措施也非常重要。药物治疗需早期识别患者的焦虑/抑郁症状，结合患者的血压分级、心血管风险分层、精神压力分级进行综合干预。适当给予抗抑郁焦虑药、营养神经药等药物治疗，必要时中西医结合，联合应用一些宁心安神、活血化瘀及改善睡眠的药物。5-羟色胺再摄取抑制剂（SSRI）类药物疗效确切，较安全，心血管不良反应较少，但在使用过程中仍应注意小剂量起始，逐渐加量，缓慢减量。SSRI与华法林、阿司匹林、氯吡格雷同用可能增加出血风险，故需谨慎，注意用药量，密切监测凝血酶时间；SSRI类药物不与单胺氧化酶抑制剂联用，以防出现5-HT综合征；不主张服用SSRI患者在治疗期间饮酒。

总之，临床医生尽早识别出患者冠状动脉结构和功能的问题非常重要。系列研究证实，有关精神压力和运动压力同样能诱发心肌缺血的出现。尽管心血管疾病合并精神心理问题非常普遍，并且临床预后较差，但这部分患者还是经常会被漏诊或误治，心血管专业医生应注意时刻保持专业的敏感性，多学科合作，开展充分的双心治疗，才能帮助患者在临床上充分获益。

刘梅颜

首都医科大学附属北京安贞医院双心医学中心

2023年4月

目录

第一章

概论

第一节

心理心脏病学发展史

心血管疾病的发病率和死亡率居高不下，精神疾病困扰着相当多的人口数量，与心血管疾病表现出极高的共患率。随着生活节奏加快和社会压力加大，心身疾病逐渐显现。越来越多的研究表明，三大心理社会因素——抑郁症、社会孤立和异常情绪与心血管疾病的发生发展关系密切，心理社会因素及其干预治疗逐渐受到重视。

心理心脏病学（psycho-cardiology）又被称为双心医学或行为心脏病学，是心身医学的一个重要分支，是研究和处理与心脏疾病相关的情绪、社会环境及行为问题的学科。目的是从生物-心理-社会医学模式出发，从身体、心理、社会的整体层面上防治情绪心理因素相关的心脏疾病；建立心脏专科临床医生和相关学科研究人员的综合团队，整合心脏病学、精神病学、心理学、护理学、康复医学和中医学等相关学科，为心理心脏病患者提供精准筛查、科学诊断、规范治疗、会诊转诊的系统学科。

心理心脏病学的成就不仅表现在科学研究的进步，更是体现在临床医生对心理问题认识的提高及患者对心理问题接受程度的增加。本节对心理心脏病学的发展历史作以回顾。

一、心理心脏病学的产生

从希波克拉底时代起，人类就已经知道心脏和大脑的相互作用。1818年，德国精神病学家Heinroth提出心身疾病的概念，1884年法国精神病学家Jacobi用心身（psychosomatic）的观念强调心理因素在疾病发展过程中的重要地位。经历了上百年的发展，学者们对心身疾病的认识不断深入。20世纪30年代，Dumbar医生在实验的基础上提出心身医学和心身疾病又称“心理生理障碍”的科学概念。Harold Wolff从1943年开始研究心理（意识）因素与生理学反应的联系，他通过客观的实验室检查手段发现，介导生理学变化的心理学因素如果持续存在，则会导致机体结构的变化。Harold Wolff也因此在心理免疫学、心理心脏病学领域建立了最基本的研究规范。1980年，美国心身医学研究所将心身疾病定义为由环境心理应激引起和加重躯体病变的疾病，明确原发性高血压、冠心病、功能性期前收缩和心脏神经症等心血管疾病与精神心理因素相关，即目前所指的心理心脏疾病研究的范畴。“心理心脏病”的概念源于1985年发表在《美国心身医学杂志》（*Psychosomatic Medicine*）的一文：“Psycho-cardiology：Meeting Place of Heart and Mind”，主要研究心理疾患与心脏病的关联，也包括人的情绪与心血管系统之间的深层联系。后续很多文献使用了这一概念，论述了心理因素对心血管疾病的影响，也阐述了帮助心脏病患者康复，迫切需要心理策略和干预措施的理念。

1998年，来自世界各地的38位专家在对心理心脏病学现状及共识会议上，规范了心理心脏病学的概念、研究手段及干预治疗方面的相关问题。此后，欧美学者对心理心脏病治疗评估的研究，促进了心理心脏病学的快速发展。自2008年后，美国、加拿大和欧洲的心脏病学会，就冠心病合并抑郁问题发布了相应的临床处理建议，指出对于心血管病患者尤其是冠心病患者，应常规进行抑郁筛查，这是数十年来心理心脏病学通过科学论证逐步发展的结果。

二、我国心理心脏病学的发展

国内心理心脏病学起步较晚。1995年胡大一教授在国内提出“双心医学”概念，在诊治患者的躯体病变的基础上，关注他们的精神心理状态，通过中西医结合疗法，逐步完善躯体、行为、心理并重的规范化双心医疗服务。近年来我国的双心医学获得很大进展，主要成就有以下几个方面：

第一，培养了一批具有心理心脏疾病诊疗思维模式的“双心医生”。

心理心脏病学的成就不仅表现在科学研究的进步，更是体现在临床医生对双心问题认识的提高，以及医学观、价值观的改变上。双心理念逐渐深入人心，起到潜移默化的影响，使得很多心血管科医生逐渐具备了心理心脏病的思维模式，转变为“双心医生”。他们已接过了双心医学的大旗，并带领大家沿着双心医学事业的道路奋力前行。

第二，寻找适合我国国情的心理心脏病学继续教育培训模式。

我国双心疾病发病率高，但识别率和治疗率低，迫切需要加强心理心脏病学的宣传推广及医务工作者的继续医学教育，让更多的医务人员加入双心医学的队伍，让更多的医院开展双心临床和科研工作。提倡积极开展社区全科医生“双心”培训模式，进行双心疾病筛查和宣传教育活动，这些都对推动双心医学有重要的现实意义，值得推广。

第三，“双心医学论坛”和“双心门诊”工作的展开。

目前全国各地多家医院都已开设了双心门诊或开展了其他双心诊疗工作，“双心医学论坛”也逐渐在国际心血管会议上亮相。这都使双心理念得到了更广泛的传播。

第四，开展心理心脏病学的科学研究。

近年来，国内相关领域的专家在心理心脏病学方面开展一系列工作，包括科学研究、创办杂志、发布指南等。这些工作旨在提高心血管医生的医疗服务质量，帮助心血管医生提高精神心理问题的识别能力和基本处理能力。

2017年1月创刊的英文国际期刊《心脏与心理》(*Heart and Mind*)，是由荷兰Wolters Kluwer集团Medknow出版的一本专注于心血管疾病合并精神心理问题及相关领域临床实践与创新的医学学术期刊，主要报道心脏与心理等相关医学领域的研究进展。编委会由来自世界各地的双心医学、精神医学、心理学和神经科学等相关领域100多位权威医学专家组成。近年来，各专业学会也陆续发布了一些心理心脏病学学科的相关指南，本书后面的章节中有详细的介绍。

三、心理心脏疾病的流行病学研究及进展

1993年Frasure Smith等发表的首个前瞻队列研究资料显示，急性心肌梗死合并抑郁的患者死亡率明显升高。到20世纪90年代末，已有大量证据表明急性应激在诱发心肌缺血中所起的作用，以及慢性心理社会因素增加心血管疾病的风险，包括抑郁、敌意、工作压力和社会孤立等。此后多个相关研究提示抑郁是心血管疾病发病和预后不良的预测因子。

2004年，一项Meta分析发现，排除其他干扰项后，抑郁症的人群发生冠心病的概率是没有患抑郁症人群的1.5~2.0倍。同时，在冠心病患者中，合并有抑郁症的，远期发生心血管事件风险是未合并患者的2.0~2.5倍。除了抑郁和冠心病关系密切，有研究显示焦虑和冠心病心肌梗死关系密切。Janszky等对49 321名年轻瑞典男性随访37年后发现，焦虑作为冠心病的独立危险因素可用于预测冠状动脉事件的发生，提示焦虑是冠心病发病和死亡的重要危险因素。Rutledge等经Meta分析发现，抑郁在心力衰竭患者中的发生率高达21.5%。

在国内综合医院的心血管门诊患者中，约1/3考虑患有心理心脏病，即存在心血管疾病的同时合并心理问题。由此可见，心血管疾病与心理问题确实关系密切，但仍然需要更多的研究来提供充分的循证医学证据。

此外，国内学者研究证实对于心血管疾病患者给予双心医学治疗模式，可有效提高治疗效果。有研究纳入急性冠脉综合征（acute coronary syndrome，ACS）患者672例，随访1年后发现ACS合并焦虑或抑郁的患者1年内非致死性心肌梗死和再住院风险分别增加约2倍和5倍，焦虑、抑郁共病个体分别增加约6倍和14倍，到急诊就诊次数和1年内医疗花费明显增加。因此，关注心血管疾病患者的精神心理问题不仅可为患者提供安慰和温暖，同时有望控制疾病进展和减少医疗成本。

四、中国传统医学对心理心脏病学的认识

中国传统医学的核心是天地人合一的整体观念和辨证论治，早在《黄帝内经》中即论述了精神因素影响身体健康的概念。同时，中医认为情志所伤是双心病产生的主要原因，“怒则气上、喜则气缓、悲则气消、思则气结、恐则气下、惊则气乱”，而五志唯心所使也，“主明则下安，主不明则十二官危”，即气机疏泄失常是心身疾病产生的主要病机，而心脏与心身疾病关系最为密切。这与西医所讲的精神疾患会影响人体的内分泌，从而增加某种疾病的发病率，而身体的疾病同时也能影响人的精神活动的观点相一致。

与以解剖为基础的现代医学理论不同，传统中医脏象学说中的“心”，在中医文献中有血肉之心和神明之心的区别。血肉之心，即指实质性的心脏；神明之心是指脑接受和反映外界事物，进行意识、思维、情志等精神活动的功能。中医学把精神意识思维活动归属于心，故有神明之心的说法。正如明代名医李梴所说：“有血肉之心，形如未开莲花，居肺下肝上是也。有神明之心，……主宰万事万物，虚灵不昧是也。”（《医学入门・脏腑》）

中医中的五脏分别为心、肺、脾、肝、肾，五脏具有化生和贮藏精气的共同生理功能，同时又各有专司，且与躯体官窍有着特殊的联系，形成了以五脏为中心的特殊系统。其中，心的生理功能起着主宰作用，即“心为身之主宰，万事之根本”（《饮膳正要・序》）。五脏六腑必须在心的统一指挥下，才能进行统一协调的正常的生命活动。心为君主而脏腑百骸皆听命于心；心藏神而为神明之用；“心者，五脏六腑之大主也，精神之所舍也”（《灵枢・邪客》）。

心的生理功能有二：心主血脉、心主神明。心主血脉，指心有主管血脉和推动血液循行于脉中的作用。而心主神明中“神”的含义主要有二：其一，指人体生命活动的总称，又称之为广义的神，包括整个人体的形象以及面色、眼神、言语、应答、肢体活动姿态等；其二，是指人们的精神、意识、思维活动。人的精神、意识和思维活动，属于大脑的生理功能，是大脑对外界事物的反应，这在中医文献中早已有明确的论述。人之灵机记性、思维语言、视、听、嗅等均为脑所主，故称脑为“髓海，即元神之府”。髓由精生，精源于五脏六腑之气血，心主血，上供于脑，故心脑相系，常心脑并称、心脑同治。中医学将思维活动归之于心，是依据心血充盈与否与精神健旺程度有密切关系而提出来的。其心神论长期以来一直在指导着中医的临床实践，具有重要的科学和实践价值。

五、总结与展望

心理心脏病学作为一个由心血管和精神科交叉、综合形成的学科，强调在治疗患者躯体存在的心血管疾病时，要同时关注患者的精神心理问题，尊重患者的主观感受，倡导真正意义上的健康——即心身全面和谐的统一。目前双心医学学科处在不断发展、不断完善中，仍有许多瓶颈和困难，例如对于双心疾病的筛查、治疗存在争议，如何确立双心医生的系统培训模式等。因此，我国心理心脏病学学科的建设任重而道远。

第二节

心理心脏病学的流行病学

一、概述

心理心脏病学是心血管医学和心理精神病学的交叉学科。当下，随着社会经济的发展与人们生活节奏的加快，在不良的生活方式与持续的精神压力影响下，心血管疾病和心理疾病的发病率日趋升高，两者均已成为重要的公共卫生问题。心理心脏病学坚持以人为本的原则，符合生物-心理-社会医学模式的要求，追求心血管和心理整体健康，以维持机体整体平衡。本节将着重于心理心脏病学的流行病学，阐述心血管疾病发病和病程中心理社会因素的影响，描述心血管疾病合并心理疾病的流行病学特点，论述心理社会因素与心血管疾病的关系，以期引起临床医护重视，将“双心同治”融入日常医疗实践中。

二、心血管疾病发病和病程中的心理社会因素

包括心血管疾病在内的大多数疾病的发生发展，很大程度是基于个体的遗传风险因素，加之一定的社会经济和文化环境的影响，以及早期人际交往经历及各种环境应激所导致，是躯体因素与心理因素相互作用的结果。某种意义上，由于遗传因素的稳定性，环境和行为因素在心血管疾病的发生发展中发挥了更为重要的作用。心血管疾病的发病与不良生活方式，如吸烟、不良饮食习惯、缺乏运动、压力过大等密切相关。改善生活方式、加强运动、减轻压力负担显然可以改善甚至避免心血管疾病的发生发展。但是，人类行为模式的改变并不容易，更深层次决定个人生活方式、感知模式、应对方式的是个体的心理因素及社会因素。其他因素包括年龄、性别、社会经济地位与社会支持等，本节也将进行进一步阐述。

（一）年龄因素

随着年龄的增大，心血管疾病的发生风险逐渐升高。从50岁开始，个体心房颤动的患病率随着年龄的增长而不断增加。虚弱、社会孤立和认知障碍在老年人中更为普遍。对于患有慢性心力衰竭的老年患者，他们往往更加需要接受双心医学的治疗。

年轻心血管疾病患者的危险因素明显不同于老年患者。虽然年龄被认为是心肌梗死的重要风险因素，但实际上不良心血管疾病预后风险其实主要由可变的危险因素决定。在INTERHEART研究中，抑郁、不良生活事件、应激症状和财务问题等社会心理风险因素占年轻心肌梗死患者归因风险的43.5%（如果完全消除这些风险因素，可以预防心肌梗死的人群比例）；相比之下，老年患者中该部分风险占25.2%。

（二）性别因素

心血管疾病的病因、发病机制和预后存在较大性别差异。相对于男性来说，女性心肌梗死患者平均约年长10岁，发作潜伏期较长，更常出现非典型症状，伴随更多的合并症，且较少接受基于指南的最佳治疗，因而心肌梗死后死亡率较高。

女性抑郁和创伤后应激障碍（post-traumatic stress disorder，PTSD）的患病率也较高，而这又与较高的心血管风险有关。早期压力经历、性别差异导致的社会处境、家庭和职业也可能对女性心血管疾病起到作用。此外，研究表明，女性更容易受到压力的影响，这与非典型的心血管疾病有关，如微血管功能障碍或血管痉挛。性别特异性方面，大约90%的Takotsubo心肌病患者是绝经后妇女。此外，女性充血性心力衰竭患者，更常表现为疲劳和乏力，这些症状也可能被误解为抑郁症。急性冠脉综合征与心律失常如阵发性室上性心动过速，在女性中更常被误解为惊恐发作或其他精神症状，导致治疗延迟。

（三）社会地位与社会支持因素

社会地位是心血管疾病发病率和死亡率的重要预测因素。社会地位的评价囊括了教育、收入、职业和居住地等多项指标。低社会地位常提示没有工作或不稳定的工作、较差的居住条件及周边环境（高犯罪率、交通噪声、污染等）和高精神压力。社会地位较低的人受到心血管疾病的影响更大，心血管死亡风险较一般人群增加两倍。

缺乏社会支持与心血管疾病的发生发展及不良预后相关。缺乏社会支持和孤独感是单身男性总体死亡率和心血管死亡率的重要影响因素。孤独感对心血管疾病死亡率的影响与大量吸烟（每天15支香烟以上）等同。

（四）早期人际交往经历因素

在儿童早期经历暴力、忽视、性虐待和情感虐待以及社会歧视等压力，会增加患精神障碍、心血管和代谢疾病的风险，从而导致死亡率增加。纵向研究表明，儿童期和青少年期的社会心理健康状况良好程度与成年期动脉粥样硬化发病率成反比。

（五）行为特征因素

行为因素介导了心理社会因素与心血管疾病之间的复杂联系。人的行为特征主要取决于环境、认知能力及既往经验，遗传因素在其中也起到了一定的作用。其中，社会环境对于获得健康相关知识、态度和行为模式（健康素养）至关重要。例如，社会经济地位较低的人健康素养较低，这又促进了疾病的风险性行为，如吸烟、饮食不良、缺乏体育锻炼、不遵医嘱等。

健康相关的个人适应能力，体现在应对疾病的情绪调控能力上。其有利适应或保持良好的健康相关行为。适应力不佳的患者，例如有创伤童年经历、慢性压力、精神共病（如抑郁、焦虑）、D型人格或长期敌对行为的人，更易发生心血管疾病促进行为。

（六）生活质量因素

健康相关的生活质量（quality of life，QoL）对以症状治疗为主的慢性病患者尤为重要。生活质量包括身体、社会和心理层面的幸福感和日常生活应对能力。心力衰竭患者表现出健康相关生活质量的降低。但是，其受心理因素的影响远大于生物医学模式中检验、检查指标反应的躯体状况的影响。年龄越大、女性、功能受损程度越高、合并症越重以及因病住院是心力衰竭患者较低生活质量的预测因素。对于健康人而言，健康相关生活质量也是新发冠心病和脑血管事件的独立预测因子。

三、心血管疾病合并心理疾病的流行病学特点

（一）疾病特征和疾病形式

我国最早提出“双心医学”概念的胡大一教授指出，目前心内科就诊的患者大致分可分为3类：①患者有心血管疾病症状（如心悸、胸闷、气促等），完善相关检查可暂排除器质性心脏病，而合并心理问题（如焦虑、抑郁）；②患者有心血管疾病症状，辅助检查结果显

示轻度异常，心脏病变轻微，疾病本身预后良好，且合并心理问题；③有严重器质性心脏病并得到了规范、合理的相关治疗，且合并心理问题。另外也有研究显示，在综合医院的心血管门诊患者中约1/3考虑患有“双心”疾病，即存在心血管疾病的同时合并心理问题；约1/3有器质性心血管疾病，无心理问题；约1/3完全没有心血管疾病，仅存在心理问题。由此可见，心血管疾病与心理问题，尤其以焦虑、抑郁为主的心理问题关系密切。

（二）国内外心理心脏病学流行病学特点

2005年北京10家医院的调查发现，在3 260例心血管门诊患者中，焦虑发生率为42.5%，抑郁发生率为7.1%。其中在冠心病患者中抑郁发生率为9.2%，焦虑发生率分别为45.8%；在高血压患者中抑郁发生率4.9%，焦虑发生率47.2%。2014年一篇荟萃分析关于中国冠心病患者抑郁症的患病率，共纳入23项关于5 236例住院患者的研究发现，冠心病与抑郁症的共病率为51%，而以4个社区1 353例患者研究提示，二者共病率为34.6%~45.8%，其中合并严重抑郁症为3.1%~11.2%。2017年一项研究表明，心血管疾病患者仅抑郁、仅焦虑、抑郁合并焦虑发生率及总发病率分别为15.00%、22.50%、10.83%、48.33%。

据国外研究报告，Thombs等研究纳入共10 785例近期发生急性心肌梗死（acute myocardial infarction，AMI）的患者，使用贝克抑郁量表（Beck depression inventory，BDI）的形式采用结构化临床访谈诊断抑郁症，其中31.1%（95% *CI* 29.2%~33.0%）的患者有临床显著抑郁，其中19.8%（95% *CI* 19.1%~20.6%）的患者存在重度抑郁。其他心血管病患者，如冠状动脉旁路移植术患者的重度抑郁症患病率为15%~20%；心力衰竭患者中，约20%的抑郁患病率；接受植入型心律转复除颤器的抑郁症患者为11%~26%；在房颤射频消融术后42.7%的患者表现出抑郁症状，37.8%的患者表现出焦虑症状。

（三）精神心理障碍患者合并心血管疾病风险增加

2004年的一项Meta分析发现，排除其他干扰项后抑郁症患者更有可能患冠心病，大约是无抑郁症人群的1.5~2.0倍；冠心病合并抑郁症患者，远期发生心血管事件风险明显增加，约是未合并者的2.0~2.5倍。Carter等报道称，2001年至2012年住院的74 734名精神科患者中，9.63%被诊断为缺血性心脏病，6.63%被诊断为心房颤动，4.6%患有心力衰竭，2.31%患有心肌梗死。在重度抑郁症人群中也发现了相似的患病率。其他研究也发现，10.85%的抑郁人群样本也患有心血管疾病。此外，在诊断为抑郁症的美国成人中，经年龄标准化校正后，其一生患心肌梗死、心绞痛和脑卒中的概率约为30%，而未诊断抑郁的上述心血管病患病率约为15%。

四、负性心理因素与心血管疾病的关系

（一）抑郁

在美国，重度抑郁症的终身患病率为20.6%，女性、年轻人和收入较低的人的患病风险

更大。抑郁是冠心病的一个潜在危险因素。一项对54项研究的荟萃分析提示，在社区人群中，抑郁使患冠心病的风险大约增加了2倍，而在已知冠心病患者中，抑郁的风险也有类似的升高。2014年的一项荟萃分析纳入30项前瞻性队列，包括北美、西欧和亚洲共893 850例最初无冠心病的个体研究提示，抑郁症增加30%未来冠状动脉事件风险，在校正潜在的混杂因素包括社会人口因素和健康行为后，这些关联仍然显著。

在社区医院和全科门诊中，普通人群抑郁症的发病率约为10%，但对于冠心病患者而言约为15%~30%。此外，抑郁也会增加现有心血管疾病患者的复发风险和死亡率。2014年美国心脏协会发表了一份科学声明，建议将抑郁症作为急性冠脉综合征幸存者心血管事件复发的危险因素。

（二）焦虑

焦虑可能是一种短暂的状态，也可以是一种特质性的状态，或者是在高强度和不适当的环境下频繁或持续的经历，可产生广泛性焦虑症等临床疾病的特征。相关荟萃分析研究已确定焦虑症状与冠心病的风险增加相关。其他研究也证实，广泛性焦虑症、惊恐发作和创伤后应激综合征（posttraumatic stress disorder，PTSD）使患者的冠心病事件风险升高。

有证据表明，焦虑是高血压、过度肥胖和吸烟的危险因素，吸烟会加速动脉粥样硬化，而肥胖也是传统心血管危险因素。2016年的一项Meta分析包括来自46个队列的207 276名参与者，结果发现，焦虑使心血管疾病死亡风险增加41%，具体心血管疾病类型死亡风险增加情况分别为冠心病41%、脑卒中71%、心力衰竭35%。一项来自2018年、包括9项研究共有151 144名参与者的荟萃分析发现，PTSD增加61%相关冠心病风险，在调整共病抑郁症后这种相关性仍然显著，风险增加为46%。在24项研究的荟萃分析中，Edmondson等发现急性冠脉综合征患者中PTSD的患病率为12%。

（三）悲观

悲观主义的特点是倾向于期望消极的结果，或者倾向于以消极的方式解释事件，这些因素与心血管风险密切相关。研究表明，悲观情绪会增加急性冠脉事件、脑卒中和/或全因死亡率的风险。例如，在芬兰进行的一项11年前瞻性队列研究中，悲观情绪是冠心病死亡风险增加的一个重要预测因素，悲观情绪最高四分位数人群调整后的冠心病死亡风险是最低四分位数人群的两倍（*OR*=2.17，95% *CI* 1.21~3.89）。

（四）愤怒和敌意

愤怒和敌意的瞬间会引发不良的交感反应，反射性引起心率、血压增高，使心血管反应性增强。愤怒也可能严重增加心血管不良事件的风险。研究表明，愤怒爆发后2小时内心血管疾病事件的发生率较高，包括心肌梗死、急性冠脉综合征、脑卒中和室性心律失常。

长期的愤怒和敌意也与冠心病的风险增加有关。在纳入25项研究的荟萃分析中，愤怒和敌意在健康人群中增加19%相关冠心病发病率风险（*HR*=1.19，95% *CI* 1.05~1.35），在冠心病人群中与复发事件风险增加24%相关（HR=1.24，95% CI 1.08~1.42）。其他研究也表明，长期暴露于更大的愤怒和敌意的性格特征会导致心血管疾病的过早发展。

（五）压力与应激源

压力的定义和原因是复杂的，压力性生活事件、慢性日常应激源和高水平的压力感知都会影响心血管疾病的健康。心理压力可能来自许多方面，如来自工作的挑战、低质量或不健全的人际关系、经济困难和遭受歧视等。除了这些类型的压力体验，如果人们经历或目睹涉及威胁安全的事件，他们也可能暴露在创伤压力中。

研究表明，长期累积的应激源暴露会增加心血管疾病的风险。慢性应激中最常见的工作相关的压力增加40%相关发生心血管疾病的风险。另一项荟萃分析包括来自6项研究中118 696名参与者的数据发现，高感知压力可使冠心病（coronary heart disease，CHD）发病风险和CHD死亡率增加27%。社交孤立和孤独同样可产生压力，也与心血管疾病风险增加有关，前瞻性研究的荟萃分析显示，社交孤立和孤独所产生的压力使心血管疾病事件发生的风险增加50%。此外，童年时期的虐待经历会对心血管健康产生深远影响，儿童期被虐待、社交孤立和家庭社会经济地位较差与晚年更高水平的炎症和代谢风险因素有关。

五、小结

心血管疾病和心理疾病是全球死亡、致残和疾病负担的主要原因，两者之间关系密切，要实现心血管疾病更好的预防、治疗和康复，心理社会因素不容忽视。心理心脏病学立足于人文，能够更好地解释心血管疾病本身所不能解释的心理问题症状，促进现代医学的发展。心理心脏病学流行病学显示“双心”疾病发病率高、危害大，需要引起医护重视、加强相关培训，对可疑患者进行筛查，做到两者整合管理，提高双心疾病诊治率。有效的心血管疾病和心理疾病整合管理的应用将有益于心脏、心理整体健康，并使心理心脏病患者长期受益。

第二章

心理心脏病学理论基础

第一节

精神心理基础知识

一、应对方式与患病行为

如何对待自己的疾病，不同的人，在不同阶段，有不同的方式。有的人明知道自己有高血压，怕量出“不正常”的结果自己心里不舒服，干脆不量。这叫“讳疾忌医”。也有的人，没得什么大病，却不断关注自己的身体变化，这里疼、那里堵，为此到处就诊。前者虽然对疾病监测不利，有时还耽误大事，但大家都理解：遇到自己不能控制的坏事，躲着点儿。用心理学术语，叫作“逃避”；而对于后者，一般人就不那么容易理解了。别人躲着病还来不及呢，怎么还有人没病找病呢？

如果翻开这类患者的患病历史，在身体不适（如失眠）明显之前，往往有相当长一段时间生活中有明显的不顺畅，有无从解决、又难以摆脱的烦恼。身体不适的出现，特别是烦恼转向以身体不适为中心，起到了“逃避”生活烦恼的作用。这就是“没病找病”的来由。

其实，这种情况也是一种病，就是精神科所说的“神经症”。它比第一种简单的逃避更复杂，形成这种状态的过程，精神病理学上称为“心理冲突的变形”。这种“变形”的害处在于，反复纠缠于表面的症状，既不能解决身体不适，更无助于解决生活源头中的心理适应问题。这比单纯直接逃避更具有破坏性，因为无法得到正常人的理解，所以往往会破坏人际关系，尤其是亲近的人之间的关系。

然而，并不是所有医生都对此不敏感，不少善于体察生活感受的医生，是大体知道此类疾病背后会有“故事”。只是医学教科书上，除了耐心平和地“劝劝”（健康教育），从来也没有明确过如何去帮助患者梳理和走出这种误区。

要应对这样的情况，即使对精神专科医生来说也是困难的。患者反复讲述的就是症状带来的痛苦和深陷其中的感受，难以反省自己陷入困难的过程；即使反省了，也容易变成责怪别人、抱怨环境，而没有从改变自己做起的实际行动（如停止过度检查和滥用药物）。这叫作治疗阻力。这种阻力把患者困在症状里，非常苦恼，又围绕苦恼进行无效挣扎（struggle），越陷越深。

应对这种情况的方法，在后面“协商和沟通治疗”部分再作展开。这里就常见的“挣扎”方式，援引一些心理学上关于应对（防御机制）的常见概念。帮助大家识别各种“挣扎”，以便进行处理时有所参考。

“防御机制”最初是被精神分析用来阐明为什么神经症患者出现某些症状与特殊行为。认为它是心灵在难以承受的焦虑和压力下的自我保护措施。后来发现，普通人在压力下或为了某些正常的现实目标，也普遍主动地采用这些应对方式，因此也有心理学书籍将名称改为“应对方式”。

下面列举了临床最常见的若干种心理应对/防御方式：

- 否认　是拒绝承认一件令人恐惧的事实（“这不可能”）。否认行为常与严重身体疾病患者相关，他们会否认自己或所爱之人患有任何疾病。无论你对他们多么耐心平静地多次重复事实，他们可能仍不承认。

- 替代　把对某个对象的兴趣与情感，转移到另一个冲击更小的对象，由此后者取代了前者。如在交通事故中丧子之人，后来会不知疲倦地投身于反对危险驾驶的运动，体现的就是这种防御。举个更普通的例子，工作上不顺心的人，把对老板的愤怒转移到家人身上，于是他在家里显得喜怒无常；另一个例子如一位大龄未婚女士会养很多猫来取代孩子的角色。医疗系统中某些特别热心的患者自助组织牵头人，往往有符合这种应对方式的历史线索（如有亲人死于癌症的家属，日后为癌症康复组织而奔忙）。将对医生的不满，发泄到辅助人员（如分诊挂号工作人员）那里，也很常见。

- 理想化　是指赋予另一个人或机构全能属性，如“治疗我的这个病全靠您了”，“您这里是全国最好的医院（科室）了，只有这里能拯救我。”其实医疗能力是整个系统和时代技术进步的产物，将某个医生或机构理想化，隐含着将责任也转移出去，一旦治疗不够满意，负面情绪如挫折乃至愤怒，也更剧烈。

- 投射　难以抚平自己心中的焦虑、冲动或难以接受自己某些特质时，将其归因于外源。例如，指责他人优柔寡断的人，或许在不自觉地投射出自身的优柔寡断。这样内在的威胁就会被外化，变得更易于处理。如不能接受发现家人疾病发作晚了，导致送医迟了，归咎于医生抢救不及时。

- 投射性认同　先将自己的某一方面投射到别人身上。而后投射者努力强迫接受者认同所投射的内容，造成双方达成一致的感觉。这可能导致接受者展现出与投射者相类似的行为方式。如患者担心某个药物副作用大，问医生副作用方面极端的例子，似乎只有医生也展现出对于副作用的担忧，才算关心他的健康。

- 合理化　在自尊受到威胁时，找借口为不可接受的行为辩护，例如“不是我不守秩序插队，你这里进进出出都是什么人啊，乱哄哄的，根本就没有秩序。”

- 放大身体感受　倾向于将身体感觉体验描述为异常强烈的或令人痛苦的，认为是产生躯体症状障碍的基础。往往背后是焦虑情绪降低了痛阈或把不适灾难化，使其变得难以耐受。

- 割裂　常见于有边缘型人格障碍的人，患者将生活中过往或当下的人，硬性划分为两极对立的。因此，患者认为他们要么是完美的，要么就是有严重缺陷的；不是对自己倾情关怀的，就是拒绝抛弃自己的。这往往是操控行为的一部分。

- 退行　是指个体在遭遇到挫折时，表现出其年龄所不应有的幼稚行为反应，是一种反成熟的倒退现象。如患病住院的成年人，变得好像连吃什么、几点吃，都要请教医生护士，像个听话的小学生或幼儿园的孩子。

- 反向形成　指的是否认不可接受的情感或冲动，并采取相反的行动。如“此地无银三百两”的做法，就是不能接受钱财藏匿地点被人知道的威胁。

二、现象的精神病理学：心内科常见的精神科症状和综合征

在现代医学教育中，我们学习临床医学之前，首先学习的是医学基础课，从基本的、正常的生理结构（解剖学）和生理功能（生理学）起步，然后涉及病理学（形态的）和病理生理学（功能的）。然后才是在这些基础之上，学习各科的临床医学。这是现代医学相对成熟后沉淀下来的学习顺序。

反观精神病学教育，好像远没有成熟到如此程度。医学院往往只把各种精神疾病中典型的（其实往往也是极端的）例子给医学生讲一讲，满足一下基本了解。而在成为医生后的日常工作中，这些“知识”基本也就淡忘了。虽然有的医学院基础课中也有普通心理学（选修），但与病理心理学（精神病理学）有明确衔接的地方很少。

也就是说，精神病学相对于整个医学，相当于还停留在古典医学时代。其知识体系中还充斥着大量来源于直接感受的比拟性质的理解。

拜人类大脑进化与文化发展所赐，精神现象相关的描述是最为丰富的，归纳整理起来，也是最复杂的（涉及不同的解释模式和理解思路并行）。这中间，既离不开以常识为基础的理解，也往往因囿于常识的理解无法特化和深入。比如，人们习惯于用恋爱挫折解释年轻人的情绪消沉，往往并没有弄清楚在当事人心中，所谓的“恋爱”是否达到了深入的情感联结，也未必仔细倾听情绪消沉的整体表现是否与一般的心理挫折不同。虽然一般的恋爱挫折在年轻人不良心情中是大概率事件，但有时当事人的情况与情感线索并不符合心理挫折模式。这时，首先需要弄清楚的是当事人的具体感受。

从一些极端情况（如内源性抑郁体验）中我们认识到，不少按常识理解推论的内容其实是不确切的，需要重新认真考量。这也就是K.Jaspers所说的“异常是认识常态的一把钥匙，而不是相反。”

精神病理学，主要有两个分支，一个是现象的精神病理学，负责澄清基本的心理现象；另一个是意义的精神病理学，探讨的是对精神现象的有意义的理解。精神病理学有相关专著（如*Fish's Clinical Psychopathology*：*Signs and Symptoms in Psychiatry*，*Fourth Edition*），这里我们只择取精神病理学的成果，以便在临床实践中认识精神症状，解读症状关系。

首先是现象精神病理学总结出的若干临床综合征，我们按照综合征的特异性，由低到高进行介绍。

1. 神经衰弱综合征　患者感到精力不足，注意不能集中，自感效率下降和疲乏，这种疲乏感即使休息也不能去除，往往是想休息却又思绪纷乱（有患者描述为脑子里类似过电影

一般）；真正动脑筋，又很快筋疲力尽。情绪方面，患者感到烦恼、紧张，易急躁。同时还伴有各种身体不适，如紧张性头痛、入睡困难、睡眠浅或多梦。

与抑郁状态明显不同的是，神经衰弱情况下，没有明显欲求的减退，呈典型的“心有余而力不足”。从综合征特异性的等级考虑，神经衰弱是最低级别的，也就是说其他更高级别的综合征中，往往也包含某些神经衰弱的表现。

2. 焦虑综合征　包括焦虑心情和客观表现。焦虑的情绪感受，是一种没有明确对象和具体内容的恐惧。这是一种无端的害怕或要出事的可怕预感。患者惶恐不安、提心吊胆，总感觉似乎就要大难临头，但实际上并没有什么真正的威胁存在。患者本人也深知这一点，但理性本身不能克服恐惧感。焦虑的客观表现有两个方面，一种是运动性不安，如手抖、腿颤、姿势僵硬、声音打颤，严重的完全的坐立不安；另一种客观表现是医生常说的自主神经功能紊乱（植物神经功能紊乱），如心慌、出汗、胸闷心痛、口干、呼吸急促、脸红耳热、尿急尿频等。只有焦虑心情和客观表现都存在，才构成完整的焦虑综合征。

急性焦虑发作，又称惊恐发作，指上述精神和身体表现急性发生，有时患者有濒死感，往往导致急诊就诊。而就诊的常见主诉之一就是胸闷胸痛（患者担心是心脏病）。

焦虑综合征的等级高于神经衰弱综合征，焦虑患者有某些神经衰弱的表现也不足为奇。

3. 抑郁综合征　抑郁是持久而弥散的心境低落（心情消沉），要求至少持续2周以上（按照DSM系统的定义，2周内大多数日子，每天的大多数时间，都处于心情消沉之中）；弥散意味着不是针对一时一事的悲伤和难过。心境低落的表现以中度抑郁作为典型，其核心体验是快感缺失（anhedonia），患者无法体验到愉快，甚至无法回忆过去有过的愉快体验，也无法憧憬高兴的心情。与此相关联的体验有无望感（看不到希望甚至绝望）、无助感（觉得谁也帮不了自己或什么也帮不了自己）。严重时感到生活本身就没有什么意义，可以伴有自杀观念或行动。除了心情消沉外，患者往往还有难以消除的疲乏感，自我评价过低、过分自责甚至觉得自己有罪。在抑郁状态下，患者的身体不适也很明显，与精神上的疲乏相应地是体力不支，有的患者甚至整天卧床不起。食欲缺乏、便秘、消瘦以及身体疼痛等症状也很常见。患者往往因此到各科就诊，即使没有查出特别的病，患者也不能轻易接受，仍旧认为是得了查不出来的疑难病或医生为了安慰自己而没有告知，这种现象叫作疑病。患者本人虽然有很强自己“病了”的感觉，但不一定能看清是自己情绪出了毛病。有些患者的坏情绪以暴躁易怒为主要表现，而无助、绝望等体验需要有经验的专科医生进行访谈才能明确表现出来。

抑郁综合征的等级高于焦虑综合征，更高于神经衰弱综合征。

4. 偏执观念　是一种超价观念（over-valued idea），字面意思是不容置评的观念。综合医院常见的疑病观念，严重时就可以达到偏执观念的程度。当事人只认可符合自己强烈情绪期待的“根据”，“整理”出一套貌似合理的故事线索及支撑他的结论，而不顾同时有其他不支持的大量事实。除了疑病观念，常见的偏执观念还有病理性嫉妒。如有时当事人的配偶不能满足其心理需求，病理性嫉妒的人从自己发现的蛛丝马迹认定配偶有不正当关系；在患者看来，只有符合其本人不安心理的解释才是可以被接受的，其余客观事实均可忽略。

偏执观念与妄想的区别在于，从患者性格与心理成长的经历来看，是可以理解的；妄想则不同，背后有特殊的罕见体验。

5. 妄想　是不能被现实及亲身经历纠正的错误信念。比如患者认定从小带他长大的亲生父母是别人伪装的，是假的。妄想的基础是更基本的感受异常。如认定从小抚育自己长大的父母是被假扮者替换的，叫作非血统妄想，涉及患者最基本的熟悉感、安全感、亲密感的破坏，从性格和心理成长角度是不可理解的。一个人可以憎恨未能给自己足够情感温暖的父母，但从小培养起来的熟悉感是不会改变的。确定的妄想，不是一时的胡思乱想或突发奇想，而是持续一定时间的相对稳定的错误信念，一般至少持续一周。

综合医院可能见到的是抑郁状态下的躯体疾病妄想，如感到脑子被掏空了、身体的血被吸干了……由于妄想往往有怪异的特点，凭医生的临床经验仔细询问患者感受，就不难分辨。

6. 谵妄　在意识混浊的基础上，出现错觉、幻觉等知觉障碍，有时有言语不连贯，精神运动性不安（行为混乱、目的性差），还可以出现短暂而片段性类似妄想的观念。谵妄旧称急性脑病综合征，有时被ICU医生称为“ICU精神病”，是一种器质性疾病基础上的精神错乱状态。谵妄明显之前，有时有过分烦躁-激越的过渡，也称为“器质性焦虑”，需要与一般焦虑反应及泛化的焦虑综合征鉴别。

7. 失智（痴呆）综合征　这是多种器质性疾病对大脑损害的慢性结果，表现为记忆下降、智能损害，通常伴有情绪和行为的异常，患者日常生活能力明显下降。

8. 癔症综合征　是一种传统的定义，目前分为解离症状和转换症状两种。解离症状指精神状态方面的改变，如神游、情感爆发、出神等，一般不会就诊于心内科；内科系统容易遇到和需要鉴别诊断的是转换症状（即癔症的躯体症状）。

在典型情况下，某一生活事件引起患者强烈的情绪反应，紧接着出现某种躯体症状（没有相应疾病可以解释），与此同时，患者的不良情绪消失，并且患者往往不能回忆生活事件和情绪反应的经过情形；即使能回忆，也只是轻描淡写或冷静地复述事件经过。可见，转换症状与普通的心理生理反应明显不同。普通的心理反应指的是生活事件引发不良情绪，也伴有躯体症状（如头疼、胸闷），但在有躯体症状同时，不良情绪是持续存在的，即当事人既生气又头疼。而转换症状患者，患者表现麻木平静，看不到愤怒的情绪，询问时则否认在生气。罗列一下，转换症状有下列特点：

（1）躯体症状系直接由某种明显的生活事件及其情绪反应所诱发。

（2）躯体症状难以用某种疾病解释。

（3）患者不能回忆自己的情绪反应，甚至连生活事件也记忆模糊。

（4）患者对躯体症状抱泰然处之和漠不关心的态度（与急性焦虑发作形成反差）。

要确定癔症转换症状，前3点是必须的（除非是慢性反复发作的癔症转换症状，再次发作时生活事件可以不突出，但第一次发作时，往往是突出的）；第4点是更有精神病理特点的表现，不一定每个患者都有。

除了上述经过特定总结的综合征，其实每个患者特别是新入院或新近诊断的患者，往往会有一个心理适应过程，表现为心情烦闷、有紧张感（自述心里有事放不下），对陌生的医疗环境和检查结果、治疗效果没有把握。接受介入治疗等手术干预的患者，有恐惧心理的也不在少数。但这些都不是病态的焦虑，而是对患病、就医的正常心理反应，是促使患者适应患病角色的内在驱动力的表现。这些不良心境往往随着检查、治疗结果的明朗化及时间的推移有所转变，大部分患者能接受自己的现状，即所谓"安心养病"；部分适应不良的患者才会发展为具有精神病理意义的精神症状。

另外还有一种情况是在患躯体疾病以前，就存在长期未解决的心理健康问题，在患病打击下承受力进一步降低，这些问题便暴露出来并泛化，最终发展为对医疗问题的过分担心。

有时候在社会生活背景下，一些难以解决的学习、工作、待遇安排等问题，把患者推向了医疗系统，这种情况有一个社会学名词——社会问题的医学化。比如，现代生活环境和教育环境导致孩子的活动越来越"被安排"，自由的空间、时间越来越局限，有部分难以适应的小学生，就被推向医疗系统，按多动症接受帮助。成人世界的例子就更复杂了。有为了现实利益"泡病号"的诈病现象，也有为特殊心理意义而悄悄弄伤自己反复住院的"医院游击者"综合征。

三、意义的精神病理学——现象的联系与理解

上述综合征介绍中其实已经涉及将现象（包括但不限于症状）还原到生活中加以理解，只是理解的模式是常识性的，而不是特殊精神病理意义上的。对于特殊病理意义的探讨，沉淀下来3种主要思路：一是精神分析（心理动力）的思路，二是认知行为（学习理论）的思路，三是人本主义与积极心理学的思路。

（一）精神分析（心理动力）

精神分析（心理动力）学派创始人弗洛伊德提出的"本我、自我、超我"人格结构，启发并契合了大众的感受，其提出的阻抗现象，在生活中就可以观察到。其无往而不利的"无意识"理论，尽管有过度解释的批评，但也可以中立地观察到。至于"性心理"作为发展轴心的泛性论，已经为时代所摒弃。

中国民众听起来古怪的各种"情结"，其实质本没有那么极端和神秘，曾文星教授曾建议改为"家庭多边关系"的提法，那样更容易被广泛接受。这就好比清末流行的"洋人、百

姓、官儿”的互相制约关系，形成一种互动模式，其实几种常见的互动类型，在中国家庭中是普遍存在的，大家已经非常熟悉，只是没有意识到和心理动力所说的是一回事。

前文所述心理防御（应对）机制，都是心理动力学派经过观察提出的。心理治疗，就是一种特殊的人际互动，离不开心理动力的理解和学习（即使采用的是认知行为治疗）。在西方心理治疗学习中，心理动力是基础。不了解自己和咨客的互动，那就只停留在“讲道理”水平，算不上入门的心理治疗。

弗洛伊德归纳得很直白：任何学派，只要承认移情与阻力，就可以算作心理治疗。所谓移情，就是把自己一贯在个性成长与生活中的应对劲头带进了治疗帮助关系。咨客一方称为移情，呼唤出了治疗者的特定互动，称为反移情。通俗地讲，不把自己“搁里头”的治疗者，不是入门的治疗者。“搁里头”而能反省、改变自己的应对，是促动咨客改变的关键。如果某种治疗没有改变求助者的症状体验及生活体验，那么就只是一起聊天罢了。

在精神分析（心理动力）的基础上，发展出人际治疗、夫妻治疗及家庭治疗等强调人际互动的治疗分支。

（二）行为主义（认知行为——学习理论）

行为主义的理论建立在经典条件反射、操作条件反射等实验心理学发现基础上，认为人的行为是可以受条件操控的。增加了认知元素，构成较为完整的学习理论，即人的行为是在一定认知模式下习得的。因此一些应对疾病症状的扭曲行为，也是习得的。既然是习得的，就可以通过重新学习（反学习）来去掉导致症状固化的行为模式，从而改变症状体验。

比如，焦虑症患者，是在强烈不安的情绪基础上通过歪曲的灾难化认知（自动思维），形成了导致功能缺陷的回避行为或求助行为，反而使症状固化下来。比如惊恐发作，患者的认知是“出大事了，有生命危险”，因此回避可能引发发作的场景，不敢乘高铁或飞机，同时频繁就医，紧急时去急诊，发作平复后也惴惴不安，反复就诊和进行网上检索。其结果是耽误了正常的生活和工作，造成家人的不理解，负面情绪积累；大量有关疾病的负面信息也加重负面情绪，所以陷入疾病状态出不来了。认知行为治疗，旧称“理性情绪疗法”，是指用理性纠正“自动思维”——灾难化认知，强化“其实并不危险”的理性观念，在通过服药或放松训练保证症状控制在一定水平的情况下，改变扭曲的行为，让实践反馈打破疾病带来的束缚，从而恢复正常生活。当然，正规的认知行为治疗还需要了解患者成长生存背景，从而评估歪曲认知背后的核心信念，也需要通过治疗关系（也带有心理动力特点）推动患者转变。并不是简单地教育患者按正常方法做，就可以纠正偏颇的患病行为。

另一个常见的例子，是抑郁状态患者的“习得的无助”。与焦虑患者相比虽然情况不同，但背后的治疗模式是一样的。具体可以参考相关专业书籍。

（三）人本主义（人的需要与发展）、积极心理学及后现代潮流

人本主义学派是西方第二次世界大战以后发展起来的流派，它在很大程度上是建立在对精神分析和行为主义的批评上的，并逐渐形成了抗衡以上两种观点的“第三势力”。

人本主义者认为精神分析过于悲观，因为它只强调病态的、非理性的、人格的无意识碎片；行为主义则偏于以机械论的方法来理解复杂的人，忽略了人的价值和自由意志。人本主义流派希望心理学聚焦于健康的、理性的、更高级的动机。

人本主义观点有2个基本要素：①需要根据个人的主观体验来理解其行为，当事人主观体验中蕴藏着其价值观、动机和行为的意义；②行为不只是受制于过去经历或当前情境，个体是有“自由意志”的，可以独立于成长（学习）的历史或先天驱力的无意识影响，而作出行为的选择。

人本主义的代表人物有卡尔·罗杰斯（Carl Rogers）和亚伯拉罕·马斯洛（Abraham Maslow）。罗杰斯的“神入”的无条件关注和马斯洛的人的需要层次理论，已经被当今主流文化所接受，这里不再赘述。

需要特别提醒的一点是，神入的理解（empathic understanding），在中国文化中被误解的很深。从错误地将其翻译为“共情”甚至“同理心”，就可以明显反映出来。神入（empathy）最早是一个审美领域的名词，指观众能否进入艺术家所展示的特殊审美情境。借用到心理治疗领域，指治疗者能否在一定程度上沉浸到患者体验的世界中；并不是双方有共同的情感，更不是“人同此心、心同此理”的普遍共识式的理解。比如对同性恋者，如果治疗师本人不是同性恋，则需要学会放下自己的性别身份和看待异性及同性的眼光，倾听特殊性取向者内心世界怎么看待同性别及异性别者，如果是第一次这样做，治疗者发出“原来普通女性行为举止，在你眼中是这样啊”的感慨，才算是基本做到了“神入”到同性恋者的世界。治疗者不必本人是同性恋者，也就与同性恋者没有“共同的情感体验”，只是放下成见，了解了一种特殊的情感世界。当然，对于少数群体的体验，也不可能是“人同此心、心同此理”的。即使不是什么少数群体，每个人其实都有其体验的独特性，需要“神入”的正是这种独特性，而非其体验中与大多数人共同或很类似的部分。做到神入，最大的困难是治疗者个人的成见。上述“共情”“同理心”翻译的错误，恰恰在此。

从“神入”这一点就不难看出，真正的无条件关注倾听是多么困难，即使是原本就擅长倾听的人，也需要经过训练才能在更大范围内做到，做得更好、更深入。不然就难免退变为普通的陪聊。

人本主义、积极心理学的一个新发展，是借鉴东方文化中“修行”的传统，如冥想、正念（mindfulness）。虽然这些名词看上去似曾相识，但我们并没有经历过传统的修行训练，望文生义地理解是不够的，也是容易产生误解的。其实所谓冥想，不是去怎么想，而是一种特殊的沉静状态（meditation）；而正念（mindfulness），不是找“正确的念头”，而是达到体会当下的感受，特别是在烦恼的感受下，修炼得也能“乱云飞渡仍从容”。

四、基本技能

（一）精神科量表的研发和使用

各种量表的目的是为了量化比较症状水平（程度量表），以便用可比的方法观察临床效果；或是为了从人群中筛查出可能的病例（筛查量表）；还有的是为了进行系统化收集资料。

心理学家用来收集数据、支持其研究假说的各种量表，一般有研究价值，而非在临床一线使用。如个性问卷、某种心理角度（如述情障碍）的问卷。

精神科量表引进中国后，在学习和应用过程中出现了不少误用，甚至出现了明显的滥用。下面就明显的误用和滥用作逐一说明，帮助没有心理测评经验的同行从实操中了解心理测评的原则。

误用一：用90项症状量表（symptom checklist 90，SCL-90）代表心理健康水平。

SCL-90本来是John Hopkins医学院精神科在门诊用来对初诊患者分诊的工具，第一次来精神科门诊的患者，看哪个更专业的门诊合适，以及提示还有哪些方面的症状。是按精神科习惯的各种综合征组织，然后打散编入条目，计分时再按各个维度总结。

当初在精神科门诊就诊的患者，大多没有活跃的躯体疾病，因此身体症状都被归于“躯体化”，而诸如“我脑子有病”被归于精神病维度。

显然在综合医院使用时，上述情况会产生明显的误读。确实有活跃躯体疾病的患者，症状归因为躯体化，是扭曲的；神经科患者（如脑卒中），一直被医生和家人告诉是脑子有病了，这样答再正常不过，但却会被归因于“精神病”因子。

从这个例子可以看出，了解量表创建的目的和结构，才能正确解读它的结果。

误用二：让患者对着汉密尔顿焦虑量表或汉密尔顿抑郁量表文本，按自己情况打分。

汉密尔顿焦虑量表和汉密尔顿抑郁量表，是按现象学原理总结的精神科症状评价工具。需要由过专门培训的评分员根据临床观察和患者描述打分。这就好比体操打分，必须有专业知识和专门培训，并就标准病历进行计分一致性的检验，合格者才能做评分员。普通的精神科医生乃至资深的精神科医生，如果没有经过培训和评分一致性检验，也不能满足上述条件。显然，让患者对着文本估计自己的评分，与设计要求的专业性，相去甚远。

误用三：混淆筛查问卷和程度问卷。

目前常见的患者健康问卷抑郁量表（PHQ-9）和广泛焦虑障碍量表（GAD-7）是紧扣精神科诊断标准条目的筛查问卷，由患者自己填写。达到一定分值，说明存在抑郁发作和焦虑障碍的可能性大。

筛查问卷即使阳性，也只有60%左右的阳性预测率（即筛查阳性者中，只有将将超过一半者，经精神科专业医生按照标准化程序复核，真的满足抑郁发作或焦虑症诊断）。筛查阳性而达不到确诊的患者，有的是症状持续时间不够，有的是严重程度不够，还有的是符合鉴别诊断中的其他情况（可以是甲状腺功能亢进症等内分泌疾病，也可以是其他有焦虑抑郁症状的精神科诊断)。

为了方便筛查，这种问卷设定一般简便，而且只紧扣诊断条目中的症状。作为严重程度问卷，是不够敏感的，因其得分跨度小，对分值变化不够敏感。不适宜用作病情观察指标。

误用四：用常见的患者自评问卷，代替需要由专业人员评价的严重程度级别。

现在，有患者反馈其在精神科专科，医生以某自评问卷的“中度抑郁”结果，告诉他“你看，符合中度抑郁症”。如果是外行这样解读，还可以说是“误用”；专科机构往往都有临床药理培训基地，完全是知道什么是严格的临床严重程度评价。这样解释结果，完全是在滥用。

流行于国内的焦虑及抑郁自评问卷，得分高提示不良情绪相对明显。所谓轻中重度，是普通人群中的轻重(按人群常模划分的)。精神科评价的群体显然是偏向情况严重的，以前精神科疾病病耻感高，就诊患者特别是住院的患者，其症状显然与普通人群中的不良心情不是一个级别，是经过筛选的特殊人群。这就好比1.85m在普通人中算高个子，但在篮球、排球队员中，只能算是小个子。

上面提到了各种误用乃至滥用，那么规范的量表测评是怎么做的呢？这里就简单介绍一下相对正规的问卷研发程序。其研发的科学性强，目的明确，对后续使用的指导明确，有利于这一手段的普及和传播。

研发实用的临床工具，比如几个问题的筛查问卷，有时不需要更复杂的理论。但要经过临床效度检验，确实有相对可靠的阳性预测值、高的敏感性(遗漏真阳性的比例低)。笔者和北京大学人民医院合作，开发过3个问题的筛查工具：①是否有各种身体不适，在各科检查，都没有发现能解释症状的疾病？②是否心情不良明显影响生活？③是否有失眠影响日间功能或需要服药？这3个问题中，如果2个答“是”，符合某种精神疾病的可能性相当高。

这类工具类似新生儿的Apgar评分、肝功能的Child分级，主要来自临床实践的积累，经过临床检验，有实用性即可。

有复杂理论背景的心理测评，往往来自根据现象学原则，沉淀下来的临床观察。如前文介绍的汉密尔顿量表以及复杂的专科工具(如阴性和阳性症状量表)。这些量表的形成步骤分为：①条目初筛(包括小范围专业和特殊群体小组评估)；②草案初试和条目筛选；③条目锁定后的更大范围信度和效度检验。

(二)症状日记或周记

1. 精神症状的评定量表　主要目的都是为了比较临床症状水平及其变化。因为要成组地横向比较和纵向比较，所以需要标准化。如果仅就某个具体患者的临床纵向观察而言，没有哪个量表比针对患者症状的记录针对性更强，如果用日记或周记形式，对于捕捉变化、考量相关因素，有一般通用量表没有的优势。

这方面都由医生记录，不仅工作量大、耗时多，而且有时会遗漏(如患者忘记报告某个在家的情况）。对于逐渐熟悉症状识别的随访患者，采用症状记录（一般周记）的方法，是一个对医生临床观察随访可靠的帮助。由于是患者在生活中发生不久就记录的，受回忆偏倚（报告偏倚）的影响小。

这种记录一般分3~4栏，用普通的作业本就能做（也有习惯电子化的患者做Excel表格）。下面以惊恐发作为例，展示具体内容（表2-1-1）。这是记载了某周一次发作的情况，类似发作在几周内往往不止一次。相似的地方可以简略些，总体的频次也是一个重要的指标。

表2-1-1 惊恐发作记录示例

症状发生背景、时间	症状描述，持续时间	应对方法	效果和总结
2021年5月29日星期六下午，外出在商场的时候，本来准备去某餐厅吃晚饭，餐厅在商场地下一层，坐扶梯一下去，就觉得空气不好，人多嘈杂…… 之前也没有发生什么特别的事情或想到什么特别的（诱因）	下到地下一层后，感到胸闷、心慌，甚至手心出汗……，就知道“坏了”。当时特别想回身走开，由于有其他同伴，怕让大家看出来，没能上楼回去	借口找厕所，到一个卫生间，当时紧张的都快吐了。赶紧掏出包里的阿普唑仑，嚼碎1片，过5分钟，好像好些了，才走出来	症状发生前后10几分钟，服药后，比以前缓解一些，虽然没有心思，但勉强陪着大家把饭吃完了 估计下回更不敢出来了，尤其不能去地下一层

教会患者采用这样的方法，可以在复诊讨论时更快切入重点，也从记录中发现可以改进的环节，以及心理帮助的重点、难点。

2. 病史采集和对患者精神状态的了解（把自己变成听诊器） 精神科评估与内外科收集疾病资料的目的和过程有大致相似的一面，即目的是建立治疗关系、收集病史资料，为形成诊断和后面的交代病情、协商治疗创造条件；在过程方面，表面上也相似，只是精神科看似访谈时间长，其他科医生不了解时，戏称“和患者聊聊”。至于聊的是什么，怎么个聊法，一般内科医生就不那么了解了。

精神科医生问诊时，即使内科医生在场，也难免摸不着头脑。这是因为，精神科临床访谈兼具了病史收集和精神检查的功能，其间检查者体会到、观察到了什么，如何选择提问策略等过程，对不熟悉精神病学体系的内科医生，难以了解和把握，又不能像外科实习操作那样，做一步解说一步。

一个可行的初学方法，是借鉴流行病学调查的做法，按照某种半定式检查模式提问，如相对简短、也在国内进行过效度检验的简易精神状态检查（mini mental state examination，MMSE）。这样让内科医生更有章可循一些。其问题是难以贴合内科患者讲述，对伴有病耻感的患者，易引发抵触，减低检查质量。

磨合较好的方法，如同侦探与知情人接触，表面上是聊聊，其实既要听他讲述的内容，更要注意对方的语气和反应，记下来的有两个版本，一个是知情人本人叙述的故事，另一个是侦探发现的当事人迟疑、闪烁其词等表现；前者相当于病史，后者相当于精神检查的记录。与侦探不同的是，侦探的目的在于发现患者根据自己利益和个性，扭曲了哪些事实；精神科医生的目的是发现患者的反应类型符合哪种综合征，其间闪烁其词出现的个性、教育背景，文化习惯等因素，是如何影响患者表达及疾病应对的。这就为后面告知诊断和协商治疗打好了基础。

一些作为内科医生原来看不见或看到了被忽视的东西，经过培训提高了敏感性及整理的系统性。这就相当于把普通人听见的心脏扑扑跳，变成专业的听诊总结。而听诊器，是医生自己。

3. 协商和沟通治疗（没有美丽的伦巴和探戈） 有了对前面神经症扭曲变形的初步了解，我们不难判断，心理心脏病学的协商治疗不会是一帆风顺的，绝对不是简单地明确诊断、处理症状那么简单。

越是能兼顾患者症状发生背景、患者心理需求的医生，对治疗中的“阻力”越是有所预判和准备。一定程度上，我们要学会放下医生的权威，弄清其背后起作用的“各方势力”，这样才能在可以促成转变的时机，帮助患者积极的转变。在这个过程中，患者并不是对自己的利益诉求、能力、时机把握精准的明白人，而是一个处于心理冲突之中的迷惘无助的人。与这样的人一起共舞，跳不出美丽的探戈和伦巴，有时几乎和对方一起跌倒，倒是常见的。

说到底，患者才是他生活的“司令官”，作为专业帮助者，医生顶多算个“参谋”。更何况在患者家里、工作中，还有更具有影响力的“大司令”，有居于各种心理互动位置上的“参谋长”。

在好的治疗方案中，适应证和药物选择准确只是初步的“低配”。它们的作用是否能发挥，主要看治疗者能否沉静下来，以及医生能否帮助患者沉静下来，以平等的方式，在恰当的时机给出治疗建议，并一起面对执行过程中的风风雨雨。一旦患者的精神状况改变，他在家庭和生活中的互动地位、方式，就会改变，承受不了这样改变的，可能不是患者本人，而是他的生存系统。有时在一定程度上，系统会把患者“逼”回原来类似的位置。所以，在治疗和帮助患者康复的过程中，有时需要积极推动治疗，有时则需要允许患者选择“不治疗”。

要更好地达成治疗目标，特别是后续的心理康复，显然不是仅凭某些技能就做到的，挑战和考验的既是医生的智慧，更是医生自身的承受能力。这也是开篇部分提到的，医生需要改变自己。

4. 识别有潜在危险的情况和转诊合作 上面说到的以心理动力为基础的跟踪治疗是比较高的要求。即使达不到，用普通的对症模式，即选准适应证与治疗方式后适当推动，也是可以运行的。在运行过程中遇到困难，和精神科专业人员协作，是一种分担压力和风险，互相提醒促进提高的过程。

成功的转诊，靠的是“治疗关系”，而不是给患者一个相对准确的诊断标签。当患者感到你在用心帮助他，而且真的陷入困难了，真诚地提出你所知道的更具有专业背景的资源，那么转诊的成功率就会高。安排得具体可行，比泛泛地说“你应该到精神科看看”显然成功率更高。

如果转诊成功，在“换手”梳理前面的治疗处理问题后，如果情况再次纳入治疗轨道，有效且正式的做法是转回内科继续随诊。这样精神科和内科专业人员都能从彼此那里总结新的经验和教训。

还有一种情况是发现患者有伤害自己的危险，这是精神科临床处理中的急难险重之一。这时需要及时启动特别程序，保证患者安全。此时更重要的是保证安全，而不再是患者自主性。必要时应按《精神卫生法》的规定，通知法定监护人，启动非自愿治疗。这种情况在内科患者中比较罕见，识别出这样的情况，不能单靠问题清单（自杀心理背景、想死意图是否固定强烈、是否有计划、准备和初步行动）。首先是体会到患者的绝望心境，从感受上与患者站在一起（不等于同意他的做法或计划），再问及是否有轻生想法，就不显得唐突了。显然，承受这样的心理冲击，学会在患者危机中“把准他的脉”，也需要培训。

第二节 心脏病中常见的心理问题

心血管疾病和心理疾患均是威胁人类健康的两大常见疾病，两种疾病常共存，相互影响、互为因果，降低生活质量，恶化预后。

病例一，男，83岁，退休教师。平时体健，每天上下午各走路1小时，爱看电视新闻和使用网络社交软件。既往有高血压和糖尿病，服缬沙坦80mg，每天1次，血压多在146/78mmHg左右。服用盐酸二甲双胍片500mg，每天2次，空腹血糖7~8mmol/L。在某年初参加婚宴，一家5人发热，2~3天痊愈。然而，该患者从此经常出现胸闷、气短、乏力、失眠等，血压升高158/86mmHg。住院检查超声心动图未见异常；冠脉CTA示冠脉钙化，未见明显狭窄；肺CT平扫未见明显病变，新型冠状病毒核酸检测阴性。那么，该患者胸闷、气短、血压升高的原因是什么？

病例二，护士，48岁。瘦小，月经不规律，自述平时血压多在110~120/70mmHg。近3

个月头晕、心慌、易紧张，入睡困难，在医院测血压152/86mmHg。门诊查高血压危险因素及靶器官检查均未见异常，24小时动态血压：全天平均血压106/64mmHg，白天平均血压112/66mmHg，夜间血压98/62mmHg。该患者是“白大衣”高血压，是否合并心理疾患？

病例三，女，64岁，退休工人。高血压6年，服氨氯地平5mg每天1次及坎地沙坦8mg每天1次，血压134/76mmHg。近1年多反复多次突发心慌、头晕，家里测血压200/114mmHg，患者很紧张，担心脑卒中，呼叫120，一到医院或上救护车，吸氧休息后血压很快恢复正常。每月类似发作2~3次，就诊多家医院查嗜铬细胞瘤等，未见异常。追问病史，诉说常感莫名害怕，一个人不敢出门，需爱人陪同才敢出门。该患者血压波动大，患何疾病？

病例四，女，76岁。患高血压、糖尿病和慢性肾脏病。3个月前因左胸痛，急性下壁心肌梗死住院，右冠植入一支架，手术顺利。但出院后反复右侧胸闷，呼吸不畅、乏力，不爱说话，对治疗缺乏信心，有时自述“自己活够了，不想拖累家人”。家人不放心，再次住院复查冠脉造影无异常。为何患者术后会出现这种情况？

诸如此类的病例在临床上很常见，即心理疾病反过来促进心血管疾病的发生和发展，影响心血管的疗效，显著降低患者生活质量，恶化心血管预后。因此，临床上要高度重视心血管疾病伴发的各种心理疾患，综合分析、精准诊断、双心管理，才能最大限度地控制症状，提高生活质量，改善心血管预后。

一、心血管病伴发心理疾病比例高

研究发现30%~47%急性冠脉综合征患者伴发抑郁，慢性心力衰竭伴发抑郁患病率高达61%，20%~30%高血压有抑郁障碍。高血压、冠心病、急性冠脉综合征、冠心病监护病房（CCU）住院患者伴发焦虑患病率分别为47.2%、45.8%、57.2%和50.0%；14.3%住院冠心病患者伴发焦虑合并抑郁，女性和老年是高发人群。临床上，心血管疾病患者伴发抑郁与焦虑如“难兄难弟”，难以明确区分，它们的症状有大量重叠，如均有睡眠障碍、食欲改变、心血管症状（胸闷、气短等）、精力减退、注意力障碍。焦虑症状往往表现为过度担忧、恐惧死亡、主动就医，而抑郁症常表现反应迟钝、恐惧死亡、被动就医。

二、重点排查的双心患者群体

重点关注的群体包括顽固性高血压、“白大衣”高血压、反复发作的心绞痛、难治性心力衰竭、心脏介入治疗、心脏起搏器植入术、植入型心律转复除颤器植入术患者、难以解释的心脏病症状。

（一）慢性心力衰竭患者的常见心理问题

慢性心力衰竭（chronic heart failure，CHF）是各种心脏疾病的终末阶段，长期的慢性病程、疾病逐步进展、预后差、常年服药、反复多次住院、沉重的医疗费用等，造成患者生活质量下降的同时，会使患者产生焦虑、悲观甚至抑郁等负面情绪及心理问题。调查显示抑郁和焦虑在CHF患者中较为常见，抑郁发生率为9%~96.1%，焦虑发生率为11%~70%，抑郁和焦虑发生率是普通人群的4~5倍，且焦虑抑郁发病率与心功能级别呈正相关。心力衰竭患者的焦虑症状主要表现为焦虑、恐慌、紧张、坐立不安、提心吊胆，反复诉气促、心慌。常见的焦虑躯体症状有胸闷痛、心悸、呼吸困难，症状与心力衰竭发作相似，单纯抗心力衰竭治疗效果不佳。此外心力衰竭患者的抑郁症状主要表现为情绪低落，消极悲观、对事物不感兴趣、思想迟钝。躯体症状有睡眠障碍，食欲下降、体重减轻等，严重者甚至有自杀倾向。

（二）冠心病及经皮冠脉介入术（PCI）患者的常见心理问题

急性心肌梗死一般发病急，病情重，且常并发心肌梗死后心力衰竭、心律失常等。患者应对突发急病，不仅经历痛苦的疾病过程，突发的环境改变，心内重症监护病房带来的不安、睡眠障碍甚至恐惧，以及缺乏对疾病及PCI支架植入的医学认知，因而容易产生焦虑、抑郁等负面心理应激反应。研究显示抑郁状态是增加冠心病患者PCI术后死亡率的独立危险因素，抑郁情绪增加了心血管不良事件发生、发展的风险，焦虑和抑郁症状在冠心病患者的发病率远高于普通人群。焦虑是心血管疾病患者最常见的精神心理问题，焦虑和抑郁作为冠心病的独立危险因素，可预测冠心病和心脏死亡的发生。冠心病伴随抑郁状态会加重躯体症状、增加心绞痛等心血管事件发生率。

（三）原发性高血压患者的常见心理问题

原发性高血压是常见的一种慢性病，也是一种心身疾病，目前认为是遗传因素-社会环境因素-心理应激的多重作用机制所致。焦虑和抑郁是高血压的独立预测因子。其中与情绪激动或精神压力变化相关的高血压，称为M型高血压。而“白大衣”高血压也是患者焦虑状态的一种体现。高血压患者可存在潜在紧张、焦虑、恐惧、抑郁等心理问题，尤其老年高血压患者，因机体衰老及离退休后活动范围缩小，子女的独立性及老年人对子女的依赖性等问题，易产生孤独、不安的心理状态；因担心血压控制不佳或血压波动大出现脑梗死、脑出血等不良事件，易出现焦虑、疑病、恐惧、情绪低落、抑郁等心理状态。难治性高血压由于其病程长和反复发作，导致患者诊疗费用增加、生活质量下降，在患者缺乏心理疏导、社会支持不足等诱因下，容易产生焦虑抑郁的心理疾病，焦虑抑郁又可从多个方面使患者血压升高并加重患者高血压相关症状，产生恶性循环。

（四）心脏永久起搏器术后患者的常见心理问题

安装心脏永久起搏器是一旦安装就必须终身携带的手术决策。患者如果没有对自身疾病及安装心脏起搏器有正确的了解（例如：担心起搏器植入后活动受限，失去劳动力；术后出现安装起搏器前没有的症状；期望过高，安装起搏器后没有解决所有问题；担心起搏器脱位、工作不良等），就有可能导致负面心理问题，可表现为疑病、躯体化症状、焦虑、抑郁等。其中，植入植入型心律转复除颤器（implantable cardioverter defibrillator，ICD）的患者比常规心脏起搏器更容易产生焦虑、抑郁。随时担心恶性心律失常发作的状态、除颤放电时的显著不适感，以及昂贵的费用等问题，会使ICD患者产生难以避免的负面紧张、担忧情绪，严重者会引起焦虑障碍、抑郁状态以及各种躯体症状，其反过来会加重恶性心律失常，影响预后。

（五）心律失常及心脏射频消融术患者常见的心理问题

心理健康与精神卫生因素在心律失常治疗方面的作用日益受到关注。射频导管消融术治疗心律失常的同时，患者常产生不同程度的焦虑、抑郁、恐惧及躯体化等心理障碍。国内有学者通过量表评估心内电生理检查及射频消融术前患者的心理状况，结果显示，射频消融术前患者躯体化、焦虑、抑郁、恐惧等总均分及阳性项目数均偏高。另有研究表明，心房颤动患者较正常人群存在更为严重的焦虑及抑郁情况，且这种不良精神状况可明显增加人群发生心房颤动的风险。心房颤动术后仍有30%~50%的复发率，有些患者因担心术后复发而出现焦虑抑郁等负性情绪，负性情绪又会增加心房颤动的复发。频发室性早搏的患者因长期反复心悸发作，常产生失眠、紧张、焦虑、疑病等的心理问题；室上性心动过速患者因该病发作突发突止，无明显诱因与临床先兆，故而患者心理产生紧张、害怕与恐惧感，加重负面情绪。

（六）精神障碍相关的“心脏病症状”

临床上部分患者以心悸、气短或憋闷、胸痛、窒息感等症状多次就诊心血管门诊，但客观的检查结果不符合器质性心脏病的改变。此类精神心理问题也是心理心脏病中的一种。焦虑、惊恐发作患者就诊通常不描述情绪体验，而是以躯体化症状多次就诊：如心悸、胸闷、气喘、呼吸困难、恶心或腹部不适；头晕或虚弱感、高血压、濒死感等酷似冠心病，故易误诊为心绞痛发作。另外惊恐障碍发作时交感神经张力增高，可使心绞痛加重。

（七）医源性的“情绪问题”

对医学知识缺乏、信息不对称、医务人员没有客观评价病情和预后或没有换位思维，导致患者对一些问题错误理解和产生过度担心，出现焦虑和抑郁情绪。如将心律不齐等同于心脏病，心电图中的ST-T段改变误认为冠心病等。患者因诸如此类的问题多次就诊于不同医院、不同医生，做许多检查，用许多药。

正如本节开始所述的第一个病例，临床诊断高血压合并焦虑状态，患者却认为发热都是新型冠状病毒感染所致。此后肺CT平扫未见肺部炎症病变，消除患者疑虑，另加服西酞普兰5mg，早上1次，患者明显好转，3个月停药，现恢复发病前心血管治疗和状态。第二个病例是因轻度焦虑状态而表现为“白大衣”高血压，通过心理治疗，未服降压药，血压恢复正常。第三个病例是高血压合并惊恐发作，予文拉法辛75mg，早上1次，心可舒3片，每天3

次，症状明显改善。第四个病例是心肌梗死，PCI术后合并抑郁障碍。经心理治疗，服盐酸舍曲林50mg，每天2次，以及中西医结合治疗，心情明显好转。因此，健康的心脏包括了心血管健康和心理健康，只有双心都健康，才能心安神宁。

第三节

心理心脏病的识别与评估

心血管疾病与心理疾病之间的相关性日益受到研究者重视，大量循证医学证据证明了二者的临床表现及发病风险之间的密切联系。双心医学是推动单纯生物医学模式向社会-生物-心理综合医学模式转化的“杠杆原理”的支点。自1995年由胡大一教授首次提出双心医学的概念以来，许多医务工作者不断进行艰难的探索，不断从实践中积累经验。在我国当前医疗运营模式的推动下，双心医学模式已取得了明显的进步和发展；双心医学的成就不仅表现在科学研究的进步，更体现在临床医生对双心问题认识的提高、患者对心理问题接受程度的增加、双心医学模式的建立以及患者从双心医学模式中的获益。

Taylor研究显示：抑郁症、社会孤立和情绪异常这三大心理社会危险因素与心血管疾病的发病密切相关。中国疾病预防控制中心数据显示2009年我国各类精神疾病患者超过1亿，在我国疾病总负担中排名首位，而其中80%以上的心理精神疾病患者未被合理诊疗。双心医学的目的不是简单地将心理疾病和心脏病放到一起治疗，而是强调在临床治疗中关注患者躯体疾病的同时，要关注患者的精神心理状态，尊重患者的主观感受，倡导真正意义上的健康，最终目标是改善患者的心血管疾病预后，实现患者躯体和心理的完全康复。对双心疾病的识别和评估是治疗的前提，本节将阐述双心疾病的快速识别及准确评估。

一、双心疾病的识别与评估

心血管疾病患者合并焦虑抑郁症状多见，对焦虑的诊断和治疗是非常富有挑战性的，因为焦虑情绪非常普遍，它是人们在面临困难，或感到不利情况来临而又觉得难以应对时，产生的一种内心紧张不安、担心和预感的压抑体验。正常的焦虑状态能提高人们在应对困难时的能力，它常是由一定原因引起、可以理解的、适度的和相对短暂的。而病态焦虑常是不能明确焦虑原因，或引起焦虑的原因与反应不相称；引起的紧张、压抑程度超出了能够承受的能力。

焦虑的临床表现有以下几点。①心理症状：容易担忧、紧张、着急、烦躁、害怕、不祥预感等焦虑情感为主，可伴有警觉增高，易受惊吓，对声音过敏、注意力不能集中、记忆力减退等；②躯体症状：易出汗、头晕头痛、血压升高或高低不稳定、心悸、胸闷胸痛、呼吸困难需大叹气、腹胀，消化不良或腹泻、尿频或排尿困难、性功能障碍、因紧张而引起颈背部肌肉酸痛、乏力等；③运动症状：常表现有双手颤抖、严重者可有小动作增多或静坐不能及激越等。

而抑郁是一种心境状态，是以心境低落为主要特征，对平时感到愉快的活动丧失兴趣或愉快感。心血管疾病合并抑郁症状通常较轻，以抑郁性神经症为表现形式，其症状标准为：以持久的心境低落为主；至少伴有下述症状中的3项或以上。①兴趣减退但未完全丧失兴趣；②对前途丧失信心但又不是悲观绝望；③疲乏无力或精神不振；④自我评价下降但愿意接受鼓励和赞扬；⑤不愿主动与人接触，但被动接触良好，愿意接受同情和支持；⑥有想死的念头但又顾虑重重；⑦自觉病情严重，但主动求治。

目前我国双心疾病的诊断主要依靠临床病史、辅助检查资料及心理状况评估。根据双心疾病的临床表现及病史，一般不难作出诊断。诊断依据：以心悸、呼吸困难、心前区疼痛等常见心血管躯体症状就诊，常表现为自觉心跳加速及增强；胸闷、呼吸困难，常自觉空气不够，深呼吸或叹息样动作来缓解；常伴有胸痛不适，类似心绞痛，但一般持续时间长，硝酸甘油含服不可缓解；另外，也常出现焦虑、头晕、耳鸣多汗、食欲减退、失眠多梦等自主神经功能紊乱的症状；同时患者存在焦虑、抑郁等精神心理问题，而经系统检查无器质性心脏病的证据或仅为与症状无相关的轻度异常；患有本身存在器质性心脏病，经过药物、手术等积极治疗，但是患者自我感觉病情并未缓解，反而加重，经过排除手术、药物及其他身体器质性疾病的影响，多考虑由于患者对疾病的缺乏认识，同时伴有焦虑、抑郁等精神心理；患者伴有长期慢性病，虽经治疗，但病情反复发作，导致患者身心俱疲、生活质量严重下降，而继发焦虑、抑郁等精神心理问题。

对心理状况的评估多依靠量表。当下可供评估的量表较多，主要包括他评和自评量表两类。由于识别双心疾病患者的主要为心内科医生，且仅少数参加过专业的培训，故自评量表较他评量表更适用。结合欧美指南及我国《在心血管科就诊患者心理处方中国专家共识（2020版）》《双心疾病中西医结合诊治专家共识》推荐，对于心血管科就诊的患者，常规进行初步筛查。采用“三问法”或“二问法”初步筛出可能有心理问题的患者。

“三问法”：①是否有睡眠不好，已经明显影响白天的精神状态或需要用药；②是否有心烦不安，对以前感兴趣的事情失去兴趣；③是否有明显身体不适，但多次检查都没有发现能够解释器质性心血管病的原因。3个问题中如果有2个回答“是”，符合精神障碍的可能性80%左右。“二问法”采用患者健康问卷2项（PHQ-2）和广泛焦虑问卷2项（GAD-2）进行筛查，当评分大于3分时，建议进一步采用情绪状态自评量表进行筛查。

初筛后，进一步评估心脏病患者心理状态的严重程度，目前有以下几种方法帮助心血管科医生识别精神心理障碍患者，包括定式访谈、半定式访谈、他评焦虑抑郁量表、自评焦虑抑郁量表等。如果不经过特殊培训，心血管科用的量表只有患者自评焦虑抑郁量表。自评焦虑抑郁筛查量表包括BECK焦虑抑郁量表、患者健康问卷抑郁量表（PHQ-9）、广泛焦虑障碍量表（GAD-7）、医院焦虑抑郁量表（hospital anxiety and depression scale，HADS）、抑郁自评量表（SDS）和焦虑自评量表（SAS）等。《在心血管科就诊患者心理处方中国专家共识（2020版）》推荐使用GAD-7和PHQ-9评估患者是否存在焦虑、抑郁等心理问题。躯体症状较多时推荐评估患者健康问卷躯体症状量表（PHQ-15）或躯体化症状自评量表（SSS）。最近，AHA/ACC和美国内科医师学会强调，对心血管疾病患者有必要应用有效和易于操作的焦虑及抑郁筛查试验进行筛查。贝克抑郁量表是有21项诊断症状分组的自测量表，其他以症状为基础的心血管患者抑郁评估系统有抑郁流行病学研究中心（CES-D）量表和医院焦虑抑郁量表。

疲惫的评估可用Maastricht问卷表，也可用PHQ。结构化面谈对于心境恶劣和轻度抑郁的鉴别优于问卷调查。诊断性面谈和结构化哈密尔顿量表（DISH）整合了抑郁诊断和严重程度的相关要素，它既考虑到患者症状的严重程度也重视症状的持续时间。贝克焦虑量表、Zung氏焦虑自评量表和或汉密尔顿焦虑量表都可以作为每个患者的焦虑常规评估的一部分。汉密尔顿焦虑量表具有既可诊断焦虑也可诊断抑郁的优势。但是进一步的明确诊断需要根据DSM-IV-TR轴Ⅰ障碍定式临床检查，或者精神科医生按照国际疾病分类根据患者的医疗记录进行诊断。

二、常见心血管疾病与心理疾病的关系

（一）心力衰竭与心理疾病

心力衰竭患者焦虑发病率高，Lossnitzer等报道心力衰竭患者年住院率达4次以上，中重度焦虑的发生率普遍增高。心力衰竭患者临床常见焦虑的躯体症状有气促、胸闷、胸痛、心悸、夜间阵发性呼吸困难等，易误诊为急性心力衰竭发作；但是在症状明显时行体格检查，无明显阳性体征，行心电图（electrocardiogram，ECG）检查除窦性心动过速外多无明显异常，此时单纯抗心力衰竭治疗往往效果不佳。而心力衰竭患者出现抑郁状态的主要表现有情绪低落、消极悲观、自责悲伤、思想迟钝、反应缓慢，对任何事兴趣下降等一系列症状。躯体可表现有睡眠障碍、食欲下降、体重减轻，严重者可出现自杀。如果患者有消极念头和自杀想法，应及时诊断和治疗抑郁症。有时心力衰竭患者的抑郁症状并不明显，并且这些症状与心力衰竭的症状类似，从而临床上被漏诊和忽视。因此，在临床中，心力衰竭合并焦虑和抑郁的诊断率非常低，而接受治疗的患者则更少。

多种原因都可以导致心力衰竭合并焦虑或抑郁的漏诊：一方面，医护人员关于焦虑抑郁

专业知识掌握相对较少，常常误把焦虑抑郁症状当成心力衰竭本身症状；另一方面是由于患者不愿意表达和承认自己的焦虑和抑郁状态，因为干预的措施不合理，焦虑抑郁症状使心血管病事件发生率、死亡率及因心力衰竭恶化住院时间延长和再住院率增加。慢性心力衰竭患者心理疾病的比例是一般人群的2~3倍，合并心理障碍的患者死亡率上升至12%，再住院风险增加6%；合并情绪障碍的心力衰竭患者更易发生脏器功能损害或者有脏器功能损害的心力衰竭患者更易发生情绪障碍。焦虑的发病率从11%~42%随着NYHA心功能分级逐级增加，患者NYHA心功能分级越高，体力及耐力越低下，越容易并发焦虑。临床中，NYHA Ⅳ级和脑钠肽（brain natriuretic peptide，BNP）较高的心力衰竭患者病情相对严重病程较长，治疗进展缓慢，且心功能恶化后，患者心力衰竭症状更加明显，焦虑发病率随之增高，严重影响心力衰竭预后。

对于心力衰竭合并焦虑抑郁的患者，心内科医生可以采用最简单和最快捷的途径：采用量表去评估。目前临床上评估量表很多，在综合医院的临床中应用最多的是自评量表。但这些量表应用到心力衰竭患者都有其局限性，在使用问卷调查时，无论是自评问卷还是他评问卷，问卷中往往包括许多涉及躯体障碍的条目，而心力衰竭患者的循环系统、呼吸系统等多系统往往存在着严重的症状，这部分症状导致的结果会计入问卷的评分，这是问卷调查应用于心力衰竭患者的一个明显的缺陷。国内洪云飞等研究提示合并焦虑的慢性心力衰竭患者GAD-7评分越高，其生活质量更低，对预后影响更显著，临床中可及时应用GAD-7量表评估慢性心力衰竭患者的心理状况，尽早识别给予预防和治疗。

（二）冠心病与心理疾病

长期以来，冠心病患者合并心理疾患问题被忽视。顺应新的生物-心理-社会医学模式转变，推行双心医学服务新模式，对患者进行个性化的心脏以及心理治疗，改善患者的生活质量，减轻家庭与社会的负担，实现心脏与心理和谐势在必行。

多项研究证实，冠心病与焦虑抑郁存在相关性。瑞典一项长达37年的针对年龄在18~20岁的年轻人群的研究证明，焦虑是冠心病事件的独立预测因子，焦虑伴发冠心病和急性心肌梗死的风险比分别为2.17和2.51。Shah等的研究也揭示了焦虑是冠心病事件和心源性死亡的独立危险因子，它与冠心病不良预后之间有关系。

Crowe等调查了785例急性心肌梗死病例的焦虑情况，结果有24%的病例存在明显的焦虑情绪。选择201例随访一年后，仍有16%病例有焦虑情绪。Kwachi等随访冠心病患者32年后，根据发生的总共402次冠心病事件来调查焦虑与冠心病之间的关系，发现伴有明显焦虑情绪的病例发生致命性冠心病事件和猝死的危险度增高。Blumental等总结了8项前瞻性关于冠心病与抑郁相关性的队列研究，所有的研究一致显示抑郁是冠心病事件的独立危险因素，抑郁影响冠心病的预后。Mast等对4 493名没有心血管疾病的老年人进行了观察，发现抑郁与冠心病患病率相关，抑郁评分较高者冠心病的发病危险明显高于抑郁评分较低者，患病率增加40%，死亡率增加60%。Wassertheil等对一组年龄超过60岁的健康人群进行随访调查，发现随着抑郁症状的加重，其引发的猝死、心肌梗死或脑卒中等心血管事件逐渐增加；流调中心抑郁症量表（center for epidemiological studies depression scale，CESD）计分每升高5个单位，死亡的危险度就上升25%。而对有冠心病史的患者来说，是否伴有抑郁情绪对其预后的影响更具有非常重要的意义。Frasure等调查随访了222例心肌梗死出院后的病例，发现6个月后有12例发生了心源性死亡，且抑郁情绪是死亡的一个明显预示因素。

近几年来PCI技术迅速发展，已经成为治疗冠心病的重要手段。但该项技术仍为创伤性操作，而且通常在清醒状态下手术时间较长，因而，患者易产生较明显的心理应激反应，术后仍有较高的负性情绪，且可导致一些负效应的发生。临床研究为广大的心内科医生发出警示，心理障碍在冠心病介入性治疗的患者中广泛存在，如何尽早地识别并有针对性地为患者制定合理的治疗方案及心理干预方案很有必要，同时对提高PCI术的疗效及改善其预后有重要意义。就我国目前的状况而言，综合医院心血管内科临床医生对PCI术前术后合并的焦虑、抑郁等心理精神障碍识别率及治疗率较低，并且绝大多数心血管疾病患者并没有对心理社会因素与疾病之间的密切关系有足够的认识，这种实际情况给心血管科医生的心理障碍识别工作带来了很大困扰。心理障碍的知晓率低，患者接受治疗率低，导致医生及患者对治疗效果满意度降低，影响了患者对医生的信任。因此，尽早识别患者的心理精神障碍不但可以及时地为患者解除身心的痛苦，更可以节省大量的时间、人力和财力。所以，这就要求心内科医生在诊治本专业疾病的同时，通过完整的病史采集，观察患者一般状况和了解患者的精神、心理、睡眠等问题，识别出患者的精神/心理障碍，更好地为患者服务。

（三）高血压与心理疾病

早在19世纪的医学文献中，就有关于原发性高血压心理社会因素的个别病例报道。1951年Reiser和Wolff搜集了两组较多的病例进行观察。他们对患者随访数年，整理分析后发现，情感因素和生活紧张，对某些病例的心血管功能不全的影响很明显。许多患者在疲劳和焦虑时血压急剧升高，而在心情平静时血压相对降低。20世纪以来，在对原发性高血压相关性研究中，发现焦虑、紧张、愤怒以及压抑情绪常为高血压的诱发因素。目前有很多研究证实高血压与心理障碍存在相关性。焦虑（主要包括广泛性焦虑和惊恐障碍、惊恐发作）和抑郁是现今较常见的心理障碍。因此关于原发性高血压和心理障碍关系的研究也主要集中于这两个方面。

早有证据表明，焦虑通过增加心脏输出和血管阻力导致血压的一过性升高。焦虑患者的高血压和心血管事件的死亡率增高，相应的高血压人群中的焦虑水平也比较高。Davies等在研究难治性高血压和心理因素的关系时发现，尽管难治性高血压组和血压控制好的高血压组的惊恐障碍（panic disorder，PD）和惊恐发作（panic attack，PA）无显著差异，但是住院高血压患者的PD和PA发病率都很高。对焦虑与原发性高血压相关性进行的荟萃分析证实，焦虑症增加原发性高血压的发生风险。Maatouk等对3 124例57~84岁社区居民随访8年，以研究高血压与广泛性焦虑或临床抑郁症状之间相关性。结果显示，广泛性焦虑症状人群发生原发性高血压风险未增加，而抑郁症状人群发生原发性高血压风险显著增加。Cuffee等对2010—2014年精神因素与高血压相关研究进行的回顾性分析也证实焦虑增加原发性高血压发生的风险。原发性高血压人群焦虑情绪发生率也显著增加。

国内有研究者对2 180例原发性高血压患者采用综合性医院焦虑抑郁量表、汉密尔顿焦虑量表、汉密尔顿抑郁量表评定分析，结果发现高血压患者心理障碍患病率为49.45%，其中焦虑症患病率为45.09%、抑郁症患病率为 6.33%、焦虑抑郁共患率为1.97%。Li等对原发性高血压患者与抑郁患病率相关文献进行系统性荟萃分析，收集样本量达30 796例，荟萃分析结果发现原发性高血压患者抑郁症状发生率为26.8%。Shao等对美国7 019例原发性高血压患者进行回顾性分析，发现其中936例合并有抑郁症状。与单纯性高血压病例比较，合并抑郁症状高血压患者生活质量指数下降17.9%，门诊就诊次数增加63.8%，住院费用增加72%，药物开支增加82%。有研究对我国浙江省某县10 389例老年原发性高血压患者进行调查，发现12.8%的患者合并有抑郁症状，血压控制达标与未达标者合并有抑郁症状率分别为5.3%和32.8%，多因素回归分析结果提示高血压未达标、年龄是患者合并有抑郁症状的危险因素。

综上所述，原发性高血压患者中焦虑抑郁的发病率较高，且以女性、老年、多合并症人群为主，是原发性高血压发生的独立危险因素之一，可增加原发性高血压血压波动幅度、降低原发性高血压患者生活质量及对降压药物依从性，影响降压药物疗效，增加原发性高血压相关心脑血管事件发生率。因此，在原发性高血压临床诊治中，临床医生不可忽视心理因素对原发性高血压患者的影响，应及时辨别原发性高血压患者可能合并的心理情绪障碍，并积极进行非药物或药物综合性干预，以大大提高原发性高血压防治疗效。在临床中对高血压合并焦虑抑郁的评估手段以GAD-7和PHQ-9量表为多。

（四）心律失常介入治疗与心理疾病

心房颤动、房性期前收缩、室性期前收缩、病态窦房结综合征、房室传导阻滞等心律失常在临床诊疗中经常遇到，随着科技的进步，射频消融术和起搏器置入术目前已成为治疗心律失常的常规技术，使大部分心律失常患者得到有效治疗，明显提高了生活质量。但是射频消融术和永久起搏器置入术都是属于有创性，不管在术前还是术后，由于患者对这一治疗上认识的差异可能会产生不良的情绪反应，严重的会导致心理障碍而影响疗效的转归，正确识别和处理心律失常手术前后的心理问题或障碍，对患者预后有着积极的作用。

在临床工作中去识别心脏起搏器患者心理障碍可从以下几点考虑：

1. 认知方面　过多关注心脏起搏器工作状态，对自身一些轻微的症状表现出过度敏感，一有不适症状就怀疑心脏起搏器发生故障。

2. 人格基础　易敏感多疑、多思多虑、遇事常拿得起但放不下。

3. 心理情感方面　易担心害怕、紧张焦虑、烦躁激动；或情绪低落抑郁、严重者可有无用感无望感，自我评价过低等。

4. 行为方面　睡眠障碍较为突出，包括失眠，早醒，多梦；精力减退，无明显原因的疲乏；易受惊吓、怕吵闹、对声音过敏；严重者对人对事情缺乏兴趣，想哭或易哭泣。

5. 智力方面　思维迟钝，记忆力减退；注意力不能集中、叙述表达不清晰。

6. 躯体症状

（1）心血管系统表现：胸闷不适、非心脏性胸痛、咽部梗阻感、阵发性心悸、心跳加快，血压不稳定，易上下波动等。

（2）可伴有其他多系统症状。①自主神经肌肉感觉系统：头痛头晕、肌肉不适或疼痛、四肢发麻、双手颤抖、易出汗、视物模糊；②泌尿生殖系统：尿意频数、性欲下降；③呼吸系统：窒息感，喜欢大叹气；④消化系统：食欲减退、无饥饿感、口干、便秘、易腹胀消化不良、可有体重减轻。

7. 实验室检查发现所引起的临床症状与实际检查结果不符　在诊断中，上述临床表现可以组合出现。没有抑郁焦虑主诉，并不能排除心理障碍的存在，需要注意的是，与大多数到综合医院就诊的心理障碍患者一样，心脏起搏器植入患者有心血管疾病的先占观念，他们常常拒绝承认和/或拒绝与医生讨论心理障碍问题。所以，在了解患者的病情时，不要直截了当询问患者的心情如何，这样会引起患者的误解和抵触；而应从患者的行为方面以及其他多系统症状方面了解病情，这与心理咨询门诊询问诊断心理障碍的方式不同。

射频消融术后合并心理障碍主要包括抑郁、焦虑、恐惧、躯体化等，以抑郁和焦虑为主。射频术后并发焦虑的临床表现与典型的广泛的焦虑状态或惊恐发作不同，通常表现为：怀疑医生的诊断不准确，检查不细致，手术治疗属于过度医疗行为；思维内容集中在疾病上，对周围的人和事漠不关心；注意力不集中，记忆力下降，谈话内容几乎不离开自己的疾病；寻求支持与同情。还包括术后出现早醒、失眠、多梦、入睡困难、食欲差、恶心、呕吐；还可出现心血管系统、呼吸系统症状、各种疼痛症状及自主神经系统症状，情绪不稳定等。患者射频消融术后合并抑郁症的三个主要症状为：①情绪低落压抑、郁闷；②兴趣缺乏，愉快感缺失；③疲乏无力，注意力不集中。抑郁症的核心症状是缺乏动力、欲望等，包括疲乏、精力低下、缺乏兴趣、迟滞、无价值感、无助无用感等。躯体疾病引起的抑郁表现为患者表情愁苦，不愿与人交谈，不愿谈自己的病情，活动少，反应缓慢。

三、小结

心血管科就诊患者合并心理疾病问题越来越受到人们的重视，冠心病、高血压、心律失常、心力衰竭等常见的心血管疾病常合并心理疾病。应及时识别及诊断这些心理问题，并提供适宜的行为方式建议，通过健康教育和行为指导等精神心理方面的治疗来发挥关键作用。

第四节 心理应激的定义与测量

一、心理应激的定义

心理应激（mental stress）也称心理压力，是指来自心理、社会、文化等各方面的生活事件（应激源），被大脑皮层感知后，在情感、认知、人格特征等因素的影响下，大脑将刺激信号进行加工、处理并导致人体在心理和生理上发生系统性综合反应的过程。这些反应不仅包括应激源所诱发的人体不舒适感和不可控性，还包括激活自主神经系统（autonomic nervous system，ANS）和下丘脑-垂体-肾上腺轴（hypothalamic pituitary adrenal axis，HPA）调控下的血压、心率、呼吸、激素分泌等多重生理变化（图2-4-1）。

二、心理应激的致病性

在应对应激事件时，个体自主神经系统诱发心跳加速、呼吸加深、皮肤末梢血管收缩、血压升高、肾上腺素分泌等生理反应，随后副交感神经和HPA则通过调节肾上腺素、皮质醇等应激激素合成和释放将身体状态调整到平静状态或平衡状态。应激时人体的自主神经系统和HPA共同调节身体的血压、心率、呼吸、激素分泌等来应对外部环境的应激，对这些应激激素和心血管反应等指标的测量能客观实时地反映个体的应激生理变化。持续高强度的心理应激则引起人体产生明显的应激反应，通过大脑调动神经内分泌免疫网络，而产生一系列的病理生理反应，这种病理生理反应如果作用于生理或心理存在薄弱或不足的个体身上，就会引发个体出现生理或心理的障碍甚至疾病，包括高血压、冠心病、胃溃疡等生理疾病，以及主要表现为抑郁、焦虑、紧张、担心、失眠、伴发食欲改变和体重变化的情感性精神障碍、神经症、应激相关障碍等心理疾病。心理应激导致的生理心理疾病可以合并存在。

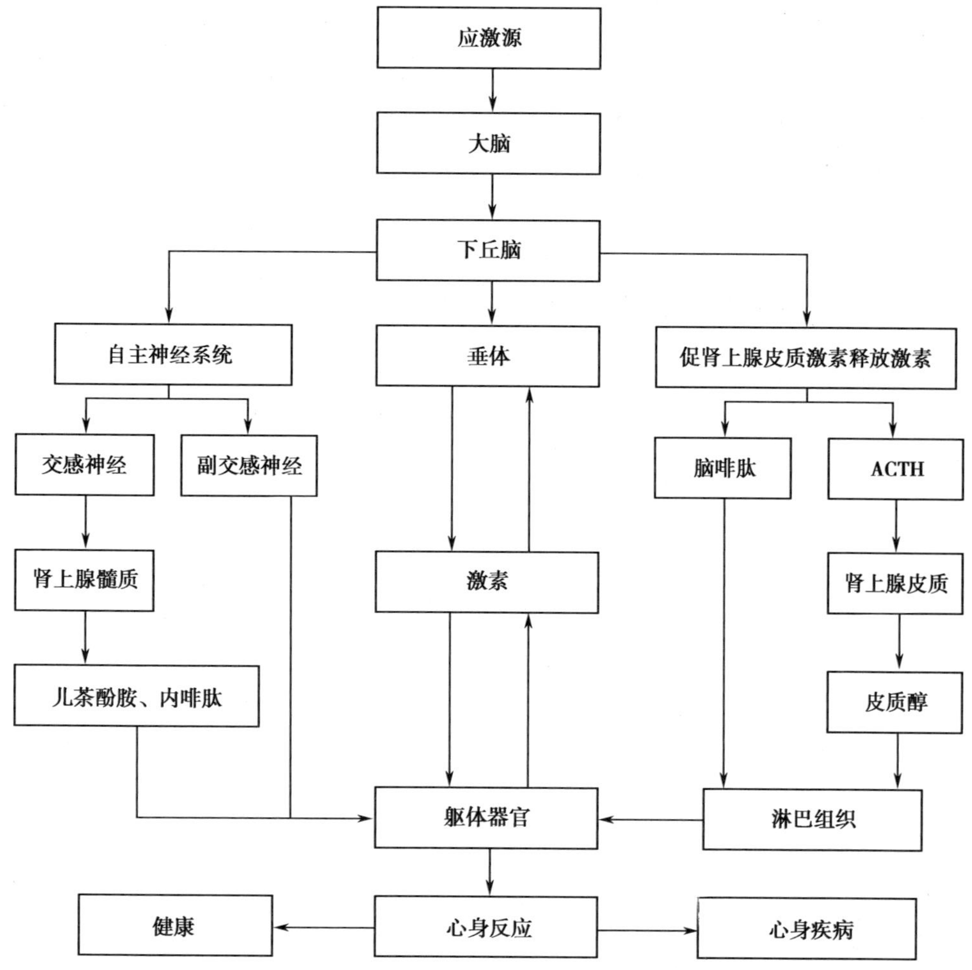

图2-4-1　心理应激的作用模式图
ACTH. 垂体促肾上腺皮质激素（adrenocorticotropic hormone）。

三、心理应激的测量

可靠且有效地测量和评估心理应激可预防并控制个体因持续高强度应激所诱发的相关疾病，并且在治疗过程中能够起到很好的指导作用。在心理学研究领域，现有测量方法主要通过测量人体在不同应激下的心理感受和生理信号变化来评估个体心理应激水平。自评或他评的问卷和量表测验是评估心理应激主观认知和情绪反应水平的传统方法，在一定程度上反映了个体心理应激情况。随着生理信号检测技术的应用，各种相应的检测仪器被开发出来，使得受HPA和自主神经系统调节的个体应激激素含量和心血管反应变化得以客观体现。

（一）认知评估测量

目前心理应激研究主要采用两类认知评估测量。第一类主要为特定压力源强度评价测量的单项问题量表（Ad Hoc single-item measures）和多项问题量表（multiple-item scales）。这些量表主要是为特定压力研究设计。例如特定人群针对特定压力源的预期心理应激的压力评估测量（stress appraisal measure，SAM）。该方法简单易操作，但测量指标很容易受到测试偏差和受试者个人因素及所处情境的干扰。第二类为个人在普通情境下压力程度或生活事件的自我报告量表（life events scales）。该量表测量的是面对生活压力时个人综合反应的认知评估，例如压力知觉量表（perceived stress scale，PSS）、日常困扰事件的困扰量表（hassles scale）。此类方法获得大量支持性证据，但是对压力和心理症状之间的区分效度不足。

（二）情绪反应测量

情绪反应是指个体在应对压力的瞬间或一段时间的情绪反应或情绪状态的主观体验。在特定时间发生的压力事件与个人当时所产生的情绪有明显的关系，而且个体对该压力事件的应对会影响个体当时和之后时期的情绪。现有心理压力研究主要采用两类情绪反应测量方法。第一类从情绪的结构方面（如愤怒、正负性情绪）来测量个人的情绪反应，例如，正负性情感量表（positive affect-negative affect schedule）。第二类从情绪的强度方面来测量个人的情绪反应，例如可视化测量情绪强度的情绪方格。

（三）应激激素测量

应激激素泛指在个体遇到压力事件之后，自主神经系统和HPA调节身体应对压力时所分泌的微量激素如肾上腺素等。目前广泛应用于人体心理压力的应激激素测量主要集中在儿茶酚胺和糖皮质激素这两类的激素，儿茶酚胺包括肾上腺素和去甲肾上腺素，糖皮质激素主要成分为皮质醇。

（四）心血管反应测量

从双心医学角度来看，心血管反应泛指个体在遇到压力事件后，心脏及血管（包括动脉、静脉及微血管）在应对压力时产生一系列心率、血压、心排出量、每搏输出量等产生的综合变化。这种综合变化受到交感神经系统及体内应激激素的调控，可量化反映人体心理压力的变化。心理压力的心血管反应具有情境特异性。例如，在应对危险而需要个体唤醒度高时，心率和收缩压明显上升；在探测危险而需要个体安静和注意力集中时，心率会暂时下降，心排出量减少。目前测量心血管反应的仪器主要是心电图和光电描记法（photoplethysmograph，PPG）。基于人体活性组织和全血对红外线和近红外线的不同穿透性，通过实时描计人体的指端（或耳垂、鼻端、前额等）的光学变化信号，获取外周血管的血液容量随心脏搏动而产生的变化。

（五）其他心理应激的测量

近些年来，随着高清数码相机的普及和图像处理技术的发展，面部血流成像和定位技术使得个人指端或耳部的点式测量转变为面部多区域测量。血谱成像技术（transdermal optical imaging，TOI）作为一项新颖无接触的生理信号检测技术，采用高清数码摄像机远程实时捕获面部的视频图像，通过机器学习算法获取面部皮肤下的血红蛋白含量变化，进而获得个人的心率、心率变异性等各种反映心血管反应的生理指标。其能远程、无接触、实时且有效地测量人体的心理应激变化的特点，在心理学、医学、特殊行业等具有广阔的应用前景。

心理测量方法包括认知评估测量和情绪反应测量，操作方便、快捷且成本低，但是心理压力及心理应激是人和环境的一种特殊关系，因此个人因素（认知、价值、情绪等）与环境因素（如压力源类型、强度等）均影响个体对心理压力的认知评估。生理测量手段包括新兴的面部血谱成像技术，均可利用相关仪器测得不同压力状态下客观、量化、实时的个体生理压力的变化，但是该类方法易受仪器本身采样位置和特性的影响。尽管这些技术和方法技术在心理应激的测量上有着广泛应用，但是仍需要在今后的研究中在相应情境状态下对量表和仪器的参数进行修正，找出最合适的测量模式。

第五节 人格和心血管疾病

一、概述

心血管疾病发病率呈逐年上升趋势，给个人和社会带来了沉重经济和精神负担。根据《中国心血管健康与疾病报告2020概要》，我国心血管病死亡率仍居首位，高于肿瘤及其他疾病。据此推算现患有心血管病的人数为3.3亿，其中冠心病1 139万，风湿性心脏病250万，先天性心脏病200万，原发性高血压2.45亿。多数心血管疾病是一个慢性病过程，影响心血管健康的主要因素有：烟草使用、膳食、身体活动量、体重、心理因素等。随着医学研究对慢性疾病认识的不断深入，危险因素的作用已日益引起人们的重视。心血管病的危险因素主要有：高血压、血脂异常、糖尿病、慢性肾脏病、代谢综合征、睡眠障碍、心理社会因素等。其中冠心病事件的发生率随着危险因素水平的增高而增加，对危险因素进行干预可降低冠心病的发病率和死亡率。研究发现生物学因素如血压、血糖升高、血脂异常、缺乏体力活动、心理社会因素如人格和情绪异常等均与冠心病的发生、发展有关。

由于心血管疾病多数是一个慢性过程，需要长期的慢性病管理，需要心理学家和医务人员共同干预，降低风险因素，减少心血管疾病的发病率和死亡率，提高生活质量。心血管疾病的发生发展和预后均由致病基因和风险因素共同作用所致。这就需要个体要尽早消除和远离与疾病有关的危险因素，需要学习怎样去应对这些危险状况，以及改变与这些危险因素相关的行为模式。但是，人们会以怎样的心理状况理解这些知识，以及是否能学习和采取促进健康的行为方式，与患者的人格特征密切相关。大量的研究证实一些人格特征与心血管疾病的发病和预后密切相关。

人格（personality）源于希腊语“Persona”，原意是指演员在舞台上戴的面具，后来心理学借用这个术语描述个体具有一定倾向性的各种心理特征的总和，是个体与他人相区别的独特而稳定的思维方式和行为风格，可以理解为一个人的整体精神面貌。由于人格是个体在社会与生活环境中一贯表现出的行为模式，所以具有稳定以及可预测的特征。人格结构中的动力性因素决定着人对周围世界的认识、态度的选择以及行为的趋向，包括需要、动机、兴趣爱好、价值观等，表现为对将来的抱负、目标及欲望等；而人格结构中的能力、气质、性格和个性等，比较集中地反映了个体的独特性，是个体比较稳定的心理特征；能力反映了个体在完成某种活动时的潜在可能性的特征，气质反映了心理活动的强度、速度、稳定性、灵活性等方面的个体差异，而性格和个性则反映了人对现实的态度和与之相适应的行为方式上的心理特征。人格是具有一定倾向性的心理特征的总和，是具有一定遗传特征的个体在认识、情感等各种心理活动发展的基础上逐步形成的；同时，已经形成的人格特点又有力地影响着个体的行为、情感等各种心理活动，由此产生了个体差异。大千世界有形形色色的人，说明人格具有多样性和一定的复杂性。在心理学的发展历史中，不同的心理学理论和流派都从不同的角度阐述了人格的多样性和复杂性。近年来，不同的人格特征与心血管疾病关系的研究取得了一定的进展。本节内容将重点阐述与心血管疾病有着密切关系的人格特征。

二、A型人格与心脏病

（一）A型人格的特点

20世纪50年代，人们就注意到冠心病患者具有某些突出的人格特征。1974年，美国心脏病专家首次提出了A型人格（type A personality）的概念，以及A型人格与冠心病之间的密切关系，将A型人格描述为：行为和情感具有敌意、易激惹、易愤怒、攻击性强；时间紧迫感、缺乏耐心、在很少时间得到更多东西；竞争性强、不停歇地奋斗和雄心勃勃等。

A型人格与心脏病

美国旧金山Howord Brunn心血管病研究所负责维修座椅的工人告诉心脏病专家，心脏科候诊室里的沙发和椅子的前半部分和手柄磨损得特别快，经常需要维修。细心的工人通过观察座椅的磨损部位，发现许多候诊的心脏病患者缺乏耐心，焦虑不安，易激惹，容易愤怒，才会在等待就诊过程中，只坐椅子的前半部分和焦躁不安地摩擦椅子扶手。这个现象激发了心脏病专家对心脏病患者的人格和心血管疾病之间联系的探知欲并进一步研究。1974年，美国心脏病学家M.Friedman与R.H.Rosenmon首次提出了A型人格的概念，也称作A型行为模式，并将A型人格描述为：行为和情感具有攻击性，不停歇地奋斗，在很少时间得到更多东西，经常和其他人竞争。研究发现，人群中A型人格患心血管病的风险是B型人格的2~3倍；而冠心病患者中，A型人格的比例高达70.9%。一项研究在对3 154例无冠心病史的个体随访了8.5年后发现，A型人格患冠心病的危险性显著增高。

A型人格的特点主要表现为以下几个方面：

1. 生理和行为方面 个体通常面部肌肉紧张，说话声音大而且速度快，动作迅速，不论什么工作或活动，都喜欢速战速决，决不拖延，有很强的时间紧迫感。A型人格的人有较快生活节奏，工作时间长，他们对其他生活节奏慢的人缺乏耐心，难以适应节奏慢、细致和需要持续集中注意力的工作。

2. 态度和情感方面 容易冲动、焦虑和烦躁，容易产生愤怒的情绪，具有较强的攻击性，对他人常怀有敌意；容易猜疑和不信任他人，与其他人关系更紧张和难处，很难从所处的环境获得社会支持，或者不能充分合理地利用社会支持。

3. 动机方面 好胜心强，热衷于竞争，追求在竞争中获胜。他们不停歇地奋斗，连续卷入多项事务，挑战极限压力；他们雄心勃勃，成就动机水平高，有强烈持久的目标动机，有较大但不切实际的抱负。

处于这种人格连续体的另一端、与此相反的行为特征称之为B型人格。B型人格的个体容易相处，比较平静和松弛，行动节奏慢，缺乏时间观念；抱负较少，缺乏主见等。

综上，A型人格的主要的心理行为特征是：强烈的时间紧迫感、易于唤起愤怒和敌意以及较强的攻击性、高水平的成就动机及强烈的竞争性行为。

（二）A型人格与冠心病

研究发现A型人格心肌梗死发病率是B型人格的2倍，A型人格患冠心病的危险性显著增高。一些多中心大型研究显示，A型人格是冠心病发病的独立危险因素。

1. A型人格和冠心病可能的发病机制 A型人格的三大心理行为特征为强烈的时间紧迫感、较强的攻击性和敌意、高水平的成就动机。因为A型人格的个体具有上述心理行为特征，使A型人格的个体容易长期处于高压状态或应激状态，激活机体的应激反应，引起交感神经过度兴奋以及免疫炎症因子的释放，促发心血管疾病的发生发展。应激反应是指个体由应激源所致的机体的各种生理、心理、行为及社会功能等方面的变化，也称作应激的心身反应。应激反应在生理学和心理学中均是一个重要概念。近年研究认为A型人格某些方面的特征与冠心病事件包括猝死有关，特别是A型人格维度中的愤怒和敌意，其危险性高于A型人格的其他特征，也是心力衰竭发作的诱发因素。

敌意反映了对他人的对立性和潜在的攻击性。儿童在不利的环境中容易形成敌意和攻击性；例如父母对儿童的过度控制、干涉和惩罚，家庭成员人际关系不良、儿童缺乏支持接纳，儿童受到虐待等，更易使儿童形成敌意和攻击性。另外，敌意和攻击性具有一定的遗传性，同时在一定程度上敌意体现了基于遗传的生理反应。当敌意和攻击性呈家族性时，父母与孩子类似的表现可能反映了不同的家庭环境所呈现的敌意的表现形式。所以，个体的敌意和攻击性是遗传和环境共同作用的结果。

敌意和攻击性与心血管高反应性的关系极为密切。敌意的个体在冲突环境中的生理高反应性是如何增加了心脏病的危险呢？敌意会损害个体的社会关系和社会支持，使个体更容易发生人际关系冲突，被激惹的个体会出现敌意和攻击性，表现为交感神经系统对紧张情景的过度的应激反应，个体在人际关系的应激中表现出更强的生理反应，包括更持久的血压升高、心率增快以及呼吸频率增快等反应，而且从应激反应中的生理性恢复也需要更长的时间。

敌意和攻击性容易使个体处于应激状态，激活了下丘脑-垂体-肾上腺轴（HPA）和下丘脑-交感神经-肾上腺髓质轴；HPA分泌大量的皮质醇，影响机体的应激反应和一些重要的身体功能，如通过T细胞调节促炎症细胞因子等免疫炎症相关因子的产生，是促进血管慢性炎症和动脉粥样硬化的一个重要的潜在机制。另外，皮质醇会影响一系列影响心脏病病因学和病理生理学的重要过程，如肥胖、血脂异常、内皮功能障碍、血压升高等。

下丘脑-交感神经-肾上腺髓质轴在应激状态下，交感神经系统兴奋性增强，分泌大量儿茶酚胺，心脏收缩力增强和心率增快，心肌耗氧量增加；儿茶酚胺直接作用于血管，导致了心脏的外周血管收缩，并同时加快了心率；儿茶酚胺水平反复快速变化导致血压升高及波动，会损害血管弹性；同时，更多的血液涌向收缩的血管，这个过程使冠状动脉受损甚至破裂；血压的波动会损伤冠状动脉内皮组织，并导致冠状动脉硬化斑块的形成。另外，交感神经的激活导致脂肪分解，血脂升高；降低肝脂肪酶活性，刺激极低密度脂蛋白合成和分泌，促进胆固醇合成，引起脂类代谢紊乱；这些均是引起动脉硬化的原因。外显的发怒行为更易于增高心血管反应，怒而不显和内隐的敌意状态与动脉粥样硬化有一定联系。

Cook Medley敌意量表

Cook Medley敌意量表（1954）用于测量敌意。当对一些条目的回答为：是，往往提示高度的敌意。

1. 没有人更多地关注我发生了什么事。
2. 我经常遇到一些被认为是专家但实际上不如我的人。
3. 我的家庭有一些让我很厌烦的习惯。

4. 我经常不得不听从一些知道得还不如我多的人的命令。

5. 其他人的成功让我有一种失败感。

6. 人们常常让我失望。

7. 不要相信任何人才会更安全。

8. 我常常感到陌生人以批评的眼光看我。

9. 我倾向于对那些比我预料中更友好的人保持警惕。

10. 我做事的方式往往被他人误解。

2. A型人格的测量　由于目前对A型人格的结构和定义不够清晰和准确，所以一些测量A型人格的量表侧重点不同，使得这个领域的研究结果很不一致。但多数研究支持A型人格的两个核心成分（敌意和时间紧迫感）与心脏病有关。中国版的A型人格量表（type A scale-Chinese，TAS-C）在1983年由张伯源主持全国性的协作组开始修订，研究参考了美国的一些A型人格量表的内容并根据中国人的自身特点，主要包括竞争和敌意以及时间紧迫感两个分量表。

TAS-C包括3个分量表（见附表1）：竞争和敌意（competition and hostility，CH）量表主要反映了争强好胜、怀有戒心或敌意；时间紧迫感（time hurry，TH）量表反映了个体的时间紧迫感，行为上表现为说话做事速度快和缺乏耐心等特征；掩饰量表代表了个体的掩饰性。TAS-C共有60个条目，计分方式详见附表1。先进行真实性检测，计分≥7分者，提示掩饰程度高，可考虑作废卷处理。1987年南京会议后一致认为，以CH量表和TH量表得分之和大于28分定义为A型人格。TAS-C前后经过3次测试和修订，具有较高的信度和效度。

三、D型人格与心脏病

大量研究已证实抑郁症状是冠心病的危险因素。荷兰心脏病学家Denollet分析了以往大量研究抑郁症状和冠心病关系的文章，认为临床确诊的抑郁症并不能增加传统危险因素对冠心病的预测力。其他一些研究也支持与冠心病密切相关的抑郁症状，实际上是一种稳定的心理特征，而不是间断的、暂时的抑郁状态。这些发现并没有否认抑郁情绪和冠心病的关系，而是从多个角度去探索心理因素和冠心病的关系。

1995年，Denollet首次提出了D型人格（distressed personality）的概念。研究发现一些心脏病患者有很突出的心理忧伤及压抑的人格特点，进一步研究发现消极情感（negative affectivity）和社交抑制（social inhibition）这两种人格特质是导致心理忧伤的决定性因素，Denollet将其命名为D型人格（type D personality）。

（一）D型人格特点及理论构想

个体同时具有高水平的消极情感和社交抑制这两种人格特质时被称为D型人格。“特质”这一心理学术语意义很宽泛。一种特质就是一种人格维度，通常依据个体在某一特征上所表现的程度进行分类。一个人往往会有许多人格特质，表现程度最强的特质对个体最重要，也更容易预测行为。个体的特质具有跨时间和跨情境的相对稳定性。特质理论认为人格是多种特质的复杂组合，反映了个体相对稳定的、整体的情感水平和行为模式。每个个体在成长过程中主要包括了两个重要的方面，一是自我的体验和对自我的认识，二是与他人交往及建立成熟的人际关系。D型人格反映了个体的消极自我情绪体验以及与他人交往关系中的压抑和回避，整合了社会-认知理论，关注了人格结构中两个最主要的特质。

自我体验方面，D型人格的个体很难体验愉快幸福的情感，高水平消极情感的个体，更可能经历慢性的情感问题；从认知的角度，D型人格的个体倾向于总是以悲观的态度看待任何事物，总是充满了担心；从情感的角度，抑郁症状常常伴随其他消极的情感如焦虑和愤怒等；在人际交往方面，D型人格的个体在社会交往方面经历着很大的困难，总是倾向于觉察到威胁和不安全感，因此会采取一些压抑情感的应对策略。所以，D型人格不仅仅是一个刺激-反应的简单现象，而是一种应对方式、体验和回避忧伤的人格倾向。

1. 消极情感　D型人格的消极情感特质包含了一组负性的情绪体验，这种情感模式具有跨时间和跨情境的相对稳定性，主要表现为慢性的消极情绪和与之相应的认知/行为模式如先占观念和不安全感。这说明消极情感维度不仅是一种情绪维度，而且还包含了行为和个性维度的人格特质。高水平消极情感的个体体验着更多的抑郁、焦虑、紧张和烦躁，有更多的躯体不适如胸痛；更关注生活中的负性刺激，他们通常自我评价低，遇到的压力事件似乎也更多，而且总是对压力事件有较强的反应，尤其对人际关系的压力有更多负性的评价。所以，这种消极情感模式包含两个核心的方面：一是不愉快的、忧伤的感觉，二是紧张和担心。虽然情绪是经常波动的，个体的情绪体验也常常受情境的影响；但是，相对稳定的情绪模式是造成个体差异的重要维度。尽管每个人都经历着范围很广的积极情绪和消极情绪，但是，可以区分出一些个体经常处于平静的、满意的和乐观等积极的情绪状态，而另一些个体总是体验忧郁、紧张和愤怒等消极的情绪。消极情感的特质主要反映了不愉快情绪在个体间的差异。

2. 社交抑制　D型人格的社交抑制的特质指的是个体在社会交往中，总是倾向于压抑情感的表达。高水平社交抑制的个体与他人相处时，总感到紧张和不安全，所以总是倾向于压抑情感的表达，并且尽量回避社会交往，以回避他人的不认可或拒绝。事实上是在回避社会交往中可能出现的危险，如被他人拒绝和轻视。表面上看他们似乎很平静，实际上他们是通过过分控制自己的情感表达来回避潜在的矛盾。所以，高水平社交抑制的个体在和他人交往时，一贯采取缄默、退缩、抑制情感表达的应对方式，在这种情况下，个体会感到苦恼；和消极情感模式相互作用，导致慢性的心理忧伤。

社交抑制更强调与他人交往的过程，而不是指向自我。社交抑制的应对策略是以压抑情感的应对方式来回避对压力事件的心身反应，个体体验着高水平的人际压力和心理忧伤，而且有意识地压抑这种情感，它不同于其他的情感应对方式，如压抑、防御机制、否认和述情障碍等。与精神分析理论的压抑的概念不同，后者是将影响个体行为的信息和消极情感置于潜意识中，所以，心理忧伤的水平并不强烈。而高水平社交抑制的个体在识别和觉察情绪、情感刺激时没有障碍，他们能清楚地意识到自己的心理忧伤。

D型人格并没有覆盖全部的人格的个体差异，但是这两个人格维度代表了人格结构中两个非常重要的特质，这两种人格特质本身并不是病理性的，而是反映了正常人的个体差异。正常人和心脏病患者都可以有D型人格，但是D型人格的个体可以在一生中都表现出亚临床水平的忧郁的情感模式。

（二）D型人格与冠心病

Denollet通过多年的临床观察发现，一些心脏病患者的预后与一些很突出的人格特点有关，Denollet把它们命名为D型人格。临床观察发现有情绪障碍和人际交往困难的心脏病患者更容易合并一些心理障碍，如创伤后应激障碍，焦虑，抑郁等，D型人格概念最初是为了识别有情绪障碍和人际交往困难的心脏病患者而发展起来的。研究发现消极情感（negative affectivity，NA）和社交抑制（social inhibition，SI）这两种人格特质是导致心理忧伤的决定性因素。

1995年，Denollet首次报道了已确诊的冠心病患者中D型人格和疾病预后的关系：在发生死亡的患者中，73%的患者是D型人格。和非D型人格的患者相比，D型人格者其心脏性死亡的风险增加了6倍。而且D型人格对冠心病预后的预测力明显超过了一些传统的生物学危险因素，如运动耐力低下、吸烟等。

D型人格对高血压、冠心病多支血管病变和左心室功能的影响独立于生物学危险因素。一些研究结果表明，D型人格对冠心病不良预后的预测力等同于左心室功能障碍，而且独立于疾病的严重程度。Pedersen等对接受冠状动脉内支架术的患者随访了2年，发现在控制了冠心病传统危险因素如性别、年龄、冠心病家族史、糖尿病、高血脂、高血压和吸烟等，D型人格较非D型人格患者的冠心病事件发生率增加了2倍，而且在术后1年内疲乏无力的症状也更明显；其他研究也支持D型人格是冠心病患者介入治疗术后决定预后的独立危险因素。综上所述，D型人格可以预测已确诊的冠心病患者心脏事件的发生率和死亡率，而且独立于生物学危险因素。

（三）D型人格影响冠心病预后可能的发病机制

由于D型人格的研究还处于起步状态，现有的证据还不足以对其病理生理机制作出充分的解释。目前的研究提示，D型人格是通过某些生物学机制影响冠心病的预后。消极和压抑的应对方式使个体倾向于经常体验应激，而且不能成功地适应应激事件，这种情况反复出现，就会形成长期慢性的应激状态，进而对心血管系统的正常功能造成不利影响。D型人格对冠心病的作用机制可能有以下几个方面：

1. 下丘脑-垂体-肾上腺轴功能的紊乱　D型人格的消极情感模式和抑制情感的应对方式使个体倾向于经常体验应激，而且不能成功地适应环境，这种情况反复出现，就会形成长期慢性的应激状态，下丘脑-垂体-肾上腺轴和交感神经-肾上腺系统的激活；下丘脑-垂体-肾上腺轴激活表现为强烈的皮质醇唤醒反应，而皮质醇通过促进炎性反应参与许多疾病的发病过程，对心血管系统的正常功能造成不利影响；交感神经-肾上腺系统的激活，表现出生理的高反应性，包括儿茶酚胺水平升高、心率增快和血压升高等；心血管系统的反应性增高，心脏复原能力减弱，心率变异性降低，增加心脏死亡率的风险。

2. D型人格反映了个体和压力有关的应对策略　通常表现为其他心理危险因素的聚集，如抑郁、焦虑、恐惧和易激惹。各种危险因素聚集将可能产生协同作用，从而促进冠心病的进展和恶化。

3. D型人格对免疫炎性反应的影响也是可能机制之一　肿瘤坏死因子和其受体参与了慢性心力衰竭的病理过程，是预测慢性心脏病心力衰竭死亡可靠的指标；对慢性心力衰竭患者的研究发现，D型人格患者肿瘤坏死因子及其受体水平明显高于非D型人格者。

局部和全身炎症反应在冠心病及并发症的发生发展中起重要作用，慢性炎症造成血管内皮损伤，从而引发了一系列与免疫反应有关的炎症和纤维增生反应，导致和促进了动脉粥样硬化的形成和发展。C反应蛋白（CRP）是目前研究较深入的炎症标志物之一，参与内皮损伤和炎性反应的过程，影响冠心病发生发展及预后；冠心病患者中D型人格的CRP显著高于非D型人格，D型人格的冠心病患者其炎性反应可能会更强烈，与冠心病的发病和预后有密切关系。

4. 遗传因素的影响　Kupper等采用结构方程模型研究了荷兰的3 331对孪生子的D型人格，包括NA和SI两个人格特质受遗传和环境的影响程度。结果表明D型人格的遗传性因素占52%，NA的特质没有受环境因素的额外的影响；而且SI的特质在个体间的差异也不取决于额外的遗传和环境因素的影响。研究还发现D型人格与男性早发的冠心病密切相关，早发的冠心病人具有更高水平的心理忧伤，而且提示不良的预后。

5. D型人格的个体可能会有更多不健康的生活方式和行为　普遍自我管理效能水平低，如体力活动减少、吸烟及不健康的饮食习惯等。D型人格的患者的其他不健康行为方式如服药的依从性差以及心理因素如自我孤立、缺乏社会支持等，可能也是致病的间接原因。患者的自我管理对慢性心力衰竭的成功治疗有重要作用，D型人格的心力衰竭患者常常不向医生咨询已经加重的症状，对心脏治疗的不充分的反应，这些因素都影响了心脏病的预后。

D型人格在已确诊的冠心病患者中可预测猝死等心脏病事件，并且这种预测作用不受左心室功能障碍等已知危险因素的影响，也跟病情的严重程度无关；而且，还能识别出冠心病患者中容易发生情绪应激反应和复发心脏病的患者，有助于进行早期干预及改善预后。

从某种意义上来说，冠心病被认为是具有某种特质的个体（如遗传缺陷和人格特点）采取了不健康的生活方式，如吸烟、不合理饮食、热量过剩和缺乏运动等，由此产生了多种相关的危险因素，如高血压、血脂异常、糖尿病、肥胖等，在一定的病理机制下导致了冠心病；同时，这些危险因素又进一步影响疾病的发展和预后。由此可见，人格在冠心病发生发展的病因链上处在初始的位置，并影响着疾病的进程和预后，所以，这方面的深入研究具有重要的临床价值。

D型人格与心脏病

心脏病学家通过多年临床观察，发现乐观的心脏病患者，尽管各种心脏问题很严重，但他们康复得很好；而那些悲观的心脏病患者，尽管心脏问题并不严重，康复的效果却不佳，进一步研究发现这些患者有一些很突出的人格特点。1995年，Denollet首次报道了已确诊的冠心病患者中D型人格和疾病预后的关系：在发生死亡的患者中，73%的患者是D型人格。和非D型人格的患者相比，D型人格者其心脏性死亡的风险增加了6倍。一项随访了5年的前瞻性研究结果表明，当控制了性别、年龄及其他一些传统危险因素后，D型人格仍是预测冠心病死亡和非致死性心肌梗死的独立危险因素。随后大量研究显示，D型人格是决定冠心病预后的独立危险因素。

（四）D型人格的测量

1998年，荷兰心脏病学家Denollet研制开发了D型人格诊断工具，即含有16个项目的D型人格量表。该量表包括两个分量表，分别测量消极情感和社交抑制两个维度。2000年，修改和完善为24个项目的D型人格量表。随后，Denollet基于D型人格的理论构想和心理测量学特点，简化了D型人格量表，研制出14个条目的D型人格量表（DS-14）。目前，D型人格系列量表在许多国家被广泛使用，从D型人格的理论构想和心理测量学方面来看具有良好的信度和效度；在正常人群和冠心病人群中，DS-14所有条目均有良好的测量精确性，能精确地区分D型人格和非D型人格。国内对DS-14中文版的信、效度进行了检验，均符合D型人格两个维度的理论构想。

DS-14各条目均采用5点计分法，从完全没有（0分）到非常符合（4分）。消极情感（NA）和社交抑制（SI）两个分量表均可以作为连续变量计分，划界分均为10分，即两个分量表得分均≥10分就被定义为D型人格。

D型人格量表（DS-14）

1. 我善于与人打交道
2.* 我经常为一些琐事而小题大做
3. 我常常与陌生人交谈
4.* 我经常感到不开心
5.* 我经常感到烦躁不安
6. 与人交往时，我常常感到很拘谨
7.* 我对待事物态度是悲观的
8. 我觉得很难与人打开话题
9.* 我常常心情不好
10. 我是一个自我封闭的人
11. 我较喜欢与人保持距离
12.* 我常常忧心忡忡
13.* 我经常感到闷闷不乐
14. 跟别人相处时，我找不到合适的话题

注："*"标示为消极情感，其余项目为社交抑制。

四、抑郁倾向的人格与心脏病

抑郁症是一种常见的精神疾病，临床表现为情绪低落、兴趣缺乏、思维迟缓、意志活动减退及持续性疲劳。抑郁症可促进冠心病不良终点事件的发生，使冠心病的不良预后发生率升高。冠心病患者的抑郁症状越重，预后越差，不良终点事件发生率越高。随着研究的深入，抑郁症已被研究证实是冠心病发生和不良预后的独立危险因素，两者共病可相互影响，共同使患者病情恶化。抑郁影响冠心病的作用机制还不十分清楚，研究提示抑郁症对冠心病发病和预后的影响可能的机制主要有：自主神经功能紊乱、下丘脑-垂体-肾上腺轴（HPA）功能异常、炎症反应过度激活、内皮功能障碍、血小板过度活化以及患者行为学异常等。

人格和抑郁症易感性之间的关系一直是临床心理学的研究热点。现代心理学研究发现，一些人格特征与抑郁症发病密切相关。大量研究已证实抑郁症是冠心病发病和预后的独立危险因素，所以，抑郁倾向的人格与心脏病的关系也应给予高度的关注。本节内容将主要介绍两个有影响力的抑郁倾向的人格：一是情感依赖性人格和自我批评性人格，二是完美主义人格。

（一）情感依赖性和自我批评性人格

许多人格理论学家都用不同的术语探讨过人际关系和自我认同作为两个中心过程在人格发展过程中的作用。美国心理学家Blatt等从人格发展、心理动力学原理和认知发展的角度提出了两个对抑郁易感的人格维度：情感依赖性人格和自我批评性人格。

这两个抑郁倾向的人格维度对应着相应的两个抑郁亚型：情感依赖性抑郁（anaclitic depression）和内射性抑郁（introjective depression）。正常情况下，这两种人格结构是在复杂的交互作用下平衡发展，逐步完善和成熟。如果过分地强调其中一个维度，则可能导致个性心理发展的失调。当个体极端地关注和强调人际关系将会形成情感依赖性的个性，这种个性

容易导致情感依赖性抑郁，这些个体渴望与他人维持密切的关系，害怕被遗弃，有很强的无助感和虚弱感；而当个体过分地强调自我独立，需要他人的认同来获得自我的价值感，将会形成自我批评性的个性，这种个性容易导致内射性抑郁，这些个体以不断达到过高的目标和他人的认同来维持自尊，害怕被拒绝和否认，自卑、内疚和自罪感明显。

这个理论的重要贡献之一是从人格发展的角度探讨了抑郁的原因和发病机制。长期以来抑郁的研究主要集中在有明显抑郁症状的临床状态，Blatt等认为从抑郁倾向的人格维度发展到临床抑郁是一个连续状态。

抑郁体验问卷（depressive experiences questionnaire，DEQ）用于评价依赖性和自我批评性两种抑郁倾向的人格特征。Blatt等根据有抑郁体验的个体在日常生活中对自己和他人的感受，研制了抑郁体验问卷，用于评价正常人群的具有抑郁倾向的这两个人格维度，对研究抑郁的易感性和发病机制具有重要价值。随着DEQ的广泛使用已得出了许多有意义的发现。抑郁体验问卷包括66个条目，共有三个分量表：依赖性、自我批评性和效能感；其中前两个维度与抑郁相关，第三个维度效能感则代表了抵抗抑郁并与心理健康相关的维度。该问卷在国际上通用两种评分系统：因素权重评分和条目权重评分。抑郁体验问卷及其中文版均具有良好的信、效度，广泛地用于筛查情感依赖性和自我批评性两种抑郁倾向的人格（见附表2）。

（二）完美主义人格

完美主义（perfectionism）是指一种对自己的表现或行为设置高标准的人格特质，是一种较为稳定的人格特质。具有凡事追求尽善尽美的极致的表现倾向，与多种心理现象和行为关系密切并参与其发生机制。研究认为完美主义是抑郁症的易感因素之一。

心理学家从不同的角度阐述完美主义的理论及其人格结构。Frost等在总结以往研究的基础上，提出了完美主义是一种多维度人格结构的概念，包含六个维度。①过高的个人标准：为自己制定过高的标准和目标，对自己的工作或者学习成绩有过高的期望。完美主义不仅对自己有极高的标准，对他人也有严格的要求，并且这些要求在自我评价中占了过分重要的比重。②错误在意度：完美主义害怕失败，倾向于过分关注错误，担心出错及对错误的消极反应，把错误等同于失败，并认为失败后将失去他人的尊重。因为对成败的判断建立在自己设定的高标准上，如果没有达成标准，即使做得再好，也认为自己是失败者，并进行严格地自我检讨和自我批评。③行动的疑虑：完美主义者在工作或学习中因担心不完美而表现出的迟疑和怀疑态度。过度谨慎和仔细，对自己完成任务能力存在怀疑，担心出错；并倾向于在行动失败时以强烈的负面情绪作出反应。④条理性和组织化：过度计划和控制，对秩序条理和整洁的过分强调。⑤父母期望：反映了完美主义者所感知的父母对自己的高水平期望，认为父母为自己设立了非常高的目标。⑥父母批评：对父母过分批评自己的一种知觉。

完美主义的核心是个体制定了极高的目标或标准，根据个体在追求这些目标时候的情感、认知、行为等内在及外在反应的不同，研究者普遍认同将完美主义分为适应性完美主义和适应不良性完美主义，也称为消极完美主义。适应性完美主义人格在追求完美的过程中能够获得自我满足感，且将追求完美视为是一种提升自己工作水平的积极动力。相反，适应不良性完美主义人格通常会倾向于为自己设置不切实际的高标准，对自己过度苛求，一旦没有办法实现预期目标时，就会体验到低的自我价值感，容易出现抑郁和焦虑等负性情绪。

适应不良性完美主义人格与抑郁、焦虑、进食障碍、睡眠障碍等多种心理病理现象密切相关；其中，抑郁、焦虑等负性情绪在心脏病的发生发展过程中起重要作用。所以，适应不良性完美主义人格也是一种抑郁倾向人格。

附表1

A型人格量表

1. 我觉得自己是一个无忧无虑，悠闲自在的人。
2. 即使没有什么要紧的事，我走路也快。
3. 我经常感到应该做的事太多，有压力。
4. 我自己决定的事，别人很难让我改变主意。
5. 有些人和事常常使我十分恼火。
6. 在急需买东西但又要排长队时，我宁愿不买。
7. 有些工作我根本安排不过来，只能临时挤时间去做。
8. 上班或赴约会时，我从来不迟到。
9. 当我正在做事，谁要是打扰我，不管有意无意，我总是感到恼火。
10. 我总看不惯那些慢条斯理，不紧不慢的人。
11. 我常常忙得透不过气来，因为该做的事情太多了。
12. 即使跟别人合作，我也总想单独完成一些更重要的部分。
13. 有时我真想骂人。
14. 我做事总是喜欢慢慢来，而且思前想后，拿不定主意。
15. 排队买东西，要是有人加塞，我就忍不住要指责他或出来干涉。
16. 我总是力图说服别人同意我的观点。
17. 有时连我自己都觉得，我所操心的事远远超过我应该操心的范围。
18. 无论做什么事，即使比别人差，我也无所谓。
19. 做什么事我也不着急，着急也没有用，不着急也误不了事。
20. 我从来没想过要按自己的想法办事。
21. 每天的事情都使我精神十分紧张。

22. 就是逛公园，赏花，观鱼等，我也总是先看完，等着同来的人。

23. 我常常不能宽容别人的缺点和毛病。

24. 在我认识的人里，个个我都喜欢。

25. 听到别人发表不正确的见解，我总想立即就去纠正他。

26. 无论做什么事，我都比别人快一些。

27. 人们认为我是一个干脆、利落、高效率的人。

28. 我总觉得我有能力把一切事情办好。

29. 聊天时，我也总是急于说出自己的想法，甚至打断别人的话。

30. 人们认为我是个安静，沉着，有耐心的人。

31. 我觉得在我认识的人之中值得我信任和佩服的人实在不多。

32. 对未来我有许多想法和打算，并总想都能尽快实现。

33. 有时我也会说人家的闲话。

34. 尽管时间很宽裕，我吃饭也快。

35. 听人讲话或报告如讲得不好，我就非常着急，总想还不如由我来讲。

36. 即使有人冤枉了我，我也不在乎。

37. 我有时会把今天该做的事拖到明天去做。

38. 当别人对我无礼时，我对他也不客气。

39. 有人对我或我的工作吹毛求疵时，很容易挫伤我的积极性。

40. 我常常感到时间已经晚了，可一看表还早呢。

41. 我觉得我是一个非常敏感的人。

42. 我做事总是匆匆忙忙的，力图用最少的时间办尽量多的事情。

43. 如果犯错误，不管大小，我全都主动承认。

44. 坐公共汽车时，我常常感到车开得太慢。

45. 无论做什么事，即使看着别人做不好我也不想拿来替他做。

46. 我常常为工作没做完，一天又过去了而感到忧虑。

47. 很多事情如果由我来负责，情况要比现在好得多。

48. 有时我会想到一些说不出口的坏念头。

49. 即使领导我的人能力差，水平低，不怎么样，我也能服从和合作。

50. 必须等待什么的时候，我总是心急如焚，缺乏耐心。

51. 我常常感到自己能力不够，所以在做事遇到不顺利时就想放弃不干了。

52. 我每天都看电视，也看电影，不然心里就不舒服。

53. 别人托我办的事，只要答应了，我从不拖延。

54. 人们都说我很有耐心，干什么事都不着急。

55. 外出乘车、船或跟人约定时间办事时，我很少迟到，如对方耽误我就恼火。

56. 偶尔我也会说一两句假话。

57. 许多事本来可以大家分担，可我喜欢一个人去干。

58. 我觉得别人对我的话理解太慢，甚至理解不了我的意思似的。

59. 我是一个性子暴躁的人。

60. 我常常容易看到别人的短处而忽视别人的长处。

计分方法：

TH：第2、3、6、7、10、11、21、22、26、27、32、34、38、40、42、44、46、50、53、55、58题答“是”，以及第1、14、19、30、54题答“否”的，每题计1分；

CH：第4、5、9、12、15、16、17、23、25、28、29、31、35、39、41、47、57、59、60题答“是”，以及第18、36、45、49、51题答“否”的，每题计1分；

真实性检测：第8、20、24、43、52题答“是”，以及第13、33、37、48、56题答“否”的，每题计1分。

附表2

抑郁体验问卷（DEQ）

以下列出一些与个人特点和素质有关的陈述。逐条阅读并确定您是否同意以及程度如何。如果您完全同意，选7；如果强烈反对，选1；如果介于两者之间，在1~7之间选择适合的任一数字。中间值为4，当不偏不倚或不能确定时，可选此值。

1. 我确立自己的目标和标准尽可能高。

2. 如果没有得到与自己关系密切的人的支持，我可能会感到无助。

3. 我倾向于满足目前的计划和目标，而不是向更高的目标努力。

4. 有时候感到自己很强大，有时候觉得自己很渺小。

5. 当我与其他人关系密切时，我不会嫉妒他（她）。

6. 我迫切地需要一些只有他人才能提供的事情。

7. 我常常感到自己不能满足自己的标准和理想。

8. 我认为我总是能充分利用自己的潜力。

9. 不能保持持久的人际关系不太影响我。

10. 如果我不能合乎期望，我会感到自卑。

11. 我常常感到无助。

12. 我很少对自己已说过或干过的事担忧。

13. 实际的我与期望中的我有很大差别。

14. 我喜欢与其他人之间的激烈的竞争。

15. 我感到我必须要负许多责任。

16. 我感到内部空虚的时间很多。

17. 我倾向于不满意自己所拥有的。

18. 我不介意是否满足其他人对自己的期望。

19. 当我感到孤独的时候，我变得很害怕。

20. 当我失去一个关系密切的朋友，我会感到失去自己重要的部分。

21. 不论我犯多少错误，人们将仍然接受我。

22. 对我来说，结束一个不愉快的关系是困难的。

23. 我经常思考失去与自己关系密切的人的危险。

24. 其他人对我有很高的期望。

25. 当我与其他人在一起时，我倾向于低估或轻视自己。

26. 我不是很关心其他人对我的反应。

27. 无论两人的关系有多密切，总会有许多的不定和矛盾。

28. 我对别人拒绝的信号很敏感。

29. 我的成功对我的家庭很重要。

30. 我经常使其他人感到失望。

31. 如果其他人让我感到愤怒，我要让他知道我的感受。

32. 我不断地努力，常常不惜一切地取悦和帮助和我关系密切的人。

33. 我有许多内部资源（能力，力量）。

34. 我发现对朋友的要求说“不”很困难。

35. 在与人密切的关系中，我不会真正地感到安全。

36. 我对自己的感受常变化：有时感觉非常好；当注意到自己不好方面时，感到自己整个都是失败的。

37. 变化常常使我感到威胁。

38. 甚至与我最密切的人要离开我，我依然能够独自正常生活。

39. 一个人必须不断地付出去获得别人的爱，也就是说，爱是有代价的。

40. 我对自己的言行使其他人产生的感受很敏感。

41. 我常常因自己对别人所说和所做的事感到内疚。

42. 我是一个非常独立的人。

43. 我常常备感内疚。

44. 我认为自己是一个非常复杂的人，具有多面性。

45. 我很担心冒犯或伤害与我密切的人。

46. 愤怒使我害怕。

47. 不在于“你是谁”，而在于“你有什么成就”。

48. 不论成功或失败，我依然尊重自己。

49. 我很容易地放下自己的问题和情感，完全地把注意力放到其他事上。

50. 如果我关注的人对我愤怒，我会担心他（她）可能会离开我。

51. 如果我被给予一个重要的职责，我会很愉快。

52. 如果与朋友发生争执，我必定尽量弥补。

53. 我有时接受自己的弱点有困难。

54. 我享受工作比自己的工作被认同更重要。

55. 争论之后，我常常感到孤独。

56. 我和其他人的相处过程中，我很关注他们所给予我的。

57. 我很少考虑我的家庭。

58. 我对与我密切的人的感受经常变化：有时对其很愤怒；有时又对其充满了爱。

59. 我的言行对我周围的人有很大的影响。

60. 有时候，我感到自己很独特。

61. 我是在一个关系亲密的家庭中长大的。

62. 我对自己和自己的成就很满意。

63. 我希望从自己关系密切的人那里得到许多东西。

64. 我倾向于批评自己。

65. 独处丝毫不使我感到烦恼。

66. 我常常以自己的标准和目标来衡量自己。

第三章

心理心脏病发病机制

第一节　自主神经激活与心理心脏病

第二节　肾素-血管紧张素-醛固酮系统与心理心脏病

第三节　炎症损伤与心理心脏病

第四节　免疫功能损伤与心理心脏病

第五节　基因与表观遗传学与心理心脏病

第一节

自主神经激活与心理心脏病

心脏的神经控制主要由自主神经系统（automatic nervous system，ANS）的交感神经和副交感神经调节，两者相互对立又互相影响，通过调节心率、传导速度、收缩力和冠状动脉血流来维持心脏稳态。交感神经系统对心脏和血管的活动有重要的调节作用，而副交感神经系统主要调节心脏活动。另外还包括肽能神经纤维等，也对心血管活动具有重要调节作用。

自主神经功能失衡是把精神心理疾病与心血管疾病联动起来的关键环节。心内科门诊患者40%以上合并心理问题；抑郁患者与非抑郁患者相比，心血管疾病死亡率增加1.6倍。其中最主要的机制包括在抑郁状态下普遍存在自主神经和内分泌功能失调，长期作用于心脏会引起心肌损伤，导致心血管疾病的发生。其中最常见的为交感神经过度激活，儿茶酚胺分泌增加，而迷走神经活性减弱。而在焦虑状态下，同样呈现交感神经过度活跃和副交感神经活性的降低。同时抑郁症和焦虑症还与心率变异性降低等机制有关。

一、交感/副交感神经系统与心脏和血管

心脏神经丛由两侧交感干的颈上、中、下神经节和1~4或5胸神经节发出的心支及迷走神经的心支共同组成，又可分为心浅丛和心深丛，心丛的分支组成心房丛和左右冠状动脉丛，随动脉分支分布于心肌。心脏交感神经主要通过释放神经递质与心脏中相应的受体结合来调控心脏。交感神经末梢与心肌形成突触联系，释放去甲肾上腺素（norepinephrine，NE），NE与突触后膜β受体（β_1、β_2受体）结合后使β受体构型发生变化，激活细胞内兴奋型G蛋白（Gs）-腺苷酸环化酶（AC）信息传递系统，继而产生第二信使环腺苷酸（cAMP），cAMP激活蛋白激酶A（PKA），通过对L型Ca^{2+}通道的磷酸化作用使细胞膜对Ca^{2+}的通透性增大，Ca^{2+}内流增加进而产生正性变力效应。

交感神经还主要支配动脉系统中的大动脉及毛细血管前小动脉，大动脉周围由粗大的神经或神经节支配如颈动脉，而小动脉周围则由较为致密的神经网支配。动脉神经丛的形成需要动脉血管分泌多种物质，如胶质细胞源性神经营养因子（glial cell line-derived neurotrophic factor，GDNF），血管内皮生长因子（vascular endothelial growth factor，VEGF）等；神经则可通过影响血管细胞标志物的表达，促进内皮细胞向动脉定植，相关研究发现NE结合内皮细胞上的α_1和α_2肾上腺素受体，一方面通过α_1肾上腺素受体引起磷脂酶C（phospholipase C，PLC）激活，活化胞外信号调节激酶（extracellular signal-regulated kinase，ERK）信号；另一方面，抑制腺苷酸环化酶（adenylyl cyclase，AC）-PKA通路，减少其对ERK的抑制作用。内皮细胞ERK信号的激活引起动脉内皮特异性基因Delta样配体4（*DLL4*）、肝配蛋白B_2

（*EFNB*$_2$）和神经菌毛素1（*NRP*$_1$）的表达增加，从而促进内皮细胞向动脉定植。

在神经系统中，血管平滑肌、神经元和星形胶质细胞共同组成“神经血管单元”。神经元活动的调节通过星形胶质细胞的传导引起局部血流的改变。然而外周神经与血管功能的调节因缺少星形胶质细胞作为中间信号的传导者，仅依靠神经递质的分泌完成神经与血管之间的信号传导。血管周围交感神经的刺激可诱导血管活性介质的释放，其中NE是引起血管收缩的主要神经递质，可在神经刺激下从突触囊泡释放，引起血管收缩导致血压升高。

心脏副交感神经（parasympathetic），也称迷走神经，起于延髓背外侧核，节前纤维下行至颈部，形成左右迷走神经主干，进入胸腔后发出心支，于心脏表面节后神经元换元，发出节后神经纤维，与交感神经节后纤维交织于心脏表面，形成心脏神经丛。迷走神经在心脏分布不均匀，心底部尤其窦房结及房室结分布丰富，心尖部较少；心房分布多于心室，右侧多于左侧；心室内肌组织分布稀少。主要支配是窦房结、心房肌、房室交界、房室束及其分支。心迷走神经节后纤维末梢释放乙酰胆碱（acetylcholine，Ach），作用于心肌细胞膜的M型胆碱能受体（简称“M受体”），引起心房肌收缩力减弱、心率减慢和房室传导速度减慢，即具有负性变力、变时和变传导作用，心室肌也由少量迷走神经纤维支配，但其支配密度远低于其对心房肌的支配，刺激迷走神经引起的心房肌收缩力减弱效应比心室肌明显得多；两侧心迷走神经对心脏的支配也有差异，右侧迷走神经对窦房结的影响占优势，兴奋时主要引起心率减慢，左侧迷走神经对房室结的作用占优势，兴奋时引起的效应，以房室传导速度减慢为主。Ach激活心肌细胞膜中的M受体后，通过G蛋白-AC-cAMP-PKA通路，使细胞内cAMP水平降低，PKA活性降低，进而表现出与β_1受体激活相反的效应。负性变力作用主要由于心肌细胞L型钙通道被抑制、Ca^{2+}内流减少所引起。同时$I_{k\text{-}Ach}$被激活，复极化使K^+外流加速，平台期缩短，也导致Ca^{2+}内流减少，收缩力减弱，在窦房结P细胞，4期Ca^{2+}内流减少和If通道介导的Na^+内流减少，引起4期去极化速度减慢，自律性降低，这是Ach引起负性变时作用的主要机制。此外$I_{k\text{-}Ach}$的激活使K^+外流增加，最大复极电位增大，也导致自律性降低。负性变传导作用主要与慢反应细胞的0期Ca^{2+}内流减少、0期去极化速度和幅度降低有关。

二、交感神经激活与心理心脏疾病

交感神经系统是维持体内稳态的重要调节机制，其活性可由精神紧张、寒冷、疼痛、运动和特殊的疾病状态激活，而过度激活的交感神经系统可导致心率增加和肾素-血管紧张素-醛固酮系统（RAAS）激活，引起动脉收缩、动脉壁压力增加、心肌耗氧量增加、心肌储备下降、冠脉血流下降等；这些都是心理与生理之间的交互影响，如抑郁或焦虑状态带来的心律失常、又或急性冠脉综合征后出现抑郁症状等。

（一）心律失常

在长时间、高强度的精神压力下产生的负性情绪，如抑郁、焦虑等，可激活下丘脑-垂体-肾上腺系统，使交感神经功能亢进，增加儿茶酚胺（catecholamine，CA）分泌。大量的儿茶酚胺与心肌细胞的β受体结合后，与心肌细胞膜上的G蛋白偶联，从而激活腺苷酸环化酶，使心肌细胞的ATP向cAMP的转化异常增强，增多的cAMP使蛋白激酶A的磷酸化过程增强，使与磷酸化相关的Ca^{2+}、K^+、Na^+等离子通道的构型改变，离子通道的通透性改变，最终导致Ca^{2+}和Na^+细胞内流增加，K^+细胞外流增多，可大幅度增加心肌细胞的自律性，使各种心律失常发生的概率增大。而中枢交感神经兴奋性增强，也会导致迷走张力降低，从而减低心室颤动阈值，可出现室性或室上性快速心律失常甚至猝死。

长期的儿茶酚胺刺激心脏不仅会导致心肌细胞死亡，心脏发生结构重构，还会导致心脏电生理不稳定，引起电重构，最终发生心律失常。在抑郁症患者中，心律失常的发生率显著高于正常人，特别是室上性心律失常。研究显示抑郁使有效不应期（ERP）显著减小，不改变动作电位时程（APD_{90}），但是ERP与APD_{90}的比值减小，从而增加心脏可激动时间，心肌部位间不应期差异加大容易导致传导阻滞，形成折返，增加心律失常易感性，为解释抑郁与心律失常事件的关系提供了直接证据。

（二）动脉粥样硬化

交感神经系统激活，一方面，可导致大量儿茶酚胺（CA）入血，改变胰岛素、胰高血糖素、肾素及甲状腺激素等多种激素的浓度，使血糖、血脂等代谢紊乱，促进动脉粥样硬化，并且可引起血细胞增多，血小板数量增加，从而激活凝血系统，导致血管壁的损伤、血小板的激活、聚集、黏附，促进血栓的形成；另一方面，交感神经活动也可通过直接或间接影响血管内皮和平滑肌细胞功能以及单核细胞浸润，参与动脉粥样硬化的病理生理过程。此外，交感神经的激活还可直接导致心率、血压及心肌收缩力增加，冠状动脉内压力和应切力相应增加，使斑块更易破裂、出血，形成完全或不完全阻塞性血栓，极易导致急性冠脉综合征的发生。

抑郁症和抑郁症状在冠心病患者中普遍存在。在心理疾病状态下，CA升高会收缩血管，导致血压上升，损伤血管内皮，增加血栓风险，引起冠心病。且在冠心病患者中，抑郁患者的室性心律失常风险明显增加。

（三）加重心血管重构

交感神经系统的过度激活，引起NE等神经递质的浓度升高，导致全身动脉压升高，左室后负荷增加，继而引起心脏和血管重构；同时，机体的代偿功能产生大量CA，使心肌代谢增加，心率加快，心肌耗氧量增加，进一步加重左室重构和心肌损伤，最终使心脏明显扩大，导致心力衰竭。

三、副交感神经减弱与心理心脏疾病

交感神经过度活跃和副交感神经活动减弱是许多心血管疾病状态的特征，而心理与心脏疾病在病原学机制部分也是共通的。

（一）心律失常

刺激迷走神经释放乙酰胆碱（Ach），Ach作用于心房的M_2受体，通过所偶联的G蛋白，最终激活Ach依赖的K^+通道（KAch）同时抑制Ca^{2+}通道电流（Ica），这些离子通道的改变可缩短心房有效不应期（AERP）和动作电位时程（APD），易引起心房颤动的发生，阻断Ach或去除心房的迷走神经可以阻止或降低心房颤动的发生。心脏副交感神经刺激可显著延长心室有效不应期和提高心室颤动阈值。副交感神经活性增加抗室性心律失常的机制包括心率减慢效应、提高心室颤动阈值、抗肾上腺素能效应、抑制缝隙连接蛋白的下降、抑制线粒体转换孔的开放、减少心肌细胞凋亡、抑制炎性反应、激活血管活性肠肽等多个方面。

（二）心力衰竭

1. 减慢心率、增加心率变异性　迷走神经刺激能明显抑制心室重塑，延缓心力衰竭的进展。正常心脏静息时的心率是由副交感所调控的，增加迷走张力，减慢心率。作用于窦房结的M_2受体直接影响心率，可以通过间接激活$I_{k\text{-}Ach}$减慢心率，也可以通过上调节前神经的胆碱样受体（N受体），增加局部NO合成，从而影响L型钙离子通道影响心率。此外，突触前的N受体抑制去甲肾上腺素的释放也能影响心率。心率变异性能较好地评价副交感神经功能。在心力衰竭时，副交感的活性下降，其迷走神经元活性减少，受体密度降低，Ach活性降低，心率变异性降低。许多临床试验证明心率变异性越大，心力衰竭的预后相对较好，是心脏疾病死亡的独立危险因子。

消极的心理状态与交感神经过度活跃和副交感神经活动减弱有关。例如，抑郁症和焦虑症都与心率变异性降低有关，心率变异性是心脏病患者和非心脏病患者自主功能异常的标志。

2. NO生成　生理情况下，NO参与了迷走神经对心脏的调节。在病理状态下，心肌细胞诱导一氧化氮合酶（iNOS）合成，刺激迷走神经，可使其末梢的神经型一氧化氮合酶（nNOS）合成，增加NO和Ach的释放。研究发现长期的迷走神经刺激能明显提高NO的合成，促进左室功能的改善，而阻断其神经末梢的NO合成则明显加重心力衰竭，提示副交感刺激能通过NO改善心功能，但其中的具体途径仍不清楚。

四、交感神经与迷走神经间交互作用

由于解剖位置极其接近，所以交感与迷走神经间有交互作用。一个重要的节前交互作用就是Ach通过作用区域的毒蕈碱样受体（M受体）产生抑制肾上腺素能神经末梢释放去甲肾上腺素作用。同时，Ach的释放可被位于副交感神经末梢的节前α_1的激活所阻断。交感与迷走神经交互作用是复杂的，可以表现出交互抑制或同时激活，在同步激活的过程中，迷走神经对窦房结的作用占有明显的优势，但对房室结、传导束、心室肌的作用较差，这与迷走神经分布密度的不同有一定的关系。迷走神经在外源交感神经兴奋情况下表现出的作用更明显，这种在交感神经作用增加的情况下，迷走神经的作用也相应增加的情况被称为被动加强抑制作用。已有大量研究发现，在抑郁状态下，机体交感神经系统过度激活，抑郁的严重程度与心率变异性之间存在显著的负相关。一个系统的荟萃分析显示，相较于轻度抑郁症患者，重度抑郁症患者有较低的心率变异性。在基础心脏病人群中，心率变异性降低的患者，可以影响预后，增加猝死的危险性。这或许是合并有情绪障碍的心血管病患者死亡率增高的原因。

心率变异性（heart rate variability，HRV）分析是目前最常用来评估心脏自主神经张力变化的一种非侵入性的方法，通过分析其中高低频率的改变，可评估交感及副交感神经兴奋性。

五、肽能神经

除了交感神经、副交感神经两大系统，心脏中还存在多种肽能神经纤维，如神经肽Y（neuropeptide Y，NPY）、血管活性肠肽、降钙素基因相关肽和阿片肽等，它们与单胺类和Ach等递质共存于同一神经元内，参与对心血管活动的调节。

（一）神经肽Y

NPY与心理障碍的发生发展密切相关，其广泛分布于中枢神经系统及外周很多组织器官中，交感神经兴奋可使其释放增加。研究显示冠心病合并抑郁患者血NPY亦明显升高，考虑NPY与CHD患者抑郁障碍的发生发展有着密切的关系，其水平增高对CHD合并抑郁患者的预后势必产生影响。

1. NPY及其受体的体内分布　NPY是36个氨基酸残基多肽，属胰多肽家族。在中枢神经系统内，NPY的高度表达是普遍存在的，尤其在下丘脑的室旁核、侧腹核、孤束核以及球状神经元在周围神经系统中，肠道和相关的器官都可能是大多数血浆NPY的来源。当交感神经受刺激兴奋时，它与血浆中的NE共同存在和释放，广泛参与循环系统的调节，这种调节作用包括直接收缩或舒张血管、抑制去甲肾上腺素释放、增强其他血管神经收缩、刺激血管平滑肌增生。因此它对心血管调节有重要意义。

NPY是神经元合成并释放的一种神经递质，刺激儿茶酚胺分泌的潜能最大。在周围神经系统中，交感神经元分泌大量的NPY，并与去甲肾上腺素共存。NPY受体属于G蛋白偶联受体家族，所有NPY受体具有相似的转导信号，包括抑制腺苷酸环化酶活性，抑制促蛋白激酶磷酸化，但NPY对细胞内cAMP的基础水平并无重大影响，表明这些受体是通过抑制异源性三聚体Gi/o蛋白而被偶联。另一方面，NPY也激活L型钙通道，说明NPY与钙转导途径相关，这两种细胞内途径与NPY的收缩血管特性、促进其他血管收缩剂的特性一致。

2. NPY对心血管的作用机制　NPY诱导动脉粥样硬化的形成，刺激血管平滑肌增生。在离体实验研究中，NPY通过刺激Y1、Y5受体激活鼠和人血管平滑肌细胞，促进细胞分裂；同时激活血小板，血管内皮损伤后，血小板聚集黏附，血小板随之在损伤处堆积，促进血小板激活；NPY介导的血管性假性血友病因子（vWF）表达和血栓形成也促进动脉粥样硬化形成；刺激免疫复合物形成，促进血管阻塞。NPY一方面通过激活新生血管内膜，加快它的形成；另一方面，NPY与血管形成因子一起激活二肽基肽酶Ⅳ（dipeptidyl peptidase Ⅳ，DPP Ⅳ），促进NPY转化并参与免疫复合物的重构。

3. NPY对血压的影响　高浓度的NPY可直接收缩血管，可增强其他缩血管物质的收缩作用，使血管减轻对缩血管物质的脱敏性，促进血管平滑肌增殖，其有减弱舒血管物质的作用，并抑制舒血管物质的释放。

4. NPY促进心肌细胞增生肥大　NPY可通过激活百日咳毒素敏感性G蛋白偶联受体PI3激酶刺激蛋白质合成以及心肌细胞肥大；抑制肾上腺素能受体对NE诱导的心肌肥大反应的减弱作用。

（二）降钙素基因相关肽

降钙素基因相关肽（calcitonin gene related peptide，CGRP）与抑郁、焦虑呈正相关，可能是反映临床症状严重程度的指标之一，与心脏疾病有着重要联系。

1. CGRP的分布　CGRP及其受体广泛分布于中枢和外周神经系统。在外周，主要存在于感觉神经元——小的无髓鞘的C神经纤维和大的有髓鞘的Aδ神经纤维。CGRP受体广泛分布于神经和心血管系统，有CGRP1和CGRP2 2种形式。CGRP1是CGRP产生心血管效应的最主要受体。CGRP受体属于G蛋白偶联受体（GPCR），由3种蛋白组成共同发挥信号传导作用，分别为降钙素样受体（CLR）、受体活性修饰蛋白（$RAMP_1$）和CGRP受体组成蛋白（RCP）。CGRP连接到由CLR和$RAMP_1$组成的异质二聚体上，$RAMP_1$是一种单跨膜蛋白，是发挥药理学特性的必需蛋白质，并且将$RAMP_1$和CLR形成的复合物运送到细胞表面，CGRP与其受体结合产生包括血管舒张等生物学作用。

2. CGRP的心血管效应及作用机制　CGRP广泛分布于心血管系统中，对微血管舒张作用明显，降压作用比前列腺素强10倍，比血管舒张剂如乙酰胆碱和P物质强10~100倍，并可持续较长时间，是目前已知体内作用最强的内源性舒血管活性物质。CGRP还具有抗血管平滑肌细胞增殖作用，故在高血压的防治中占有十分重要的地位。CGRP的血管舒张作用由CGRP受体介导，通过依赖NO和血管内皮细胞的机制或者cAMP介导依赖血管内皮细胞通路而起作用，其作用可以被CGRP拮抗剂CGRP8-37抑制。

3. CGRP与心肌缺血再灌注（ischemia-reperfusion，I-R）损伤　CGRP有心脏保护作用，体内和体外实验表明，感觉神经能通过释放CGRP明显减轻心脏I-R损伤，从而减少心律失常的发生。CGRP对某些药物引起的心律失常有拮抗作用，对正常的心脏节律没有影响。在心脏的缺血预处理和远期预处理起重要作用，可抑制 I-R损伤的心肌细胞、氧自由基的脂质过氧化反应，加强对自由基的清除能力。CGRP对心肌有正性变力、变时的作用，可以加快心率，增强心肌收缩力，增加心排出量。

（三）血管活性肠肽

动物实验显示抑郁大鼠的血浆血管活性肠肽（vasoactive intestinal peptide，VIP）降低。VIP对下丘脑-垂体-肾上腺轴（HPA）具有影响，内源性VIP可能通过直接作用于肾上腺肾小球带，对醛固酮分泌起到强刺激作用。VIP抑制剂可以显著削弱下丘脑-垂体-肾上腺轴对冷应激的反应。

1. VIP是非肾上腺素能非胆碱能（nonadrenergic noncholinergic，NANC）抑制性神经的重要递质之一　VIP主要由中枢神经和外周神经系统的神经元产生，由副交感神经节后纤维所释放，并与乙酰胆碱共存。免疫组化研究表明，VIP免疫反应阳性神经元胞体占心房表面神经节丛神经元的26%~60%，在心室表面神经节丛内占21%~45%，VIP免疫反应阳性神经纤维在右房侧壁、左房背侧、房间隔区、冠状动脉左、右缘支附近脂肪垫内及瓣膜根部和腱索处都有分布。

2. 内源性VIP松弛血管平滑肌，扩张血管，降低血压　电刺激迷走神经可促进其释放VIP，静脉注射VIP可导致强烈的血管舒张和血压降低，VIP的扩血管作用与血管紧张度有关，血管的紧张度越高，其舒张作用越强。内源性VIP能直接改变心脏的电生理特性，且不依赖于M受体和β受体。

VIP和一氧化氮（NO）同作为NANC抑制性神经递质，两者对血管的调节是各自独立的还是互为因果关系目前还存在争议。一般认为VIP的调节途径有NO非相关性和NO相关性两种。①NO非相关途径：即cAMP依赖的蛋白激酶途径，VIP作用于血管平滑肌细胞表面的特异性受体，通过结合Gs蛋白激活腺苷酸环化酶（AC），使细胞内cAMP含量增加，从而活化cAMP依赖的蛋白激酶 A（PKA），引起平滑肌细胞超极化，Ca^{2+}内流减少，而导致平滑肌舒张；②NO相关途径：在此途径中，VIP与其特异性受体结合，产生级联放大效应：结合Gi蛋白刺激Ca^{2+}内流，从而激活Ca^{2+}-钙调蛋白依赖性内皮型NOS（eNOS），导致NO合成增加，再进一步激活鸟苷酸环化酶（GC），使细胞内cGMP含量增加，cGMP水平升高改变膜离子通道或影响磷酸二酯酶的活性，或激活cGMP依赖的蛋白激酶（PKG），PKG和PKA共同作用于平滑肌，使之舒张。

3. VIP与心脏电生理活动　目前普遍认为VIP能增加心率并缩短房室周期、心房和心室的有效不应期。实验发现 VIP 能增加心率并缩短房室周期、心房和心室的有效不应期，并且在使用普萘洛尔同时切断迷走神经后仍观察到房室间期缩短，因而推断心内VIP能直接改变心脏电生理活动，从而影响心率和心功能。

4. VIP与心力衰竭　近年来临床研究提示心力衰竭患者血浆 VIP 较正常人升高，目前心力衰竭患者血浆VIP升高主要有两个原因。其一，源于心脏自身结构的释放。研究发现，结构正常或异常的心脏均会向冠状窦内释放 VIP，其过程与心室负荷过重有关。其二，源于心力衰竭时胃肠道淤血刺激其释放。实验证实，肠管局部缺血是释放 VIP 的强刺激，缺血时间越长，释放越多。心力衰竭时胃肠道黏膜血流量降低，肠道局部缺血、缺氧或淤血，呈现缺血性改变，引起VIP释放。而心力衰竭过程中，如能增强心肌收缩力、扩张血管，即可减轻心脏负荷，无疑对心力衰竭的病理过程控制具有重要作用。

第二节

肾素-血管紧张素-醛固酮系统与心理心脏病

一、肾素-血管紧张素-醛固酮系统

肾素-血管紧张素-醛固酮系统（renin-angiotensin-aldosterone system，RAAS）是一种经典的神经-体液调节系统。目前认为RAAS系统主要由肾素（renin）、血管紧张素原（angiotensinogen，AGT）、血管紧张素（angiotensin，Ang）Ⅰ、血管紧张素受体，血管紧张素转换酶（angiotensin-converting enzyme，ACE）、ACE_2以及新加入的前肾素（prorenin）和前肾素受体（prorenin receptor，PRR）组成。循环系统中的RAAS是全身水盐平衡及血压调节的重要环节，局部的RAAS也广泛参与到了组织增生、炎症、重构、交感神经兴奋等生理及病理过程。

1. 经典RAAS途径　AGT作为RAAS中的底物，由肝脏合成并释放入血，与起源于肾脏的肾素结合后被裂解。AGT的裂解产物Ang Ⅰ被ACE转化成为Ang Ⅱ。ACE是一种单一糖蛋白，存在于多种组织的内皮细胞或上皮细胞中，整合于细胞膜上，但也可以作为一种可溶性酶被释放。由ACE转化而形成的Ang Ⅱ与其受体，主要是血管紧张素1型受体（angiotensin type1 receptor，AT_1R）结合。激活的AT_1受体通过磷脂酶C（phospholipase C，PLC）升高胞质Ca^{2+}浓度，引起血管收缩。同时，通过激活由丝裂原活化蛋白激酶（mitogen-activated protein kinases，MAPKs）介导的细胞内信号通路，引起血管收缩、醛固酮合成和分泌、交感神经系统兴奋、组织炎症、氧化应激等一系列病理生理反应。这个过程被认为是经典的RAAS途径，在各种疾病中已被广泛研究。

2. 血管紧张素Ⅲ　血管紧张素Ⅲ（Ang Ⅲ）由血管紧张素Ⅱ经由氨肽酶A（Aminopeptidase A，APA）转化而来，并可进一步被氨肽酶N转化为血管紧张素Ⅳ。Ang Ⅲ促进血管收缩的作

用相对Ang Ⅱ较弱，而促进醛固酮分泌的作用较强，然而，Ang Ⅲ与Ang Ⅳ的表达极低，且更易被降解。

3. 血管紧张素Ⅱ$_2$型受体　AT_2受体与AT_1受体共享配体Ang Ⅱ。在生理状态下AT_2受体的表达量较少，而在病理状态下，AT_2受体的表达被一定程度上调。AT_2受体可以直接拮抗AT_1受体。同时，在与Ang Ⅱ结合后，可以抑制胞外信号相关蛋白激酶（extracellular signal-related protein kinase，ERK）1/ERK2通路，在RAAS中发挥抗炎症，抗氧化，抗凋亡等保护作用。

4. 血管紧张素转换酶2　在RAAS经典轴中所产生的Ang Ⅱ可被ACE_2所降解。ACE_2也是一种Ⅰ型跨膜糖蛋白，相较于ACE更容易被裂解，以可溶形式释放入细胞外液。ACE_2将Ang Ⅱ降解成Ang（1-7）。与Ang Ⅱ相反，Ang（1-7）通过G蛋白偶联Mas受体发挥心血管保护功能。包括预防内皮功能障碍、减少氧化应激、减弱血管损伤、抗炎作用和抗心脏重构作用。现有研究表明，ACE_2也在中枢神经系统，如延髓腹外侧核，孤束核中拮抗Ang Ⅱ，起到降低血压，心率，减少脑卒中的作用。RAAS的ACE_2/Ang（1-7）/Mas和ACE/Ang Ⅱ/AT_1两个轴之间的失衡是疾病发生和发展中的重要机制。

除对Ang Ⅱ的降解作用外，ACE_2也可降解Ang Ⅰ转变为Ang（1-9）。Ang（1-9）可以被ACE继续转化成为Ang（1-7）发挥心血管保护作用，也可直接激活AT_2受体。与Ang（1-9）结合后的AT_2受体特异性激活磷脂酰肌醇-3-激酶（phosphoinositide 3-kinase，PI_3K）-蛋白激酶B（protein kinase B，PKB）通路，产生一氧化氮（NO），起到调节血管张力，降低血压的作用。

5. 前肾素与前肾素受体　PRR是在局部RAAS中的新成员，最早在2002年被克隆，并被证实可以促进Ang Ⅱ产生和功能。PRR结合前肾素，可以不通过肾素裂解血管紧张素原，产生Ang Ⅰ，并进一步由ACE转化成Ang Ⅱ。此外，当与肾素或前肾素结合后，PRR还可以通过激活ERK1 / ERK2通路以及p38丝裂原活化蛋白激酶（p38mitogen-activated protein kinases，p38MAPKs）-热休克蛋白（heat shock protein，HSP）途径，产生Ang Ⅱ非依赖的细胞内信号，介导局部组织炎症，氧化应激。在大脑等低肾素表达的器官中，由PRR所介导的局部RAAS可能是Ang Ⅱ的主要来源，并通过Ang Ⅱ非依赖细胞内信号通路引起器官损伤。除Ang Ⅱ依赖以及非依赖作用之外，PRR作为H^+-ATPase的关键辅助蛋白，缺失会导致细胞自噬缺失及细胞凋亡。

二、肾素-血管紧张素-醛固酮系统与心血管疾病

（一）高血压

肾素-血管紧张素-醛固酮系统（RAAS）在高血压发病机制中起到了重要作用。在高血压中，肾小球球旁细胞感受压力刺激分泌肾素，从而导致全身RAAS被激活（图3-2-1）。

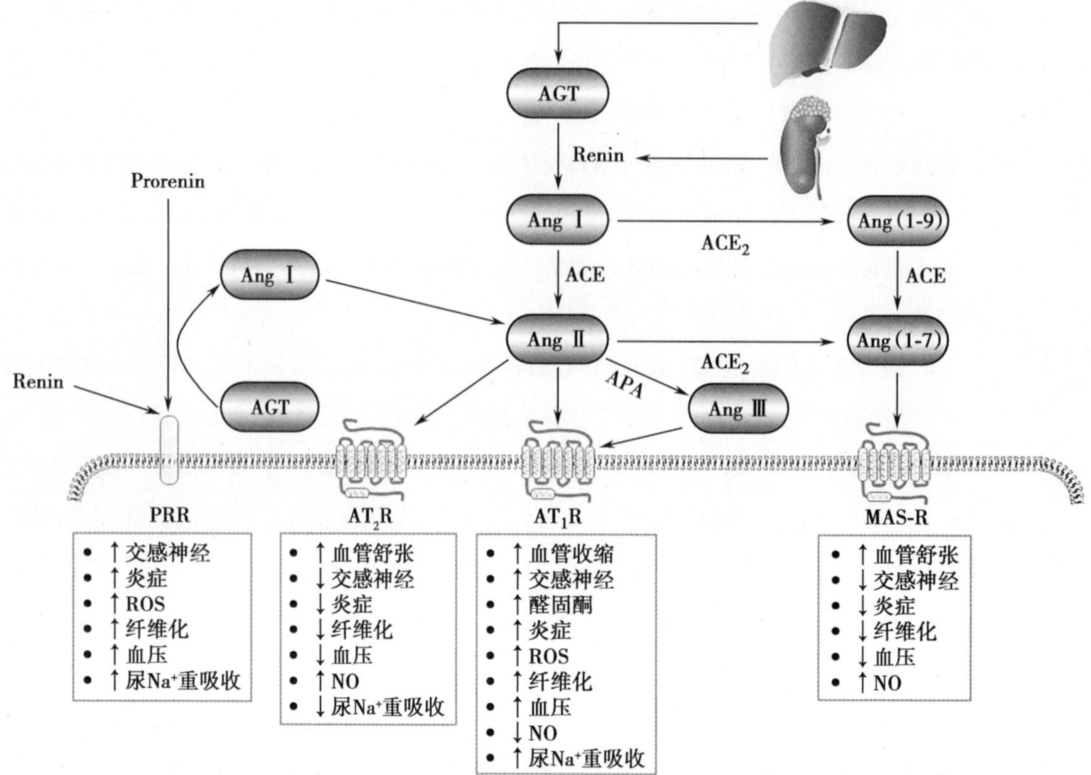

图3-2-1　肾素-血管紧张素-醛固酮系统

Prorenin. 前肾素；Renin. 肾素；AGT. 血管紧张素原；Ang. 血管紧张素；ACE. 血管紧张素转换酶；PRR. 前肾素受体；AT_1R. 血管紧张素1型受体；AT_2R. 血管紧张素2型受体；MAS-R. 线粒体组装受体；ROS. 活性氧簇；NO. 一氧化氮。

1. RAAS的激活导致血管收缩　RAAS中产生的Ang Ⅱ本身作为一种缩血管物质，在其与动脉平滑肌上的AT_1受体结合后，促进钙离子内流，进而激活细胞内信号转导，直接导致血管收缩。同时，Ang Ⅱ还可促进平滑肌细胞释放内皮素（endothelin，ET），内皮素被认为是最强的血管收缩物质，释放导致动脉收缩，动脉血压升高。

2. RAAS对于中枢血压调节的作用　在高血压中，交感神经兴奋导致RAAS的激活。然而，近年来的研究表明，脑中RAAS的激活可能是高血压，尤其是自发性高血压中导致交感神经兴奋的重要因素。

AT_1受体广泛表达于脑内下丘脑室旁核，孤束核，下丘脑终板血管区等心血管调节区域。已有大量证据表明，AT_1受体结合Ang Ⅱ被激活后可以导致神经炎症以及促进交感神经兴奋，使得全身血管收缩，心率加快，血压升高。此外，部分Ang Ⅱ在脑内被氨肽酶A（aminopeptidase A）进一步转化成Ang Ⅲ，Ang Ⅱ和Ang Ⅲ与脑中AT_1受体结合后可以促进血管升压素即抗利尿激素的分泌，这可以促进水钠潴留，导致血压升高。已有研究发现Ang Ⅲ可能是脑中AT_1介导的血管升压素分泌的主要效应物质。

尽管脑中AT_1受体的作用已被大多数研究所证实，然而由于脑中肾素低表达，可能不足以介导经典RAAS途径中血管紧张素的产生。前肾素和前肾素受体在脑中神经元细胞以及神经胶质细胞中广泛表达，由PRR介导的局部RAAS可能是RAAS在脑中发挥作用的主要方式；PRR在脑中通过结合前肾素裂解AGT，并通过ACE产生局部Ang Ⅱ，这可能是脑内Ang Ⅱ的主要来源之一。除此之外，PRR通过Ang Ⅱ非依赖的方式激活ERK和MAPK通路，促进活性氧的产生，引起氧化应激以及神经炎症，导致交感神经兴奋，并进一步导致高血压。

相对来说，ACE_2在脑中起到了调控作用。现有的研究表明，脑内ACE_2可以拮抗Ang Ⅱ，有效抑制交感神经外流和改善高血压；Ang（1-7）通过Mas受体激活抑炎症因子的释放，可以抑制神经炎症，同时改善氧化应激与交感神经外流，降低动脉血压。

3. RAAS对于高血压中心排血量的作用　在高血压中，水钠潴留导致的回心血量升高使得心排血量上升，是动脉血压升高的重要机制之一。肾作为体液调节的器官，其中的RAAS在这个过程中扮演重要角色。

在RAAS中，Ang Ⅱ刺激肾上腺皮质球状带合成和分泌醛固酮。醛固酮提高远曲小管和集合管上皮细胞的Na^+泵活性，促进对Na^+的重吸收；此外，Ang Ⅲ刺激醛固酮分泌的作用强于Ang Ⅱ。近年来的研究提示，除刺激醛固酮分泌外，Ang Ⅱ与AT_1受体结合后可以直接上调肾近端小管上皮细胞Na^+/H^+转运体3的表达，以及直接刺激上皮钠离子通道（ENaC）的活性。

PRR也被发现在肾髓质以及肾小管中表达，有证据表明，肾中的PRR的表达在高血压中被上调，且与环氧合酶-2（cyclooxygenase-2，COX-2）以一种正反馈机制相互促进。PRR发挥与AT_1受体协同作用，激活上皮细胞α-钠通道活性，并上调Na^+/H^+转运体3以及$Na^+/K^+/2Cl^-$共转运体的表达。

（二）心肌重构与心力衰竭

心肌重构是一个复杂的病理过程，主要包括心肌肥厚，心肌纤维化等心肌结构异常，多发于心脏负荷过重，也可发生于心肌梗死，心肌缺血再灌注损伤后。RAAS的激活导致动脉血压升高，心脏负荷过重是RAAS引起心肌重构的原因之一。然而，近年来的研究普遍认为，心脏中的RAAS成分可以直接导致心肌损伤、心肌肥厚及纤维化，即使在心脏负荷正常的情况下。

1. AT_1受体　AT_1受体的表达已被证实在心肌肥厚下增加。作为Ang Ⅱ的主要效应受体，其阻断药物已经广泛被应用于临床心力衰竭的治疗中。AT_1受体通过G蛋白偶联激活细胞内磷酸肌醇水解以及Ca^{2+}动员，进一步导致ERK1/ERK2的磷酸化以及MAPK通路的激活，介导一系列炎症因子以及促纤维化因子如IL-1、IL-6、TGF-β、NK-κB的释放，引起心肌肥厚以及心脏纤维化。

2. AT_2受体　在正常成人心脏中，AT_2受体的表达较低，而在心脏重构中，其表达被上调。且在病理状态下，Ang Ⅱ与AT_2受体的结合明显增多。目前研究认为，AT_2受体一定程度上起到了抗心肌肥厚以及纤维化的心肌保护作用。AT_2受体促进丝裂原活化蛋白激酶磷酸酶-1（mitogen-activated protein kinase phosphatase-1，MKP-1）磷酸化，这可以拮抗AT_1受体以及ERK1/ERK2的激活，以及抑制Ca^{2+}通道，发挥一定的心肌保护作用。然而，关于AT_2受体的心脏保护作用尚存在争议。

3. 前肾素受体　PRR在心脏中的表达在病理状态下升高，一些研究认为，PRR通过ERK1/ERK2与p38MAPK通路，在心肌重构中起到了促心肌细胞凋亡、促进心肌纤维化等AT_1受体协同作用；在心肌病模型鼠中特异性敲低PRR的表达发挥了一定的改善心肌功能的作用。然而，在正常小鼠中过表达心脏PRR未发现心功能明显异常，一些学者认为心脏较低前肾素表达水平可能不足以激活PRR。此外，在胚胎时期特意敲除PRR会导致小鼠死亡，这是由H^+-ATPase缺乏所引起的。关于PRR抑制是否可以用于心力衰竭的治疗仍然需要后续研究。

4. ACE_2　在心力衰竭患者中，ACE_2、Ang（1-7）、Mas受体的表达增加，大量研究已经证实ACE_2发挥多种心肌保护作用，可减少心肌肥厚，改善心肌功能。ACE_2主要通过降解Ang Ⅱ，并产生Ang（1-7），发挥拮抗AT_1受体的心脏保护作用；产生的Ang（1-7）通过结合Mas受体，抑制促炎症因子释放，改善心肌重构以及舒张功能。然而，高浓度的Ang（1-7）也可能导致心律失常。

（三）动脉粥样硬化

动脉粥样硬化是由全身脂质代谢异常，以及局部动脉炎症、脂质积聚、巨噬细胞募集、钙沉着、纤维组织增生所引起。其中斑块炎症的加剧可能导致斑块破裂，并进一步导致动脉血栓的形成。局部RAAS不仅影响动脉斑块的稳定性，且可以一定程度上影响动脉斑块的形成。

1. Ang Ⅱ　Ang Ⅱ促进血管收缩，并损伤内皮细胞，促进脂质沉积，一定程度上激活了动脉炎症与斑块的形成。在动脉硬化中，Ang Ⅱ结合AT_1受体，通过MAPK通路激活NK-κB的转录，诱导细胞黏附分子如血管细胞黏附分子-1（VCAM-1）、细胞间黏附分子-1（ICAM-1）的表达，加剧炎性细胞的聚集与黏附，进一步加重斑块局部炎症；同时，通过细胞生长因子，促进平滑肌细胞的增殖和迁移；此外，Ang Ⅱ促使巨噬细胞产生基质金属蛋白酶（matrix metalloproteinase，MMPs），降解斑块中的纤维帽，使得斑块向着不稳定相转变。

2. ACE_2　ACE_2在动脉粥样病变中被发现表达，且已经在脂蛋白E敲除鼠中被证实可以有效抑制动脉斑块的发展。它主要通过拮抗Ang Ⅱ的促炎症因子以及基质金属蛋白酶释放起到稳固斑块，防止斑块破裂的作用。ACE_2所产生的Ang（1-7）通过Mas受体抑制NK-κB的表达；抑制Ang（1-7）的表达可以降低斑块的稳定性，但并未发现对斑块的早期形成有影响。

三、肾素-血管紧张素-醛固酮系统与心理疾病

（一）应激对肾素-血管紧张素-醛固酮系统的影响

应激是指机体应对威胁和有害刺激所作出的反应。应激发生时，可以引起一系列生理变化以适应刺激和保持内环境稳态。尽管适度的应激可以提升效率，然而，大量研究表明，长期的慢性应激或急性应激是焦虑、抑郁、创伤后应激障碍等心理障碍的直接诱发因素，并与许多生理疾病相关。

应激所引发的生理反应主要包括下丘脑-垂体-肾上腺轴（hypothalamic pituitary adrenal axis，HPA）介导促肾上腺皮质激素释放，以及自主神经系统的激活；之后的研究认为，应激状态还涉及某些异常调节机制与神经炎症反应，这可能介导了应激所导致的病理反应；此外，研究还发现，应激影响了大脑及周围组织中Ang的释放以及血管紧张素受体的表达，之后更多的研究揭示了RAAS在应激中的作用。

在应激状态下，Ang Ⅱ的释放增加，在脑中尤其是下丘脑中AT_1受体的表达上调。有研究证实，下丘脑AT_1受体的表达促进了HPA的激活以及促肾上腺皮质激素的释放；而促肾上腺皮质激素的分泌也可通过AT_1受体促进下丘脑中Ang Ⅱ的释放。这表明应激中可能存在HPA与RAAS相互激活的恶性循环，导致应激反应进一步加重。应激状态下RAAS的激活可能在应激所导致的焦虑抑郁等不良后果中扮演重要角色。

（二）肾素-血管紧张素-醛固酮系统对焦虑的影响

焦虑常由异常应激状态所导致。现已发现焦虑与多种病理机制相关，如HPA过度激活、神经细胞氧化应激及神经炎症导致神经受损等。研究发现，Ang Ⅱ的脑内输注及脑内AT_1高表达都可能导致小鼠焦虑表现，提示RAAS与焦虑之间存在一定相关性。已有部分研究揭示了RAAS影响焦虑可能的机制。

1. AT_1受体　在应激情况下，脑内ACE、Ang Ⅱ、AT_1受体表达均增加。Ang Ⅱ脑内输注和AT_1受体过表达的大鼠显示出更高的焦虑样表现；而Ang Ⅱ受体拮抗剂（ARB）的脑内注射改善了高血压大鼠的焦虑症状。这样的抗焦虑症状可能由于ARB的应用抑制了AT_1受体激活所导致的神经炎症以及神经细胞氧化应激所致。但是关于AT_1受体影响焦虑的机制尚有待进一步阐明。

2. AT_2受体　相对于AT_1受体，AT_2受体在脑内表达较少；且其表达显示出一定程度的物种依赖性，在成人脑内丘脑、杏仁核、蓝斑区、苍白球等区域有表达。研究表明，特异性敲除AT_2受体可能导致小鼠焦虑样表现，显示出AT_2在焦虑中产生一定的保护作用。

3. Ang（1-7）　脑中的Mas受体已被证实介导了一定抗焦虑作用。研究发现，Ang（1-7）的脑室注射和Ang（1-7）基因的过表达改善大鼠的焦虑症状；这样的抗焦虑作用可能部分通过激活Mas受体进而增加GPX-1活性，降低神经炎症和神经细胞氧化应激实现。此外，过表达ACE_2也可发挥与Ang（1-7）相似的抗焦虑作用。

（三）肾素-血管紧张素-醛固酮系统对抑郁的影响

抑郁也是应激所诱发的不良后果之一，常在焦虑之后发生。抑郁的病理机制仍未完全阐明，目前的治疗主要集中于调节神经递质5-羟色胺和去甲肾上腺素等。近年来研究发现，神经炎症、氧化应激、线粒体功能障碍也可能参与了抑郁的发生。重度抑郁症中可观察到持续的低水平神经细胞及小胶质细胞炎症反应，而非甾体抗炎药及TNF-α的应用显示出一定的治疗效果。而早在1984年，ACEI就被发现可以改善抑郁患者情绪。此外，携带*ACE*基因I/D多态性D变异的患者患抑郁症的风险增加，显示RAAS同样参与了抑郁的发展；后续大量研究揭示了RAAS在抑郁中可能的作用。

AT_1受体的基因多态性（*A1166C*；CC基因型）与抑郁的发生相关，具有上述基因型的患者可能具有更高的抑郁风险。而在动物实验中，*ACE*基因缺乏的小鼠有更少的抑郁表现；ARB与ACEI的应用也在一定程度上改善了小鼠的抑郁症状，其抗抑郁作用可能与其阻断AT_1受体介导的TNF-α等促炎症因子的释放和氧化应激有关。此外，最近的研究也证明了醛固酮的致抑郁作用，至少在女性中，较高的醛固酮水平与较短的抑郁发作时间有关。

四、肾素-血管紧张素-醛固酮系统在心理心脏病治疗中的意义

大量研究证实，心理障碍对于心血管疾病的发生和发展具有重要意义，而高血压等慢性心血管疾病使得患者长期处于一定的应激状态，也可能导致心理障碍。RAAS在这个过程中扮演了联系心理障碍和心血管疾病的重要角色。如上文所述，心理应激、或焦虑抑郁等心理障碍导致RAAS的异常激活，上调了RAAS中PRR/ACE/Ang Ⅱ/AT_1通路，而RAAS的激活不仅可以促进高血压、动脉粥样硬化等心血管疾病的发展，同时也导致焦虑抑郁等精神症状进一步加重。这提示了RAAS在心理心脏病的治疗中可能具有重要意义。目前，已有一些临床研究揭示了对RAAS进行干预对于心理心脏病患者的治疗作用。

卡托普利最早被发现在伴有高血压或心力衰竭的重度抑郁症患者中，提高了患者的情绪表现，改善了抑郁症状。研究还发现，卡托普利还降低了抑郁的发生率。挪威的一项研究表明，ACEI有助于减轻高血压患者的抑郁症状，且这样的抗抑郁作用与其降血压作用无关。此外，ARB与ACEI也发挥了减轻患者创伤后应激障碍的作用。这些临床研究表明，ACEI与ARB的运用对于改善患者心理障碍具有一定作用。

综上所述，对RAAS进行干预不仅可以治疗心血管疾病，还可以改善患者的心理状况，防止患者心理因素导致心血管疾病进一步加重。在未来心理心脏病的治疗中，RAAS可能起到关键性作用，但还需要进一步研究。

第三节

炎症损伤与心理心脏病

一、炎症的反应机制

炎症（inflammation）对机体的损伤的局部组织所呈现的反应称为炎症反应。

（一）根据持续时间不同分类

根据持续时间不同炎症反应可分为急性炎症和慢性炎症两种类型。急性炎症以发红、肿胀、疼痛等为主要症候，即以血管系统的反应为主所构成的炎症。局部血管扩张，血流缓慢，血浆及中性粒细胞等血液成分渗出到组织内，渗出主要是以静脉为中心，但像蛋白质等高分子物质的渗出仅仅用血管内外的压差和胶体渗透压的压差是不能予以说明的，能够增强血管透性的各种物质的作用受到重视。这类物质主要有：①组织胺、5-羟色胺等胺类物质可导致炎症刺激后所出现的即时反应。②以舒缓激肽（bradykinin）、赖氨酰舒缓激肽（kallidin）、甲硫氨酰-赖氨酰-舒缓激肽（methio-nyl-lysyl-bradykinin）为代表的多肽类。其共同的特征是可使血管透性亢进、平滑肌收缩、血管扩张，促进白细胞游走。舒缓激肽和赖氨酰舒缓激肽的结构已被确定。③血纤维溶解酶（plasmin）、激肽释放酶（kallikrein）、球蛋白透性因子（globulin-PF）等蛋白酶（protease），其本身并不能成为血管透性的作用物质，但可使激肽原（kininogen）变为激肽（kinin）而发挥作用。然而上述这些物质作用于血管的哪个部位以及作用机制多不明。在组织学上可以看到发生急性炎症时出现的血管渗出反应和修复过程混杂在一起的反应，并可见有巨噬细胞、淋巴细胞、浆细胞的浸润和成纤维细胞的增生。

（二）从炎症的主要组织变化分类

1. 变质性炎症。
2. 渗出性炎症　浆液性炎、纤维素性炎、化脓性炎、出血性炎、坏死性炎、卡他性炎。
3. 增生性炎症。
4. 特异性炎症　结核、梅毒、麻风、淋巴肉芽肿等。

二、炎症的主要发病原因

任何能够引起组织损伤的因素都可成为炎症的原因，即致炎因子（inflammatory agent）。可归纳为以下几类：

1. 生物性因子　细菌、病毒、立克次体、支原体、真菌、螺旋体和寄生虫等为炎症最常见的原因。由生物病原体引起的炎症又称感染（infection）。

2. 物理性因子　高温、低温、放射性物质及紫外线等和机械损伤都可引起炎症损伤。

3. 化学性因子　外源性化学物质如强酸、强碱及松节油、芥子气等。内源性毒性物质如坏死组织的分解产物及在某些病理条件下堆积于体内的代谢产物如尿素等。

4. 坏死组织　缺血缺氧等原因引起的组织坏死是潜在的致炎因子。

5. 免疫反应　免疫反应所造成的组织损伤最常见于各种类型的超敏反应：Ⅰ型变态反应如过敏性鼻炎、荨麻疹，Ⅱ型变态反应如抗基底膜性肾小球肾炎，Ⅲ型变态反应如免疫复合物沉着所致的肾小球肾炎，Ⅳ型变态反应如结核、伤寒等；另外，还有许多自身免疫性疾病如淋巴细胞性甲状腺炎、溃疡性结肠炎等。

三、炎症局部表现

以体表炎症时最为显著，常表现为红、肿、热、痛和功能障碍，其机制是：

1. 红　红是由于炎症病灶内充血所致，炎症初期由于动脉性充血，局部氧合血红蛋白增多，故呈鲜红色。随着炎症的发展，血流缓慢、淤血和停滞，局部组织含还原血红蛋白增多，故呈暗红色。

2. 肿　主要是由于渗出物，特别是炎性水肿所致。慢性炎症时，组织和细胞的增生也可引起局部肿胀。

3. 热　热是由于动脉性充血及代谢增强所致，白细胞产生的白细胞介素-1（IL-1）、肿瘤坏死因子（TNF）及前列腺素E（PGE）等均可引起发热。

4. 痛　引起炎症局部疼痛的因素与多种因素有关。局部炎症病灶内钾离子、氢离子的积聚，尤其是炎症介质诸如前列腺素、5-羟色胺、缓激肽等的刺激是引起疼痛的主要原因。炎症病灶内渗出物造成组织肿胀，张力增高，压迫神经末梢可引起疼痛，故疏松组织发炎时疼痛相对较轻，而牙髓和骨膜的炎症往往引起剧痛；此外，发炎的器官肿大，使富含感觉神经末梢的被膜张力增加，神经末梢受牵拉而引起疼痛。

5. 功能障碍　如炎症灶内实质细胞变性、坏死、代谢功能异常，炎性渗出物造成的机械性阻塞、压迫等，都可能引起发炎器官的功能障碍。疼痛也可影响肢体的活动功能。

四、炎症的基本病理变化表现

炎症的基本病理变化通常概括为局部组织的变质、渗出和增生。

1. 变质　炎症局部组织所发生的变性和坏死称为变质（alteration）。变质既可发生在实质细胞，也可见于间质细胞。

2. 渗出　炎症局部组织血管内的液体和细胞成分通过血管壁进入组织间质、体腔、黏膜表面和体表的过程称为渗出（exudation）。所渗出的液体和细胞总称为渗出物或渗出液（exudate）。渗出性病变是炎症的重要标志，渗出的成分在局部具有重要的防御作用。

3. 增生　在致炎因子、组织崩解产物或某些理化因子的刺激下，炎症局部的巨噬细胞、内皮细胞和成纤维细胞可发生增生（proliferation）。在某些情况下，炎症病灶周围的上皮细胞或实质细胞也发生增生。实质细胞和间质细胞的增生与相应的生长因子的作用有关。炎性增生具有限制炎症扩散和修复作用。

一般说来，急性炎症或炎症的早期，往往渗出性和变质性病变较显著，而慢性炎症或炎症的后期，则增生性病变较突出。

五、炎症的后果结局

炎症过程中，既有损伤又有抗损伤。致炎因子引起的损伤与机体抗损伤反应决定着炎症的发生、发展和结局。如损伤过程占优势，则炎症加重，并向全身扩散；如抗损伤反应占优势，则炎症逐渐趋向痊愈。若损伤因子持续存在，或机体的抵抗力较弱，则炎症转变为慢性。炎症的结局，可有以下三种情况：

（一）痊愈

多数情况下，由于机体抵抗力较强或经过适当治疗，病原微生物被消灭，炎症区坏死组织和渗出物被溶解、吸收，通过周围健康细胞的再生达到修复，最后完全恢复组织原来的结构和功能，称为完全痊愈。如炎症灶内坏死范围较广或渗出的纤维素较多，不容易被完全溶解、吸收，则由肉芽组织修复，留下瘢痕，不能完全恢复原有的结构和功能，称为不完全痊愈。如果瘢痕组织形成过多或发生在某些重要器官，可引起明显功能障碍。

（二）迁延不愈或转为慢性

如果机体抵抗力低下或治疗不彻底，致炎因子在短期内不能清除，在机体内持续存在或反复作用，且不断损伤组织，造成炎症过程迁延不愈，使急性炎症转化为慢性炎症，病情可时轻时重。如慢性病毒性肝炎、慢性胆囊炎等。

（三）蔓延播散

在患者抵抗力低下或病原微生物毒力强、数量多的情况下，病原微生物可不断繁殖并直接沿组织间隙向周围组织、器官蔓延，或向全身播散。

1. 局部蔓延　炎症局部的病原微生物可经组织间隙或自然管道向周围组织和器官蔓延，或向全身扩散。如肺结核病，当机体抵抗力低下时，结核分枝杆菌可沿组织间隙蔓延，使病灶扩大；亦可沿支气管播散，在肺的其他部位形成新的结核病灶。

2. 淋巴道播散　病原微生物经组织间隙侵入淋巴管，引起淋巴管炎，进而随淋巴液进入局部淋巴结，引起局部淋巴结炎。如上肢感染引起腋窝淋巴结炎，下肢感染引起腹股沟淋巴结炎。淋巴道的这些变化有时可限制感染的扩散，但感染严重时，病原体可通过淋巴入血，引起血道播散。

3. 血道播散　炎症灶内的病原微生物侵入血液循环或其毒素被吸收入血，可引起菌血症、毒血症、败血症和脓毒血症等。

（1）菌血症（bacteremia）：炎症病灶的细菌经血管或淋巴管侵入血流，从血流中可查到细菌，但无全身中毒症状，称为菌血症。一些炎症性疾病的早期都有菌血症，如大叶性肺炎等。此时行血培养或淤点涂片，可找到细菌。在菌血症阶段，肝、脾、淋巴结的吞噬细胞可组成一道防线，以清除病原体。

（2）毒血症（toxemia）：细菌的毒素或毒性产物被吸收入血，引起全身中毒症状，称为毒血症。临床上出现高热、寒战等中毒症状，常同时伴有心、肝、肾等实质细胞的变性或坏死，但血培养阴性，即找不到细菌。严重者可出现中毒性休克综合征。

（3）败血症（septicemia）：侵入血液中的细菌大量生长繁殖，并产生毒素，引起全身中毒症状和病理变化，称为败血症。患者除有严重毒血症临床表现外，还常出现皮肤、黏膜的多发性出血斑点、脾大及全身淋巴结肿大等。此时血培养，常可找到细菌。

（4）脓毒血症（pyemia）：由化脓菌引起的败血症进一步发展，细菌随血流到达全身，在肺、肾、肝、脑等处发生多发性脓肿，称为脓毒血症或脓毒败血症。这些脓肿通常较小，较均匀散布在器官中。在镜下，脓肿的中央及尚存的毛细血管或小血管中常见到细菌菌落（栓子），说明脓肿是由栓塞于器官毛细血管的化脓菌所引起，故称之为栓塞性脓肿或转移性脓肿。

六、参与炎症反应的炎症因子

炎症因子是指参与炎症反应的各种细胞因子，皮肤受到外界刺激，比如细菌、紫外线，这个时候角质形成细胞就会产生免疫应答，分泌大量的炎症因子传递给朗格汉斯细胞激活更高级的免疫细胞，如巨噬细胞、淋巴细胞、肥大细胞、B细胞进入战斗状态，对于致病菌进行杀伤，并且也可能进一步释放炎症因子，引发更强的炎症反应。

炎症因子种类繁多，具体如下：①与发热有关的炎症因子有白细胞介素-1、白细胞介素-6、肿瘤坏死因子；②与疼痛有关的炎症因子有PGE2、缓激肽、P物质；③与血管扩张有关的炎症因子有组胺、缓激肽、PGE2、PGD2、PGF2、PGI2、一氧化氮；④与血管通透性升高有关的炎症因子有组胺、缓激肽、活性氧代谢产物、P物质、血小板激活因子；⑤与组织损伤有关的炎症因子有氧自由基、溶酶体酶、一氧化氮等。

七、参与炎症反应的细胞

参与炎症应答的细胞都可称作炎症细胞，其中有些是组织固定细胞，例如巨噬细胞、肥大细胞和内皮细胞等；有些是循环细胞，例如淋巴细胞、粒细胞和血小板等。淋巴细胞和巨噬细胞是免疫炎症的中心细胞。除此之外，还有中性粒细胞、肥大细胞和嗜碱性粒细胞、嗜酸性粒细胞、血小板、内皮细胞。

（一）淋巴细胞

参与应答的细胞（免疫细胞）可以分为三大类：第一类是指在免疫应答过程中起核心作

用的免疫活性细胞，即淋巴细胞；第二类是指在免疫应答过程中起辅佐作用的单核-巨噬细胞；第三类是指单纯参与免疫效应的其他免疫细胞。

淋巴细胞（lymphocyte）是受免疫系统的主要细胞，按其形成大小可分为大（11~18μm）、中（7~11μm）、小（4~7μm）三类；按其性质和功能可分为T细胞、B细胞和NK细胞。不同类型的淋巴细胞很难从形态学上分辨，只能通过其不同的表面标志和不同的反应性进行区分。

（二）辅佐细胞

在免疫应答过程中，淋巴细胞，尤其是T细胞的活化需要非淋巴细胞的参与；能够通过一系列作用帮助淋巴细胞活化的细胞称为辅佐细胞（accessory cell，AC）。

1. 表达主要组织相容性复合体（major histocompatibility complex，MHC）Ⅱ类分子　所有辅佐细胞表面都表达MHC Ⅱ类分子，这是辅佐细胞递呈抗原所必需的物质，是辅佐细胞的标志分子，抗原递呈的能力与表达MHC Ⅱ类分子的数量相关。

2. 具有吞噬作用　这是辅佐细胞处理抗原的基本前提，首先它将抗原通过特定的方式吞入细胞内，进行初步消化处理，然后与MHC Ⅱ类分子结合，递呈给T细胞。

3. 辅佐细胞的免疫活性

（1）抗原递呈作用：辅佐细胞能够以容易识别的方式将抗原递呈给T细胞，从而使T细胞活化；具有这项功能的细胞统称为抗原呈递细胞（antigen-presenting cell，APC）。APC通常指那些表达MHC Ⅱ类分子、可向Th细胞递呈抗原的细胞，一般情况下用作辅佐细胞的代名词。

还有一类细胞可将表面抗原与MHC Ⅰ类分子结合，递呈给Tc细胞，结果是使Tc细胞活化，将递呈细胞自身杀灭，这类细胞通常称为靶细胞（target cell）。能够表达MHC Ⅰ类分子的细胞都可成为靶细胞，但一般不算作抗原递呈细胞。

（2）协同刺激作用：单独的抗原递呈一般不能使Th活化，其活化还需额外的生理刺激，称为协同刺激信号（costimulatory signal）。这种信号在Th在跨膜蛋白CD28与APC表面的配体B_7结合时产生。

（三）中性粒细胞

中性粒细胞（neutrophil）来源于骨髓，形成特征是具有分叶形或杆状的核，胞质内含有大量既不嗜碱也不嗜酸的中性细颗粒。这些颗粒多是溶酶体，内含髓过氧化酶、溶菌酶、碱性磷酸酶和酸性水解酶等丰富的酶类，与细胞的吞噬和消化功能有关。

中性粒细胞在血液中占白细胞总数的60%~70%，而在骨髓储库中约100倍于血液中的数量；中性粒细胞是短寿的终末细胞，释放骨髓后在血流中仅数小时便移出血管外，并在1~2天内凋亡；因此骨髓造血能力的60%左右用来维持中性粒细胞的数量平衡。

中性粒细胞表面表达IgGFc受体，多是中亲和力的FcγRⅡ和低亲和力的FcγRⅢ，有时受细胞因子的诱导也可表达高亲和力的FcRⅠ；还表达补体片段C3b和C4b以及某些特殊因子的受体。表面受体与相应配体作用后，可以活化中性粒细胞某方面的特殊功能。

1. 趋化性　中性粒细胞受到某些化学因子的作用以后，可以朝因子源方向移动，这种现象称为趋化作用（chemotaxis），该化学物质称为趋化因子（chemotactic factor）。中性粒细胞的趋化因子有两类：一是自身组织损伤释放的因子，例如胶原和纤维蛋白片段、补体活化产物及免疫细胞因子等；另一是微生物来源的含有N-乙酰蛋氨酸残基的多肽。

受趋化因子作用后，中性粒细胞表面的L-选择素（selectin）数量增加，血管内皮细胞开始表达P-或E-选择素。这两类选择素结合可使细胞贴向血管壁，称为着边作用（margination）。这时中性粒细胞迅速表达整合素（intergrin），例如MAC-1和LFA-1等，与内皮细胞的配体结合可使中性粒细胞变扁，紧密粘贴内皮细胞。继而中性粒细胞变形移出血管外，以阿米巴运动的方式向趋化源移动。这种过程多发生在毛细血管微静脉血流缓慢处。

2. 吞噬效应　到达损伤感染部位后，中性粒细胞可对细菌、细胞碎片或其他颗粒表现活跃的吞噬作用；但如何识别这些目标尚不明了，可能与被吞噬物表面的亲水性有关。吞入的方式有以下几种：①吞噬作用（phagocytosis），这是捕获大型颗粒抗原的主要方式，例如对同种细胞、细菌等微生物，都可以吞噬，吞噬后在胞质内形成吞噬体；②胞饮作用（pinocytosis），与吞噬作用相似，只是针对微小颗粒，胞饮后在胞质内形成吞饮小泡；③受体介导的内摄作用（receptor mediated endocytosis），可借助细胞表面的某些受体连接被吞噬物；例如对那些结合有IgG或补体片段的抗原颗粒，中性粒细胞可通过其表面受体增强吞噬活性，这种现象称为吞噬调理作用（opsonization）。

颗粒被吞入后，由细胞膜将其包绕形成一个吞噬体，吞噬体与溶酶体融合形成吞噬溶酶体（phagolysosome），这时溶酶体酶就会活化，通过一系列的代谢机制将吞入的微生物杀死并进行降解。完成这一过程后细胞本身也衰老死亡。

3. 抗感染和应用激作用　当机体遭受急性损伤或化脓性细菌感染时，会有大量的中性粒细胞向受体部位集中；同时骨髓的储备库释放和造血功能增强；机体表现为外周血中性粒细胞显著增加；局部死亡的白细胞和受累细胞液化形成脓汁。

中性粒细胞以其庞大的数量和迅速的行动发挥抗感染和创伤修复的作用，当中性粒细胞缺陷时，机体容易发生化脓菌感染和创伤修复缓慢。

（四）肥大细胞

肥大细胞（mast cell）的形态呈多样性，通常为圆形或者椭圆形，直径大约10~15μm，表面有许多放射状突起；细胞核呈圆形，位于细胞中央；胞质内充满很多特异性颗粒，用碱性染料（如甲苯胺蓝）染色时呈紫红色。颗粒内含有大量的组胺、肝素、TNF-α和其他炎症介质，还含有超氧化物歧化酶、过氧化物酶和许多酸性水解酶等。

肥大细胞来源于骨髓干细胞，在祖细胞时期便迁移至外周组织中，就地发育成熟。肥大细胞在全身各处沿神经和血管附近分布，尤其多见于结缔组织和黏膜中。黏膜中的肥大细胞成熟与胸腺的诱导相关，颗粒中含组胺较少；结缔组织中的肥大细胞是胸腺非依赖性的，颗粒中含有大量的组胺。

肥大细胞的突出特点是表面有大量的高亲和性IgE受体（FcεRⅠ）。FcεRⅠ含有4条多肽链（α、β、2γ），暴露于细胞外的是链，与IgE的Fc有较强的结合力；两条链伸向胞质内部，在结构和功能上都像CD3分子的ζ链；β链在细胞膜中将α和γ连接起来。通过FcR，肥大细胞可从循环中吸附大量的IgE分子在细胞表面，作为相应抗原的特异性受体。

（五）嗜碱性粒细胞

嗜碱性粒细胞（basophil）是外周血颗粒性白细胞的一个类型。细胞呈圆形，直径约5~7μm，在粒细胞中形态较小，细胞数也少，约占血中有核细胞总数的1%。嗜碱性粒细胞在骨髓内发育成熟，成熟细胞存在于血液中，只有在发生炎症时受趋化因子诱导才迁移出血管外。

嗜碱性粒细胞与肥大细胞有许多相同的特性，例如胞质内含有丰富的嗜碱性颗粒，细胞表面表达FcRⅠ，与抗原结合后可使细胞活化，释放颗粒和炎症介质等。

肥大细胞和嗜碱性粒细胞虽在来源、性质和分布方面都不相同，但它们在表面特征和活性方面非常相似，都是IgE介导型炎症的主要效应细胞。

（六）嗜酸性粒细胞

嗜酸性粒细胞（eosinophil）是直径约10~15μm的圆形细胞，因其富含嗜酸性颗粒而得名。细胞的嗜酸性颗粒中含有多种酶类，如过氧化物酶、酸性磷酸酶、组胺酶、芳基硫酸酯酶、磷脂酶D、血纤维蛋白溶酶等；还含有较多的碱性组蛋白，因此使颗粒呈嗜酸性。嗜酸性粒细胞来源于骨髓，受粒细胞-巨噬细胞集落刺激因子（GM-CSF）、IL-2和IL-3的诱导发育成熟。该细胞的寿命很短，在骨髓有2~6天的成熟期，在循环中的半衰期约6~12小时，在结缔组织中可存活数天。

血液循环中的嗜酸性粒细胞约占白细胞总数的3%，但这个数字只占嗜酸性粒细胞总数的一小部分。估计在骨髓和其他结缔组织中的成熟嗜酸性粒细胞约200倍和500倍于循环中的同类细胞。IgE型超敏反应和患寄生虫病时嗜酸性粒细胞数量增多，并且可受趋化因子的作用向局部组织中集聚。

嗜酸性粒细胞表达低亲和性IgE受体FcεRⅡ，在正常血清IgE水平时有与IgE结合；约10%~30%的细胞表达FcγRⅢ或FcγRⅡ；约40%~50%的细胞表达补体受体。这些受体与带相应配体的抗原结合可使细胞活化，GM-CSF、IL-1、IL-2、IL-5和TNF-α等细胞因子也可使细胞直接活化。

1. 趋化与吞噬作用　嗜酸性粒细胞的趋化因子包括过敏反应中产生的ECF-A、补体活化过程中产生的ECF-C和T细胞来源的ECF-L等；受趋化因子作用后，嗜酸性粒细胞在体外对细菌、真菌和抗原抗体复合物等的吞噬能力已经得到证明，但在体内的吞噬作用尚需更确实的证据。

2. 过敏反应调节作用　嗜酸性粒细胞参与IgE型超敏反应的调节作用。当肥大细胞或嗜碱性粒细胞的表面IgE与相应抗原结合诱发过敏反应时，会产生ECF-A吸引嗜酸性粒细胞聚集，并释放组胺酶分解组胺，释放芳基硫酸酯酶分解白三烯，消除过度的炎症反应。这样，嗜酸性粒细胞与肥大细胞和嗜碱性粒细胞之间形成一个反馈的调节机制，在过敏反应强烈时嗜酸性粒细胞的这种调节作用更加明显。

3. 对寄生虫感染的应答　机体受寄生虫感染后，可产生相应的抗体，抗体与抗原结合可激活补体，形成ECF-C；另一方面，寄生虫抗原又使T细胞致敏，产生ECF-L。这些趋化因子可吸引许多嗜酸性粒细胞到寄生虫感染部位，并释放过氧化物酶等物质，对寄生虫发挥毒性杀伤作用。

4. 纤维蛋白溶解作用　嗜酸性粒细胞能释放纤维蛋白溶酶；还可释放磷脂酶D，分解能引起血栓形成的血小板激活因子；因此，嗜酸性粒细胞参与防止血管内凝血，消除已形成的纤维蛋白。

（七）血小板

血小板（platelet）是骨髓内巨核细胞脱离的细胞质片段，形状不规则，内含三种类型的颗粒（致密颗粒、α颗粒和溶酶体颗粒）。血小板在血液中的平均寿命约10天，其主要功能是使血液凝固；也能够生成、储存和释放生物活性介质，如在花生四烯酸代谢产物（PGG_2、PGH_2和促血栓素A_2）、生长因子、生物活性胺及中性和酸性水解酶等。

血小板表面有IgGFc受体，也有低亲和性IgEFc受体（FcεRⅡ）。FcεRⅡ可使血小板与IgE包被的寄生虫结合，并释放细胞毒性产物，例如过氧化氢或其他氧化代谢产物；抗原与IgE结合也可通过FcεRⅡ诱导血小板激活因子生成。

（八）内皮细胞

内皮细胞（endothelial cell）通过促进和调节循环的炎症细胞而参与炎症应答。内皮细胞可以受细胞因子（如IL-1、IFN-γ、TNF）或其他免疫应答主物的作用而活化，增加对单核细胞、中性粒细胞和其他循环细胞的黏附作用；活化的内皮细胞有时表达MHCⅡ类分子，表现抗原递呈功能；也可分泌IL-1和GM-CSF，调节免疫应答。

八、炎症与血管内皮损伤

血管内皮细胞是介于血流和血管壁组织之间的一层单核细胞，可通过自分泌、内分泌、旁分泌三种途径分泌一系列NO、PGI2、ET-1等血管活性物质发挥调节血管紧张性、抗血栓形成、抑制平滑肌细胞增殖及血管壁炎症反应等功能。NO是内皮细胞产生最重要的舒血管因子，由内皮细胞的一氧化氮合酶作用于L-精氨酸产生，NO可扩散至血管壁平滑肌细胞激活鸟氨酸环化酶，介导cGMP调控的血管舒张。不仅如此，NO还具有抑制血小板聚集、抑制单核细胞黏附于内皮细胞、抑制平滑肌细胞增殖等作用。然而血管内皮在受到一系列有害因素作用时，内皮细胞释放的舒血管因子减少，缩血管因子增多，打破血管平衡稳态，最终导致一系列心血管事件的发生。

目前许多研究证实炎症因子对内皮细胞毒性损伤在心血管疾病的发病机制中发挥重要的作用。在病理条件下，炎症介质可以损伤内皮的屏障功能，导致通透性增高，表面黏附因子表达增加，单核细胞黏附聚集和泡沫细胞的形成，从而造成血管功能障碍，进而导致大血管动脉粥样硬化。血管内皮损伤及功能失调是冠心病、高血压、糖尿病等多种疾病发生、发展的重要病理基础。

炎性反应是内皮损伤及动脉硬化发生、发展的重要机制，同时在心血管疾病的病理过程中具有重要的作用。C反应蛋白（CRP）可损伤血管内皮，导致血管内皮生成的血管舒张因子减少（尤其是NO）。当血管发生炎症反应，B淋巴细胞、T淋巴细胞、单核巨噬细胞被激活，从而产生大量的白细胞介素-6（IL-6）、肿瘤坏死因子α（tumor necrosis factor-α，TNF-α）。IL-6、TNF-α是重要的炎症因子，两者在炎症反应中联系紧密，TNF-α可诱导IL-6生成，IL-6刺激肝脏产生大量的CRP。动脉粥样硬化斑块局部的巨噬细胞、血液中的中性粒细胞、单核细胞能合成TNF-α，当动脉损伤时可诱导TNF-α的释放，TNF-α迅速上调内皮细胞间黏附因子，使内皮细胞进入活化状态，促使炎症细胞聚集和炎症介质的释放。TNF-α可通过NF-κB信号通路调节内皮细胞的损伤及重塑。

此外，TNF-α还可影响内皮细胞的形态学及生物性能，对于TNF-α的应答，汇合处的内皮细胞会变得更长更细。体外细胞研究实验表明TNF-α可通过调节NF-κB和磷脂酰肌醇-3-激酶信号途径来上调一氧化氮tch2的表达、下调一氧化氮tch4的表达，从而促进内皮细胞的凋亡。炎症对内皮细胞的损伤主要表现在影响内皮祖细胞（endothelial progenitor cells，EPCs）的功能和数量，降低一氧化氮的合成和生物利用率以及增加活性氧簇（reactive oxygen species，ROS）产物。

血管内皮受多种因素的影响，尤其是氧化应激、肾素-血管紧张素系统、氧化低密度脂蛋白、同型半胱氨酸等。

（一）氧化应激与血管内皮损伤

氧自由基的产生和清除失衡产生“氧化应激”反应。生理状态下，氧化应激可调节细胞功能、受体信号和免疫反应，但过度的氧化应激则会通过促进血管平滑肌和炎症细胞的生长和迁移、降解细胞外基质、促进内皮细胞凋亡、激活转录因子（NF-κB、AP-1）、促进炎症因子和黏附分子（ICAM-1，VCAM-1，E-选择素）过表达等方式损伤内皮细胞。氧化应激主要由氧自由基介导，统称活ROS。ROS主要与被血管紧张素Ⅱ（AngⅡ）、高血糖等激活的NADPH-氧化酶有关。ROS增加胞质内钙离子浓度，减少NO的生成，使血管舒张作用减弱。同时，钙离子内流消耗ATP，使ATP减少。NO和ATP共同减少导致血管内皮受损。

（二）肾素-血管紧张素系统与血管内皮损伤

肾素-血管紧张素系统（RAS）在心血管疾病的发生发展中起重要作用，肾素可将血管紧张素原转换成血管紧张素Ⅰ（Ang Ⅰ），AT_1在血管紧张素转换酶（ACE）和其他酶的作用下生成具有强烈收缩血管作用的血管紧张素Ⅱ（Ang Ⅱ）。Ang Ⅰ不仅增加血管阻力，还可刺激血管平滑肌和心肌细胞增殖，促进氧化应激反应的发生及促进血栓形成。ACE促进Ang Ⅱ的生成，抑制缓激肽的活性，使NO的释放减少。

（三）氧化低密度脂蛋白与血管内皮损伤

低密度脂蛋白（LDL）在血管壁聚集并氧化形成氧化低密度脂蛋白（ox-LDL）。ox-LDL上调MCP-1、ICAM-1、VCAM-1、P-选择素、E-选择素等多种黏附分子的基因表达，促进单核细胞黏附于血管内皮细胞。ox-LDL的这些作用主要通过激活其受体LOX-1实现，内皮细胞通过LOX-摄取ox-LDL引起内皮细胞激活、功能障碍、完整性丢失及分泌功能紊乱。ox-LDL与LOX-1结合还可促进内皮细胞凋亡。

（四）内皮微颗粒与血管内皮损伤

内皮微颗粒是内皮细胞受到刺激、损伤或内皮细胞发生凋亡时从细胞膜脱离下来的所释放的直径在0.2~1μm并携带有内皮细胞某些抗原特性的微小囊泡。研究显示内皮细胞释放的EMP可降低内皮细胞一氧化氮合酶的活性，使具有舒血管作用的NO合成减少，同时降低NO的生物利用度，破坏NO介导的内皮依赖性血管舒张功能。此外，EMP还与破坏内皮细胞功能的ROS增多有关。

（五）同型半胱氨酸与血管内皮损伤

同型半胱氨酸是一种兴奋性神经递质，高浓度同型半胱氨酸使超氧化物产生增加，而细胞内抗氧化酶谷胱甘肽过氧化物酶或细胞外超氧化物歧化酶则受高浓度同型半胱氨酸抑制而使超氧化物灭活减少，两者导致超氧化物急剧增多，引起氧化应激反应的发生，最终损伤血管内皮。此外，使用叶酸可部分减轻由同型半胱氨酸引起的血管内皮功能损伤。因此，同型半胱氨酸是血管内皮损伤的不可忽视的因素之一。

第四节

免疫功能损伤与心理心脏病

近年来，临床与基础研究已证实焦虑抑郁等心理障碍是冠心病、慢性心力衰竭和原发性高血压等心血管病（cardiovascular disease，CVD）患者发生、发展与预后不良的重要危险因素之一。神经系统对心血管功能的中枢和自主调节，即神经-心血管轴的理论似乎可将心理-情绪应激与包括心肌梗死、心肌缺血、心室壁运动异常、猝死、脑卒中等急性心血管事件联系起来，故心理障碍与心血管疾病发生和不良预后相关性基本明确，但其相互作用机制尚不明确，免疫功能异常、内皮功能障碍、血小板活性和聚集性增加、自主神经系统功能障碍、行为因素等可能参与了心理障碍与心血管疾病发生和不良预后的联系机制。

神经、免疫和炎症在心理心脏病中的作用相当复杂，将心脏、大脑、内分泌和免疫系统综合研究为心血管科学提供了一个新的视角。它以心理-神经-内分泌-免疫学为基础，是一门研究心理与心脏、神经、免疫和内分泌系统之间相互联系的科学。在未来的几年中，精神-神经-内分泌-免疫学模式将对心血管疾病的病因研究和新治疗方法的探索作出重要贡献。本节重点关注抑郁相关免疫功能损伤与心理心脏病。

一、抑郁焦虑与心血管疾病的关系

心血管病和抑郁焦虑的共同发病率非常高，研究表明，急性冠脉事件后的住院患者中有46.6%的患者伴有抑郁症状，其中重症抑郁（major depression）达13.4%；有54%的患者伴有焦虑症状，精神心理障碍与心血管疾病共病的发生率高达38%。众多研究证实抑郁症状是冠心病（coronary heart disease，CHD）一个独立预测性危险因素，且影响其预后。Barefoot等对CHD患者进行长达19.4年随访发现，存在重症抑郁情绪的患者心血管不良事件和全因死亡率显著增加。对中年男性CHD患者进行多重危险因素干预试验（MRFIT），证实了抑郁症状与全因死亡率之间存在关联，CVD死亡风险更高。

心血管病和抑郁相互影响，呈双向效应。流行病学研究明确表明，CHD患者中抑郁症的发病率很高，抑郁与心肌梗死（myocardial infarction，MI）后6~18个月心血管疾病事件发生率增加相关，是CVD死亡率的独立危险因素。慢性抑郁患者发生心血管疾病的风险是正常人的2~4倍，心脏事件死亡的风险也同样增加。抑郁症患者并发充血性心力衰竭（CHF）的风险高，而CHF和抑郁症共病患者的预后比没有抑郁症状的CHF患者差。抑郁症状与心血管病不良结局之间存在着毋庸置疑的联系，而与传统的危险因素和心脏病的严重程度无关。

二、抑郁与心血管疾病相关的免疫异常：炎症标志物

越来越多的证据表明动脉粥样硬化发生与发展是一个复杂的病理过程，高脂血症是重要的参与因素，而免疫炎症反应的持续存在是动脉粥样硬化斑块的形成、进展和破裂的必要条件，在CHD的发生与恶化中起着决定性的作用。

血清超敏C反应蛋白（hypersensitive C-reactive protein，hs-CRP）是反映体内炎症的重要标志物。在一项大型临床试验中发现，hs-CRP是CHD患者心血管风险的重要预测因子，即使在低密度脂蛋白-C（LDL-C）低水平的女性患者中也有同样预测效应。流行病学研究和前瞻性临床试验也表明，无论心血管风险评估和血脂水平如何相关，CRP水平增高，则患者发

生心血管事件风险增加，这研究结果凸显了免疫炎症反应在动脉粥样硬化疾病中的关键作用。2003年美国疾病控制与预防工作组和美国心脏协会推荐CRP水平为CVD患者心血管风险评估的常规指标。IL-6、TNF-α和血清淀粉样蛋白A（serum amyloid A，SAA）等炎症标志物也有类似预测效应。动脉粥样硬化全过程的所有阶段都视为血管损伤的炎症反应，高血压、高脂血症、高血糖和吸烟等常见心血管危险因素均可引起血管免疫炎症病理反应。血管组织中白细胞黏附分子和趋化因子水平增高，诱导单核细胞黏附于内皮细胞并向内膜下空间迁移，从而促进粥样硬化斑块的形成、进展。

抑郁与CHD两者有共同的炎症基础（即“共同土壤”）。临床研究发现，抑郁患者存在的低水平、持续性慢性炎症，许多炎性细胞因子与抑郁症状之间存在着显著的关联。有研究发现与健康对照者相比，重度抑郁症（major depressive disorder，MDD）患者的外周和脑脊液炎症标志物IL-1、CRP、TNF-α、IFN-γ和单核细胞趋化蛋白-1（MCP-1）浓度显著升高。近期系统回顾和荟萃分析结果报告，在总共18 527名参与者中，高浓度CRP和IL-6水平与随后出现抑郁症状的风险增加相关，更重要的是调整年龄和社会人口变量后，这种相关性仍然显著。因此，炎症似乎参与了患者抑郁的发生与发展。

抑郁和CHD体内均存在免疫炎症反应，且两者间可能存在相互反馈效应。免疫炎性反应是抑郁加重 CHD的可能机制之一。临床研究发现，CHD伴有抑郁患者IL-1、IL-2、IL-6、IL-1β及TNF-α炎症介质血清水平明显升高，并且炎症因子IL-6血清水平对抑郁患者CVD事件与心血管疾病死亡率有预测价值，降低IL-6水平，患者CVD事件、心血管疾病死亡率分别降低了20%、12.7%。临床研究还发现CVD伴重度抑郁患者血清IL-1β表达水平显著高于单纯CVD患者、CVD伴轻度抑郁、中度抑郁患者，经他汀类药物抗炎治疗后的CVD伴重度抑郁患者血清IL-1β水平下降，并且抑郁症状也有所好转。

三、心脏为具有免疫功能的器官

根据最近的研究，心脏可以通过复杂的炎症和修复级联反应对急性组织损伤作出反应，充当“免疫器官”。心脏自身组织内存在巨噬细胞、树突状细胞、肥大细胞（MC）、少量B和T淋巴细胞等多种类型的免疫细胞。急性心肌梗死等急性组织损伤，在梗死区存在的固有免疫细胞对损伤心脏炎症反应启动至关重要，主要表现为心脏固有免疫细胞激活，募集大量外周单核细胞、中性粒细胞浸润，导致急性炎症反应，继之免疫细胞在梗死区启动心脏修复与重塑。

目前已经开展了大量关于应激对免疫功能影响方面的研究，证明应激具有免疫调节作用。生理和心理压力通过交感神经介导的神经激素机制，促进炎性生物因子和激素分泌，诱导心脏组织肥大细胞释放降解酶和促凝酶，触发急性冠脉综合征（ACS）。值得关注的是心脏组织肥大细胞具有很高促炎症的潜能，其细胞质存在含有大量、多种致炎生物因子的混合小泡。尸检研究显示，受高血压、扩张型心肌病和二尖瓣缺损的受试者，其冠状动脉内存在大量的心脏肥大细胞。这些高功能的促炎细胞易受“内部环境”刺激，如应激反应刺激交感神经，促进肾上腺素等神经激素、皮质激素、神经元神经肽、P物质、IL-1和IL-6水平增加，触发炎症级联反应，可能导致CHD患者冠状动脉痉挛、斑块破裂和血栓形成。有实验证据表明雌激素可抑制肥大细胞蛋白酶或其他炎性因子（如TNF-α）的释放，是绝经前女性的心脏保护机制之一。另外，心肌梗死后患者慢性心理应激可引起低水平慢性体内和心肌组织局部低水平慢性炎症反应，影响心脏修复与重构过程，导致负性心脏重构和心力衰竭。

慢性心力衰竭（CHF）是一种各种CVD的最终结局，其发生发展机制仍不完全明确。神经内分泌系统过度激活是重要机制之一，虽然拮抗神经内分泌系统过度激活药物广泛应用，但CHF预后仍然未得到根本性改观，甚至部分患者病情继续进展。最近研究显示慢性炎症可能是CHF发展的机制之一。Seta等早期认为，心力衰竭的进展，至少部分是由于内源性细胞因子级联反应对心脏和外周循环的毒性作用。动物实验和临床试验研究结果支持炎症级联反应的存在，这种级联反应至少与心力衰竭的进展有关。

四、免疫功能损伤与心理心脏病机制

（一）与免疫炎症反应激活关系

体液免疫反应激活可能是抑郁症与CVD共同发病机制之一。持续慢性心理应激可能与遗传等多种因素共同促进体液免疫反应激活、炎性细胞因子的产生、高水平促炎细胞因子是重性抑郁症病理生理学可能的核心，免疫炎症反应可能是导致抑郁症的主要原因。其可能机制是炎性细胞因子诱导脑5-羟色胺（5-HT）系统功能降低。在分子水平上，IFN、IL-1β和TNF-α等促炎细胞因子通过激活有丝分裂原活化蛋白激酶（MAPK）通路，降低5-HT合成。IL-1，IL-2，IL-6和TNF-α还可激活吲哚胺2，3-双加氧酶（IDO），导致5-HT生成的原料色氨酸减少或耗竭，导致大脑5-HT水平下降。实验还证明IL-1抑制5-HT的释放，IL-1β和TNF-α激活5-HT转运体，降低神经元突触内环境的5-HT浓度。

炎性细胞因子在抑郁症中长期过度表达，在心脑血管内皮损伤中起主要作用，从而导致心血管系统不良后果。促炎性细胞因子参与动脉粥样硬化等心血管疾病发病机制，内皮损伤又进一步促进促炎性细胞因子的释放，引起一系列级联反应，最终导致血栓形成和血管闭塞。但也有研究显示，部分抑郁患者促炎细胞因子水平低于正常水平，这些差异可能不仅仅是基于研究的异质人群，还有可能与调节炎症生物标志物表达的遗传多态性、免疫系统对应激源的反应能力低下或尚未阐明的表观遗传因素有关。

免疫细胞介导的细胞免疫反应也共同参与抑郁症与CVD发病机制。调节性T细胞（Treg）具有抗炎作用，临床研究发现，抑郁症患者Treg数量减少，Treg活性下降与抑郁症状恶化有关，提示慢性暴露于压力源后，激活Treg的信号减少，细胞免疫调节机制失衡。临床研究还显示，心力衰竭外周血Treg减少与心肌细胞凋亡增加相关，提示细胞免疫炎症反应参与心力衰竭的持续进展。在动物心肌梗死模型中实验研究发现，Treg减少，增加α-平滑肌肌动蛋白表达向成纤维细胞的表型改变，促进心肌纤维化。

（二）与下丘脑-垂体-肾上腺轴（HPA）关系

HPA是下丘脑、垂体和肾上腺组成。下丘脑室旁核分泌促肾上腺皮质激素释放因子（corticotropin releasing factor，CRF），调节垂体促肾上腺皮质激素（adrenocorticotropic hormone，ACTH）释放。肾上腺释放的主要活性激素是皮质醇，又对下丘脑CRF和垂体ACTH分泌产生负反馈调节。

持续慢性心理应激及其诱发的炎性细胞因子刺激HPA，产生高皮质醇血症。应激反应中炎性细胞因子IL-6是最具代表性细胞因子之一，IL-6通过刺激HPA，促进皮质激素、儿茶酚胺释放，诱导促炎细胞因子分泌增加；炎性细胞因子可能首先参与抑郁的发生与发展，然后促进抑郁患者冠心病发病概率增加。在成人和青少年的临床研究中观察到，HPA功能改变可能对心血管系统产生负面影响，导致动脉粥样硬化斑块形成、高血压、胰岛素抵抗、血脂异常和中心性肥胖。慢性心理应激还与动脉粥样硬化的发病有关，血清皮质醇可作为动脉粥样硬化的参考指标。临床研究发现，动脉粥样硬化患者的血清皮质醇水平高于健康对照组，高血浆皮质醇浓度与循环免疫调节性IL-10呈负相关，促进斑块不稳定。近期越来越多的证据表明，高水平的皮质醇与缺血性心脏病和心血管疾病死亡率之间存在密切关系。

（三）与神经-心脏（the neuro-cardiac）轴关系

正常状态下，自主神经系统（autonomic nervous system，ANS）对正常生理刺激（如环境变化）或病理条件（如精神压力）保持稳态平衡。应激与心血管疾病发生之间的联系是由自主神经、中枢和外周神经生理机制介导。神经-心脏轴是一系列复杂的反射网络，包含传入、传出和局部反馈神经元，这些神经元对应激刺激产生自主反应，以相互依赖的方式调节心脏电生理、机械特性。如慢性压力刺激导致交感-迷走神经平衡失调，副交感神经活动减少，交感神经活动占优势。有研究显示，对肥胖大学生急性应激刺激，发现心率和儿茶酚胺（肾上腺素和去甲肾上腺素）释放增加，炎症细胞因子TNF-α、IL-1、IL-6水平增加，瘦素浓度显著降低。实验研究还发现，心力衰竭模型心功能不全和心肌细胞死亡数量不仅与自主神经系统失调有关，而且与心肌巨噬细胞的炎症活动增强有关。

（四）与内皮功能障碍有关

炎症在CVD发病机制中的作用已被广泛接受。内皮功能障碍是轻度炎症和心血管疾病之间关系的“关键中间表型”。多项研究报道证实抑郁症中持续存在低度慢性炎症，其表现为循环生物标志物hs-CRP、促炎细胞因子TNF-α、IL-1和IL-6水平轻度至中度升高。一氧化氮（NO）是平滑肌细胞松弛的主要介质，也是反映血管内皮功能的主要指标。临床研究发现慢性抑郁患者随着CRP水平的增加，其基础NO生成量显著减少。另有实验研究发现TNF-α通过抑制NO合酶mRNA表达，减少NO合酶合成，导致基础NO生成降低。NO减低可能增加白细胞和血小板细胞表面黏附分子表达，从而诱导促凝血状态。

内皮功能障碍是抑郁症、低度慢性炎症和心血管疾病之间复杂关系的关键因素。有研究者认为血管内皮功能正常与否，不仅是动脉粥样硬化的生物标志物，还有可能是抑郁特征性生物标志物。

五、免疫炎症反应在心理心脏病中的治疗作用

炎症反应生物标志物不仅为心理心脏病的免疫学机制提供重要线索，而且还可以成为心理心脏病免疫治疗的生物靶点。在动物实验中，外周注射促炎细胞因子IL-1β、TNF-α，可诱发实验动物抑郁、焦虑、食欲缺乏和嗜睡为特征的“疾病行为”，而采用特异性抗TNF-α抗体或环氧合酶2抑制剂可以阻断应激诱发小鼠抑郁的发生。临床研究发现在注射脂多糖（LPS）或伤寒疫苗，患者促炎细胞因子水平增加和其情绪下降相关；使用抗抑郁药西酞普兰，可减轻因LPS诱发的抑郁症状。一项抗抑郁治疗对抑郁症患者炎症细胞因子水平影响Meta分析发现，抗抑郁治疗后患者血清IL-6和CRP水平明显下降。有学者系统回顾了非甾体抗炎药和细胞因子抑制剂等36项治疗抑郁症随机对照试验，与安慰剂组相比，非甾体抗炎药可以改善严重抑郁症患者的抑郁症状。因此，抗炎治疗可以调节免疫炎症反应，明显改善抑郁症状。

免疫炎症反应是参与动脉粥样硬化的主要机制之一，早期冠心病临床与基础研究发现，非甾体抗炎药或皮质醇激素增加心血管不良事件。他汀类药物是目前发现有同时改善抑郁与心血管病预后的药物之一。临床研究发现他汀类药物降低白细胞介素-2（interleukin-2，IL-2）和干扰素（interferon，IFN）水平、抑制IDO活性，改善患者抑郁症状。他汀类药物的抗抑郁作用可能通过其抗炎作用干扰了5-HT代谢来实现。国际双盲安慰剂对照的JUPITER试验结果公布，证实他汀类药物除对胆固醇的影响外，还抑制免疫炎症反应，显著减低冠心病患者心血管不良事件。JUPITER试验评估瑞舒伐他汀在hs-CRP升高和低LDL-C的健康个体中预防心血管相关事件的效应。结果表明与对照组比较，瑞舒伐他汀降低患者总心血管事件发生率44%，脑卒中减少50%，死亡率下降20%，静脉血栓栓塞减少43%；同时也使LDL水平降低50%，hs-CRP水平下降37%。

六、结论与展望

近年来，抑郁、焦虑已成为冠心病心肌梗死、高血压等患者预后不良的重要危险因素之一。精神心理因素、不良情绪及压力应激不仅导致抑郁、焦虑等心理障碍，而且还可促进心血管疾病的发生发展。其中免疫功能异常并发的低度慢性炎症可能是心理障碍与心血管病

共同的发生机制。心理障碍通过失调的神经内分泌和自主神经反应，导致心脏结构与功能改变，如血清皮质醇和儿茶酚胺增加，导致心率加快、心脏前、后负荷增加，心肌细胞肥厚与凋亡等；交感神经过度激活可通过核因子-κB（NF-κB）介导促炎症免疫相关基因的转录，影响细胞因子产生，炎症级联反应增加，从而损伤血管内皮细胞和促进血栓形成。

心理心脏病发病机制复杂，涉及体内多个系统，单从某一方面进行研究不能完整地阐述心理心脏病的发病机制。免疫功能损伤、炎症反应机制能进一步解释心理障碍与心血管病的病理联系，“神经-内分泌-免疫”之间借助神经递质、细胞因子和内分泌激素相互联系，并相互影响、相互作用。在今后的研究中，免疫炎症反应与心理心脏病之间的作用机制需进行多水平、多角度论证。目前焦虑与免疫功能异常研究文献甚少，还需进行焦虑对免疫功能影响及其机制的探讨。他汀类药物是目前发现有同时改善抑郁与心血管病预后的药物之一，今后应开展进一步研究，有助于阐明免疫功能损伤、炎症反应和心理心脏病的相互关系，有可能为心理心脏病的病因和治疗提供新的见解与新的治疗策略。

第五节

基因与表观遗传学与心理心脏病

冠状动脉粥样硬化性心脏病（coronary atherosclerotic heart disease，CHD），一般指冠状动脉粥样硬化导致血管堵塞或因冠状动脉功能发生改变，导致心肌缺血、缺氧、坏死而引起的心脏病。

抑郁是全世界最普遍的疾病之一，据估计，在普通人的一生中，大约有10%~17%的人患病。抑郁与较高的发病率和死亡率相关，这是一个已经证实的与剂量累积相关的心源性死亡危险因素。抑郁症与CHD之间存在十分密切的关系，抑郁情绪可以引起甚至加重CHD的发生和发展，反过来CHD的出现同样会干扰患者的心理情绪，因此抑郁与心血管疾病共病率很高。本节就从基因水平上探讨心理学和心血管疾病之间的关系，同时介绍表观遗传学，并将讨论许多其他相关基因，强调基因调控如何成为未来心血管病学的一个重要领域。

一、表观遗传学

表观遗传学（Epigenetics）是在基因的核苷酸序列不发生变化的前提下研究基因表达中可遗传的变化的一门遗传学分支学科。在生物学中，表观遗传学是指在基因表达过程中发生的多种变化，这种变化存在于细胞分裂中，在某些特殊情况下，这种变化在隔代遗传中仍可以稳定存在。表观遗传学是一个与遗传学相对应的生物学概念，表观遗传学是指非基因序列（可理解为非编码区，在生物学中基因序列分为编码区和非编码区，编码区用于指导大分子蛋白质的合成）发生改变而引起的基因表达水平的变化，此种变化不涉及基本DNA的改变，例如DNA甲基化或者染色质构象变化。这个概念意味着即便是由于外部环境导致生物的表观性状发生改变，但DNA不会发生改变，这也为我们探索一些疾病与基因之间的联系提供了一定的理论基础和依据。

二、冠心病与内皮型一氧化氮合酶（*eNOS*）基因G894T位点的关系

冠状动脉粥样硬化性心脏病（coronary atherosclerotic heart disease，CHD），是指冠状动脉血管发生动脉粥样硬化病变从而引起的血管狭窄或阻塞，或者因为冠状动脉的功能发生改变（例如冠脉痉挛等），造成心肌缺血、缺氧或坏死而导致的心脏病，简称冠心病。

一直以来，基因与表观因素和疾病之间的联系都是研究热点之一。基因突变大多数会导致疾病，少数是不致病的突变，研究疾病与相关基因的联系可以确定疾病相关基因、易变区域，从而有助于为探索复杂疾病的遗传机制提供充分的理论依据和指导方向。

一氧化氮合酶（*NOS*）基因是编码一氧化氮酶的基因，NOS是一氧化氮合成过程中的关键酶，也是此过程中唯一的限速酶。一旦一氧化氮合酶发生突变，就会对一氧化氮的生成造成重要的影响。已知的*NOS*基因有三种亚型：神经元型、诱导型和内皮型，目前对内皮型一氧化氮合酶（*eNOS*）基因研究较多。其产物eNOS主要分布在血管内皮、脑组织以及血小板中，有舒张血管的作用。

人体内的NOS可以分为两种类型，即结构型一氧化氮合酶（cNOS）和诱导型一氧化氮合酶（iNOS），其中cNOS又可以分为eNOS和神经型一氧化氮合酶。人类编码的*eNOS*基因位于7号染色体上，碱基总长度为21kb，包括26个外显子和25个内含子，编码1 203个氨基酸。该基因的基因变异类型主要有以下几种：①7号外显子处的G894T突变（即在核苷酸序列中第894位的G变为T）；②4号内含子处的27个碱基串联重复序列；③启动子区T786C、A992G、T1468A突变。但是由于内含子的序列被转录在RNA前体中，后经过剪接被去除，最终的成熟RNA中不存在内含子。被去除掉的内含子并没有消失而是作为真核生物基因的一部分被表达为蛋白质，因此只有位于外显子的突变才会导致氨基酸序列的改变。

现以7号外显子处的G894T突变为例进行分析，第7处外显子核苷酸序列发生改变，导致289位的谷氨酸被天冬氨酸所代替，虽然这个突变位点不在eNOS的催化中心，但会导致酶的构象发生改变，构象的改变就会导致所编码的酶活性发生改变，进而影响eNOS的催化功能，造成一氧化氮合成产量降低。另外，在分子水平上，携带289位谷氨酸的eNOS和携带289位天冬氨酸的eNOS的酶活性并无太大的差别，但在组织或细胞中携带天冬氨酸的

eNOS的完整性却有所下降，生物学功能受到了一定的影响。

美国药理学家Furchgott等在20世纪80年代首次在内皮细胞中发现了一种可以使血管松弛的物质，这种物质后来被确定为一氧化氮。后来通过一系列的研究发现，一氧化氮具有几个主要的功能，分别是血管紧张度的调节，促进机体血液循环，有助于维持血管和动脉壁的清洁、防止氧化应激。

当一氧化氮缺少时，血管平滑肌就不能有效地舒张和收缩，血液流动无法调控，血管紧张度缓慢丧失，体内的血液将无法循环流动，就会导致冠心病和脑卒中的患病率大大提高。

在炎症过程中，一氧化氮有利于防止过度凝血。但人体机体开始出血时，机体的凝血机制就会开始发挥作用，血小板开始聚集形成止血栓堵住出血口。但如果血管壁出血，就会在局部形成血栓影响血液的流动，诱发心脏病。此时一氧化氮可以保证心血管系统的有规律泵血，以维持血管壁的清洁和血液的正常流动。

由此看来，一氧化氮在人类机体中有着重要的作用，可以预防心脏病的发生。一氧化氮的合成依赖eNOS的催化作用，而eNOS的形成则取决于*NOS*基因的正常表达。因此冠心病的发生与该基因能否正常表达有关，这项研究也为冠心病的治疗和遗传预防提供了重要的理论基础。

三、抑郁与心脏病之间的关系

抑郁症是目前最常见的精神心理疾病，以心境低落和极度自卑为主要的临床特征，抑郁症在全球各国普遍发生，目前约有3.4亿人深受其害。抑郁症是由各种原因引起的，且其病因及发病机制还没有明确，目前认为可能与以下原因有关：遗传因素、生化因素、睡眠障碍、药物因素等。

随着生命科学技术的进步和发展，人类对健康与疾病的认识已经提升到一个更高的层次。科学不再单一地研究某一种疾病，而是将其置于一个整体中来分析研究，渐渐发现冠心病和抑郁症之间存在一定的关系，且这种关系较为复杂。冠心病可能诱发、加重抑郁，而抑郁症也可以诱发和加重冠心病。此后通过研究证实，抑郁症是心血管疾病的一个独立的危险因素，是增加心血管疾病发病率和死亡率的原因之一。

关于生物脆弱性和环境，有人提出很大比例的共病可能归因于一些既适用于心血管疾病又适用于抑郁症的易感因素。因此，即使这两种情况不相互影响，但如果它们具有共同的潜在因素（比如遗传因素），那么它们之间仍然可能是相互的共同的潜在因素。由于这两种疾病都是复杂的、多因素的、涉及多个基因相互作用的，再加上环境因素和抑郁症与心血管疾病在患病时的不同表现形式，使研究比较困难。抑郁症和心血管疾病相互作用的病理生理机制虽然还没有被完全阐明，但有很多研究和调查证据证明了这种相互作用关系的存在，根据同卵双胞胎研究提供的数据表明这两种疾病普遍在家族中出现，患病率是基于遗传脆弱性的特性而增加的。此外Scherrer等发现心脏病和高血压与多于五种抑郁症症状显著相关，并通过分析得出结论，心脏病和抑郁症的共存最好的解释是遗传因素，而不是来自共同的环境因素。这项研究有力地证明了抑郁症和心血管疾病的共同遗传影响。

对于抑郁症和心脏病之间的关系在各项研究中逐渐明了。在关于心率变异性的研究中发现，抑郁症发作时人体的自主神经系统发生紊乱，神经活性减弱，外周血管收缩，心脏负荷增大，进一步降低了心脏供血量，而供血量的降低就会导致血压的降低，血压的降低更会导致这一过程的恶性循环，从而增加心脏病的发病率。

在大范围的人员调查中发现，患有抑郁症的人群比不患抑郁症的人群具有较为显著的高血压发病率、吸烟率、糖尿病发病率和较低的运动量。这也说明了抑郁症的患者身体健康状况较差，较差的身体状况自然会导致疾病的产生。在此基础上又发现了另外一种机制，即抑郁症通过激活血小板系统来引发心血管疾病。血小板反复激活会导致促凝物质的释放，促凝物质的增多会导致冠状动脉收缩、形成血栓、加重心肌细胞缺血，加重心脏病的病情，严重时可诱发心肌梗死和猝死。研究表明，抑郁症患者血小板的活性和聚集性普遍高于非抑郁症患者，这种情况与血小板5-羟色胺受体异常有关，当血小板5-羟色胺受体异常时，会导致促进血小板黏附聚集，因此抑郁症引发的血小板聚集是增加冠心病患病率和愈后较差的原因之一。其次，抑郁所致的神经系统紊乱会改变心脏规律性节律和促凝、促炎症过程，加速心血管系统动脉粥样硬化的进程，从而恶化形成冠心病。这一系列的分析表明了抑郁症与冠心病之间的联系，也说明了心理因素在疾病方面的重要性，为日后冠心病等心血管疾病的治疗提供了在生物学方面的新方向。

四、血管紧张素转换酶（*ACE*）基因与单相抑郁症和心血管疾病的生理联系

近年来，有相关研究表明基因变异在抑郁症的发病机制中有一定的作用，并且影响后期的治疗效果。ACE广泛分布于包括中枢神经在内的多种组织中。ACE的功能主要是将血管紧张素Ⅰ转换为血管紧张素Ⅱ。在肾上腺素-血管紧张素级联反应中，血管紧张素Ⅱ是一种有效的血管升压剂和醛固酮刺激肽，*ACE*基因的插入或缺失直接决定了*ACE*基因表达产物的功能，此后发现等位基因的存在与血清中较高的ACE活性有关。*ACE*基因除了对血压有一定的调节作用，还可以干扰促肾上腺皮质激素释放激素的分泌，并增强促肾上腺皮质激素释放激素对肾上腺的刺激作用。

通过Wittke Thompson等提出的疾病遗传模型对245名参试人员进行精神障碍的筛查，并且提取他们的DNA用于基因分析（已征得参试人员的知情同意）。将参试人员的DNA进行PCR扩增并检测每个基因段上的等位基因有无变化，将这些数据与是否患有精神障碍疾病进行生物学统计。统计结果表明，精神抑郁与*ACE*基因中rs4291 T等位基因有关，该基因携带

者观察到较高的因皮质醇刺激而造成的HPA改变，HPA的改变会提高心血管疾病和抑郁症患病的风险。为了更加清楚地了解这些相互依赖的关系，需要进一步研究心血管危险因素与*ACE*基因遗传变异的关系。

五、脑源性神经营养因子（BDNF）与心理心脏病的相关性

抑郁症是冠状动脉疾病（CAD）患者心脏发病率和死亡率升高的一个公认的危险因素，有研究表明抑郁症患者BDNF水平降低，但抗抑郁药可逆转这种下降趋势。另外还有研究人员发现BDNF参与了冠心病的发病过程，发病机制或与*BDNF*基因的核苷酸多样性有关。

冠心病是目前发达国家的主要死亡原因，年死亡人数可达700万，其中，有20%的冠心病患者伴有重度抑郁症（major depressive disorder，MDD），根据报道，抑郁症与心血管疾病有关，因此可以认为抑郁症可能诱发或加重冠心病。BDNF是生长因子中神经营养因子家族的成员，可以促进神经系统神经元的存活、分化和稳定。较早之前的研究就已经揭示了BDNF在心血管系统发育过程中的重要性，包括促进血管生成，增强血管流动和调节因疾病而导致的缺血组织的重建。一旦BDNF的水平降低，血管的正常流动就会受到一定的抑制，继而造成血栓等疾病的发生。BDNF缺乏会导致内皮细胞接触减少和细胞凋亡，导致心室壁缺血，心脏收缩力下降，因此可以认为BDNF可能影响血管发育，从而恶化成心脏病。最近的临床试验表明BDNF或可以促进部分烟酰胺腺嘌呤二核苷酸（NADH）和超氧化物歧化酶（SOD）的活性，烟酰胺腺嘌呤二核苷酸在细胞中主要参与物质和能量代谢，产生于糖酵解和细胞呼吸中的柠檬酸循环，并作为生物氢的载体和电子供体，NADH在维持细胞生长、分化和能量代谢等方面起着极其重要的作用。SOD是生物体中的一种抗氧化物金属酶，对超氧阴离子自由基有歧化作用，在生物体机体氧化与抗氧化平衡中起着至关重要的作用。由此看来，一旦BDNF的水平改变，会导致冠心病斑块不稳定，对机体造成一定的伤害。除了冠心病之外，BDNF还与抑郁症的发病机制有关，例如在一项研究中发现，在抑郁症的小鼠模型中，BDNF的水平在海马形成过程中会降低。

LIU等的一项调查试验收集了616例无抑郁症的冠心病患者（CAD-nD）和155例有抑郁症的冠心病患者（CAD-D），旨在研究*BDNF*的7个单核苷酸多态性（rs169187204、rs6265、rs7103873、rs16917237、rs56154415、rs13306221和rs10767664）。在这项研究中，发现了*BDNF*基因第四号外显子的单核苷酸多态性rs6265的A等位基因在CAD-D中比在CAD-nD中的表达量要高，在使用了抗抑郁药舍曲林之后，携带rs6265 A等位基因患者的*BDNF*基因表达量有了一定的降低。经过查阅资料发现，先前的几项研究表明拥有*BDNF*-rs6265 A等位基因是老年性抑郁症和阿尔茨海默病等相关抑郁症的重要危险因素，它可能改变了脑卒中和抑郁症之间的关系。与此项研究相类似的另外一个研究报道，在意大利人群

中*BDNF*基因第四号外显子的单核苷酸多态性与CAD-D有关，并且A等位基因也被确定为CAD-D发病的遗传因素。在基因水平上我们可以认识到*BDNF*基因的rs6265（G196A）单核酸多态性导致第66位*BDNF*基因所表达蛋白的5′前区的缬氨酸被甲硫氨酸所代替，这种替换可以明显改变BDNF蛋白质在细胞内的运输和包装以及蛋白质本身的活性。A等位基因携带者可能会导致海马体积的缩小，增加抑郁症的发病率，同样确定了*BDNF*基因与CAD-D之间的联系将会有助于进一步阐明*BDNF*基因在CAD-D中起到的作用。

这些研究都证明了*BDNF*基因rs6265单核苷酸多态性在部分CAD-D与BDNF水平降低相关的发病机制中起着重要的作用，因为抗抑郁治疗明显提高了*BDNF*基因的表达含量，造成这一结果的序列可能是rs13306221破坏了识别模式，这也就意味着rs13306221对*BDNF*基因的转录有负面影响。在LIU的研究中，rs13306221单核苷酸多态性与CAD-D有一定的联系，CAD-D患者rs13306221的A等位基因频率高于CAD-nD患者，其他的一些研究也表明了rs13306221的基因多态性和抑郁症有一定的联系，因此我们可以认为rs13306221基因多态性可能通过调节*BDNF*基因转录参与了冠心病的发病，但具体是怎样的调控机制还需要进一步研究。通过上述介绍，可了解到，由于*BDNF*基因的遗传变异增加抑郁症的易感性或降低机体抵抗力而导致CAD-D的发病，这为治疗提供了研究方向，有助于后期改进CAD-D的诊断和治疗策略。

六、*CD40*基因SNP与冠心病发病机制

动脉粥样硬化及其相关并发症，如冠心病（coronary heart disease，CHD）是全球死亡的主要原因。动脉粥样硬化最开始的表现是内皮功能障碍，它通过刺激CD40受体-CD40配体（CD40L）途径来削弱内皮细胞的抗炎防御。CD40-CD40L相互作用通过上调趋化因子和黏附分子，如单核细胞趋化蛋白或血管细胞黏附分子，促进白细胞与内皮细胞（EC）的黏附。这些变化伴随着细胞因子、基质金属蛋白酶和组织因子的表达增加，从而赋予内皮细胞激活促动脉粥样硬化的能力，这与慢性炎症性疾病特别是动脉粥样硬化密切相关。鉴于这些相互作用的重要性，即使是轻微的表达失衡也会进一步加剧免疫失调，延长炎症。CD40可以通过选择性剪接或通过TNF-α转换酶去整合金属蛋白酶进行蛋白水解。但到目前为止，还没有关于CD40亚型在人内皮细胞中存在或功能的信息。单核苷酸多态性（SNP）通常是影响基因表达的最常见的遗传变异形式。虽然大多数SNP与病理生理无关，但也有一些发生在基因的调节区内。

Sultan等的研究表明，*CD40*基因的C等位基因（rs1883832）纯合导致CD40表面丰度和血管内皮细胞的促炎表型增加，增加了人类动脉粥样硬化和冠心病的易感性。*CD40*基因共有序列中常见的双等位SNP已被证明是翻译起始率的强烈决定因素。动脉血管壁内皮细胞的*CD40*下游信号促进了促动脉粥样硬化的表型。因此，这种共刺激受体-配体二联体中的遗传

变异很可能会影响个体发生动脉粥样硬化的易感性，从而导致CHD。通过研究，我们可以证明与来自CT或TT基因型的细胞相比，来自C等位基因纯合子携带者的内皮细胞显示出显著更高的CD40蛋白含量和表面存在。从健康志愿者或携带CC基因型的急性冠脉综合征患者分离的单核细胞显示出该基因型可以诱导的CD40蛋白表达。与T等位基因相比，C等位基因的存在使冠心病的发病概率提高了1.38倍左右，CD40的C等位基因可能通过增强CD40蛋白的表达和信号而赋予内皮细胞致炎表型，从而增加细胞的免疫反应，继而增加CHD的易感性。这项研究为研究冠心病基因与表观遗传等方面提供了新证据，为冠心病的治疗和预防提供了方向。

七、交感神经系统（SNS）及其主要的突触调节因子——去甲肾上腺素转运体（NET）与心理心脏病的关系

去甲肾上腺素是周围组织节后交感神经元释放的主要神经递质，也是大脑中一种重要的神经递质。去甲肾上腺素的生物学效应是通过刺激突触前和突触后的肾上腺素受体介导的。在外周组织，去甲肾上腺素主要用于增加心率、心脏收缩力、血管张力、肾素-血管紧张素系统活性和肾钠重吸收。相反，在某些大脑区域，去甲肾上腺素会关闭中枢产生的交感神经活动。去肾上腺素转运体（NET）属于单胺转运蛋白家族，由12个跨膜结构域组成，NET再摄取去甲肾上腺素是一种依赖于Na^+和Cl^-的次级主动转运过程。较小比例的去甲肾上腺素从突触间隙溢出，被神经元外组织吸收，并被邻苯二酚-O-甲基转移酶所代谢。被NET摄取的去甲肾上腺素或通过囊泡性单胺转运体-2重新包装成囊泡，或被单氨基氧化酶降解。主要代谢物是二羟基苯乙二醇。去甲肾上腺素的生物合成、释放和代谢对交感神经张力和血压的调节作用最近受到越来越多的关注，鉴于NET在中枢神经系统和外周去甲肾上腺素周转中的核心作用，即使是NET功能的细微变化也可能对人体，特别是心血管系统产生重要影响。事实上，NET改变与许多心血管疾病有关。

人体*NET*基因在20世纪90年代被分离出来，该基因编码617个氨基酸，在*NET*基因分离过程中参试人员的*NET*基因是G237C突变的杂合子，G237C突变与丙氨酸到脯氨酸（A457P）的氨基酸交换有关，与*NET*野生型相比，A457P突变的患者及其家庭成员的心率和去甲肾上腺素的含量增加，这就为心脏病发生的机制提供了理论依据和研究方向。交感神经张力的增加被认为可能是各种精神疾病特别是抑郁症及心血管风险增加的原因之一。生化数据表明，至少在一些重度抑郁症的患者中，可能存在心脏NET功能降低。研究人员很容易推测，抑郁症中紊乱的NET功能是由于表观遗传机制的生理调节改变所致，而不是遗传因素。如果是这样的话，这些机制可能会为治疗抑郁症以及与之相关的无序的交感调节提供另一个靶点。虽然关于NET遗传学和心血管疾病的研究较少，但目前已经发现*NET*基因启动子区域的多态性与高血压有关，在另一项研究中，一种不同的*NET*多态性与2型糖尿病患者的高

血压相关。生化和药理学研究表明，一些原发性动脉高血压患者的神经元去甲肾上腺素摄取减少是正常的。在人类生理学遗传学研究中特别是对NET缺乏患者的研究，强烈表明NET可能与人类心血管疾病有关。然而，关于NET如何影响人体心血管系统的许多信息都是在选择性和非选择性NET抑制剂的药理学研究中获得的，但NET抑制剂对心血管疾病发病率和死亡率造成的影响尚未得到最终解决。总之，这些研究表明，NET通过在外周组织和大脑中的作用来调节心血管系统，还参与了交感神经活动在血管、心脏和肾脏之间的分布。随着对NET作用机制的深入探索，会逐渐揭开这层神秘的面纱，为心血管疾病的治疗和预防开拓出一条新途径。

八、下丘脑-垂体-肾上腺轴对心理心脏病的影响

下丘脑-垂体-肾上腺轴（hypothalamic pituitary adrenal axis，HPA），是一个直接作用和进行反馈活动的集合体，由下丘脑、脑垂体以及肾上腺三部分组成，HPA是神经内分泌系统的重要组成部分，参与应激反应并调节身体的各项运动。当HPA受到外界胁迫或威胁时，会作出应激反应，主要是肾上腺将糖皮质激素释放到血液循环中，糖皮质激素的分泌在术中能够起到保护和维持体内平衡的作用，但是不适当的调节就会导致生理或心理上的患病率的升高，例如心血管系统就特别容易受到HPA和糖皮质激素长期失调的负面影响。

通常情况下，环境、物理或生理中的应激源会激活HPA应激反应，包括中枢神经系统（CNS）和外周系统（包括内分泌、免疫和心血管系统）之间的复杂相互作用。在正常生理学中，有三个结构调节HPA的应激反应：下丘脑室旁核（PVN）、垂体前叶和肾上腺皮质。这些结构统称为下丘脑-垂体-肾上腺轴（HPA）。HPA在肾上腺激素的调节中起着核心作用，肾上腺激素有助于维持或恢复动态平衡。当位于下丘脑PVN的促垂体神经元受到应激源刺激时，开始合成、分泌并释放促肾上腺皮质激素（CRH）和精氨酸加压素（AVP），HPA就会在此时被激活。CRH和AVP随后被释放到正中隆起，并通过垂体门静脉输送到垂体前叶。CRH一旦进入垂体前叶，就会与位于垂体促肾上腺皮质激素细胞上的促肾上腺皮质激素受体因子（CRF）1型受体（$CRFR_1$）结合。CRH与$CRFR_1$结合导致前阿片黑素皮质素原（Pre-POMC）合成促肾上腺皮质激素（ACTH），并诱导ACTH分泌进入体循环。AVP通过多种机制刺激ACTH的合成和分泌，释放后，ACTH与肾上腺皮质束状带中的黑素皮质素2型受体（melanoeortin-2 receptor，MC_2-R）结合，促进糖皮质激素的合成和释放。

适当提高糖皮质激素水平可以应对内外应激源，有利于人体恢复内环境平衡，糖皮质激素在应对压力时对免疫系统、次生代谢和心血管功能起到有益的作用。然而，如果因长期应激、药物治疗或内分泌紊乱而引起糖皮质激素水平持续升高，就会导致包括心血管疾病在内的疾病的发病率大大升高。

糖皮质激素对血管系统的影响已经被认识近40年。在20世纪80年代左右的早期研究表

明，糖皮质激素对平滑肌和内皮细胞的发育、形态、生长、增殖、血管张力的维持都有重要影响。糖皮质激素通过调节黏附分子（VCAM-1、ICAM-1和E-选择素）、促炎细胞因子和趋化因子的产生［IL-6、IL-17F、CXCL8（IL-8）和CCL2（MCP-1）］、血管扩张剂（NO）和血管收缩剂（血管紧张素Ⅱ）的表达，直接调节内皮生理。研究表明，糖皮质激素通过糖皮质激素在血管系统的表达对血压调节有重要作用。这些作用似乎是通过糖皮质激素下调主动脉、肝脏和肾脏中NO合成酶Ⅲ的基因表达来实现的。血管平滑肌糖皮质激素受体在急性高血压的发病机制中起重要作用，但在正常生理条件下对血压的调节作用较弱。

糖皮质激素对心血管系统有积极和消极两种影响。糖皮质激素通过诱导Lipocalin型前列腺素D合成酶（L-PGDS）的表达来保护细胞免受缺血诱导的凋亡，从而诱导前列腺素的生物合成，限制炎症反应和组织损伤。此外，糖皮质激素还可以保护细胞免受饥饿诱导而产生的压力。

通过学习，我们了解了HPA对应激状态下生理内稳态的调节维持作用，这种反应是通过激活一个涉及内分泌、神经和免疫系统的复杂调控系统来实现的。这些系统的失调与一系列的病理有关，包括皮质醇过多、高血压以及随后的血管损伤和心搏骤停。了解这些系统和调节机制的每一个角色将有助于理解某一个调节的微小变化对整个机体造成的重大影响，为心脏病的治疗提供了一个更好的靶点。

九、5-羟色胺转运蛋白（*5-HTT*）基因多态性对心理心脏病的影响

5-羟色胺（5-HT）在致密颗粒中的摄取和储存受到血液中血清素运输系统的严格控制。在血管和血细胞中已鉴定出几种5-HT转运蛋白（5-HTT），除此之外，5-HTT是血小板中主要的5-HT转运蛋白。血浆中5-HT浓度异常或血小板5-HT吸收异常会导致血管系统中各种疾病的发展。因此，一些临床试验表明5-HTT阻滞剂在循环中具有积极的治疗作用。抑制5-HT会强烈削弱血小板的自分泌和旁分泌功能，影响血小板聚集，继而导致血管收缩性、通透性降低，组织修复和伤口愈合缓慢。血小板在心血管疾病中起到重要的作用，而5-HTT作为血小板的运输工具，其重要性不言而喻。

心血管疾病和抑郁症是目前社会中较为严重的健康负担，越来越多的证据表明它们之间存在因果关系。在心血管疾病患者中，抑郁症的发病率明显上升，而抑郁症本身就是一个公认的心血管危险因素。5-HT是一种生物胺，作为神经递质和外周激素，与心血管疾病和抑郁症的发病有关。5-HT在70年前被发现，首次发现时被称为血管收缩剂。后期发现的诸多功能大多是与不同的效应蛋白共价结合来实现的，称为“5-羟色胺基化”，其中亚型5-HT_{1B}、5-HT_{2A}在血管平滑肌和血管内皮细胞中，用于调节血管压力。此外5-HT_{2A}还存在于血小板上，参与血小板活化和聚集。大多数血液循环中的5-HT经过5-HTT运输至血小板并被血小板吸收。血小板作为5-HT的主要循环储存库，将高浓度的5-HT存储在致密的颗粒中，激活

后释放。在外周组织中，5-HT参与多种功能，包括调节血管张力、肠道运动、止血和免疫反应等。且上述的受体主要存在于心血管系统中，因此，5-HT浓度异常被认为是高血压、颈动脉粥样硬化和冠心病的前兆。

5-HTT作为5-HT的运输工具，同时也是5-HT再摄取抑制剂的重要靶标，现阶段研究表明，*5-HTT*基因存在3个多态性位点：①启动子区域一段长为44个碱基对的缺失或插入；②*5-HTT*基因中第二个内含子区域中有一个数目可变的串联重复区；③在非编码区存在一个单碱基突变，常常引起在合成成熟mRNA过程中无法被相应的酶切除。近年来的调查发现心血管疾病患者中，*5-HTT*基因序列中的第1 947bp位置处存在一个碱基突变，导致*5-HTT*基因表达出来的5-HTT构造发生改变，5-HTT无法与5-HT正常结合，继而导致血液循环中的5-HT含量降低，造成心血管疾病的形成。另外，抑郁的病理基础是脑内的5-HT神经递质异常，这也解释了冠心病与抑郁症相伴并存的原因，为治疗相关的心血管疾病提供了一定的诊断方向。

十、对心理心脏病基因组学发展的未来期望

冠状动脉粥样硬化性心脏病和抑郁症都是较为常见的疾病，且随着年龄增大，社会压力的增加，心理心脏病的发病率会更高。发病原因除了身处的外界因素之外，内在因素即分子生物学层面的因素也要在考虑之中，但分子生物学层面的诱发机制并没有很清楚，且两种疾病之间的密切联系也并不清晰，这也为疾病的预防和完全治疗带来了一定的困难。但随着分子生物学和生物工程等技术的快速发展，诱发心理心脏病更加神秘的面纱逐渐被揭开，越来越多的易感基因及其核苷酸多样性被识别出来，这就为心理心脏病的预防和治疗提供了更加准确和有效的方法。展望未来，基因与表观遗传学在研究心理心脏病发病机制方面充分发挥潜力的前景是非常美好的，但需要我们逐步去发现和探索。

第四章

临床常见心理心脏病

第一节　冠心病与抑郁

第二节　急性冠脉综合征合并精神心理问题

第三节　冠脉痉挛与精神心理问题

第四节　动脉粥样硬化与精神心理问题

第五节　心力衰竭与抑郁焦虑

第六节　高血压病与精神心理问题

第七节　心律失常与精神心理问题

第八节　惊恐障碍与心理心脏病

第九节　经皮冠脉介入术后的心理问题

第十节　心脏植入电子器械与心理问题

第十一节　射频消融术后的心理障碍

第十二节　失眠障碍与心血管疾病

第十三节　镇静催眠药的成瘾与合理使用

第十四节　心理应激与心血管疾病

第十五节　应激性心肌病

第一节

冠心病与抑郁

随着心理心脏病学在我国推广，冠心病与抑郁共病得到越来越多的关注。《中国心血管健康与疾病报告（2019）概要》提到，中国心血管病患病率及死亡率仍处于上升阶段，推算冠心病有1 100万人。2017年冠心病死亡率继续2012年以来的上升趋势，2002—2017年急性心肌梗死死亡率总体也呈上升态势。抑郁患病率也在逐年上升，冠心病患者伴有心理障碍比例又高于一般人群。冠心病与抑郁有共同病理机制，互为因果，与无抑郁的冠心病患者比较，冠心病抑郁共病患者心血管事件增加，死亡风险增加，亟须临床医生重视冠心病伴随的抑郁及早期筛查和识别。

一、冠心病与抑郁流行病学

目前抑郁在人群中越来越普遍，是全球致残和疾病负担增加的主要原因，已成为全球公共健康问题。2017年WHO发表的《抑郁及其他常见精神障碍：全球健康评估》报告指出，2015年估算的全球抑郁（包括所有抑郁情绪）患病率4.4%，且女性高于男性。国内有学者在2013年对中国抑郁的流行病学进行了系统分析，共纳入17项研究，调查了176 435人。结果显示，总体估算的中国抑郁（严重抑郁症）现患病率、12个月患病率和终身患病率分别为1.6%、2.3%和3.3%。《中国居民营养与慢性病状况报告（2020年）》数据显示，我国抑郁症的患病率已达2.1%。

相对于一般人群，冠心病人群合并抑郁比例较高，Konrad等学者对德国1 072个社区诊所进行了冠心病患者抑郁发生和危险因素的纵向研究，按1∶1纳入冠心病患者及对照组（无冠心病）各59 992例，进行了5年随访。21.8%的冠心病患者和14.2%的对照组人群诊断了抑郁，与无冠心病人群相比，冠心病患者抑郁风险明显增加。2014年我国5个城市综合医院心内科门诊中，抑郁和焦虑现患病率为4.1%，抑郁或焦虑现患病率为14.3%。在中国26个中心进行的INTERHEART（中国心肌梗死相关的潜在可改变的危险因素）研究，首次急性心肌梗死患者3 030例，年龄和性别匹配的对照3 056人。结果显示，我国急性心肌梗死患者抑郁患病率为21.7%，明显高于对照组（10.4%）。

综上所述的国内外流行病学研究显示，冠心病人群抑郁患病率高于一般人群。

二、冠心病与抑郁共病

冠心病和抑郁症之间的关系已被广泛研究。大量研究表明，抑郁是冠心病发病的危险因素，同时也是冠心病患者出现不良心脏事件和死亡的危险因素。尽管临床研究很多，关于抑郁和冠心病风险之间关系的研究结果并不一致。一些研究显示抑郁是冠心病的危险因素，冠心病患者抑郁患病率高；而另一些研究显示抑郁与冠心病之间无相互关系。主要有4个原因：①不同研究，人群差异大，存在很大的异质性；②研究采用不同的访谈和问卷评估；③抑郁症与其他心脏风险因素也存在关系，有时很难确定抑郁症是冠心病的独立危险因素；④研究样本量偏小。

因此一些学者荟萃分析了一些研究，探讨冠心病与抑郁的共病关系。冠心病与抑郁两者是双向关系，即互为因果。抑郁是冠心病发病危险因素或易感因素，而冠心病患者也容易出现抑郁发生，形成了冠心病抑郁共病存在。相对于一般人群，冠心病患者抑郁症患病率更高，至少是一般人群的4倍。同时，抑郁也是冠心病发病和死亡的一个独立危险因素。根据30项前瞻性队列研究（*N*=893 850）的荟萃分析显示，与非抑郁症患者相比，抑郁症患者患冠心病的风险增加30%［*RR*=1.30，（95% *CI* 1.22~1.40）］。

三、冠心病与抑郁共病机制

如上所述，冠心病与抑郁互为因果，两者共病存在，涉及存在共同的发病机制。尽管进行了很多研究，然而两者共病机制及因果关系复杂，目前仍未完全阐述清楚，可能的共病机制有：

（一）生物学机制

抑郁与自主神经系统（autonomic nervous system，ANS）功能障碍、炎症、血小板活性增加和内皮功能紊乱等机制相关，这些病理生理机制都参与了冠心病的发生发展，抑郁与冠心病有共同的生物学机制。

1. 自主神经系统功能障碍　抑郁患者儿茶酚胺水平较高，这是交感神经激活的标志，导致心率和血压升高，同时降低冠状动脉血流和全身血管阻力增加，这些病理过程增加了冠心病的额外风险。自主神经系统功能障碍的指标是心率变异性（heart rate variability，HRV）降低，HRV降低也是心脏死亡的独立危险因素，在抑郁和冠心病患者中均发现存在HRV降低的现象。许多研究发现，与无抑郁冠心病患者比较，伴有抑郁的患者HRV降低，心率增快。

2. 炎症　炎症导致内皮功能障碍，是动脉粥样硬化的发生和发展的重要因素，冠心病患者炎症因子水平增高是心血管事件增加的生物标志物，抑郁也与炎症生物标志物水平升高有关。Howren等对抑郁症患者炎症因子如C反应蛋白（C-reactive protein，CRP）、白细胞介素（interleukin，IL）-1和IL-6等相关研究进行的荟萃分析显示，这3种炎症指标都与抑郁呈正相关。Haapakoski等对58项针对炎症因子与抑郁关系的研究进行了荟萃分析，累积荟萃分析证实，重度抑郁症患者的IL-6和CRP平均水平高于非抑郁症对照组，由于研究的异质性大，TNF-α与抑郁症累积效应不确定，IL-1和重度抑郁无关。抑郁症患者炎症因子水平增加，促进动脉粥样硬化，冠心病发病及血管急性事件增加。伴有抑郁的急性冠脉综合征（acute coronary syndrome，ACS）患者，CRP、IL-6和TNF-α水平明显增高。

3. 血小板活化增加 血小板活化和聚集形成血栓是包括冠心病在内的动脉粥样硬化性血管疾病的主要过程，许多研究显示重度抑郁患者存在血小板活化增加，血小板活化增加和血栓形成是抑郁症和冠心病关联的另一个病理机制，血小板活化增加还介导了抑郁对心脏事件的影响。一些采用实验室血小板活化标志物的研究表明，重度抑郁症患者血小板活性增加，包括血小板的整合素αⅡbβ3和P选择素（P-selectin）表达增加、血小板L-精氨酸-一氧化氮信号通路受损、细胞表面标志物CD62L和CD63阳性的血小板数量增加和血清素反应及密度变化等。

还有一些研究采用临床常用血小板参数，如平均血小板体积（MPV）、血小板计数（PLT）和血小板体积分布宽度（PDW），观察抑郁与血小板活化关系。土耳其的一项研究采用平均血小板体积（MPV）作为血小板活动的指标，观察MPV与重度抑郁症之间的关系，2 286人参与该项研究。289名参与者（12.6%）被诊断患有严重抑郁，与没有抑郁者相比，重度抑郁患者的MPV水平增加。线性回归分析显示重度抑郁与MPV水平呈显著独立正相关（R=0.123，P=0.001）。

4. 内皮功能障碍 血管内皮产生一氧化氮来维持血管张力，抑制平滑肌细胞生长、白细胞黏附和血小板聚集，内皮是血管健康的重要因素。在动脉粥样硬化的早期即可发现内皮功能障碍，其与大多数传统的心脏危险因素有关。可以通过测量血流介导的血管扩张（flow-mediated dilation，FMD）确定内皮功能障碍。许多研究通过测量FMD，证实抑郁情绪和内皮功能之间的负相关。Cooper等对抑郁症和FMD之间关系进行了系统综述和荟萃分析，12项研究共1 491名成年人，包括健康成人和冠心病患者。9项横断面研究、3项回顾性研究、8项研究显示抑郁情绪和FMD之间有明显的负相关。2014年发表的一项研究采用FMD、血友病因子、可溶性细胞间黏附分子1（sICAM-1）、可溶性血管细胞黏附分子1、可溶性血栓调节素和可溶性内皮选择素作为内皮功能障碍的生物标志物，研究发现内皮功能障碍在抑郁症的病理生物学中起着重要作用。

（二）行为因素

不良健康行为是冠心病发病因素之一，如高脂肪饮食、吸烟、饮酒、缺乏体力活动等，而抑郁与这些增加冠心病发病和心血管事件的不良健康行为因素相关。许多研究发现，抑郁患者常缺乏体力活动。Whooley等对门诊1 017例稳定型冠心病患者使用患者健康问卷（PHQ）评估基线抑郁症状，并进行了4.8年随访。199例（19.6%）患者有抑郁症状，他们吸烟较多，运动量少，服药依从性低，平均体重指数高。抑郁症状者年龄校正后心血管事件年发生率为10.0%，无抑郁症状者的年发生率为6.7%（HR=1.50，95% CI 1.16~1.95）。在调整了共病和疾病严重程度后，抑郁症状者发生心血管事件高达31%。然而在进一步调整潜在的行为因素

（包括缺乏体力活动）后，抑郁症状和心血管事件无关联。调整抑郁症状、共病、左室射血分数、CRP、吸烟和药物依从性后，缺乏体力活动者心血管事件增加44%（*HR*=1.44，95% *CI* 1.14~1.82）。研究者指出，不能确定缺乏体力活动是抑郁症的原因还是结果，但这种联系是双向的，抑郁引起缺乏体力活动，而缺乏体力活动又会加剧抑郁，导致一个恶性循环。无论缺乏运动是抑郁原因还是结果，抑郁症状和心血管事件增加之间的关系，近一半是缺乏运动所致，增加锻炼可能会降低与抑郁相关的心血管事件风险的可能性。

心血管健康研究项目（Cardiovascular Health Study）对5 888例老年人每年评估抑郁症状，并在基线、第3年和第7年时评估自我报告的身体活动情况。平均随访10.3年后，体力活动和抑郁症状都是心血管死亡率的独立预测因子，并且体力活动和抑郁症状之间有很强的相关性，无论冠心病状态如何，缺乏体力活动在老年人因抑郁症状导致心血管疾病死亡的风险中占有很大比例。

（三）药物依从性降低

抑郁患者常不能坚持慢性疾病的处方治疗，依从性差。冠心病伴有抑郁患者对药物治疗方案依从性、危险因素的干预和心脏康复均降低。一项针对门诊940例稳定型冠心病患者的研究，了解重度抑郁与自我报告的服药依从性之间的关系，204例（22%）患有严重抑郁，28例（14%）没有按照规定服用药物，而736例非抑郁患者只有40例（5%）没有按规定服用药物（*OR*=2.8，95% *CI* 1.7~4.7）。在校正了潜在的混杂因素后，抑郁和药物依从性降低的关系持续存在（*OR*=2.2，95% *CI* 1.2~3.9）。

四、抑郁对冠心病预后影响

许多研究提示，伴有抑郁的冠心病患者预后不佳，心血管事件及死亡风险增加。为了评估稳定型冠心病患者与心理社会应激相关的缺血性事件风险，Hagström等采用调查问卷，对接受了最佳二级预防治疗的14 577例稳定型冠心病患者进行了研究。随访3.7年后，抑郁症状和兴趣丧失增加心血管死亡，*HR*分别为1.21（95% *CI* 1.09~1.34）和1.15（95% *CI* 1.05~1.27）。主要复合终点（心血管死亡、非致死性心肌梗死或非致死性卒中）的风险增加，*HR*分别为1.21（95% *CI* 1.13~1.30）、1.19（95% *CI* 1.11~1.27）和1.17（95% *CI* 1.10~1.24）。尽管这些患者接受了最佳的二级预防治疗，抑郁症状和兴趣丧失仍与心血管死亡增加相关。

2011年，Meijer及其同事对超过25年的心肌梗死后抑郁与死亡和心血管事件预后的相关性进行了荟萃分析。心肌梗死后的抑郁对心血管结局影响包括24个月内的全因死亡、心源性死亡和心脏事件。29项研究进行了41项比较，共对16 889例心肌梗死患者进行了随访（平均16个月）。结果显示，心肌梗死后抑郁与全因死亡风险增加相关（*OR*=2.25，95% *CI* 1.73~2.93），心脏死亡风险增加，（*OR*= 2.71，95% *CI* 1.68~4.36），心脏事件风险增加，

（*OR*=1.59，95% *CI* 1.37~1.85）。为了评估抑郁症对冠心病导致的心肌梗死或死亡风险的影响，吴青等对19项前瞻性队列研究进行了荟萃分析，总计323 709人。结果显示，在随访的4~37年间，与无抑郁的患者比较，抑郁患者校正后心肌梗死和冠心病死亡*HR*=1.22（95% *CI* 1.13~1.32），9项研究心肌梗死死亡*HR*=1.31（95% *CI* 1.09~1.57），8项研究冠心病死亡*HR*=1.36（95% *CI* 1.14~1.63）。作者提出，抑郁显著增加心肌梗死和冠状动脉死亡风险，有效的预防和治疗可以降低这种风险。另一项针对冠心病介入术后抑郁对预后影响的荟萃分析，纳入8项前瞻性观察队列研究，3 297例PCI术后患者。合并有抑郁的患者，PCI术后复合心脏事件风险增加（*RR*=1.57，95% *CI* 1.28~1.92），全因死亡风险增加（*RR*=1.43，95% *CI* 1.24~1.65）。

尽管许多研究样本量偏小，评估方法不一、人群不一，存在较大研究异质性，但许多荟萃分析显示冠心病伴有抑郁患者预后不佳，心血管事件和死亡风险增加。

五、冠心病抑郁评估

由于越来越多的研究证据及荟萃分析提示冠心病抑郁患病率增加，伴有抑郁的冠心病患者心血管事件及死亡风险增加，因此对于冠心病患者抑郁的筛查和评估来说，及时识别抑郁患者非常重要。国内外一些学会相继颁布冠心病抑郁管理立场、建议或共识，对抑郁评估给出了建议。欧洲心脏协会（ESC）2018年发布的《抑郁症和冠心病：ESC冠心病病理生理学和微循环工作组2018立场文件》中提到："对抑郁症的识别是管理冠心病患者的一个重要部分，冠心病患者的抑郁往往未被识别和治疗。识别抑郁症的瓶颈包括缺乏心理健康专业知识和心脏病实践方面的培训，以及认为这不是治疗任务的一部分。此外，许多心理困扰的症状很容易与身体疾病相混淆，例如疲劳、体重减轻、食欲缺乏或睡眠障碍。"然而目前抑郁评估工具较多，多为精神科专业人员评估，心内科医生缺乏精神心理知识，工作中面临抑郁筛查和评估困难。2008年美国心脏协会心血管护理委员会等组织发布了《抑郁与冠心病筛查、转诊和治疗的建议》，推荐了抑郁和抑郁症状的评估方法。

（1）推荐采用简单的PHQ-2识别抑郁患者，包含两个回答：在过去两周内，您是否经常被下列问题困扰？①做事情没有兴趣或乐趣；②情绪低落、抑郁或绝望。对其中一个或两个问题的回答都是"是"，进行PHQ-9评估。

（2）推荐询问所有PHQ-9项目（见第五章第二节相关内容）作为一项评估工具。大多数患者能够在没有帮助的情况下5分钟或更短的时间内完成，PHQ-9已被证明对冠心病患者具有合理的敏感性和特异性。2016年中国颁布了《综合医院焦虑、抑郁与躯体化症状诊断治疗的专家共识》，同样推荐PHQ-2和PHQ-9用于综合医院抑郁快速筛查与评估。《在心血管科就诊患者心理处方中国专家共识（2020版）》也推荐将PHQ-2和PHQ-9用于抑郁的筛查与评估。也可选用量表条目更为详细的Zung氏抑郁自评量表（SDS）、贝克抑郁自评量表（BDI）、医院焦虑抑郁量表（HADS）等自评问卷，有测评人员及条件的可选用汉密尔顿抑郁量表（HAMD-17）等他评量表。

鉴于冠心病与抑郁共病存在，且抑郁患病率较高，心内科医生无论是否有能力治疗抑郁症，在接诊冠心病患者时都应进行抑郁筛查。抑郁筛查和评估对心内科医生是个挑战，心内科医生应掌握简便易行的评估工具（PHQ-2和PHQ-9）或转至精神心理科进行评估。对于评分较高患者，及时转诊精神专科进行更为全面的评估、诊断和治疗。

六、冠心病合并抑郁的治疗及对预后影响

抑郁治疗方案包括各种形式的心理治疗，如认知行为疗法、抗抑郁药物、心理治疗、有氧运动和心脏康复等体育活动，本节主要介绍药物治疗。

（一）选择性5-羟色胺再摄取抑制剂（SSRI）

5-羟色胺是一种能产生愉悦情绪的信使，可调节人的情绪、精力和记忆力等。5-羟色胺水平较低的人群容易发生抑郁、冲动行为、酗酒、自杀、攻击及暴力行为。SSRI类药物选择性抑制突触前5-羟色胺能神经末梢对5-羟色胺的再摄取而获得疗效。SSRI类药物没有三环类抗抑郁药的心脏不良反应，用于心血管疾病患者相对安全，是心内科抗抑郁治疗的一线药物。代表药物有氟西汀（20~40mg/d）、帕罗西汀（20~40mg/d）、盐酸舍曲林（50~100mg/d）、氟伏沙明（100~200mg/d）、西酞普兰（20~40mg/d）、草酸艾司西酞普兰（10~20mg/d）。建议心血管病患者从最低剂量的半量开始，老年体弱者从1/4量开始，每5~7天缓慢加量至最低有效剂量。

尽管SSRI是冠心病合并抑郁治疗一线药物，但SSRI类药物是否能降低冠心病抑郁患者发生心血管事件的风险仍不明朗，已有的研究结果并不一致。一些随机对照试验未显示冠心病患者使用SSRI有心血管获益。为了总结SSRI与安慰剂或不服用抗抑郁药对冠心病合并抑郁患者全因死亡和再入院影响，Pizzi等对6项RCT研究进行了荟萃分析，冠心病合并抑郁的患者中，服用SSRI可减轻抑郁症状，并可能改善冠心病预后。Kim团队为了评估SSRI对既往有心血管事件的抑郁症患者发生主要心血管不良事件（major adverse cardiac events，MACE）风险的影响，对10项RCT研究进行了荟萃分析。1 434例患者服用了SSRI，结果显示，服用SSRI患者，发生MACE和MI的风险显著降低，然而，使用SSRI与脑卒中和死亡（全因死亡和心源性死亡）风险之间无相关性。为了探讨艾司西酞普兰治疗近期ACS患者抑郁症对长期MACE的影响，Kim等进行了随机、双盲和安慰剂对照研究，随访6.1年。结果显示，艾司西酞普兰组40.9%患者发生MACE，安慰剂组53.6%患者发生MACE（*HR*=0.69，95% *CI* 0.49~0.96），使用艾司西酞普兰可相对减少31%的主要心脏事件。2021年，Fernandes等就SSRI对冠状动脉疾病和抑郁症患者死亡率和心血管事件的影响进行系统回顾和荟萃分析，8项RCT研究1 148例患者，结果显示使用SSRI，冠心病伴抑郁患者和ACS后有抑郁的

患者，心肌梗死风险显著降低，分别为*RR*=0.54（95% *CI* 0.34~0.86）和*RR*=0.56（95% *CI* 0.35~0.90）。但在全因死亡、心血管死亡、住院率、心绞痛、充血性心力衰竭或脑卒中发生方面没有统计学差异。

2017年Richards等发表了35项随机对照研究的综述，共计10 703例冠心病患者。总体研究报告质量差，中等质量的证据显示与常规治疗相比，心理治疗没有降低总死亡率的风险；低质量的证据表明心源性死亡减少了21%，但非致命性心肌梗死的风险没有降低；低质量或非常低的证据表明心理干预改善了参与者报告的抑郁、焦虑和压力症状水平。尽管心源性死亡率减少、心理症状减轻，但没有证据表明心理治疗对总死亡率，再血管化手术的风险，或非致命性心肌梗死的发生有影响。等级评估显示这些影响存在相当大的不确定性，由于证据的不确定性，未来需要进行大规模试验来评价心理治疗的有效性。

综上，目前针对SSRI研究结果不一，荟萃分析结果不一，还很难确定SSRI治疗对冠心病抑郁患者预后影响，特别是全因或心血管死亡。

（二）选择性5-羟色胺及去甲肾上腺素（NE）再摄取抑制剂（SNRIs）

具有5-羟色胺和NE有双重再摄取抑制作用，代表药物有文拉法辛（75~225mg/d）和度洛西汀（60~120mg/d）。文拉法辛与血压升高存在剂量依赖性，对于冠心病患者特别是那些已经存在高血压者，应关注其应用情况。SNRIs类药物有升高血压风险，临床使用时应咨询精神科意见，并加强监测。

（三）三环类药物

三环类药物是治疗抑郁症的第一类药物，通过增加突触中的去甲肾上腺素和血清素水平治疗抑郁，但三环类药物与PR间期、QRS间期和QT间期延长及心电图T波变平有关，可引起恶性室性心律失常和心源性猝死。冠心病患者特别是有心脏传导阻滞、充血性心力衰竭或近期心肌梗死的患者，以及老年患者，应避免使用三环药物。《在心血管科就诊患者心理处方中国专家共识（2020版）》建议因三环类药物副作用多，药物相互作用复杂，不建议用于心血管病患者。

七、小结

抑郁已成为全球公共健康问题，冠心病患者抑郁患病率高于一般人群，抑郁患者冠心病发病增加，两者互为因果，以共病形式存在，两者有共同发病机制，机制复杂，涉及自主神经系统功能障碍、炎症、血小板活化增加、吸烟、缺乏体力活动、药物依从性差等。心内科医生应重视冠心病抑郁筛查和识别，可采用健康问卷PHQ-2和PHQ-9，必要时转诊精神心理专科。SSRI是治疗冠心病抑郁的一线药物，对冠心病患者来说相对安全，但目前缺乏SSRI类药物降低冠心病患者全因和心血管死亡证据。

第二节

急性冠脉综合征合并精神心理问题

急性冠脉综合征（acute coronary syndromes，ACS）是由于冠状动脉粥样硬化斑块破裂导致急性血栓形成，继发完全或不完全闭塞，发生急性心肌缺血或坏死而出现的临床综合征，包括急性ST段抬高型心肌梗死（ST-segment elevation myocardial infarction，STEMI）和非ST段抬高型急性冠脉综合征（non-ST-segment elevation acute coronary syndromes，NSTE-ACS），后者根据临床表现和心肌标志物检测分为急性非ST段抬高型心肌梗死（non-ST-segment elevation myocardial infarction，NSTEMI）和不稳定型心绞痛（unstable angina，UA）。ACS已经成为全球面临的健康问题，在飞速发展的中国，ACS也成为影响人民生命健康的重大问题。据《中国心血管健康与疾病报告2019》统计，10年来心血管疾病患病率持续升高，死亡率仍居首位，其中2017年急性心肌梗死死亡率农村为76.04/10万、城市为58.90/10万。随着生物-心理-社会医学模式的转变和研究的进展，越来越发现精神心理因素与ACS发病有关，而且，疾病的治疗除了针对躯体疾病的治疗外，心理问题的防治也不容忽视。研究表明，睡眠障碍、性格、不良情绪、抑郁和或焦虑等心理情绪问题以及负性生活事件都可能与心血管疾病发生有关，同时，罹患ACS后患者因为疾病带来的身体上的痛苦，对于疾病认知、精神压力、社会因素等原因，会让ACS患者出现睡眠障碍、适应障碍、抑郁、焦虑、急性应激障碍等心理问题。因此，临床医生在积极充分治疗原发疾病的同时，能关注ACS患者的心理问题并使其得到及时救治，改善患者临床预后，提高生活质量，对于疾病的二级预防及康复治疗也是至关重要的。本节将对于ACS患者常见的精神心理问题做简要介绍。

一、急性冠脉综合征合并失眠

随着研究的逐渐深入和医学模式的转变，研究人员发现失眠与心血管疾病的发生和预后相关。据统计，我国失眠患病率大约为30%，ACS患者中失眠明显高于普通人群。30%以上的ACS患者在疾病的急性期存在失眠，因此需要关注急性期患者的睡眠质量问题。HUNT研究发现，急性心肌梗死（acute myocardial infarction，AMI）伴失眠的患者在随访的10余年间发生再梗死的风险为27%~45%。规律运动及较高的社会支持可以降低ACS患者的失眠风险，而合并抑郁的患者发生失眠的风险明显增加。心血管疾病合并失眠易伴发焦虑抑郁，而抑郁焦虑又进一步加重失眠和心血管疾病的症状，形成恶性循环。而给予ACS患者心脏康复治疗后，可明显改善生活质量，改善抑郁和焦虑情绪，改善睡眠质量，降低再住院率和心血管事件的发生率。失眠对于心血管系统的影响的机制主要包括自主神经紊乱、迷走神经张力下降、交感活性增加，激活肾素-血管紧张素系统释放儿茶酚胺类物质，以及炎症因子C反应蛋白等释放增加。

对于ACS合并失眠的患者，应采集失眠病史、使用量表评估、多导睡眠图监测，并同时做睡眠质量问卷调查及抑郁焦虑量表评估，全面掌握患者的心理健康状态。常用睡眠相关量表评估有匹兹堡睡眠质量指数问卷（PSQI），失眠严重指数量表（ISI）和爱波沃斯嗜睡量表（ESS）。因此积极治疗ACS的同时，应给予患者必要的科普知识以了解疾病的转归及预后，鼓励患者积极治疗及应对，及时进行心脏康复治疗，必要时给予药物、非药物以及中西医结合治疗改善睡眠质量，改善抑郁情绪。

二、急性冠脉综合征合并抑郁

（一）流行病学

随着社会发展和工作生活压力增大，抑郁与焦虑发病率逐年升高，抑郁与心血管疾病否认关系也越来越受到重视，心脏不只是血液循环的“泵”，也是具有情绪的器官。研究表明，冠心病患者常伴有抑郁状态，同时抑郁又影响冠心病的治疗与预后。国外研究表明冠心病患者合并抑郁症发病率17%~27%。心肌梗死患者中抑郁患病率为15.5%~31.1%，甚至有研究报道高达40%。国内学者研究发现，急性冠脉综合征伴抑郁患者心血管事件的发生率高于不伴抑郁者，且抑郁是心血管事件的独立危险因素。多项研究表明，ACS患者抑郁患病率在31%~47%，且抑郁并存焦虑状态22%左右。

因此，临床医生在治疗急性冠脉综合征时，也要更加关注患者的心理状态，如果患者出现情绪低落、对生活失去兴趣、睡眠障碍、容易疲劳、活动能力减退等症状，而难以用器质性心脏病解释，需要警惕急性冠脉综合征合并抑郁障碍。目前诊断抑郁的主要采用三种量表：抑郁自评量表（SDS）、汉密尔顿抑郁量表（HAMD）、贝克抑郁自评问卷（BDI）。

（二）发病机制

大量研究逐渐揭示急性冠脉综合征与抑郁的发病机制，主要有以下观点：

1. 血小板活化血栓形成学说　急性冠脉综合征合并抑郁患者的血小板活性比不合并抑郁的患者明显升高，血小板因子-4、β血小板蛋白、血栓素水平升高。急性冠脉综合征合并抑郁障碍患者5-羟色胺（5-HT）介导的血小板活化程度增加，且抑郁症状与血小板活化程度有关，导致血小板功能激活，血黏稠度增加，增加心血管事件发生率。

2. 炎症因子学说　急性冠脉综合征患者炎性标志物如TNF-α、IL-1以及可溶性细胞间黏附因子-1（ICAM-1）水平显著升高。研究证实抑郁患者中CRP、IL-1、ICAM-1、IL-6等炎性细胞因子也明显升高。国内学者研究发现ACS合并抑郁症组患者血浆超敏C反应蛋白显著高于对照组，因此炎症反应可能是ACS合并抑郁障碍的病理生理机制之一。

3. 自主神经功能紊乱学说　抑郁障碍患者自主神经系统的失调、交感神经与副交感神经活性失调，导致儿茶酚胺水平升高。心率变异性（heart rate variability，HRV）是评价心脏自主神经功能的一种常用方法，是心血管疾病病死率的独立预测因素。研究表明冠心病合并抑郁患者HRV低，且抑郁症程度对HRV有明显影响。ACS患者心血管事件发生可能与HRV降低引起恶性心律失常的风险增加有关。抑郁状态下，患者交感神经兴奋，HRV下降程度与抑郁严重程度呈正相关。

4. 内皮功能紊乱学说　不良情绪刺激可影响血管内皮功能紊乱内皮细胞受损，而内皮功能障碍可导致血管内皮释放的舒张血管物质的减少、促进血小板聚集、血管收缩、细胞间黏附作用增强，内皮细胞释放的舒张因子减少。研究表明，抑郁状态下血管内皮功能损伤，增加心血管病不良事件的发生率。

5. 神经内分泌功能紊乱学说　不良精神因素刺激可导致神经-内分泌系统的紊乱，肾上腺素及甲状腺素功能失调。皮质醇释放增加引起内皮功能失调，代谢紊乱，交感活性增加，导致急性冠脉综合征的发生。甲状腺功能减退者常伴有心境低落、语言缓慢、记忆力减退等精神症状。研究发现冠心病合并抑郁症患者抑郁症量表评分与三碘甲状腺原氨酸浓度呈负相关。抑郁症可诱发或加重冠心病，冠心病可引起或加重抑郁症，而两者均与甲状腺激素密切相关。

6. 其他因素　目前研究发现，代谢综合征也是介导抑郁与冠心病的中间机制。遗传因素、社会心理因素以及个人行为因素也与ACS的发病与预后相关。

（三）治疗方法

对于ACS合并抑郁症状临床多见，除了ACS的规范治疗之外，还需要给予患者有效、全面、系统的心理干预，可以明显提高患者生存质量改善预后。目前临床上主要的治疗方法包括以下几种：

1. 药物治疗　在选择药物治疗时，尽量避免使用对心血管系统不良反应及影响预后的抗抑郁药物。目前抗抑郁治疗主要有传统的三环类药物及四环类抗抑郁药物、新型的抗抑郁药物如选择性5-HT再摄取抑制剂（SSRI）等。研究表明，SSRI不增加患者死亡率及MACE的发生率，更加安全有效。SSRI还可以通过抑制血小板和内皮细胞激活机制改善患者预后，可显著降低患者死亡及再发心肌梗死的风险。选择药物时不仅要评估抗抑郁药物对心血管安全性，同时还要注意抗抑郁药和心血管疾病治疗药物的相互作用。常用西酞普兰、文拉法辛、帕罗西汀、氟西汀、舍曲林等药物可以减低风险，安全耐受性较好，但要注意不良反应。

2. 心理治疗　心理治疗包括心理疏导，认知疗法，行为疗法和人际关系疗法等。在药物治疗同时积极心理干预，可以减轻患者的心理压力，稳定情绪，改善躯体症状，缩短住院时间，改善生活质量及预后。而有效的心理干预需要专业的心理治疗师，配合心脏康复治疗同时进行。

3. 运动疗法　运动和心脏康复治疗可以减轻抑郁症状，改善心血管疾病的症状，改善患者的躯体症状，控制冠心病危险因素，并可减少抑郁复发，提高患者的活动耐量和生存质量，减少心血管事件的发生。同时运动还可以改善患者自主神经张力、胰岛素抵抗等。

4. 中医中药治疗　对于ACS合并焦虑抑郁状态的治疗，中医治疗具有整体治疗的优势，目前临床多采用辨病与辨证相结合的方式进行治疗。给予患者药物治疗的同时，重视精神心理的治疗，能有效地提高ACS合并焦虑抑郁状态患者的治疗效果。

三、急性冠脉综合征合并焦虑

ACS患者合并焦虑状态，常常同时伴有抑郁障碍，临床表现和发病机制无法截然分开。国内外学者调查发现，ACS患者焦虑的发病率比抑郁发病率高（42%~56% *vs.* 31%~47%），焦虑抑郁共患发生率达22%~36.8%。焦虑可持续至ACS发病后1年，心脏康复期间，焦虑比抑郁更能预测患者的长期预后和再发风险。研究表明：与抑郁相比，焦虑状态是5-羟色胺和肾上腺素介导的血小板聚集引发ACS更为重要的预测因素，血小板活化是焦虑和ACS共同的病理特征。焦虑与室性心律失常、心率变异性降低、非致死性心肌梗死、心源性猝死风险升高有关。心理评估发现ACS患者存在较高的焦虑分数。ACS患者即使胸痛症状明显缓解8小时，焦虑状态依然存在。这些方面是ACS合并焦虑的特性。识别和评估焦虑状态，临床上多采用三种量表：焦虑自评量表（SAS）、汉密尔顿焦虑量表（HAMA）、医院焦虑抑郁量表（HADS），评估和治疗抑郁同时进行。

四、急性冠脉综合征合并创伤后应激障碍

现阶段心血管疾病与精神心理问题多集中在抑郁焦虑等方面，而心血管事件与创伤后应激障碍（post-traumatic stress disorder，PTSD）的相关性研究较少。国外研究发现，PTSD的退伍军人心肌梗死的发病风险是没有PTSD军人的4倍。ACS作为严重的创伤事件可以导致患者PTSD的发生，同时PTSD对于心血管事件也有不利的影响，可增加ACS复发的风险。现在国外有研究发现，15%的ACS患者会产生PTSD的症状。一项荟萃分析表明ACS导致的PTSD患病率约为12%，并且患有PTSD的再发心脏事件的风险与死亡率升高。ACS引起的PTSD机制不明确，可能与生物性因素、行为因素和心理社会风险因素三种发病机制有关。研究显示ACS和PTSD都与交感神经激活和炎症因子水平升高有关；药物依存性差和失眠是ACS后出现PTSD的两个行为因素；愤怒情绪可能是ACS后出现PTSD的心理社会风险因素。国内研究表明社会支持度高、对疾病的认识程度高是PTSD有益因素，而消极应对及睡眠状况差是PTSD的危险因素。

因此，积极应对是ACS后PTSD治疗的有效措施，鼓励患者采取积极应对方式，消除负面情绪，坦然面对、积极乐观、主动沟通，不逃避病情，不畏惧，制定科学的治疗计划；积极治疗抑郁焦虑、失眠、社会适应能力下降等情况，及时识别不配合治疗、不接受病情、情

绪化波动大的患者，加以引导和治疗，避免ACS后出现PTSD的风险更高。

五、急性冠脉综合征合并惊恐障碍

惊恐障碍是一种焦虑状态，由于ACS疾病的痛苦、对于疾病的恐惧、疾病预后不确定性、对治疗方案不理解以及生活压力等导致患者经历明显而长时间的焦虑，患者伴有胸闷、气短、出汗、心悸，应注意和ACS疾病的症状鉴别；而且，惊恐障碍还包括恐惧、恐慌、害怕、焦躁不安等。惊恐障碍在冠心病患者中常见，发病率在11%~27%。消除不良情绪，积极心理疏导等心理干预可以帮助患者缓解症状。

六、急性冠脉综合征合并躯体症状

躯体症状是指ACS患者除胸闷胸痛等症状外还存在的多种多样经常变化的躯体症状，症状涉及至少两个以上系统或者器官，而体格检查和实验室检查不能发现与之相关的证据，也不能用原发疾病解释。即使常规的抑郁焦虑量表检测也无法达到诊断标准。患者症状明显，经历痛苦，反复求医。患者主要表现为胸闷、胸痛、心悸等心血管疾病的症状，多样多变，情绪紧张时发作，持续时间不一，数秒或数天，常伴有兴趣减低、紧张、急躁、睡眠障碍等。躯体化症状自评量表包括PHQ-15、SSS以及SCL-90。

七、急性冠脉综合征合并适应障碍

适应障碍包括社会及心理方面适应障碍。心理适应是在遭受ACS疾病打击后借助心理防御机制减少压力恢复平衡的自我调节过程；社会适应是指人与社会的互动中个体使自己的行为符合社会期望或改变环境达到人与社会环境的平衡。ACS患者适应调整对于一些人来说简单，而对于一些人会激发严重的情绪障碍，影响疾病的预后和患者的日常生活，但又不能诊断抑郁或者焦虑；在ACS发生3个月内开始，6个月内消失。临床研究采用疾病心理社会适应自评量表（PAIS-SR）、压力量表、社会支持评定量表等工具，发现ACS患者社会心理适应水平中等偏差，男性低于女性，老年低于中年。主要影响因素有ACS患者Killip分级、并发症、发病前健康状态、社会支持度、健康认识水平、运动习惯、经济条件、精神心理问题等。

八、急性冠脉综合征合并其他心理问题

急性愤怒可以使急性心肌梗死的发病风险增加1.44倍。愤怒发作2小时后，ACS、缺血性脑卒中和出血性脑卒中风险明显升高。情绪越愤怒，心肌梗死的风险越高。悲伤的情绪也与心肌梗死相关，急性剧烈的情绪变化诱发心肌梗死的风险可能对于高风险人群影响更大。愤怒或沮丧等情绪在遭受ACS病痛的患者中比较常见，也可能是情绪反应的一部分表现。有

研究发现住院3个月后的老年心脏病患者中愤怒或者敌意的情绪高于健康对照组，另外，抑制愤怒的情绪和ACS患者的睡眠质量改善有关。

自杀是严重抑郁具有的症状，但有研究发现ACS患者也存在自杀意念。丹麦研究发现AMI与患病后的5年自杀风险增加有关，ACS患者出院后第1个月风险最高，而且出院早期或者既往有精神病史的人群自杀风险更高。

总之，随着研究的不断深入，临床医生越来越认识到ACS患者合并精神心理问题的机制和重要性。美国心脏协会（American Heart Association，AHA）发布声明，建议对于心血管疾病患者应常规评估心理和精神健康，将其作为和高血压、糖尿病或高脂血症一样的危险因素。ACS患者住院或心脏康复阶段，应及时评估心理与精神健康，识别精神心理问题，并在ACS规范化治疗的基础上积极干预心理问题，提高患者长期预后和生活质量，实现全生命周期的健康管理，减少患病风险，获得全方位的身心健康。

第三节 冠脉痉挛与精神心理问题

一、冠状动脉痉挛

冠状动脉痉挛（coronary artery spasm，CAS，简称“冠脉痉挛”）是冠状动脉一过性收缩，可导致冠脉不完全性或完全性闭塞，依闭塞的程度和时间不一，可导致心肌缺血，产生心绞痛、心肌梗死、Kounis综合征及猝死等临床综合征。根据发生痉挛的部位、严重程度、持续时间和有无侧支循环可表现为各种临床类型，包括典型CAS性心绞痛（变异型心绞痛）、非典型CAS性心绞痛、急性心肌梗死（acute myocardial infarction，AMI）、猝死、各类心律失常、心力衰竭和无症状性心肌缺血，上述临床类型均统称为冠状动脉痉挛综合征。

国际冠状动脉舒缩障碍研究组（Coronary Vasomotion Disorders International Study Group）对CAS性心绞痛进行以下定义：①硝酸甘油可缓解的心绞痛；②一过性的缺血性心电图表现；③冠脉造影提示CAS或激发试验可诱发CAS。CAS的具体机制不明，目前仅通过临床研究明确了部分危险因素，依目前临床观察发现，CAS风险为多因素，与阻塞性冠心病的传统危险因素（如高血压、糖尿病等）并不一致。目前明确的CAS危险因素为年龄、吸烟和高C反应蛋白水平，诱发CAS的因素为吸烟、精神心理因素、酒精、可卡因、镁缺乏、过度通气、化疗和抗偏头痛药物等。在机制研究方面，目前发现CAS可能与以下因素有关：以交感神经兴奋为主的自主神经功能障碍、血管内皮功能受损、炎症和氧化应激等，且近年发现主管情绪调节、自主神经传出和血管反应调节的脑区可能参与上述调控。各种常见类型CAS的鉴别见表4-3-1。

表4-3-1 各常见类型冠状动脉痉挛（CAS）的鉴别

鉴别点	典型CAS性心绞痛（变异型心绞痛）	非典型CAS性心绞痛	CAS诱发的急性心肌梗死
病理基础	CAS导致的冠脉完全或接近完全闭塞	CAS导致的冠脉不完全闭塞、弥漫性痉挛，或完全闭塞但有侧支循环	CAS导致的冠脉完全闭塞且持续不能缓解
症状	后半夜至上午发作 硝酸甘油可缓解 清晨轻度体力活动可诱发、午后剧烈体力活动不易诱发	静息状态下的胸闷、轻度体力活动缓解	夜间或静息状态下发作，过度劳累、精神创伤可诱发
ECG	一过性ST段抬高、T波高耸、T波假性正常化	ST段下移、T波倒置	ST段抬高型急性心肌梗死心电图表现
冠脉造影	多见动脉硬化斑块、激发试验可诱发局限性或节段性CAS	无明显狭窄、激发试验可诱发弥漫性CAS	冠脉内注射硝酸甘油后无明显狭窄，若CAS时间长有继发血栓形成，抽吸后冠脉无显著狭窄

二、精神心理问题所致的冠脉痉挛

精神心理问题包括焦虑、抑郁、惊恐发作等，患者均有不同程度的精神应激状态和负性情绪。然而，精神心理疾病发病隐匿、起病不定时、诊断困难、漏诊率高，加之CAS的诊断亦有难度，导致精神心理因素对CAS的作用缺乏可靠、大规模的循证医学证据。目前已明确，精神心理问题可在一定程度上诱发各类型CAS的发生。Yoshida发现，在冠脉内行乙酰胆碱激发试验确诊的CAS导致心绞痛的患者中，约30%的患者在精神应激下可被诱发缺血性心电图表现。多种精神应激测试，如智力测验、心算和公众演讲等诱发的精神应激均可导致CAS。其他的精神应激试验如镜描（mirror trace）和干扰性色卡测试（strop color test）均未有可诱发CAS的相关报道。

精神心理问题所致的CAS机制未完全明确，根据目前的研究可归纳为以下：

1. 自主神经失调　精神心理问题的急性期，机体的自主神经系统失调。既往多通过心率变异性这一间接指标衡量自主神经系统，然而通过心率变异性评估精神应激导致的自主神经改变相关的研究存在争议性结果。对29例CAS导致心绞痛的患者进行心算测试诱发精神应激，其中8例（28%）可诱发缺血性的ST-T心电图改变，且患者血液中的去甲肾上腺素水平增加。近期，Nicolas等通过检测肌肉交感神经活动直接评估自主神经活动情况，结果发现CAS导致心绞痛过程中，患者交感神经兴奋更明显；在精神应激状态下，仅仅在由CAS导致心绞痛的患者中存在明显的交感神经兴奋，提示与CAS的传统机制一致，以交感神经兴奋为主的自主神经系统失衡是精神心理问题所致CAS的机制。

2. 精神心理问题导致的全身和冠脉血流动力学改变　精神应激状态下，机体心率增快，外周血管阻力增加和心排出量增大导致血压升高。对于冠脉系统，研究发现精神应激状态下的冠脉收缩反应变异性大。外周血管张力是反映冠脉阻力的间接指标，可通过外周血管张力比率（peripheral arterial tonometry ratio，PAT ratio）进行评估，PAT比率下降提示微血管处于收缩状态，微血管阻力增大。Ronnie等发现PAT比率下降是精神压力诱发的心肌缺血（mental stress-induced myocardial ischemia，MSIMI）的独立预测因素，而MSIMI的发生与冠脉狭窄的严重程度及血压、心率等血流动力学改变无明显相关性。

3. 精神心理因素导致的内皮功能障碍　Muhammad等对38例稳定型冠心病患者利用心算压力测试模拟精神应激状态，并通过冠脉造影和血流多普勒分析，发现精神应激可导致供应心外膜的冠脉收缩，但未影响冠脉血流；通过诱发实验，Muhammad发现精神应激可加剧乙酰胆碱诱发的内皮依赖性的冠脉收缩并影响冠脉血流，提示精神应激对CAS的作用可能依赖于内皮功能障碍。

三、焦虑症、抑郁与冠脉痉挛

焦虑症（anxiety neurosis）是最常见的神经症之一，以焦虑情绪体验为主要特征，主要为对未来和未知状况的恐惧状态。抑郁（depression）是最常见的心境障碍，以显著而持久的心境低落为主要临床特征。在精神心理问题致心绞痛等研究中，多把二者结合研究，故在此一并阐述。

大样本量的临床研究已证实焦虑和抑郁与阻塞性冠心病的发生率升高相关；精神心理疾病患者的流行病学调查中亦显示，持续存在的焦虑状态是冠心病的风险因素。在缺血伴非阻塞性冠状动脉疾病（ischemia and no obstructive narrowing of the coronary arteries，INOCA）中，焦虑和抑郁的发生率较阻塞性冠心病更高。焦虑和抑郁是胸痛患者预后不良的预测因素，且不依赖于冠脉病变的严重程度。Hung等发现，与新发的阻塞性冠心病患者相比，新发的CAS患者中有既往焦虑（25.8% *vs.* 5.1%，$P<0.001$）和抑郁（1.5% *vs.* 0.6%，$P<0.001$）病史的比例更高，而焦虑和抑郁患者发生CAS的风险较发生阻塞性冠心病的风险更高，且二者的发生率均与性别无关。

焦虑导致冠心病的主要机制为：①影响患者的日常行为（抽烟）；②增加高血压发生率；③通过致心律失常、冠脉内斑块破裂或CAS导致致死性心血管事件；④过度通气状态可触发CAS发生。

焦虑导致CAS的机制复杂，具体如下。①内皮功能障碍：已有直接证据表明，在焦虑合并CAS患者中血管内皮功能异常显著。②炎症反应激活：焦虑和抑郁状态均为应激状态，患者血液中的炎症因子白细胞介素-6（interleukin 6，IL-6）增加，而IL-6亦是CAS发生的诱发机制之一；此外，炎症反应可抑制血管内皮的一氧化氮释放，导致CAS发生。③交感和副交感神经失衡：焦虑状态时，交感神经被显著激活，副交感神经被抑制。CAS多发生于睡眠期间的快速动眼期，届时的交感神经兴奋且肾上腺素能物质增加，迷走神经（即副交感神经）处于抑制状态，提示焦虑状态下，CAS可能与增加的交感神经兴奋和抑制的副交感神经兴奋有关。

四、惊恐发作与冠脉痉挛

惊恐发作（panic attack）是一种急性发作且程度剧烈的精神异常，是焦虑症的急性状态，又称急性焦虑，主要表现为非预期状态下突然且短暂出现的恐惧感觉，可伴有如大汗、心悸、腹泻和手足颤抖等全身症状，因此，惊恐发作时机体处于强烈的应激状态。研究发现，部分无冠脉异常的惊恐发作患者可出现典型的心绞痛症状；有惊恐发作的患者中，心肌梗死和猝死的发生率升高3~6倍。Virginia等在3例非吸烟的且造影无冠脉病变的惊恐发作患者中发现，在惊恐发作时出现典型的心绞痛症状和心电图ST段抬高且心肌酶学指标无异常，使用阿司匹林抗血小板和阿普唑仑镇静后，每次惊恐发作仍有胸痛发作，在此基础上加钙通道阻滞剂氨氯地平后，惊恐发作时无胸痛发作。上述患者虽无直接证据证实为CAS，但冠脉正常、一过性的ST段抬高且治疗CAS药物治疗有效等临床特点均间接提示了上述患者惊恐发作时的心绞痛症状机制极可能为CAS，且惊恐发作为CAS的重要诱因。

然而，惊恐发作诱发CAS的机制尚未明确。研究发现，惊恐发作时，患者处于应激状态，交感神经兴奋导致血液中的肾上腺素能物质释放增多。Goldberg等对比了精神应激状态和运动状态下机体的血流动力学改变和肾上腺素能物质改变，发现两种状态均可导致血浆内的肾上腺素能物质增多，收缩压升高、心率加快、心排出量增加和全身血管阻力增加，运动状态下肾上腺素能物质的增多较精神应激更显著，而精神应激状态下，全身血管阻力增加的程度较运动状态显著，且其较心率增加和收缩压升高的程度更显著。因此，交感神经兴奋导致的外周血管收缩反应可在一定程度上解释惊恐发作诱发CAS。此外，有学者发现惊恐发作患者多处于过度通气状态，而过度通气可诱发有冠脉粥样硬化甚至无冠脉病变患者的CAS。

五、精神心理问题与Takotsubo心肌病

Takotsubo心肌病，即应激性心肌病，是由于强烈的情绪、精神应激导致心肌出现急剧且可逆的收缩功能异常，伴随胸痛和心肌缺血的心电图表现，心脏在形态上的典型表现为心尖部呈球形，故亦称为心尖球形综合征。Takotsubo心肌病患者无明显的阻塞性冠脉异常，巨大的精神心理应激被认为是其发病的主要原因。Takotsubo心肌病的发病机制目前主要有两种学说：一为由于强烈精神心理应激导致的交感系统兴奋即儿茶酚胺类物质释放过多，继而导致冠脉的微血管和微循环障碍；二为CAS学说，Sato和Dote在1990年首次发现Takotsubo心肌病时发现患者有多支冠脉CAS的现象，后续的临床研究发现，仅有5%~10%的Takotsubo心肌病患者中有自发性CAS现象，仅在28%的患者中通过诱发试验诱发出CAS。因此，CAS为部分Takotsubo心肌病患者的发病机制。

六、精神心理问题相关的冠脉痉挛的诊断

诊断CAS的金标准是在冠脉造影下通过激发试验发现CAS的征象。然而，冠脉造影的有创性、激发试验的潜在风险和CAS的不可预期性均限制了金标准诊断方法的实际可行性，且激发试验阴性亦存在假阴性情况，未能完全排除CAS。若CAS导致的心绞痛症状发作大于每天1次，可通过过度通气试验、冷加压试验等无创性的激发试验替代冠脉造影下的激发试验进行诊断，然而过度通气的激发试验在存在多支CAS的患者中风险较大。此外，可通过心电图运动试验发现运动诱发的心电图缺血性ST-T改变，然而单纯运动诱发的心电图缺血性ST-T改变不能诊断CAS，且CAS患者的心电图改变常在运动后的恢复期而非运动过程。因此，在临床工作中，CAS可根据以下临床特点诊断：①典型的心绞痛症状，与活动无关；②心绞痛时十二导联心电图或动态心电图有缺血性改变（包括ST段抬高或压低），冠脉造影未发现冠脉阻塞性狭窄；③冠脉造影时，冠脉内注射硝酸酯类药物后，冠脉狭窄可缓解可诊断自发性CAS。

目前，关于精神心理问题诱发的CAS尚无明确的诊断标准，建议可从以下方面进行诊断：①有焦虑、抑郁、惊恐发作等可诱发CAS的精神心理疾病，或近期有重大精神打击和创伤的病史；②上述疾病的急性发作时有心绞痛症状和CAS的依据；上述精神心理疾病的发作不可预期或较隐匿，若有相关病史，非急性发作期有心绞痛症状和CAS的依据亦应高度怀疑有精神心理问题诱发的CAS；③对于有心绞痛症状和CAS依据的患者，抗心绞痛药物治疗欠佳者，可常规筛查有无合并精神心理疾病；④高度怀疑精神心理问题诱发的CAS可行智力测验、心算等精神压力测试，测试时通过心电图、冠脉造影等寻找CAS依据。

七、精神心理问题相关的冠脉痉挛的治疗

目前，精神心理问题相关的CAS无特异性治疗药物，目前亦无关于特殊治疗方案对改善

精神心理问题相关的CAS改善作用的循证医学分析和研究。因此，目前的CAS为经验治疗和个体化治疗，应分别针对CAS的危险因素、精神心理问题和CAS进行治疗。

（一）危险因素的控制

积极筛查CAS的危险因素，明确患者有无吸烟、嗜酒、服用可卡因、有无进行化疗或抗偏头痛药物等既往情况，若有，应及时纠正。吸烟是CAS的最强危险因素和诱发因素，一旦发现有CAS的依据，应立即戒烟。

（二）精神心理疾病的治疗

1. 行为心理学干预　主要包括认知行为疗法和人际关系疗法。通过改善个人非适应性思维和行为模式减少失调情绪和行为进而改善心理问题，然而目前缺乏行为心理学干预治疗对精神心理问题相关的CAS的疗效的循证医学证据。

2. 选择性5-羟色胺再摄取抑制剂（selective serotonin reuptake inhibitor，SSRI）　SSRI类药物是治疗焦虑和抑郁的一线用药，SADHART、ENRICHD和CREATE研究均确立了SSRI类药物在心血管疾病患者中的安全性。目前尚无SSRI改善CAS疗效的循证医学证据，然而SSRI在稳定型冠心病患者中，可明显改善缺血症状、改善心理应激的血流动力学改变和心理学指标（如焦虑状态和负性情绪）。推荐从最低剂量的半量开始用药，每5~7天缓慢加量1次，直至10mg，每天1次。

3. 苯二氮䓬类药物　小剂量苯二氮䓬类药物可明显改善焦虑患者的恐惧、紧张、忧虑、失眠等症状，但对CAS是否有改善作用无相关报道。

4. 坦度螺酮　5-羟色胺受体激动剂，有抗焦虑和抗抑郁作用，可有效控制精神压力所致的血压升高和心率增快，并改善躯体和精神症状。

（三）CAS的治疗

1. 钙通道阻滞剂　钙通道阻滞剂是治疗CAS的基础药物，无相关禁忌证均应使用。对于CAS发作频繁的患者，推荐在夜间给予长效钙通道阻滞剂以控制CAS发作。对于初诊初治的CAS患者，应及时给予钙通道阻滞剂，如硝苯地平、氨氯地平、维拉帕米、地尔硫䓬，初始剂量可根据患者的血压和心率情况调整。若一种钙通道阻滞剂控制不佳，在患者可耐受的情况下可联合二氢吡啶类和非二氢吡啶类两种钙通道阻滞剂治疗。

2. 硝酸酯类药物　反复发作的CAS可使用长效硝酸酯类药物控制，但由于其潜在耐药性使其未能成为CAS的一线用药。尼可地尔是ATP敏感的钾离子通道开放剂，亦可减少CAS的发作。

3. β受体拮抗剂　既往观点均认为β受体拮抗剂可阻断血管β_2受体进而激活α受体，从而诱发CAS发作，在明确有CAS的心绞痛患者可减少β受体拮抗剂的用量。然而，近年发现CAS的基础研究中，传统观点受到挑战，β受体拮抗剂的作用逐渐被重视。Mitsuru等在球囊心外膜冠状动脉内皮剥脱动物模型中发现，非选择性β受体拮抗剂普萘洛尔未能缓解乙酰胆碱诱发的CAS，而选择性β_1受体拮抗剂美托洛尔却可明显改善CAS。Mitsuaki等发现与钙通道阻滞剂（氨氯地平）相比，选择性β_1受体拮抗剂（比索洛尔）未增加PCI术后9个月的乙酰胆碱诱发CAS的发生率，且可降低2年后的MACE发生率。Manabu等发现在心肌梗死后使用阿替洛尔未影响麦角新碱诱发的CAS发生率，亦未增加心肌梗死后冠脉痉挛的发生率。上述研究提示，选择性β_1受体拮抗剂对CAS有治疗作用，特别是以交感神经兴奋为主的精神心理问题诱发的CAS。最新研究发现，兼有选择性内皮细胞β_1受体拮抗作用、促NO生成作用和抗氧化作用的新型β受体拮抗剂奈比洛尔与地尔硫䓬均可改善确诊CAS患者的心绞痛症状，为β受体拮抗剂在CAS的应用提供更多选择。尽管目前β受体拮抗剂治疗精神心理问题相关的CAS仍缺乏循证医学证据，但根据笔者多年临床观察和诊治经验发现，对于以交感神经兴奋为主要机制诱发的精神心理问题相关的CAS而言，β受体拮抗剂不仅不会诱发CAS，且可显著减少CAS发作频率并缓解相关症状，特别是在钙通道阻滞剂与硝酸酯类药物均无效的患者中。因此笔者认为，对于精神心理问题相关的CAS，β受体拮抗剂不仅不是禁忌药，还可作为减少发作频率和缓解症状的有效药物。

4. **其他药物** 由于镁缺乏、氧化应激、内皮功能异常为CAS的可能机制，近年来发现镁剂、抗氧化剂和他汀类降脂药物对CAS有一定的治疗作用。

5. **抗血小板药物** 持续性的CAS可发展为AMI，需早期启动抗血小板治疗。

6. **器械治疗** CAS诱发的室性心动过速、心室颤动所致的心脏性猝死存活患者，可行植入型心律转复除颤器（implanted cardioverter defibrillator，ICD）进行二级预防治疗。

第四节

动脉粥样硬化与精神心理问题

动脉粥样硬化性心血管疾病（atherosclerotic cardiovascular disease，ASCVD），根据2013年美国心脏病学学会（American College of Cardiology，ACC）/美国心脏协会（AHA）的指南定义为急性冠脉综合征（ACS）、心肌梗死的病史、稳定或不稳定心绞痛、冠状动脉血管重建术、动脉粥样硬化源性的卒中或短暂性脑缺血发作（transient ischemic attack，TIA）和外周血管疾病（peripheral vascular disease，PAD）。其发病率和死亡率随着经济的发展正逐年升高，已成为全球最主要的死亡原因。

2010年世界卫生组织（WHO）报告精神障碍已成为全球疾病负担的主要原因。焦虑、抑郁等不良心理因素是ASCVD的危险因素，也是影响其预后的独立因素。早在2014年，ACC就建议把抑郁作为ACS预后不良的重要危险因素。刘梅颜等发现，ACS患者中65.6%伴有抑郁，78.9%伴有焦虑，提示心血管疾病患者常伴有焦虑、抑郁等不良心理状态。

一、动脉粥样硬化及ASCVD的发生机制及与心理因素的关系

目前的研究认为抑郁及焦虑能促进动脉粥样硬化（atherosclerotic，AS）的发生，其机制可能与内皮损伤、炎症因子释放、凝血级联激活、血小板的过度活化、血栓形成、动脉粥样硬化斑块形成及斑块不稳定等因素有关。

在高血糖、高脂血症等多种致AS危险因素的作用下，抑郁与焦虑通过多种途径及机制促进了AS的病理过程。本节主要从抑郁与焦虑参与血管慢性炎症反应、促进血小板聚集及激活、促进肾素-血管紧张素系统（RAS）激活及下丘脑-垂体-肾上腺轴（HPA）失衡多个方面参与AS及ASCVD的病理过程作一探讨。

（一）抑郁与焦虑参与AS的内皮损伤、炎症反应及血小板的激活

AS是一个以内皮细胞损伤为基础，以血管慢性炎症为特征的病理过程，涉及内皮细胞损伤、巨噬细胞激活、平滑肌细胞的增殖迁移、血小板的活化等多个因素。内皮功能障碍对AS的发生发展有着至关重要的作用，最近有证据表明，抑郁症与心血管疾病的关系可能是通过AS早期的内皮功能障碍导致的，通过检测内皮依赖性肱动脉血流介导的舒张功能（FMD），发现其与抑郁症之间呈负相关关系。同时，已经观察到抗抑郁药物可以改善FMD，这表明抑郁对内皮功能有不利影响，而不是FMD影响抑郁。据文献报道，抑郁症患者血管细胞黏附分子可溶性细胞间黏附分子-1（sICAM-1）、可溶性血管细胞黏附分子-1（sVCAM-1）及溶性E选择素均有明显升高，提示抑郁影响了血管内皮功能。长期抑郁导致的持续性氧化应激增加了ROS的产生和暴露，促进了脂质代谢异常，进一步加重了氧化损伤，促进了动脉硬化的形成，继而影响心血管疾病的发病率及病死率。

炎症和焦虑、抑郁情绪有很强的关联性。有研究报道，与非抑郁症个体相比，患有严重抑郁障碍（MDD）的个体群体表现出各种外周炎症生物标志物水平的升高，抑郁症患者的脑成像也显示神经炎症增加。炎症反应系统的激活已被证明是通过增加促炎细胞因子的产生来确认的，IL-1β、IL-2、IL-6、IFN-γ、TNF-α、可溶性IL-6受体（IL-6R）和IL-1受体阻滞剂（IL-1RA）。促炎症细胞因子和情绪之间联系的一个候选机制是参与海马神经发生，这已被认为是抑郁症的病理生理和治疗中的一个关键贡献机制。炎症活动对海马神经发生的影响在很大程度上受到抑制。中枢神经系统（central nervous system，CNS）的炎症系统主要由小胶质细胞组成，在严重抑郁症时可能过度激活。激活的小胶质细胞使用IL-6作为关键的抗神经源

性信号，它可以通过IL-6受体直接与神经前体细胞相互作用。同样，TNF-α通过TNF-1受体（TNF-R1）对神经前体细胞具有显著的抗增殖活性。此外，促炎细胞因子和情绪之间的联系与吲哚胺-2,3-双加氧酶（indoleamine 2,3-dioxygenase，IDO）的诱导有关，IDO催化饮食色氨酸合成犬尿氨酸的限速步骤。因此，色氨酸的降解可能通过减少合成5-羟色胺和褪黑素所需前体的供应而导致抑郁症状。此外，研究表明抑郁是健康个体低水平炎症反应的独立因素，长期抑郁的患者血清CRP明显升高。对抑郁症患者进行两年随访，发现抑郁症状和低级别炎症持续存在阳性关联。疾病状态下，激活的内皮细胞、平滑肌细胞、单核/巨噬细胞和淋巴细胞的协同作用导致血管细胞因子、生长因子和活性氧（active oxygen，ROS）的产生，从而维持血管的慢性促炎症状态，促进AS病变的进展及斑块的不稳定性。

血小板与抑郁症的关系也密不可分。血小板活化和聚集是血管疾病的基础。由于体内99%以上的5-羟色胺存在于致密的血小板颗粒中，所以5-羟色胺通路在血小板活化中的作用就显得异常重要。研究表明5-羟色胺可与5-HT_{2A}受体结合促进血管内皮细胞增殖，并通过5-HT_{2A}和5-HT_{1B}受体介导血管收缩。同时进一步研究发现，抑郁症患者血小板上的5-羟色胺转运体（SERT）功能降低会倾向于增加血管损伤部位的5-羟色胺浓度，从而有利于血管收缩和血液的凝固。此外，据文献报道血小板过度反应性也与抑郁症有关，随着血小板活化增加，血小板反应性增强，进而促进动脉粥样硬化和血栓形成的发生发展。有关抑郁症与血小板活化，国内外还有很多的报道。除了5-羟色胺的潜在作用外，还存在的解释是，抑郁与焦虑和惊恐发作有发生重叠的部分，这可能会导致交感神经兴奋性增加，血小板会对这种压力后释放的肾上腺素或去甲肾上腺素产生反应，从而增加了血小板聚集。血小板活化增加，血小板反应性增强，促进了动脉粥样硬化和血栓形成的发生发展。

（二）抑郁与焦虑促进肾素-血管紧张素系统激活

肾素-血管紧张素系统（RAS），尤其是局部的RAS激活参与了AS及糖尿病心血管并发症的病理过程。近年研究发现，前肾素及前肾素受体（pro-renin receptor，PRR）作为RAS的新成员参与了心血管疾病的病理过程。目前认为，PRR是一种具有多功能的蛋白，PRR通过多种信号通路、多种机制参与心血管疾病的病理过程。

经典RAS途径中，由肝脏分泌的血管紧张素原结合肾素后被裂解，产生的血管紧张素Ⅰ（Ang Ⅰ）被血管紧张素转换酶（ACE）转化成AngⅡ，Ang Ⅱ与其受体主要是血管紧张素1型受体（AT_1-R）相结合。AT_1-R被激活后通过磷脂酶C（PLC）升高胞质Ca^{2+}浓度，激活丝裂原活化蛋白激酶（MAPKs）介导的细胞内信号通路，引起血管收缩、醛固酮合成和分泌、交感神经系统兴奋、组织炎症、氧化应激等一系列病理生理反应，在高血压、糖尿病、心肌重构等心血管疾病中发挥关键性作用。在动脉粥样硬化中，AT_1-R的激活引起持续的血管收缩可能导致内皮损伤，这可能是动脉斑块形成的原因之一。此外，AT_1-R的激活通过NK-κB、

IL-1、IL-6、IL-18等炎症因子的释放，加剧斑块炎症；并促进血管细胞黏附分子-1（VCAM-1）、细胞间黏附分子-1（ICAM-1）的释放，诱导炎性细胞的聚集和黏附；同时促进巨噬细胞分泌基质金属蛋白酶（matrix metalloproteinase，MMP），导致纤维帽分解变薄。由AT_1-R的激活引发的这一系列过程导致了动脉斑块从稳定相向不稳定相的转变。除促炎症作用外，有证据表明，AngⅡ-AT_1-R还促进了动脉斑块中的血管新生，进一步加重了斑块的不稳定程度。目前，已有临床试验证实了ACEI与ARB在减少动脉粥样硬化血栓形成，降低心血管事件发生率，改善冠心病方面的相关作用。

在RAS中，存在一个在病理状态下发挥心血管保护作用的保护轴。由AngⅠ转化而来的AngⅡ可被ACE_2裂解，Ang（1-7）与Mas受体结合拮抗AT_1-R主要发挥心血管保护作用。我们也发现ACE_2具有抗AS作用，并通过下调ERKp38、JAK-STAT信号通路，上调PI3K-Akt信号通路来抑制内皮细胞增殖、改善内皮细胞功能，ACE_2还可以降低局部炎症、减少脂质沉积、增加胶原含量，并降低MCP-1的表达、减少巨噬细胞黏附，稳定粥样斑块，并通过抑制胶原交互、降低TNF-β表达、促进MMP-2降解来缓解糖尿病心肌病大鼠心肌纤维化，保护心功能。

PRR与前肾素、肾素结合并且通过血管紧张素Ⅱ（AngⅡ）依赖和AngⅡ非依赖途径发挥作用；在经典的PRR- AngⅡ依赖途径中，通过PRR与前肾素、肾素结合，将血管紧张素原转化生成血管紧张Ⅰ（AngⅠ），并进一步由ACE转化为AngⅡ；在PRR的非AngⅡ依赖途径中，PRR-MAPK-ROS等多种途径促进了AS及糖尿病心血管并发症的病理过程。目前认为PRR的非AngⅡ依赖途径在动脉粥样硬化及糖尿病心血管疾病中起着重要作用。在动脉粥样硬化中，血浆中的低密度脂蛋白是其独立危险因素；低密度脂蛋白（LDL）是外周组织中胆固醇的主要载体，与心血管疾病风险增加呈正相关。近年来的研究表明，血浆载脂蛋白中含有氧化脂质，高脂饮食可以增加低密度脂蛋白中氧化脂质的浓度，而氧化脂质会损害血管正常生理功能并刺激动脉粥样硬化过程。有研究发现，氧化脂质参与粥样硬化中巨噬细胞的聚集、巨噬细胞活动的调节和血管壁泡沫细胞的形成。低密度脂蛋白的清除主要通过肝脏中的低密度脂蛋白受体，低密度脂蛋白受体（low density lipoprotein receptor，LDLR）功能缺陷的基因突变与血浆LDL-C水平升高和心血管疾病风险增加相关。有研究发现PRR可能是一种先前未知的LDLR的调控因子，它通过调节LDLR蛋白来特异性地调节细胞对低密度脂蛋白的摄取。进一步的研究表明，沉默PRR基因会抑制肝脏LDLR表达从而导致低密度脂蛋白的摄取减少。然而，沉默PRR基因不仅降低LDLR的表达，还会降低肝脏乙酰辅酶A羧化酶（acetyl-CoA carboxylase，ACC）和丙酮酸脱氢酶（pyruvate dehydrogenase，PDH）的蛋白水平，这会导致肝脏脂质合成减少和脂肪酸氧化增加。因此，抑制肝脏PRR基因的表达甚至可能会降低血浆胆固醇水平，减少动脉粥样硬化的发生率。此外，另一项研究还发现氧化低密度脂蛋白可能上调了血管内皮细胞中PRR的表达。以上研究揭示了PRR可能在脂代谢与动脉粥样硬化过程中具有一定作用，但还需要进一步研究。

脑组织中系统激活可导致明显的情绪反应，在前额叶皮质、杏仁核、海马、扣带回、丘脑和下丘脑等脑区AT_1-R广泛表达，而这些区域与情绪控制密切相关，抑郁等情绪刺激后RAS过度激活AT_1-R明显上调，肾素大量释放入血，AngⅡ增多，从而引起血压升高，血管内皮损伤等；而过表达ACE_2及Ang（1-7）后，可明显缓解大鼠的焦虑抑郁症状，二者的抗焦虑作用可能通过Mas受体发挥作用。

不良的心理因素通过激活RAS、激活了PRR-AngⅡ依赖途径及PRR非依赖的途径（PRR-MAPK）促进氧化应激、加速了AS的进展。而且RAS在中枢神经系统中是影响神经退行性变和行为改变的重要因素；众多学者指出在抑郁状态下RAS异常激活，导致AngⅡ、ACE表达增多，神经系统中高表达的ACE会导致神经炎症紊乱和神经元氧化应激增加，同时Mas受体受到抑制，而Mas受体的激活状态有助于RAS的整体神经保护以及情绪稳定的维持。总之，抑郁会导致RAS异常激活，从而导致PRR/ACE/AngⅡ/AT_1通路上调，而下调了ACE_2/Ang（1-7）/Mas通路，使机体氧化应激增强，炎症反应加剧，促进AS进展。

（三）抑郁与焦虑促进HPA失衡

HPA是调节机体应激的系统之一，对维持身心健康至关重要，慢性应激是AS的独立危险因素。长期抑郁导致机体持续应激反应，大脑长期处于高度警觉状态，会过度激活HPA，导致糖皮质激素分泌增多，改变脂肪的分布。主要是因为长期应激状态会导致外周脂肪分解增加以满足能量需要，但内脏脂肪恰好相反，因其对糖皮质激素比较敏感，从而引起促进脂肪蓄积的基因葡萄糖转运体1（$GLUT_1$）上调，而下调增加葡萄糖摄取的基因葡萄糖转运体4（$GLUT_4$），随着内脏脂肪的堆积，引起巨噬细胞浸润，导致炎症因子释放，促进AS的发生。已有研究证明，老年抑郁患者血清脂联素的水平明显下降，而且血清脂联素水平与入院时抑郁量表——汉密尔顿抑郁量表（HAMD）评分呈负相关，与抑郁的严重程度和持续时间密切相关。此外，HPA失衡可能还会导致交感神经过度兴奋，而引起交感神经系统（SNS）失衡，交感神经兴奋引起的儿茶酚胺的释放不仅会引起冠状动脉收缩，使心率增快，使机体长期血压偏高，并改变血流状态，引起血液湍流，导致内皮损伤，还会导致易损斑块的破裂；已有文献指出抑郁症患者的血浆及尿液中肾上腺素（EPI）和去甲肾上腺素（NE）水平升高，并且它们的水平与抑郁的严重程度呈明显的正相关。NE、EPI和多巴胺可以增加凝血酶等对血小板的聚集作用，也可以在高浓度时直接诱导血小板聚集、血小板纤维蛋白原结合、颗粒分泌和释放血小板标志物，促进凝血级联激活。抑郁患者血小板处于明显的激活状态，提示血小板活化是抑郁的病理生理之一，并且参与了AS的病理过程；所以通过改善抑郁能够改善血小板的功能，减轻AS的发病风险。

总之，抑郁及焦虑通过促进血管慢性炎症反应、促进肾素-血管紧张素系统（RAS）激活及促进HPA失衡多个因素，促进动脉硬化的发生（图4-4-1）。

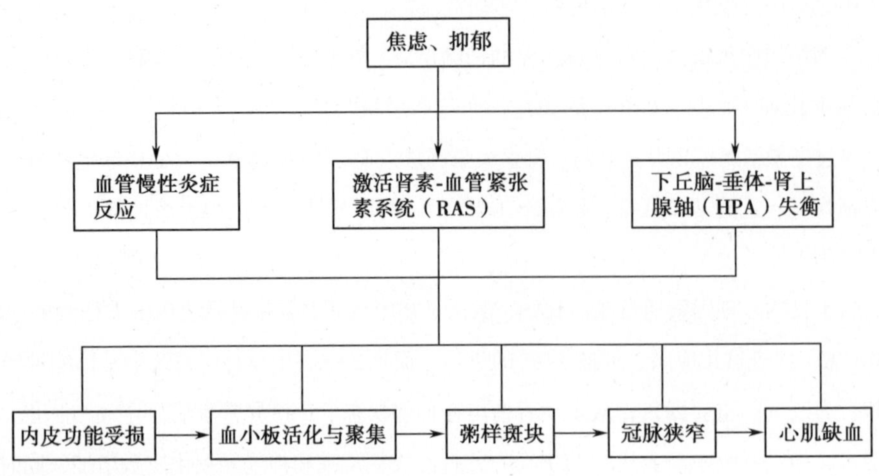

图4-4-1　抑郁及焦虑促进动脉硬化的发生

二、心理心脏病学的部分心理干预治疗

对于不良的心理因素促进AS的发生机制，可由心脏病理和心理因素两方面予以干预。

在心脏病理上，应用RAS抑制剂包括ACEI或ARB来抑制RAS的过度激活，其不仅可以减弱炎症反应，延缓AS进展，而且很多研究阐明其对改善不良心理因素有积极作用。在抑郁的行为小鼠实验中，卡托普利可明显降低小鼠静止行为，显著缓解其抑郁症状。文献报道厄贝沙坦也可通过降低氧化应激的水平，同时增加大脑中过氧化氢酶、谷胱甘肽抗氧化酶的水平来减轻氧化应激，抵抗炎症反应起到缓解抑郁的作用。目前认为RAS抑制剂（ACEI/ARB）一方面可以通过抑制AngⅡ、减缓血栓形成、保护内皮功能、抑制炎症反应来防止左心室重塑、减慢斑块形成、稳定斑块，以起到延缓AS病理进程；另一方面还可以保护神经、减少氧化应激、抑制炎症、扩张血管发挥抗焦虑、抑郁的作用。曾有文献提出选择性β受体拮抗剂可抑制杏仁基底外侧区的β_1肾上腺素受体从而产生抗焦虑作用，也有研究指出长效、脂溶性β受体拮抗剂可能通过血脑屏障，达到一定药物浓度，起到抗焦虑抑郁作用。研究发现基于运动医学的心脏康复不但能够控制心血管疾病的危险因素、抑制RAS系统的激活、保护内皮细胞的功能、抑制斑块炎症反应、消退斑块及稳定斑块的作用，而且还能改善生活质量，改善抑郁及焦虑等作用。

在心理上，随着生物-心理-社会治疗模式的发展，美国Jefferson教授于1985年在国际上首次提出“双心医学”（即心理心脏病学）的概念，国内外专家都认为要从心理-生物-社会综合因素来控制心血管疾病。常用的心理疗法包括认知行为疗法、自我效能理论、保护动机理论、健康促进模型。

认知行为疗法（cognitive behavioral therapy，CBT）是一种结构化的、短期的、有针对性的心理治疗方法，该方法基于认知理论和行为理论，强调思想和情感的重要性，即个体对生活事件的感受和解释，这是行为的决定性因素。

自我效能理论（self-efficacy theory）是由学者班杜拉（Albert Bandura）提出的，用于解释在特定情景下动机产生的原因。班杜拉认为自我效能是指个体对自己执行某一特定行为的能力大小的主观判断，即人们对自己能够完成某一特定任务所需产生的自信心或信念。该理论的一个关键部分是，个体对自己执行一系列行为的能力的信念越强，他们就越有可能开始并坚持既定的行为。相比之下，那些自我效能水平较低的人可能付出的努力较少，因此更容易放弃执行目标行为的尝试，因此，自我效能是个体行为是否发生改变的重要预测因子。其中有效提高个体自我效能主要包括以下方法。①直接经验：即个体以往成功的经历，能够有效提高个体的信心；②间接经验：个体受到自己同类群体在某事件上取得成功的激励，就会增加自己实施该类行为的信心；③言语劝说：在有影响力或权威人的劝说下相信自己也具备实现某行为的能力；④调节生理和情绪状态：调整自己的生理和情绪状态，降低对负性刺激的应激水平，减少负性情绪的影响。

保护动机理论（protection motivation theory）是由美国学者罗杰斯等提出，该理论基于健康信念模型发展而来，通过认知调节中的威胁评估和应对评估来解释个体行为改变的过程。该理论包括信息源、认知中介过程以及应对模式。其中，信息源包括个人因素和外部环境因素，该部分将会影响个体的认知过程，个体根据认知中介产生不同的应对模式，即个体的行为。认知中介过程是保护动机理论的核心部分，其中威胁评估是对不健康行为的评估，包括严重性、易感性、内部收益及外部收益4大要素；应对评估是评价个体避免和应对不良刺激的能力，其基于自我效能、反应效能和反应代价3大要素。

健康促进模型（health promotion model）是由学者Pender提出，模型将社会认知理论和期望价值理论中的部分内容整合于一体，经过前人的多次实践与修订，现形成了共包含3部分的理论框架：个人特质和经验、行为特定的认知和情感以及行为结果，作为人们行为研究的理论指导。模型中的个人特质和经验包含了个人因素（生理、心理以及社会文化）和先前相关行为，认为这些因素会直接影响个体的行为，并且也可能通过行为特定的认知和情感对个体行为有着间接影响。

运用各种有效的心理疗法，对患者的焦虑、抑郁等不良心理状态进行干预，帮助其重新正确地认识疾病，纠正负性认知，恢复自信心，改善心理障碍，从而达到预防及抑制AS的进展，最终实现患者由身到心的全面康复。

第五节

心力衰竭与抑郁焦虑

心力衰竭是各种心脏疾病的终末阶段，随着人口老龄化的发展，心力衰竭发病率及死亡率逐年攀升，已经成为严重影响我国居民健康的重要公共卫生问题。我国2019年心力衰竭流行病学调查结果显示，35岁以上人口中心力衰竭患病率为1.3%，估计现有心力衰竭患者约890万，与2000年调查比较，患病人数增加了近500万。

心力衰竭患者中抑郁及焦虑发病率较高，且与抑郁焦虑共病普遍。心力衰竭患者较易出现抑郁及焦虑情绪，同时抑郁及焦虑等心理问题进一步加重心力衰竭的躯体症状，是影响心力衰竭预后、复发率、致残及致死率的独立危险因素。因此对心力衰竭患者合并抑郁焦虑的情况早期识别并及时干预，意义重大。

一、心力衰竭患者抑郁、焦虑的流行病学特点

心力衰竭患者中抑郁和焦虑广泛存在，发病率约为正常人群的3~4倍。根据研究者采用的心理障碍评价方法及量表的不同，各个研究报道心力衰竭合并焦虑或抑郁的患病率区别很大，Meta分析结果表明心力衰竭患者中抑郁的发病率约为21.5%，焦虑的发生率约为30%，且随着年龄、心功能分级的增加，发病率逐步升高。我国最新重大慢性病国家注册登记研究心力衰竭住院患者调查研究显示43%的心力衰竭住院患者合并抑郁。女性较男性抑郁风险增加82%。合并心肌梗死病史者较未合并者抑郁风险增加63%。与心功能的受损状况分级（NYHA）心功能Ⅱ级患者相比，NYHA心功能Ⅳ级患者抑郁风险增加32%。抑郁、焦虑等多种心理异常增加慢性心力衰竭发病率、加重心力衰竭症状，使心力衰竭合并抑郁/焦虑的患者再住院率及不良事件发生率为其他心力衰竭患者的近2倍，其死亡率更增加近3倍，其中一年内全因死亡风险较不合并抑郁者增加92%，使这类患者医疗负担明显增加，生活质量显著下降。

二、心力衰竭与抑郁、焦虑的关系及机制

（一）心力衰竭与抑郁、焦虑的关系

1. 焦虑和抑郁加重心力衰竭，影响心力衰竭预后　早在2014年，美国心脏协会就将抑郁症列为与肥胖、高血压、糖尿病、吸烟同等地位的心脏病危险因素。在对200万健康人群中的观察性研究中发现，去除其他心血管病危险因素，抑郁仍可以在7年内使心力衰竭的发生风险增加18%。在心力衰竭患者中，抑郁可使患者再住院率、心血管疾病发生率及死亡率均上升，其中心血管事件死亡率增加了2倍。与抑郁不同，焦虑与心力衰竭的相关研究尚有限，但也足以证实焦虑加重了患者的病情，增加死亡率，原因一方面由于焦虑对心力衰竭的

直接影响，另一方面焦虑患者常同时伴有抽烟、酗酒、运动减少等问题，这些不良生活习惯加重心力衰竭病情。焦虑障碍中的一些特殊类型，如创伤后应激障碍（post-traumatic stress disorder，PTSD）及广泛性焦虑障碍（generalized anxiety disorder，GAD）影响心力衰竭患者预后。对于心力衰竭合并抑郁的患者，与焦虑共病进一步提高患者再住院率及死亡率，加重预后，并可能引起抗抑郁治疗依从性下降，导致抑郁持续存在。

2. 心力衰竭易引起并加重抑郁及焦虑　心力衰竭是一种慢性疾病，其病情迁延、症状反复、患者活动受限及生活质量下降是其重要特点，加之经济负担的加重及因反复就诊导致生活规律的改变，患者更容易产生抑郁、惊恐、担忧、焦虑等情绪；另一方面，心力衰竭患者常合并心房颤动易引起的脑卒中、炎症反应激活及大脑低灌注等，导致大脑海马体缺血及低氧损伤，引起认知功能障碍，进一步引起或加重抑郁等心理障碍。

（二）抑郁、焦虑参与影响心力衰竭的机制

1. 不健康行为及生活方式的影响　抑郁、焦虑患者对治疗依从性降低，难以养成并坚持低盐低脂饮食、适量运动等对心力衰竭康复至关重要的生活习惯。此外，抑郁及焦虑患者常有抽烟、饮酒、日常运动减少等不良生活习惯并不易改变，加之抑郁本身即为肥胖的危险因素，以上种种不健康行为及生活方式均参与促进心力衰竭的发生发展，并影响心力衰竭预后。

2. 神经体液调节机制　焦虑、抑郁情绪可引起交感神经兴奋，促进儿茶酚胺过量释放，引起外周血管收缩，加重心脏后负荷，并通过加重水钠潴留增加心脏前负荷，从而导致或加重心力衰竭；儿茶酚胺还可以引起自主神经功能紊乱，患者心率变异性下降，反射性引起下丘脑-垂体-肾上腺系统激活，导致血清皮质醇增多，外周和肝脂肪堆积，引起向心性肥胖，加重胰岛素抵抗，进一步加重心力衰竭。

3. 血小板功能激活机制　冠心病是导致心力衰竭最常见的因素，研究发现合并抑郁的患者血小板聚集程度较非抑郁者升高，存在血小板激活。抑郁状态下血小板功能激活，主要表现为血小板因子Ⅳ和β-血栓球蛋白表达增多，血小板糖蛋白$Ⅱ_b/Ⅲ_a$受体数量增加。冠心病合并抑郁的患者服用舍曲林后，β-血栓球蛋白较对照组明显下降。抑郁患者应用帕罗西汀治疗后血小板因子Ⅳ、β-血栓球蛋白及血小板糖蛋白$Ⅱ_b/Ⅲ_a$受体数量降低，提示抗抑郁治疗可以减少血小板激活，进一步证实抑郁参与引起血小板激活。血小板功能激活可引起血栓形成、动脉栓塞及血管的舒张收缩障碍等，参与促进心力衰竭发展。

4. 免疫和炎症调节机制　免疫因素及炎症反应参与抑郁合并心力衰竭的发病过程。抑郁患者外周血炎性细胞因子如肿瘤坏死因子、白细胞介素-1、白细胞介素-6等及C反应蛋白水平升高，炎症反应激活，并可进一步参与引起并加重动脉粥样硬化进程，参与心力衰竭发病过程。合并缺血性心脏病的抑郁患者，体内炎症因子水平可作为评估治疗反应的因素之一，即炎性因子水平越高，患者对治疗的反应越差。此外，炎症因子还可损伤内皮功能，内皮功能障碍可导致心力衰竭的发展。研究表明抑郁及焦虑均与内皮系统功能障碍相关。抑郁可以引起L型精氨酸/非对称性二甲基精氨酸（asymmetric dimethylarginine，ADMA）比值降低，一氧化氮减少，引起内皮功能障碍。抑郁和焦虑还与血流介导性扩张（flow-mediated dilation，FMD）受损相关，而FMD为内皮细胞功能标志之一，提示抑郁参与引起内皮系统功能异常。

5. 抑郁焦虑与心力衰竭存在共同基因表达　有研究表明，抑郁焦虑等心理障碍与心力衰竭之间存在共同的基因表达调控机制，如神经肽S受体-1基因的功能序列变异可引起慢性心力衰竭患者焦虑和抑郁情绪的敏感性，与慢性心力衰竭患者的情绪调节有关。

三、心力衰竭患者抑郁、焦虑的临床表现

（一）心力衰竭合并抑郁的临床表现

心力衰竭合并抑郁临床表现具有高度异质性，除常见的情绪低落外，还会存在认知、精神运动性和其他的功能紊乱（如注意力不集中、疲劳或精力下降、性欲丧失、食欲下降、兴趣丧失、睡眠紊乱等），其中部分症状常与心力衰竭等疾病症状相互重叠，但经规范抗心力衰竭治疗后，心力衰竭指标缓解，而相关症状无有效缓解时，需引起医生注意。

（二）心力衰竭合并焦虑的临床表现

心力衰竭合并焦虑的患者主诉反复发作的心悸、胸闷、气急、失眠、夜尿增多等症状，常伴烦躁、易怒、出汗多、心动过速等，频繁就诊或入院治疗，较易误诊为急性左心衰竭，但焦虑引起的症状多可通过患者常叹气部分缓解，而给予规范抗心力衰竭治疗缓解不明显，需同时给予抗抑郁治疗可有效缓解。

四、心力衰竭患者抑郁、焦虑的诊断及评估

尽管抑郁、焦虑在心力衰竭患者中发病率高且直接影响患者预后，但在临床工作中相关的精神心理症状依然常被忽视。同时，介于心力衰竭与抑郁及焦虑之间存在共同或类似的症状，这对准确判断病情提出了重大挑战。作为非精神专科医生，及早识别心力衰竭患者并存的抑郁及焦虑问题，并与精神科医生合作及时干预，对患者病情的恢复异常重要。对心力衰竭合并抑郁、焦虑的筛查与识别，是心血管科医生在临床工作中需必备的技能和有力的武器。

（一）对所有患者进行抑郁及焦虑的初步筛查

冠心病是心力衰竭的重要原因之一，美国心脏协会（American Heart Association，AHA）建议对所有冠心病患者进行日常抑郁筛查，欧洲心脏协会（European Society of Cardiology，ESC）提出对心力衰竭患者进行抑郁及焦虑的筛查和评估。《在心血管科就诊患者心理处方中国专家共识（2020版）》提出采用“三问法”或“二问法”初步筛出可能有问题的患者

（见第二章中“心理心脏病的识别与评估”一节相关内容）。

（二）利用量表系统进行综合评估

初步筛查后若判断患者可能存在抑郁或焦虑问题，需应用量表进一步系统评估患者心理异常。美国《精神障碍诊断与统计手册》（第5版）（DSM-5）推荐的抑郁筛查量表患者健康问卷抑郁量表（PHQ-9）、焦虑筛查量表广泛焦虑障碍量表（GAD-7）及医院焦虑抑郁量表（HADS）等，对辅助诊断心力衰竭合并焦虑/抑郁有重要意义，其中PHQ-9和GAD-7在我国应用较广泛，评估标准为：综合评分<5分为正常，5~9分为轻度，10~14分为中度，15~19分为中重度，20分及以上为重度。量表内容较简单，评估方便，可操作性强，为临床医生判断患者有无焦虑及抑郁提供了有力帮助。

（三）针对不同患者提出个体化评估方案

除对所有患者进行标准化筛查和评估外，针对不同患者，在何时何地对患者进行筛查及评估也需要制定个体化方案。如在急性心脏事件后随即对患者进行心理筛查，抑郁及焦虑的发生比例较高，但在心脏事件后一段时间这种心理异常可能会消失，因此在患者治疗期间应进行多次筛查及动态评估，对于新发的精神心理异常，建议将最终诊断推迟至临床稳定期进行评估。另一方面，在无法对患者进行专门治疗的情况下筛查心理问题，患者获益有限，因此建议在有明确流程以确保可以动态监测并调整治疗的程序中，对心力衰竭患者进行筛查。

五、心力衰竭患者抑郁、焦虑的治疗措施

对于心力衰竭合并抑郁、焦虑的治疗，需在针对心力衰竭治疗的基础上，同时治疗患者的抑郁/焦虑的心理异常，即躯体治疗和心理治疗并用，同步双心治疗。但目前对于“双心”患者的药物治疗并无相关指南推荐，多数学者建议积极治疗心力衰竭，一过性的情绪波动一般无需特殊治疗，症状持续但不严重的以心理治疗为主，但症状严重影响患者的社会功能时需要积极的药物干预。针对心力衰竭合并抑郁/焦虑的主要治疗措施包括非药物治疗和药物治疗。

（一）非药物治疗

相比药物治疗，非药物治疗具有明显优势：首先，它可以针对患者进行定制个体化治疗方案；其次，它不与患者心脏治疗的药物相互作用；更重要的是它可以帮助患者形成长期治疗习惯和技能，以改善症状并预防复发。

1. 心理治疗　包括心理疏导、行为疗法、人际关系疗法、认知疗法、音乐疗法及生物反馈治疗等。认知行为疗法（cognitive behavior therapy，CBT）是心理治疗的主要手段，也是目前在心力衰竭患者的系统性研究中唯一被证实确切有效的心理治疗方法，主要通过纠正患者不良认知，改变自身观念和行为，达到消除不良心理问题的疗法。CBT首先需要纠正患者

不良认知。认知因素在决定患者心理反应中起关键性作用，包括对病因和疾病结果的理解，对治疗及预后的了解及接受程度等。一方面，由于患者对心力衰竭疾病及心理疾病的了解不足，对预后的期望过高或过低，均不利于患者的治疗和恢复；另一方面，由于患者对治疗焦虑/抑郁的药物副作用和“依赖性”普遍存疑，服药依从性差，停药率极高，规律复诊率低，也对患者治疗不利。医生需做好纠正患者错误认知的宣教，帮助患者形成对疾病的正确认知，提出积极的想法，并帮助患者建立求助动机，维持良好的医患关系。

2. 运动疗法　慢性心力衰竭患者长期进行有规划的康复运动不仅可以改善情绪状态，同时可以提高运动耐力，改善心功能，提高生活质量，降低住院率。适当运动可以增加神经递质如血清素，多巴胺和去甲肾上腺素等的释放，改善抑郁及焦虑症状。抑郁症的存在与皮质醇增多有关，交感神经过度激活、炎症反应、内皮功能障碍及高凝状态都会加重心力衰竭。研究发现运动可以减轻上述因素，改善心力衰竭患者的生存率。运动前需对患者进行综合评估，包括评估患者心肺功能、了解患者抑郁/焦虑的程度、既往的治疗情况、有无复发史等，结合患者的个人需要、健康状态和兴趣所在，为患者制定个体化运动处方。运动疗法需分期分步，循序渐进地进行，初期要在医生或家人的观察下，逐步开展以散步、园艺、简单家务等日常活动，逐渐延长运动时间，增加运动频率，提高运动强度。医生需在患者运动过程中与患者保持联系，定期询问患者情况，包括有无胸闷、气短、乏力和水肿等症状出现，并及时干预。运动疗法是心脏康复治疗的重要组成部分，适当的运动治疗方案可以改善心力衰竭患者的抑郁/焦虑，促进心力衰竭的恢复，改善患者生活质量和预后。

3. 社会支持　主要指来自家庭、亲友和社会各方面的理解、支持与帮助，其中家庭支持是其基本形式，家庭成员的帮助、照顾和体贴可以间接改善心力衰竭焦虑和抑郁状态。

4. 减压疗法　冥想、腹式呼吸、肌肉放松等作为行为心脏病学方法，有助于缓解心力衰竭患者的心理问题。

（二）药物治疗

尽管目前针对心力衰竭患者心理问题的药物治疗收效有限，但在积极处理心力衰竭症状，对心理问题给予充分心理治疗后，症状仍严重且影响患者的社会功能时，建议对患者采用药物治疗。但要注意的是这些精神类药物虽然短期内可以改善患者焦虑和抑郁的症状，但长期结果并未显著改善患者心血管疾病的预后。

1. 选择性5-羟色胺再摄取抑制剂（selective serotonin reuptake inhibitors，SSRI）　通过选择性抑制5-羟色胺再摄取，使突触间隙5-羟色胺含量升高，从而达到治疗目的，因其心脏毒性低，不良反应小，目前作为心内科一线抗抑郁焦虑药物。常用药物包括氟西汀，帕罗西汀，舍曲林及西酞普兰。心血管病患者建议从最低剂量的半量开始服用，老年患者从1/4量开始，每5~7天缓慢加量至最低剂量，通常需要2~4周改善患者症状。疗程结束后需缓慢减量，避免撤药反应。

2. 苯二氮䓬类（benzodiazepine，BZD） 常用于焦虑及失眠的治疗，根据其半衰期可分为长半衰期药物（如地西泮、艾司唑仑等）和短半衰期药物（如劳拉西泮、咪达唑仑、阿普唑仑等），对于合并有失眠的患者，可适当给予长半衰期药物。需要注意的是，该药物一般作为抗焦虑初期的辅助用药，具有一定的成瘾性，且连续应用后停药易引起截断反应，建议逐渐减量停药。因有一定的肌松作用及呼吸抑制，对于合并有呼吸系统疾病的患者及年老体弱者慎用。

3. 其他药物 除上述药物外，5-羟色胺受体拮抗剂和再摄取抑制剂（如曲唑酮）、5-羟色胺和去甲肾上腺素再摄取抑制剂（如文拉法辛、度洛西汀）、多巴胺及去甲肾上腺素再摄取抑制剂（如丁螺环酮）等可作为心力衰竭患者治疗焦虑抑郁状态的二线用药。三环类和四环类抗抑郁药因其副作用多，药物相互作用复杂，目前已不建议用于心力衰竭患者。除此之外，长链ω-3脂肪酸补剂及中医中药治疗也在心力衰竭合并抑郁焦虑中具有一定疗效，但证据级别有限，需进一步临床研究的验证。

六、小结

心力衰竭患者合并抑郁/焦虑非常普遍，这些心理异常可加重心力衰竭病情，影响心力衰竭预后。尽管心力衰竭和抑郁/焦虑的部分症状重叠，增加了对抑郁/焦虑诊断的困难，但早期识别并适当干预心力衰竭患者心理的问题，对缓解病情、改善预后十分必要。应用CBT和“社会-心理-生物”模式对心力衰竭合并焦虑/抑郁进行治疗已得到证实，但受传统“生物”医学模式观念的影响，人们对于双心疾病的重视程度远远不够，未来对双心疾病的研究及探索任重道远，但随着医学的进步和发展，双心医学将会成为当代心脏病学的发展方向。

第六节

高血压病与精神心理问题

高血压病是最常见的慢性病，也是动脉粥样硬化性心脑血管病最主要的危险因素，其所致脑卒中、心肌梗死、心力衰竭及慢性肾脏病等主要并发症，不仅致残、致死率高，而且严重消耗医疗和社会资源，给家庭和社会造成沉重负担。据《中国心血管健康与疾病报告2019》报道，我国9个省（2011年增至12个省）≥18岁成年人的血压正常高值年龄标化检出率从1991年的23.9%增加到2011年的33.6%；2012—2015年的中国高血压调查发现，中国≥18岁居民血压正常高值检出粗率为39.1%，加权率为41.3%。“十二五”高血压抽样调查显示，中国高血压患病率高达23.2%，如果治疗所有高血压患者，每年将减少80.3万例心血管病事件（脑卒中减少69.0万例，心肌梗死减少11.3万例），获得120万健康生命年。

高血压是遗传与环境因素长期相互作用的复杂疾病。不健康的生活方式、职业和公共关系等社会压力均对高血压起到不良作用，近年来大量流行病学及临床研究均证实精神心理问题是心血管疾病的独立危险因素，已经被写入国内外各种指南和专家共识中。在精神心理疾病中，最常见的是焦虑和抑郁，研究报道高血压病与焦虑、抑郁共病的情况逐年增加。对高血压病的不正确认识所造成的恐惧、担心是诱发抑郁焦虑的重要因素，同时抑郁、焦虑等精神心理问题通过多种机制可以引起血压升高或控制不良，二者常伴随发生，严重威胁人类的身心健康，降低生活质量。本节将详细阐述高血压病与焦虑、抑郁的关系、相互作用机制、临床表现及治疗。

一、高血压病与焦虑、抑郁的关系

正常人群中焦虑发生率为5%，抑郁发生率为4%~7%，高血压患者焦虑、抑郁的发生率明显增高，存在共病关系。关于焦虑、抑郁合并高血压的流行病学调查结果在不同国家及地区存在较大差异，国内流行病学调查显示，焦虑、抑郁患者合并高血压的患病率分别为11.6%~38.5% 和 5.7%~15.8%。对168 630例美国高血压患者进行调查发现，4.3%患者合并焦虑，8.4%合并抑郁，巴基斯坦高血压调查显示高血压患者中抑郁障碍的患病率为40.1%，且以女性为主。我国学者Li等完成的一项包含41项包括中国在内的全球研究共计30 796人的荟萃分析结果显示，高血压患者抑郁的总患病率为26.8%，其中我国有31个研究共14 505例高血压患者抑郁患病率为28.5%。需要特别注意的是，抑郁症患者依从性差、配合率低的特点往往会使抑郁症和高血压病检出率偏低。

目前认为焦虑、抑郁与高血压病之间有相互促进形成恶性循环的关系。一项前瞻性研究发现焦虑、抑郁使非高血压人群患高血压风险分别增加2.08倍、3.44倍。Ginty等对荷兰的455 238名女性进行了5年的队列研究，发现抑郁使高血压的患病风险增高约3.5倍，而焦虑使高血压的患病风险增高约2.0倍；Patten等对没有高血压病的受试者进行10年前瞻性研究，矫正年龄等危险因素后，应用风险比例模型统计，结果显示相比较于正常人，抑郁障碍能增加高血压患病风险1.6倍；而Grimsrud等对高血压与情绪障碍关系的研究结果表明，大约16.7%的患者在诊断为高血压病之前，都曾有过1年以上的焦虑或抑郁。国内调查也发现，偶发失眠和经常失眠人群中，其高血压患病率分别达43%和48%。尽管国内外心理因素相关性高血压的患病率报道不一致，但可以肯定焦虑、抑郁等精神心理障碍使高血压病的发病风险增加，大量循证医学已经证实焦虑、抑郁等情绪障碍既是高血压的独立危险因素，促进高血压的发生、发展，也是影响高血压预后的不良因素。与此同时，罹患高血压人群较正常人也更容易发生焦虑、抑郁。当确诊高血压后，部分患者会过分关注自己的身体状况和疾病的预后，从而产生焦虑、愤怒、惊恐等负面情绪，在此种因素长时间作用下会有不同程度的抑郁表现，并伴有焦虑、躯体功能障碍、睡眠障碍。Hamer等研究显示，与正常人群相比较，知晓患有高血压的患者抑郁障碍的发病率增高，然而，虽患有高血压但本人并不知晓的患者抑郁障碍的发病率无明显增高。Green等进行了一项关于观察单纯糖尿病和糖尿病合并高血压病焦虑、抑郁罹患率的为期5年的队列研究，发现后者人群相较前者焦虑、抑郁罹患率更高。Johansen等研究发现，服用两种或两种以上降压药物的高血压患者比不用降压药物治疗的高血压患者抑郁障碍的患病率增加，该项研究亦提示降压治疗并未改善高血压患者的焦虑抑郁情况。

二、精神心理问题在高血压病发生中的作用

（一）下丘脑-垂体-肾上腺轴

下丘脑-垂体-肾上腺轴（hypothalamic pituitary adrenal axis，HPA）是人体应激反应的重要组成部分，参与调节多种机体活动。焦虑抑郁等不良情绪刺激下丘脑分泌促肾上腺皮质激素释放激素，进而刺激腺垂体分泌促肾上腺皮质激素，从而促使皮质醇分泌增加，即促使HPA激活。长期严重的焦虑可影响HPA活动，血清皮质醇、儿茶酚胺分泌增多。过多的儿茶酚胺促进了交感神经激活，引起小动脉痉挛收缩、心率增快和血压升高，同时也可导致胰岛素抵抗、内皮功能障碍、炎症，最终参与高血压及其他心血管疾病的形成。有学者通过焦虑理论模型证明焦虑症患者对威胁具有夸大的神经生物学敏感性，从而导致压力和炎症系统的反复、长期激活。简而言之，与没有焦虑症的人相比，患有焦虑症的人可能更早发现威胁性刺激，感知到更大的威胁，并且不能解决感知到的威胁，从而导致持续的威胁感知，为了应对感知到的威胁，HPA和自主神经系统被激活。抑郁与血压相互关系的生理学机制可能与抑郁影响HPA，致中枢神经功能失调有关，下丘脑血管收缩，致交感神经中枢兴奋，并通过网状结构向下传递，可引起总体交感神经兴奋，肾上腺髓质分泌增加，随后节后神经元释放去甲肾上腺素，交感神经激活，心排出量增加，血压升高。另一方面下丘脑功能失调，HPA功能亢进，垂体释放促肾上腺皮质激素增多，血清皮质醇水平增高，水钠潴留，血压升高。持续心理压力也可促进加压素分泌增加，通过肾素-血管紧张素-醛固酮系统激活导致水钠潴留，血压升高。

（二）肾素-血管紧张素-醛固酮系统

早期报道表明，在人体处于应激状况下中枢与外周的RAAS可被激活。有研究表明，抑郁症患者的血浆肾素浓度与活性降低，并且双相情感障碍（抑郁症合并躁狂症）患者存在对肾素敏感性降低的现象，另外抑郁症患者血浆醛固酮的浓度、活性及患者对醛固酮的敏感性均降低，醛固酮可能在抑郁症患者中有升高倾向，这提示抑郁症患者存在RAAS失调。

Emanuele等对抑郁症患者血浆肾素及醛固酮水平与无精神疾病的健康人血浆肾素及醛固酮水平做了一个现况调查，显示抑郁症患者血浆醛固酮水平升高是无精神疾病健康人的2.77倍。而Murck等发现，与正常对照组相比，抑郁症患者夜间血浆肾素的分泌无明显变化，而血浆醛固酮的分泌却有所提高，因此提出血浆醛固酮的升高为抑郁症特征性改变。RAAS紊乱同样存在于焦虑患者中，焦虑也可导致交感-肾上腺髓质系统（sympathetic adrenal medulla axis，SAM）激活，儿茶酚胺、去甲肾上腺素、肾上腺素、肾上腺皮质激素、血管紧张素Ⅱ分泌增多，外周血管收缩，血压升高。有研究发现高肾素水平患者较低肾素水平患者更易患焦虑、抑郁，且前者表现程度也较后者重，间接说明肾素活性的高低与焦虑、抑郁的发生发展有一定关系。焦虑抑郁情绪障碍可通过激活RAAS而起血压升高，外周血循环中的血管紧张素Ⅱ与醛固酮水平的高低可作为焦虑抑郁的预测指标。在高血压合并焦虑、抑郁的人群中，使用ACEI类药物，较对照组可以明显减少抗精神类药物的使用剂量，这间接说明RAAS的异常可能参与焦虑、抑郁的发生和发展。动物实验证实，AngⅡ可以增加焦虑，而ACEI和AngⅡ受体拮抗剂均有抗焦虑作用。

（三）自主神经系统功能失调及睡眠障碍

人体血压的稳定是神经调节和体液调节共同作用的结果。有研究指出，焦虑、抑郁会使交感神经的兴奋性增加，而迷走神经呈现抑制状态，其原因可能是焦虑、抑郁导致压力反射的敏感性下降，从而引起交感神经持续兴奋。交感神经兴奋性增加会促进儿茶酚胺类激素的释放，引起小动脉痉挛收缩、心率增快和血压升高。同时血压升高可作为代偿机制通过刺激压力感受器使焦虑、抑郁情绪得到缓解。国内有学者对高血压患者的淋巴细胞β肾上腺素受体进行了研究，发现焦虑、抑郁可下调淋巴细胞β肾上腺素受体的密度，引起心率增快，血压增高。还有研究发现焦虑、抑郁是导致血管的压力感受器敏感性降低的最强的心理因素，可使机体的压力反射敏感性下降，导致中枢和外周压力反射减弱，造成血压增加（图4-6-1）。

血压有其正常的节律性，即24小时内呈双峰一谷的杓型节律，睡眠障碍是焦虑、抑郁患者的常见症状，睡眠时间过短或睡眠质量下降常伴随自主神经功能失调，增加儿茶酚胺的释放，使夜间本应处于低谷的血压升高，进而影响血压的昼夜节律，呈现非杓型改变，增加靶器官损害的风险。同时过少的睡眠还会激活肾素-血管紧张素系统，造成循环血液中瘦素及胃饥饿素的水平升高，影响机体的新陈代谢，增强食欲，容易造成肥胖。

（四）依从性及不良生活方式

焦虑、抑郁患者常因心境低落而通过高热量食物、酒精或吸烟来获得满足感，引发肥胖或代谢性疾病等，增加了高血压的发生风险。焦虑、抑郁合并高血压患者服药依从性低，当短期服药后未看到疗效时通常自作主张，自行调整药物剂量，造成高血压的控制不佳。

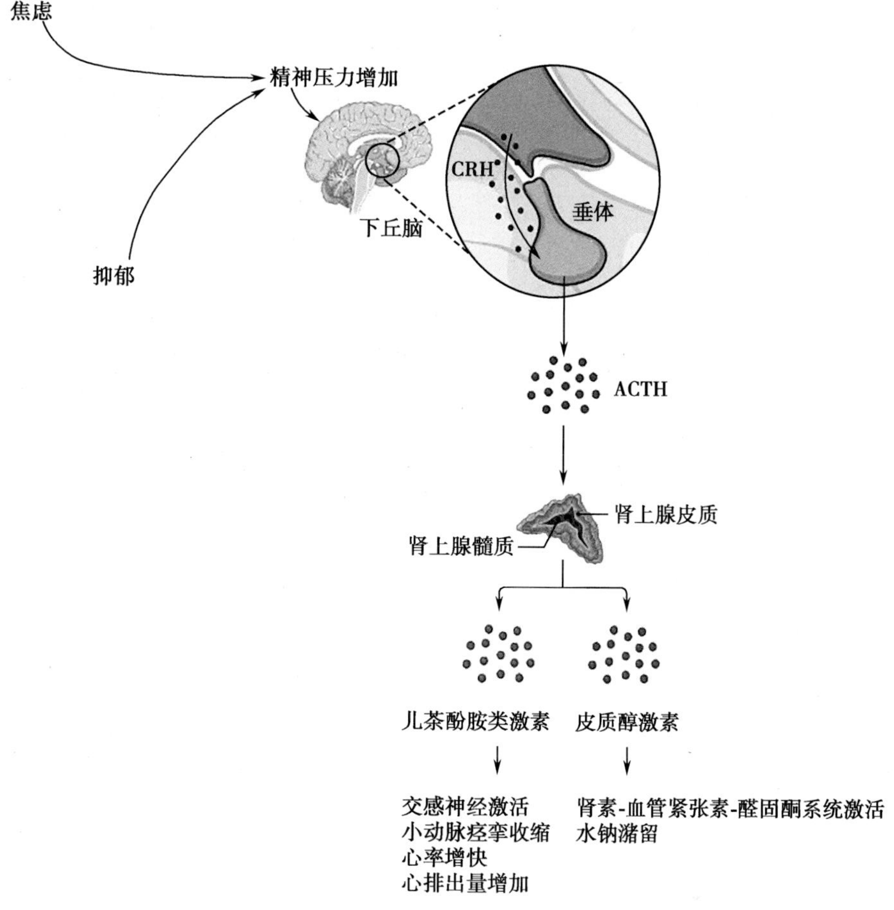

图4-6-1　心理因素导致血压升高的机制
CRH. 促肾上腺皮质激素释放激素；ACTH. 促肾上腺皮质激素。

三、心理因素相关性高血压的临床表现

受传统生物医学模式的影响及专业知识的限制，焦虑、抑郁与高血压共病时患者的心理因素如抑郁、焦虑、失眠等往往被忽略，有研究报道，医生对焦虑、抑郁的识别率仅为22%。另外患者提供的信息也往往会误导医生漏诊心理因素相关性高血压。有学者对21例心理因素相关性高血压进行问诊，患者坚称自己高血压的发作与压力或情绪无关，但心理评价量表显示其高血压的发作与情绪有关。因此，要根据心理量表对心理因素作出初步评价，不能简单地根据患者自身的叙述或问答。目前焦虑、抑郁障碍的诊断主要靠对精神症状的识别，并根据中国精神障碍分类与诊断标准（CCMD-3）及《国际疾病分类》（第10版）（ICD-10）等作出诊断。

近年来随着学者对心理因素的重视，目前在临床过程中也总结了许多心理因素相关性高血压的特点。心理因素相关性高血压患者常表现为血压难以控制且波动较大，血压升高的程

度不等，可表现为发作性或持续性升高。有时血压可骤然升高，血压水平多在3级以上，常伴随一系列躯体化症状，如头痛、头晕，恶心、出汗、胸痛、心悸、多尿等。

值得注意的是，血压发作性升高并非一定由情绪、悲伤或惊恐所触发，但几乎所有严重的发作性高血压病例都有异常严重的虐待、创伤史，或者自我心理防御性强、非常稳重的人格类型。发作持续时间一般从几分钟到几天、发作频率从一天数次到数月一次不等，发作间歇期血压正常或轻度增高，可无其他明显症状。多数焦虑患者表现为过度担心，烦躁、紧张、易怒，记忆力减退、注意力不集中等心理症状，常合并有头痛、头晕、耳鸣、眼花、心悸、胸闷、胸痛、口干、出汗、倦怠、睡眠障碍等自主神经功能紊乱的表现。惊恐发作时多不可预测，反应较强烈，可有突发的惊恐体验，伴濒死感，伴有呼吸困难或过度换气、心悸，头昏、麻木、感觉异常、全身颤抖或无力，少数可有意识障碍、兴奋、躁动、被害妄想、幻觉等较严重的精神症状，血压变异性较大，清晨高血压与夜间血压高较多见，血压昼夜节律曲线以非杓型多见，与患者精神心理状态密切相关。

在惊恐障碍发作时，血压急剧升高，收缩压和舒张压均增高，脉压增大，甚至可有水冲脉、动脉枪击音、毛细血管搏动症等高动力循环状态的体征；伴有胸闷、心动过速、头痛以及出汗，易被误诊为嗜铬细胞瘤；抑郁患者除血压升高之外常表现为情绪低落、思维迟缓、兴趣减退、消极观念及行为、疲劳或乏力、工作能力下降、睡眠障碍、食欲和体重改变、性欲和性功能改变、懒言、多部位的疼痛或不适等，以上症状可数个并存或仅突出表现单独一个症状。睡眠障碍可表现为入睡困难、睡眠浅、易醒、早醒、多梦或睡眠过多等。血压升高也以轻中度多见，夜间血压高多见，昼夜节律曲线以非杓型多见。对服用安眠药的抑郁症患者血压进行检测，可见夜间血压水平明显下降，昼/夜的血压比值升高。抑郁能够影响血压昼夜节律，抑郁与收缩压和舒张压的增高以及昼/夜的血压比值降低相关。当临床发现上述症状高血压患者，应积极进行心理量表评估，避免漏诊心理因素相关性高血压。

四、治疗方法

心理因素相关性高血压的治疗包括药物治疗和非药物治疗，在常规降压药物基础上联合抗焦虑抑郁药物、生活方式干预和心理治疗可显著提高患者治疗的依从性，提高降压疗效，改善患者生活质量。

（一）降压药物的选择

目前常用的降压药物主要有：血管紧张素转换酶抑制剂（ACEI）、血管紧张素Ⅱ受体拮抗剂（ARB）、钙通道阻滞剂（CCB）、利尿剂、β受体拮抗剂、α受体拮抗剂等。

有研究发现，包含有β受体拮抗剂的降压方案更有可能导致患者产生情绪低落或抑郁症状，提示长期应用该类药物可能导致焦虑、抑郁。另有研究钙通道阻滞剂如氟桂利嗪可诱发灵长类动物的帕金森样症状，表现为迟发性肌张力障碍、静坐不能、言语障碍，其原因可能与该类药物通过突触前和突触后机制导致，因此不推荐钙通道阻滞剂作为高血压伴焦虑、抑郁的一线抗高血压治疗。而利血平通过耗竭多巴胺和突触前膜多巴胺类物质囊泡储存和转运起到降压的作用，也可能引起帕金森样症状，有研究表明利血平会增加高血压患者抑郁的风险，可能与利血平阻断肾上腺素能神经元诱发抑郁有关。肾上腺素能神经元阻断性降压药物影响颅内神经递质代谢，从而诱发或加重抑郁症状。此外，美卡拉明、甲基多巴等降压药物均会不同程度引起焦虑抑郁。相反有研究表明，ACEI和ARB类抗高血压药物可能有潜在的预防、改善认知力减退的作用，甚至逆转血管性痴呆和阿尔茨海默病，而就抑郁和焦虑而言，在动物模型实验中也有类似的证据表明作用于RASS的药物有抗抑郁或抗焦虑的作用。所以高血压合并焦虑、抑郁时，建议优先选择ACEI/ARB类降压药物。

（二）抗焦虑、抑郁药物的选择

目前抗焦虑、抑郁药物可分为以下几类：

（1）单胺氧化酶抑制剂（monoamine oxidase inhibitor，MAOI）：是最早出现的抗抑郁药，由于MAOI的副作用较多，已逐渐被其他药物取代。

（2）三环类抗抑郁药物（tricyclic antidepressant，TcA）：常用药物有丙米嗪（imipramine）、阿米替林（amitriptyline）、盐酸多塞平（doxepine），氯丙米嗪（chlorimipramine）等。TcA对心血管有不良影响，由于阻断神经末梢对去甲肾上腺素和5-HT再摄取并且阻断钠离子通道，从而出现心脏传导障碍。过量服用TcA会增加室性期前收缩、室性心动过速风险，也可能由于钾通道抑制导致QT间期延长，从而出现尖端扭转型室性心动过速，甚至危及生命。因而高血压患者，尤其是伴有心脏损害的患者合并抑郁状态时应慎用TcA类药物。

（3）选择性5-羟色胺再摄取抑制剂（selective serotonin reuptake inhibitors，SSRI）：具有选择性抑制5-HT再摄取作用，是目前临床应用最广的抗焦虑抑郁药物。常见的不良反应有胃肠道反应、中枢神经系统功能影响、性功能障碍等。临床常用药物有：氟西汀、帕罗西汀、舍曲林、氟伏沙明、西酞普兰等。SSRI可在突触前末梢抑制5-HT的再摄取，中间神经元5-HT活性增加，此外还可抑制血小板活性。由于抑郁患者血小板黏附和聚集异常，导致心血管事件风险增加，使用SSRI类药物可能有潜在抗血小板活性益处。

（4）5-羟色胺-去甲肾上腺素再摄取抑制剂（selective serotonin-norepinephrine reuptake inhibitor，SSNRI）：对抑制5-羟色胺再摄取有高度选择性，但也可引起血压升高。有研究报道该类药物文拉法辛应用后，约24%原血压正常者、54%高血压者出现血压的增高，且与剂量相关，因而应用时注意监测血压。

（5）其他药物：氟哌噻吨美利曲辛是一种复合制剂，含有两种成分，即氟哌噻吨和美利曲辛。氟哌噻吨是一种神经阻滞剂，其不同剂量具有不同的药理作用，大剂量的氟哌噻吨主要拮抗突触后膜的多巴胺受体，降低多巴胺能活性；而小剂量的氟哌噻吨主要作用于突触前膜多巴胺自身调节受体（D_2受体），以促进多巴胺的合成和释放。美利曲辛可以抑制突触前膜对去甲肾上腺素和5-HT再摄取作用，提高突触间隙5-HT和去甲肾上腺素的含量。两种成分相互作用的结果提高了突触间隙单胺类递质的含量，使药效增强，可有效地治疗焦虑抑郁症状。但因其可使多巴胺、去甲肾上腺素释放增多与单胺氧化酶抑制剂合用可能导致高血压危象，故使用单胺氧化酶抑制剂的患者禁忌使用本品。

综上所述，在高血压合并抑郁患者抗抑郁药物的选择上常用SSRI，在抗焦虑药物中，世界精神病协会（WPA）推荐的首选药物仍是SSRI。

（三）心理干预

现代医学模式为生物-心理-社会模式，任何疾病均呈现出心理学层面表现，在病情的转归和康复过程中可辅以心理疏导、安慰、劝解、鼓励和积极的暗示等心理治疗手段。目前，大多数学者主张在应用降压药物治疗的同时，配合综合性心理治疗，可以减轻症状、预防复发和改善患者依从性。如行为疗法、认知疗法、理性-情绪疗法、森田疗法等均可提高患者的心理整合水平。有研究显示心理干预及抗抑郁药物治疗对伴发抑郁情绪的高血压患者不仅能明显提高生活质量，且对血压的控制较单纯降压药物治疗效果更好。

总之，焦虑、抑郁与高血压关系密切，焦虑、抑郁是高血压的促发因素，高血压也容易使焦虑、抑郁加重，所以临床医生对高血压病患者，需要注意有无合并焦虑、抑郁症状，及早发现、及早治疗，降压结合抗焦虑、抑郁药物，同时进行心理调整，消除心理障碍，有利于患者提高治疗的依从性及降压治疗的效果，促进康复。

第七节

心律失常与精神心理问题

心律失常是指心脏冲动的频率、节律、起源部位、传导速度与激动次序的异常，可分为窦性心律失常、异位心律、传导阻滞、预激综合征四大类。其中少数心律失常，如持续性室性心动过速、心室颤动、室性期前收缩、心室停搏、心房颤动与心房扑动合并预激等，一旦发作，严重影响心脏泵血功能，循环功能几近停止，威胁生命，因此称之为“恶性心律失常”，常是造成心源性猝死的直接原因。而室性期前收缩、房性期前收缩、房性心动过速、心房颤动与心房扑动、阵发性室上性心动过速等临床上更普遍，对血流动力学不影响或影响轻微，称之为“良性心律失常”。“恶性心律失常”很难预警，常不能及时救治，容易造成医疗意外与纠纷。尽管发生概率其实并不高，但一旦查出患有心律失常，不仅患者，很多医生都会因担心病情突变而紧张不安。

心律失常病因复杂，无论是器质性心脏病，还是非器质性心脏病，心律失常都是常见的伴随现象，心肌缺血、心脏结构异常、心肌炎症、物理化学损伤、药物、遗传因素等，都可造成各种心律失常。近年来很多医生观察到心律失常与情绪心理因素密切相关，这种相关性可表现为两个方面：一方面患者对心律失常危害的恐惧担忧，以及医护人员在诊疗中一些行为言语，都会导致心律失常患者情绪心理异常；另一方面，患者情绪障碍、心理压力过大也会诱发、促进、加剧心律失常发生，二者呈现相互影响、相互促进的关系。本节就以最常见的心律失常之一心房颤动为例，来阐释二者之间的密切关系。

据中国高血压调查统计协作组2018年抽样调查报告显示，我国35岁以上心房颤动患者超过487万例，总患病率为0.71%，75岁以上老年人患病率近3%。随着老龄化加剧，预计患病人数以及患病率还将持续增加。

心房颤动发病机制尚未完全明确，没有心脏结构改变的患者也有可能出现心房颤动，称为“特发性心房颤动”，我国学者已经发现心房颤动遗传基因，这个可以解释部分心房颤动家族聚集现象。心房颤动明确发病危险因素有：心脏瓣膜病、甲亢、先天性心脏病、人口老龄化，均会因心房结构变化而发生心房颤动，而冠心病、高血压、糖尿病、慢性肾病、肥胖等，增加了心房颤动发生的危险，这也可以解释心房颤动发病年轻化趋势。

除非心房颤动伴预激综合征这种特殊情况，一般心房颤动并不会导致严重的血流动力学障碍，不能算作“恶性心律失常”。但是心房颤动的危害也是显而易见的：心房颤动是脑栓塞的最大病因，往往会造成大面积脑梗死，且发病前无征兆，致残、致死率高；心房颤动对心功能的影响也很大，尤其是老年人群，是收缩功能保留型心力衰竭的重要病因之一；心房颤动发作可呈现阵发性或持续性，造成发病预期不确定、症状轻重不一的问题，给患者带来不舒适、不确定感，时刻担心脑梗死发作。服用华法林钠片抗凝需定期去医院检测凝血功能，剂量较高会引发出血，剂量不足则易导致脑梗死，很难把握尺度。尽管近年来射频消融技术和医生技能大幅度提高，然而心房颤动仍是心血管治疗难点之一，即使经过高水平消融治疗，仍有部分患者复发，一些患者对消融手术过程中的痛苦心有余悸。而长期药物治疗不耐受，导致对心房颤动带来的危害又忐忑不安，无论手术与否都左右为难，造成了比较严重的心理压力，因此心房颤动及其治疗过程极易导致焦虑抑郁。

另外，我们也观察到有情绪心理健康问题的患者，其发生心房颤动的概率要大于普通人群，各种社会心理事件、情绪应激导致的焦虑、抑郁、愤怒、压力，已经被列为心房颤动的危险因素。情绪障碍、心理压力是否直接导致心房颤动仍存争议，有临床观察研究及荟萃分析认为，并无证据证实焦虑抑郁增加了心房颤动发病率，但是也有大量临床研究认为情绪障碍可能通过导致患者各种功能失调（虚弱症状）以及一些个性特点（高龄、女性、D型人格、睡眠障碍等），间接促进或加剧了心房颤动的发生。比较一致的观点是，情绪障碍增加心房颤动患者症状严重性、提高治疗难度、加速病程演变、降低复律概率，并严重影响患者生活质量，最终造成心房颤动预后不良。另外，对心房颤动患者进行心理评估，并且通过加强护理、心理疏导，开展认知行为治疗，将提升治疗效果，提高患者生活质量，改善其预后，带来临床获益。

当然不仅是心房颤动，其他心律失常与情绪障碍的相互关系也已经被大量阐释，我们将就心律失常与情绪心理健康问题之间的关系做进一步的阐述，以便能找到一种对心律失常与情绪问题综合管理治疗的新思路。

一、心律失常伴发情绪心理问题

（一）心律失常伴发情绪心理问题临床研究

早在2008年，我国双心医学先驱胡大一教授、刘梅颜教授调查发现，心血管门诊患者中有40.4%合并有情绪心理问题，其中单纯心理问题12.7%，双心患者占比27.7%，然而在国内外相关研究中，心律失常患者伴有情绪心理问题比例远超一般就诊人群，即心律失常患者中情绪心理问题更严重。国内刘政疆等统计160例住院心律失常患者，采用Zung氏焦虑抑郁自评量表，以标准分≥50分判断为焦虑或抑郁，结果发现符合焦虑48例（30%），符合抑郁57例（35.6%），焦虑抑郁共病38例（23.7%），总计65.5%患者存在不同程度及类型的情绪心理问题；郭杏花统计168例老年心律失常患者，采用Zung氏焦虑抑郁自评量表评定，发现焦虑抑郁共病33例（19.6%），单纯焦虑41例（24.4%），单纯抑郁52例（31.0%），总计126例（75.0%）存在情绪心理问题。

国内外相关的研究都提示了心房颤动患者约总体1/3伴发焦虑抑郁等情绪障碍。2007年Thrall发现38%的心房颤动患者有抑郁的症状，38%的心房颤动患者有焦虑的情绪，经过6个月的随访这种情况也没有改变；国内付丽等对118例住院心房颤动患者采用焦虑抑郁自评量表评估，发现心房颤动合并焦虑、抑郁、焦虑抑郁共病发生率分别是12.7%（15/118）、22.0%（26/118）、8.5%（10/118），单纯心房颤动者56.8%（67/118），且伴发情绪障碍的心房颤动患者比单纯心房颤动患者生活质量存在统计学差异；国内刘雪岩等研究发现，心房颤动患者合并有轻度及重度焦虑的患者比例分别为28%和38%，合并抑郁的心房颤动患者为33%，且心房颤动伴焦虑抑郁的程度与心房颤动患者的生活质量相关。敖明强等对100例心脏科住院心房颤动患者，采用汉密尔顿焦虑抑郁量表进行评分，发现心房颤动组存在焦虑抑郁情绪的患者占42%，其中焦虑占21%，抑郁14%，焦虑抑郁共病占7%，而对照组存在焦虑抑郁情绪仅占7%，其中焦虑占6%，抑郁占1%，两组有统计学差异。

（二）心律失常继发情绪障碍的病因

心律失常造成情绪障碍的主要机制是心律失常持续增加了患者的心理压力，这种压力来自心律失常症状的严重性，发病不确定性，治疗难又易复发，以及对正常的生活、工作、学习带来的影响，其次与患者的年龄、性格、心血管并发症、婚姻状况、文化程度、社会经济地位等因素也密切相关，这些因素促进了心理障碍的产生。

1. **部分心律失常预后不良** 一般患有严重器质性心脏病患者，有可能出现心室颤动、室性心动过速、心脏停搏等恶性心律失常，造成心源性猝死，但是部分猝死者看起来十分健康，甚至还是青少年、运动员，大都无心脏病史、症状隐匿、病发突然，比如Brugada综合征、长QT间期综合征、肥厚型心肌病等，这些疾病大都生前无法确诊、无法预测预防。这类意外事件发生不仅给心律失常患者带来极大心理压力，也让不少医生过度担心漏诊，容易过度诊疗、不当解释，这样医源性问题也会给患者带来极大压力，如不及时发现疏导，时间一久就会产生焦虑抑郁。还有部分心律失常，比如心房颤动，虽不致命，但非常容易导致大面积脑栓塞，后果严重，即使幸存生活质量也很差，患者对于心房颤动的不良后果的担心、忧虑、恐惧，往往是造成焦虑抑郁情绪障碍的诱发因素。

2. **发病不确定性** 心律失常发病有突发性、不确定性，何时发病？是否有不良后果？一般医生都很难预测预判，比如阵发性室上性心动过速，其发病很难预测，患者为此时常忐忑不安。也有部分心律失常患者，比如心房颤动，大部分患者（约占65%）并没有心悸感，直到症状严重或者医学检查，被告知已是永久性的心房颤动，常给患者带来不小心理冲击。

3. **治疗有难度** 心律失常存在治疗难度高的问题，很多抗心律失常药物需要每天3次、长期服用，加上药物副作用，难以长期坚持；大部分心房颤动患者需要长期抗凝治疗，使用华法林要定期观察凝血功能、个性化调整剂量，出血风险很大，给患者其他疾病治疗及日常生活带来很大困扰，是心房颤动患者心理痛苦根源。近年来有新型口服抗凝药物如达比加群酯、利伐沙班等，虽可不需定期验血，但价格昂贵，仍存在不小出血风险，且不能完全替代华法林。抗心律失常药物近年来没有很大发展，许多药物并不能控制发作，因此医生及患者寄希望于电生理技术的进展，但心律失常射频消融手术虽是微创，但时间长、痛苦、花费巨大，这给患者同样带来巨大心理压力。

4. **成功率不高，复发率高** 近年来尽管电生理技术有了很大进展，但是心律失常仍然是临床治疗难点。首先因其病因复杂，并非所有的心律失常患者都能够适合射频消融，其次即使手术圆满成功，也有一定比例在随后不久即复发，还需要再次手术；一般术后都需要长期配合服用抗心律失常药，部分药物副作用大、效果差、患者难以长期忍受，如长期口服盐酸胺碘酮片常导致缓慢型心律失常，不少患者最终还需要植入心脏起搏器。因此无论积极还是保守治疗都是难题，往往都不会一帆风顺，会给患者带来持续心理困扰。

5. **病程迁延慢性化** 随着老龄化加剧，器质性心脏病比例增加，诸如心房颤动、传导阻滞等心律失常随之发病率成倍增加，治疗难度越来越大，手术窗口期逐渐丧失，成功希望越来越渺茫，与其他疾病治疗禁忌的矛盾之处越来越多，出现脑梗死等并发症的概率越来越大，这也是给患者带来持续压力与思想负担的重要原因，如一旦脑梗死造成肢体瘫痪、功能受损，则出现焦虑抑郁概率急剧上升。

6. 年龄、性别、个性及社会心理因素　年龄越大，常多病共存，若再合并心房颤动等难治性心律失常，反复住院，治疗效果欠佳，如缺乏社会心理支持，或医生不当解释，或性格本身缺陷，情绪问题也会愈发严重。有研究观察到女性心房颤动患者比男性更易发生焦虑抑郁，源于女性更细腻的感觉感知，更易体验心房颤动带来的心悸不适，因而更容易出现焦虑抑郁症状、睡眠问题，并呈现躯体化表现，表现为更差的生活质量；A型性格患者追求完美，不能忍受缺陷，对于心房颤动的不时发作耐受性差，引起情绪反应也强烈，也容易激发焦虑抑郁情绪；在社会心理因素中，社会经济条件差患者不能承受心房颤动治疗的费用支出，这也会造成巨大心理负担。

（三）心律失常伴发情绪障碍机制（图4-7-1）

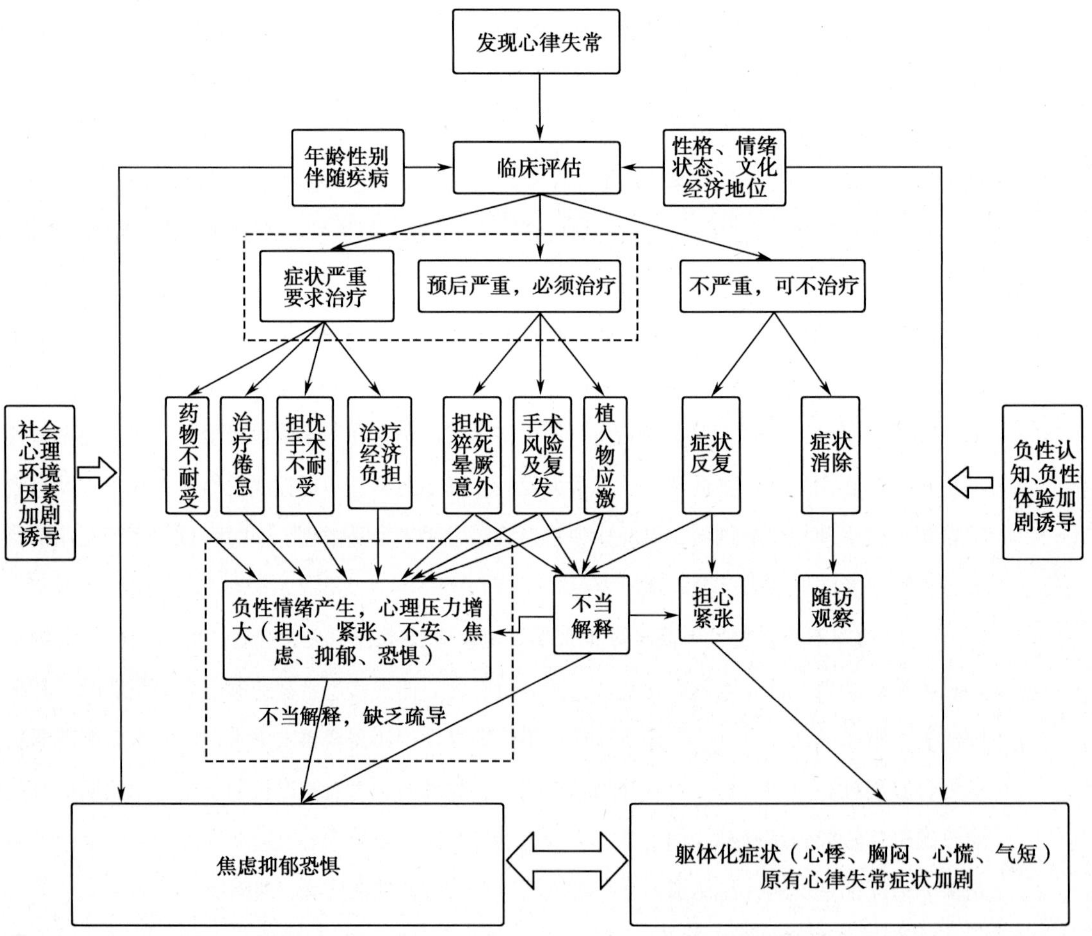

图4-7-1　心律失常伴发情绪障碍机制

二、情绪障碍促发各类心律失常值得关注

我们已经讨论了心律失常诱发情绪心理问题，实际上现有很多临床研究提示了情绪心理障碍本身也是心律失常的一个危险因素，他们之间的关系是互相影响互相促进的，而不是单向的。

有关情绪心理障碍诱发心律失常研究比较多的，除了常见的房性期前收缩、室性期前收缩、心房颤动之外，还有急性冠脉综合征合并频发短阵室性心动过速、尖端扭转型室性心动过速（即所谓交感电风暴），除颤起搏器植入后心律失常，以及与情绪应激相关的迷走神经反射导致的停搏及传导阻滞。

（一）相关临床研究

情绪障碍导致的心律失常，既包括室性期前收缩、房性期前收缩、房性心动过速、心房颤动等所谓良性心律失常，也有较严重影响血流动力学的恶性心律失常，如室性心动过速、心室颤动、尖端扭转型室性心动过速，也还包括由交感神经兴奋-继发迷走兴奋-迷走亢进，最终导致心脏停搏和传导阻滞。

情绪障碍导致的心律失常，当然最常见的是室性期前收缩、房性期前收缩，张颖等采用焦虑抑郁自评量表（SAS、SDS）调查60位住院的老年（≥60岁）心血管病患者，并根据焦虑抑郁量表得分（标准分≥50）分为A组（情绪障碍组）和B组（非情绪障碍组），采用Holter比较这两组的心律失常和心率变异性（HRV），结果A组在室性期前收缩、房性期前收缩、短阵室性心动过速、短阵房性心动过速及HRV减低检出率与B组存在统计学差异（$P<0.05$），HRV减低是交感神经功能亢进的标志，与各类室性心律失常有关。有临床研究表明房性期前收缩更容易受到情绪障碍的影响，国内毛家亮等将117例心律失常患者以HAMD评分≥14分为界，分为抑郁组（57例）和对照组（60例），采用随机双盲方法给予氟西汀和安慰剂6周治疗，结果显示抗抑郁治疗可以明显减少房性期前收缩发生率（$P<0.05$），而室性期前收缩没有差异，说明情绪障碍影响房性心律失常形成。至于为何室性期前收缩变化不大，这可能与心房肌心室肌结构不同有关，这一情况在探讨情绪障碍导致心房颤动机制的时候会进一步阐述。

近年来心房颤动发病率急剧上升，心房颤动的临床危害远大于一般的房性期前收缩、室性期前收缩，如何控制心房颤动发病率及并发症产生成为心脏病治疗热点。造成心房颤动的病因有可逆及不可逆因素，不可逆因素包括年龄、性别、遗传因素，而可逆的因素其实与其他心血管疾病危险因素是重叠的，比如高血压、糖尿病、冠心病、心力衰竭、甲状腺功能异常、慢性阻塞性肺疾病、吸烟、饮酒等，而先天性心脏病、心脏瓣膜性疾病仅占12.9%。

此外，多项研究表明由各种社会心理事件、情绪应激导致的焦虑、抑郁、愤怒、压力，也混杂在上述危险因素中，促进心房颤动发病，甚至成为独立危险因素，并且与心房颤动

的治疗预后存在着明显的相关性，近年来备受关注。Lampert等开展的一项前瞻性的研究显示：悲伤、焦虑、愤怒和压力等负面情绪可使心房颤动风险增加2~5倍，而快乐情绪却能降低85%的风险，并且这种影响呈现剂量效应关系，即负面情绪越严重，心房颤动发生概率越高；格拉芙等开展的一项注册对照研究，从1995年开始近20年间，随访88 612例心房颤动病例，并设立年龄、性别相匹配对照组，采用条件logistic回归模型计算心房颤动发生与丧偶相关性。结果显示：在配偶去世后的8~14天，同伴的心房颤动风险增加1.9倍，30天的心房颤动风险增加1.41倍，在60岁以上的人群高达2.34倍，1年以后下降到正常水平，说明应激性的生活事件是心房颤动的重要诱发因素。Volgman等做了性别与心房颤动相关性的调查，发现女性心房颤动发病率高于男性，症状比男性严重，可能与女性情绪不稳定、心率增快、容易焦虑、经前期激素波动、对华法林抗凝治疗心理不耐受等因素有关。

最新值得关注的是2017年发表于《欧洲心脏杂志》一项有关压力应激与心房颤动发病相关性的前瞻性多队列研究，研究者是英国伦敦大学流行病与公共卫生团队，他们入组了85 494位既往无心房颤动病史受试者，平均年龄43.4岁，进行长时间的跟踪随访，中位随访年限为10年，结果提示：共有1 061例受试者发生心房颤动，累积发病率为1.24%；在矫正年龄、性别、社会经济状况，以及肥胖、饮酒、高血压等潜在的混杂因素后，与每周工作时间为35~40小时的标准工作者相比，每周时间大于55小时者心房颤动的发生风险增加42%（HR=1.42，95% CI 1.13~1.80；P=0.003）。这表明长时间压力应激是独立于年龄、性别、社会经济地位、糖尿病、高血压、高胆固醇症、肥胖、吸烟等心血管健康风险之外的独立危险因素，值得我们进一步观察研究。

（二）情绪障碍导致心律失常发生的机制

负性情绪包括焦虑、抑郁、愤怒等情绪障碍，不仅在促进心律失常发生方面得到循证医学支持，事实上也类同很多心血管疾病，也会导致或促进高血压、冠心病（心绞痛、急性心肌梗死）、恶性心律失常（猝死）等一系列心血管疾病的发生。情绪障碍致病中心环节是心理应激，心理应激通过情绪动员机制导致一系列复杂的连续的生理心理反应机制，影响到心脏，促使心律失常发生。这一系列的心理生理反应包括环境变化（应激源）、个体察觉可能危险（认知、评价）、心理应对过程（适应、应对）、生理病理反应（神经、内分泌、免疫系统激活）、临床症状或后果（血压、心率、节律变化）。其中应激源主要是社会心理事件，包括急性压力事件（地震洪水火灾等自然灾害、战争、生产交通事故、生活意外事件、家庭变故、丧偶）和慢性压力事件（超负荷工作、离婚、人际关系紧张、情感应激），具体阐述如下。

1. 心理应激导致心脏自主神经功能紊乱 心脏自主神经由交感神经与迷走神经组成，二者相拮抗调节心脏节律与功能，其中心室以交感神经支配为主，心房以迷走神经支配为主。心理应激导致心脏自主神经功能紊乱，刺激心律失常发生，这种紊乱包括：

（1）交感神经过度兴奋，直接刺激儿茶酚胺、内皮素、血管紧张素等压力激素释放，儿茶酚胺提高窦房结和传导系统活性，增强心肌收缩力，心率加快，心肌耗氧量增强，内皮素、血管紧张素等血管活性物质收缩冠状动脉造成心肌缺血缺氧，心室心房异位节律兴奋性增加，促使心律失常发生，这个可以解释为何A型性格者交感神经功能亢进，因而容易发生心律失常。Mattioli等研究孤立性心房颤动发生和转复与个人行为、社会经济因素和生活压力的关系，多因素分析显示急性压力事件易发生心房颤动，严重生活压力影响其转复率。

（2）迷走神经兴奋性下降，也是心房颤动等心律失常发生的重要诱发因素。迷走神经兴奋释放乙酰胆碱（Ach），抑制房室交界区细胞膜钙离子通道，造成0期动作电位上升速度减慢，影响结果是心率减慢、传导减慢，而不应期缩短，心房不应期缩短有利于心房不均一收缩概率的降低，异位心房兴奋灶难以形成颤动，也降低了心房颤动的发生。Bettoni等在一项大样本人群研究中发现自主神经张力下降导致阵发性心房颤动发生，迷走神经张力增强可抗心房颤动，慢性应激造成迷走神经张力降低是心房颤动的重要诱因。Neelakantan等曾报道过抑郁状态会影响自主神经系统功能，导致交感神经兴奋，而副交感神经正常反馈抑制作用减弱或消失，儿茶酚胺类分泌增加，促使心脏节律的改变，还刺激免疫系统激活促炎细胞因子表达。但也有研究指出存在迷走神经兴奋介导的心房颤动，但这种心房颤动多以孤立性心房颤动为主，常在夜间多见，与心率缓慢有关，与情绪激动应激关系不大，预后良好，一般不发展为持续性心房颤动，其机制可能与迷走神经引起不应期缩短，但离散度增加，以及迷走神经末端及胆碱能受体在心房的不均一分布等机制有关。总之交感神经兴奋，迷走神经兴奋下降，以及二者张力失衡在心房颤动发病机制中同样重要。

（3）心房肌解剖及电重构：正常情况下心房肌层薄，交感神经节后纤维分布相对比较稀疏，在长期应激情况下心房肌容易发生结构变化，促使交感神经末梢重新萌出，分布密度随之增加，因此应激导致解剖重构和电重构，心房肌细胞电稳定性下降，容易发生各种房性心律失常。

（4）情绪障碍导致的交感神经过度激活还可以通过多重机制增加心肌对各种恶性心律失常易感性，提高颈动脉窦压力感受器的敏感性、降低心脏心率变异性、增加QT离散度、增加异位起搏点自律性，如此增加折返性心律失常触发的概率。交感激活还可以通过增加早期后除极（EAD）、延迟后除极（DAD），导致尖端扭转型室性心动过速形成、心室率增加，尤其在器质性心脏病、病情危急时（如急性冠脉综合征），因情绪焦虑导致上述机制的多重叠加，出现由交感神经介导的恶性心律失常无休止发作，即所谓的“交感电风暴”，危害极大。

（5）近年来随着ICD植入越来越多，如不及时做心理干预，因除颤放电类似“电休克”给患者带来各种生活不便、痛苦、紧张、担心、恐惧，并继发焦虑抑郁-交感应激-再发室性心动过速，导致ICD自动识别-放电除颤，造成越焦虑抑郁，电击次数越多，形成恶性循环，有患者甚至强烈要求拆除ICD或选择自杀。

（6）交感过度激活常导致迷走神经反馈性的应激反应，这种反馈机制在某些人群常会“矫枉过正”，临床上非常多见的迷走神经性晕厥，就是由于交感兴奋过度促使迷走亢进，导致心率缓慢、血压下降、传导阻滞，甚至出现心脏停搏，这也是与情绪心理紧张、焦虑、自主神经功能不平衡有关。

2. 心理应激导致免疫应激　情绪应激导致自主神经、神经内分泌、免疫三大系统功能亢进，其中免疫应激释放大量炎性因子如TNF-α、白细胞介素（IL）-1β、C反应蛋白（CRP）等，改变心房肌细胞离子通道的功能和表达，参与心房肌电解剖及功能重构，增加心房颤动发生易感性。Bruins等发现，IL-6术后6小时达到峰值，CRP的峰值在术后第2天，心房心律失常的发生率也在同时（术后2~3天）达到高峰。Burzotta等在分子水平阐述了术后炎性因子增长的机制，发现术后心房颤动与IL-6启动基因174G/C的多型性有关。此外，抑郁对术后应激反应起到正性作用，在抑郁组患者血清炎性因子高于非抑郁组。Sharma等在实验中指出，超敏CRP在心房颤动患者心房肌重构中起到重要作用。CRP还可能通过结合心房肌细胞表面的特异性受体，导致膜表面的钙通道活性降低，进入细胞内的钙离子减少，影响心肌细胞的电效应，主要表现为动作电位时程的缩短，细胞不应期相对缩短，增加期前收缩和折返的发生。国内荟萃研究发现心房颤动组患者心肌细胞较窦性节律组排列紊乱伴结缔组织增生，认为IL-6浓度升高损伤心肌组织，激活补体系统，导致心肌细胞变性、损伤以及凋亡，组织间胶原合成增加，进而电重构，增加了心房颤动的发生或复发风险。

3. 心理应激导致中枢神经系统不平衡　人体的情绪中枢位于大脑边缘系统，包括纹状体、壳核、扣带回、苍白球等；人体心血管自主神经调控中枢位于中脑区域的丘脑及下丘脑，自主神经中枢上行可以影响大脑皮层，下行可以影响心脏交感、副交感神经，自主神经系统调节中枢与情绪中枢非常紧邻，可产生互相影响。有研究表明：当情绪调控平衡时，情绪中枢反应是双侧对称的，调节心脏的下行神经反应是对称的；当情绪应激时，右侧交感反应过度，导致不对称神经冲动下行传入心脏，引起心脏心肌交感神经张力左右不平衡，破坏了心室电生理稳定，促进心律失常产生。

4. 其他致心律失常机制　有基础研究提示还存有机制不明的情绪与心律失常关联现象，如有实验发现上调心房肌与海马组织中的Sigma-1受体、N-甲基D-天冬氨酸（NMDA）受体表达，既可以改善大鼠的抑郁状态，也可以减轻心肌纤维排列紊乱，降低心房颤动及心室颤动的发生率，但二者究竟通过什么通路或机制相关联尚不明确（图4-7-2，表4-7-1）。

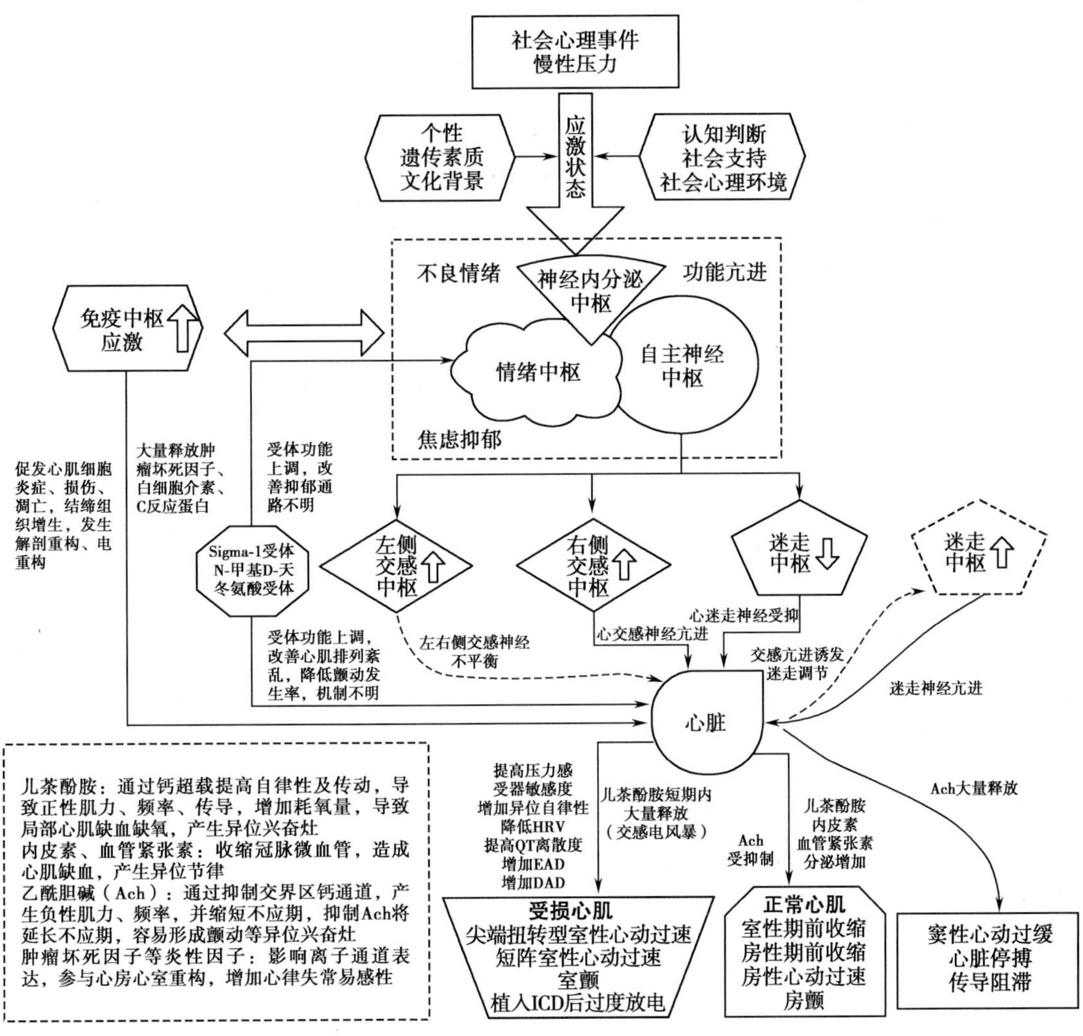

图4-7-2 心律失常合并心理问题处理流程

HRV. 心率变异性；EAD. 早期后除极；DAD. 延迟后除极；ICD. 植入型心律转复除颤器。

表4-7-1 与情绪心理障碍相关的心律失常

心律失常	原因
良性心律失常	房性期前收缩、成对房性期前收缩
	短阵房性心动过速
	室性期前收缩
	成对室性期前收缩
	心房颤动、心房扑动
	窦性心动过缓（迷走反射）
	Ⅰ度、Ⅱ度房室传导阻滞（迷走反射）

续表

心律失常	原因
恶性心律失常	多源性室性期前收缩
	短阵或持续室性心动过速（交感电风暴）
	R on T室性期前收缩
	尖端扭转型室性心动过速
	心室扑动、心室颤动
	极快速心房颤动与心房扑动伴预激综合征
	Ⅲ度房室传导阻滞（迷走神经性晕厥）
	窦性停搏、心室静止（迷走神经性晕厥）
	植入ICD伴发心律失常（电击）

三、心律失常合并情绪心理障碍的危害

心律失常合并情绪心理问题将是心律失常诊治中的常态，心血管医生在诊治心律失常时必须关注患者情绪心理问题，关注其对治疗带来的不利影响。

（一）干扰对心律失常的诊治

情绪障碍常会伴随心悸、心慌、胸闷不适，而心律失常患者出现情绪障碍，也会出现头晕、心悸、乏力、心慌、虚弱甚至"晕倒"，这将会造成医生对心律失常临床评估出现偏差，从而提出对患者并不适当的治疗方案，增加不必要的医疗负担，甚至造成医源性损害。实际上并非所有心律失常都需要治疗。

（二）降低治疗依从性

伴有情绪障碍的患者特别容易担心、疑虑，依从性普遍差，无论介入治疗或保守治疗，都是疑虑重重、左右为难，医疗效率低下。

（三）增加抗心律失常治疗难度

有证据表明，伴随焦虑抑郁等，会加剧症状严重性，增加心律失常发作频度，降低复律机会，推进病程发展，恶化心律失常预后。

（四）严重影响患者生活质量

各种躯体化症状、治疗伴随的不适、难受、对治疗方案及预后的疑虑、对诊治费用的担忧等与心律失常本身的症状混杂在一起，时常折磨着患者，影响睡眠、饮食、正常生活，最终损害患者生活质量。

四、如何干预处理心律失常合并情绪心理问题

在处理心律失常患者合并情绪心理问题时，必须树立生物-社会-心理-环境即整体医学模式来作为指导思想，将双心理念贯彻于临床诊治中。

（一）对心律失常患者进行全面评估

对心律失常临床危害、预后、伴随疾病、治疗方式等进行科学完整的评估，同时要进行情绪心理状态评估，并根据评估结果采用适当诊治方案，如果情绪心理状态比较严重，必要时可以转精神心理科或联络会诊治疗。

（二）要贯彻预防为主的治疗策略

心律失常往往是某种心血管疾病的后果，那么对心律失常病因必须做全面的排查分析，并将情绪心理问题、社会心理事件排除整合到病因分析中，找出源头，尽可能采取预防性干预措施，预防心律失常产生，而不是仅限于消除心律失常。

（三）灵活使用现有各种心律失常治疗方法

要根据评估的结果进行精准治疗，对于那些预后不良、危害严重的恶性心律失常必须高度重视，采用最安全、可靠的治疗措施，如介入治疗、植入ICD等，保证患者安全，预防猝死或心血管事件发生，这样才能舒缓这类患者情绪心理问题。当然术前、术后都必须做好情绪心理评估与疏导，避免继发情绪心理问题产生。

（四）综合性疗法

对评估并不严重，但对患者情绪和正常生活造成影响的，可以采用综合性治疗方法，包括针对心律失常本身的对症治疗（药物、介入射频消融等治疗），也包括消除诱发心律失常的情绪心理因素，如进行认知行为治疗（CBT），加强医患沟通、心理护理，消除患者不合理不正确观念，可以起到提高疗效、降低医疗负担效果；有条件医院应开展放松练习、生物反馈治疗、体外反搏、音乐治疗、运动疗法、正念治疗等，鼓励患者参加集体健身活动（如太极拳、八段锦、六字诀等），对缓解焦虑、控制病情更有益处。有明显情绪心理问题者，可同步采取双心治疗（抗心律失常药物+抗抑郁焦虑药物），当然在选择抗抑郁焦虑药物上要考虑药物安全性，避免那些有潜在诱发心律失常危害的药物使用。见图4-7-3。

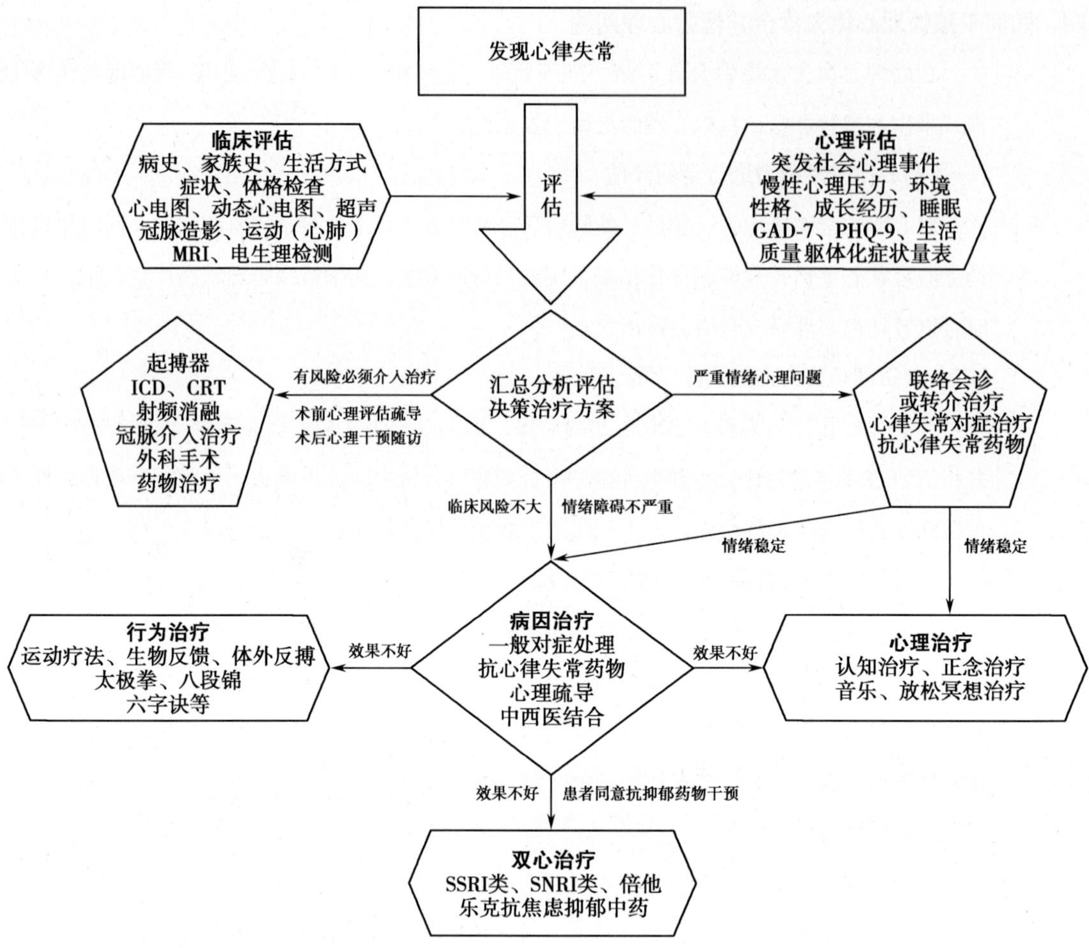

图4-7-3 情绪心理障碍导致心律失常机制

ICD. 植入型心律转复除颤器；CRT. 植入型心脏再同步治疗除颤器。

第八节

惊恐障碍与心理心脏病

一、概论

惊恐障碍（panic disorder，PD）是精神应激的一个重要组成部分，其特征是发生自发性和不明原因的惊恐发作（panic attack，PA），伴随躯体和认知症状的强烈恐惧感，症状突然出现，约10分钟左右可达到高峰。单次的急性焦虑发作称之为惊恐发作，当惊恐发作反复发生，持续1个月以上并能够达到惊恐障碍的诊断标准时，称为惊恐障碍。所以惊恐障碍也是焦虑障碍的一种亚型。

根据美国精神病学协会的诊断指南，在各种焦虑障碍中，PD是世界上最常见的焦虑症之一。之前的研究表明，PD与心血管疾病（CVD）、心力衰竭、心律失常和心率变异性降低有关。虽然文献显示PD与心血管疾病有很强的相关性，但这些结果并没有说明两者之间的因果关系，即严重的心血管疾病可能会产生更大的焦虑，焦虑也可能会引发心血管疾病。此外，PD前的临床表现、PD的易感性、广场恐惧症或亚临床症状，似乎都与心血管疾病的发展及PD发生有关。尽管有大量证据表明PD与心血管疾病事件有关，但这种因果关系仍不清楚。

二、惊恐障碍与冠心病

由于惊恐发作时患者也会出现呼吸困难、胸闷、胸痛等症状，与心肌梗死的临床症状较为相似，故很多患者的首诊科室为急诊科或心内科，易被误诊为心血管疾病，甚至一些患者因治疗方案无效，常出现反复多次就医和过度重复的检查。

对于惊恐发作与心脏疾病之间的相关性，目前仍存在争议，且相关的研究仍较少。现有的大部分研究表明，与正常人群相比，PD患者的冠状动脉疾病风险为1.47倍，与男性相比，女性的这种风险更高，其中最常见心血管事件是心肌梗死。亦有研究认为，PD的存在被认为是冠心病的独立危险因素，同时也是心肌梗死的诱因，影响心血管疾病的长期预后。甚至在没有冠心病证据的患者中，PA导致心肌梗死的病例也有报道。前瞻性流行病学研究证实，PD患者心肌梗死和猝死的风险增加3~6倍。

惊恐障碍和惊恐发作时的交感神经放电，引起可逆性心肌缺血、心率变异性（HRV）降低、QRS波群的改变（特别是QT间期）、血清低密度脂蛋白、微血管疾病、动脉硬化等，这可能是发生心脏病的机制，此外，吸烟、饮酒和缺乏运动等行为因素也可能是导致冠心病的相关因素。

目前尚不清楚PD的治疗是否对降低冠心病的发病率有显著的影响。IMPACT试验显示，在7年的随访中，协作性抗抑郁治疗可使未确诊冠心病患者的主要心血管不良事件（MACE）降低48%，相比之下，两项随机对照试验表明，对于有心血管并发症的患者而言协同治疗焦虑症是可行的。

三、惊恐障碍与血压

一些研究表明与正常人群相比，PD患者的收缩压和舒张压均升高。Kayano等研究了高血压合并焦虑障碍患者的24小时动态血压监测结果，发现相较于单纯高血压患者，高血压合并焦虑障碍患者的夜间和清晨的高血压发生率较高。此外，在压力大的情况下血压也容易升高。在发病的高血压类型中，PD患者非杓型血压的发生率明显更高，其夜间的收缩压、舒张压和平均血压均高于对照组。而另一项研究发现，收缩压的水平与惊恐障碍的发病率为U形曲线关系，对比于收缩压为127~143mmHg的人群，收缩压>180mmHg或收缩压≤108mmHg的患者，其惊恐障碍的发病率明显升高。并且该研究认为惊恐障碍和血压升高之所以存在这种联系的原因，可能是两者的脑干自主神经活性均增强以及5-羟色胺神经元分泌活性的减低。研究也表明，在惊恐发作的患者中，高血压患者比血压正常的患者更可能出现自主神经症状，如“出汗”和“潮红”。如以上机制成立，选择性5-羟色胺再摄取抑制剂（SSRI）便有望可控制伴有惊恐障碍的高血压。

其他研究发现，低血压似乎也与PD相关。其机制可能是在惊恐发作时副交感神经系统被激活，或者低血压会诱发反射性心动过速，进而导致恐慌或焦虑的症状。但目前关于血压和PD的研究仍较少，需要进一步更多的临床试验和基础实验更深入、更全面的探究。

四、惊恐障碍与心房颤动

之前的研究表明PD与心房颤动相关，并且是心房颤动发生的独立危险因素，与正常人群相比，PD患者发生心房颤动的风险是1.54倍。虽然PD导致心律失常的实际机制尚未确定，但一些观察证据表明，交感神经活动和去甲肾上腺素在PD的进展中起主要作用。据报道，PD患者交感神经释放去甲肾上腺素后，神经元对去甲肾上腺素的再摄取过程受到损害。去甲肾上腺素的神经元再摄取功能障碍具有双重作用，可使心脏在症状产生的过程中变得敏感和PD患者不良心血管事件的发生；而在心脏中，去甲肾上腺素失活依赖于神经元再摄取，所以，当神经元再摄取功能障碍时，可进一步放大交感神经的介导作用。这些异常均引发心律失常和冠状动脉痉挛，并引起心绞痛症状和与缺血相关的心电图改变。

之前的研究人员在PD患者的心电图记录中观察到了P波离散度（PWD）的增加，并认为这是由于长期焦虑和交感神经调节增强引起的。一直以来，PWD被认为是由儿茶酚胺刺激引起的，并且与心房颤动的发生息息相关。Koide等进一步证明了PWD与持续性心房颤动的发生有关。也有研究表明，超敏C反应蛋白和PWD均与高血压患者发生心房颤动相关。这些都提示PWD参与了心房颤动的发生和发展，儿茶酚胺刺激可引起心房纤维化，改变心房结构，导致心房颤动的发生。除了PWD和PD之间的联系，Smoller等指出焦虑和惊恐症状可能与心率变异性降低有关，而心率变异性减低又会引起急性心脏事件和室性心律失常。进一步的研究表明，在惊恐发作期间，心脏肾上腺素分泌激增、交感神经活动增加，这也将诱发心律失常事件的发生。

尽管除PD外，高血压、老年、男性、充血性心力衰竭史和瓣膜性心脏病等因素也与心房颤动的发生有关。但PD作为心房颤动的独立危险因素，仍需要临床医生提高对其的警惕性，以降低患CVD的风险。

五、惊恐障碍与心力衰竭

慢性心力衰竭（CHF）是一种发病率和死亡率都很高的衰弱性疾病，通常，由于CHF患者呼吸短促、身体能力下降和双下肢水肿，其生活质量会受到严重限制。CHF合并抑郁症是近年来研究的热点，临床上，大约20%的CHF患者患有显著的抑郁症，这也与患者生活质量受限有关。尽管之前的研究已经表明PD患者心血管疾病的风险较高、预后较差，但PD与心力衰竭的相关研究仍缺乏。尚有的研究表明，在心力衰竭合并PD的患者中，女性居多，受教育程度对其也会有一定的影响，与单纯的CHF患者相比，CHF合并PD患者的生活质量评分明显降低。此外，与正常人群和心力衰竭前无PD的患者相比，心力衰竭前患PD的患者再入院次数增加、住院时间延长。通常，当PD患者合并心血管疾病时，PD的诊断常被忽略，对于心力衰竭合并PD的患者，对于PD的专科治疗更是缺乏。

六、惊恐障碍和其他心血管疾病

现有的少数研究发现，PD合并二尖瓣脱垂的发生率也很高，但是尚未发现令人信服的因果关系或共同的潜在机制的证据。在对于心脏移植患者的研究中，发现PD和特发性心肌病之间也存在联系，后续的其他研究认为两者之间的相关性可能与心肌的改变有关。但也有一些研究并没有重复出上述结果。

总体来说，PD和冠心病的相关研究较多，多个研究证明PD是心血管疾病的独立危险因素，并影响心血管疾病的长期预后，所以需要我们加强对PD的诊断及鉴别诊断，及时予以精准的个体化治疗。对于PD和心血管疾病的因果关系及治疗后的长远效益和影响，相关研究较欠缺，大型的、多样本的临床试验和基础试验仍是目前的需求所在。

第九节

经皮冠脉介入术后的心理问题

冠心病（coronary heart disease，CHD）是冠状动脉粥样硬化性心脏病（coronary atherosclerotic heart disease）的简称，指冠状动脉（冠脉）发生粥样硬化引起管腔狭窄或闭塞，导致心肌缺血缺氧或坏死而引起的心脏病。CHD是动脉粥样硬化导致机体器官病变的最常见类型，目前已成为威胁人类健康的主要疾病之一。CHD的治疗包括动脉粥样硬化的危险因素干预和针对狭窄、闭塞冠脉的血运重建治疗，经皮冠脉介入术（percutaneous coronary intervention，PCI）与冠状动脉旁路移植术（coronary artery bypass graft，CABG）则是目前冠脉血运重建的两种主要方法。PCI是指一组经皮行冠状动脉介入治疗以达到冠脉血运重建的技术，包括经皮腔内冠状动脉成形术（percutaneous transluminal coronary angioplasty，PTCA）、冠脉内支架植入、冠脉内旋磨、冠脉内血栓抽吸等技术。经过40余年的发展，随着技术的进步和循证证据的丰富，PCI已成为临床治疗冠心病的重要手段。虽然PCI较CABG的创伤小，患者和家属接受度高，但作为侵入性治疗，其对患者而言仍然是一个严重的压力事件。研究发现部分患者PCI术后合并焦虑、抑郁等心理问题，而长期焦虑、抑郁引起的自主神经功能紊乱，血管内皮功能的损伤以及血小板聚集的增强，可致冠状动脉病变恶化，增加MACE的发生率。因此，早期诊断、预防及治疗PCI术后的心理问题，对患者的生活质量及预后尤为重要。

一、经皮冠脉介入术后的常见心理问题

（一）睡眠障碍

PCI术后的睡眠障碍往往与焦虑、抑郁伴随出现，有研究发现急性心肌梗死（acute myocardial infarction，AMI）直接行PCI的患者，随访1年时睡眠障碍的发生率为30%。睡眠障碍表现为睡眠时间和/或睡眠质量的改变，可分为睡眠时间减少、睡眠时间增多、睡眠期出现异常行为以及睡眠觉醒节律改变几种类型。临床一般可根据患者睡眠紊乱的主诉作出诊断。睡眠的时长及质量与CHD的发生发展有关，一项荟萃分析证实夜间睡眠的时长与冠心病的风险呈U型关系，过短或过长的夜间睡眠时间都会增加CHD的风险。研究显示最佳的夜间睡眠时间为7小时，每增加1小时的夜间睡眠CHD的患病风险增加11%，每减少1小时的夜间睡眠CHD的患病风险增加7%。我国台湾地区的一项前瞻性队列研究（从1994至2011年）亦再次证实夜间睡眠时间和CHD死亡风险之间的U型关系。该研究共纳入40万CHD人群，根据患者对夜间睡眠时间的自评分为小于4小时、4~6小时、>6~8小时、超过8小时4组，结果发现，与睡眠>6~8小时组比较，小于4小时组的CHD死亡率增加34%；超过8小时组的CHD死亡率增加35%。PCI术后患者顾虑冠脉内有异物、支架移位、支架内再狭窄、长期服药和经济状况等因素，以及合并的焦虑、抑郁情绪都会诱发或加剧睡眠障碍。

（二）焦虑问题

焦虑是以焦虑情绪为主要特征的一组神经症，典型表现为坐立不安、失眠、呼吸紧迫、多汗、皮肤潮红或苍白、心悸等，时时刻刻都处在警惕的状态。焦虑与CHD的发生发展显著相关，部分CHD患者还可呈现焦虑抑郁共病。相关临床研究显示，CHD患者合并焦虑症状约占70%。Emdin等荟萃分析了46项队列研究，其中包含2 017 276例非焦虑者和222 253例焦虑症患者，结果发现，焦虑增加CHD风险达41%，其中恐惧性焦虑症患CHD的风险更高；而合并焦虑的CHD患者其MACE发生率可增加36%，接近50%的急性期死亡病例与焦

虑相关。

荷兰的Milan等对2001年9月至2002年10月期间在某医疗中心接受PCI治疗的1 411名CHD患者进行随访，最终1 112名患者在结束时完成了医院焦虑抑郁量表（HADS）。研究结果显示，CHD患者合并焦虑症的患病率为27.7%，焦虑症状将影响患者的长期预后，使PCI术后10年全因死亡率增加50%。PCI术后伴发焦虑的危险因素是首次行PCI、既往存在焦虑症状、术后仍存在胸痛；而出院后伴发焦虑的危险因素主要是对CHD后续发展及治疗的担忧。PCI术后不同时期焦虑症状的产生受到患者的文化程度、吸烟史、饮酒史、有无基础疾病（糖尿病、高血压、高脂血症）、急诊PCI史、急性冠脉综合征、支架数目、有无医保等因素的影响。

（三）抑郁问题

抑郁主要表现为情绪低落，兴趣减低，思维迟缓，缺乏主动性，悲观，自责自罪，睡眠饮食差，担心自己患有各种疾病，感到全身上下多处不适，严重者可出现自杀念头和行为。抑郁情绪的持续存在，不仅影响患者的健康状况、生活质量、病情控制等，甚至增加死亡风险。一项Meta分析显示，中国CHD患者抑郁的总体患病率为51%，其中3.1%~11.2%的个体患有重度抑郁症。国外学者Kala等对79名首发AMI行PCI治疗的患者进行为期12个月的随访，发现患者在接受PCI术后24小时内抑郁的发病率高达21.5%，出院前显著下降到9.2%，之后3、6和12个月的随访发现抑郁发病率分别为10.4%；15.4%和13.8%。

2013年Wang等在北京对400例PCI术后患者随访3年，以MACE为终点事件，发现合并抑郁的患者有更高的MACE发生率（27.3%与13%）、更高的死亡率（5.8%与2.0%），以及更高的再次血运重建率（13%与6.5%）。其中，抑郁患者发生MACE的风险是非抑郁患者的2.51倍，死亡风险是非抑郁患者的3.6倍，再次血运重建的风险是非抑郁患者的2.22倍，术后伴发抑郁的CHD患者病情控制不佳，预后较差。Milan等在随访过程中发现抑郁使PCI术后10年的全因死亡率增加77%。2014年AHA已将抑郁作为急性冠脉综合征患者预后不良的独立危险因素。

（四）其他问题

惊恐障碍（panic disorder，PD）又称急性焦虑障碍，其主要特点是突然发作的、不可预测的、反复出现的强烈的惊恐体验（详见本章第八节）。心肌梗死患者在PCI治疗过程中出现心肌灌注不足、疼痛或合并其他躯体疾病（如低血糖、哮喘发作等）可诱发PD。由于和心肌梗死的临床症状相似，STEMI患者合并PD在临床上难以被鉴别，一定程度上影响PCI患者术后康复及远期预后。

谵妄是综合医院中常见的一种脑器质性综合征，常见临床表现为意识障碍、定向力障碍、认知功能下降、行为无章且没有目的和注意力不集中，常昼轻夜重。AMI患者PCI术后谵妄的发生率和危险因素尚未完全确定，但在一项纳入42 980名经PCI治疗的STEMI患者的大型临床研究中，发现774名患者出现谵妄，占总人群的1.8%，与无谵妄的患者相比，这些患者普遍年龄较大，且合并多种并发症。另有一前瞻性队列研究证实STEMI的老年患者（年龄≥65岁）在初次PCI术后出现谵妄的风险相对较高。此外，独居生活、酒精依赖史、PCI手术时间（>50分钟）和术后疼痛亦被确定为PCI术后谵妄发生的危险因素。STEMI合并谵妄的住院死亡率明显高于无谵妄的患者，老年重症心血管病患者在PCI术后应常规使用谵妄筛查量表监测患者的谵妄发生风险。

躯体痛苦障碍（bodily distress disorders，BDD）是ICD-11中的一个新类别，是以持续存在躯体症状为特征的精神障碍，包括躯体形式障碍、非心脏性胸痛、纤维肌痛综合征、疼痛综合征等。部分PCI术后患者对疾病本身及手术干预的认识不足，在手术操作过程中和术后容易产生较大的心理压力。在引起焦虑、抑郁等不良情绪的同时，出自强烈怀疑支架脱位、担心术后支架内再狭窄等顾虑，可伴随非心脏性胸痛，医生解释及各心内科专科检查阴性均不能打消其疑虑。这些躯体症状给患者造成了痛苦，使患者过度关注，产生反复的就医行为，并引起个人、家庭、社交、教育及其他重要领域的功能损害。

二、经皮冠脉介入术后产生心理问题的原因

PCI作为一种侵入性治疗，一方面介入操作会产生穿刺部位的疼痛不适，这种不适会加快心率，升高血压导致情绪紧张，部分患者的血管会出现痉挛，给手术过程带来困难；另一方面由于是在清醒状态下经历手术过程，患者的注意力始终保持高度紧张，术者的一些言行举止可能会成为部分患者焦虑的导火索，对一些患者来说经历PCI就是承受一次重大的压力事件。

PCI术后产生焦虑、抑郁等心理问题的原因可归纳为以下几种：①首次经历或发病紧急，缺乏对疾病相关知识的正确认识和了解，害怕治疗过程带来的痛苦，质疑手术的疗效和医生的能力，担心疾病的预后。②PCI过程中需要较长时间的仰卧位配合而导致的躯体不适，部分患者术中并发症带来的心理阴影，拔除鞘管和动脉压迫过程带来的局部疼痛。③陌生的住院环境带来的不安，对疾病的恐惧；患者术后短期内对心脏的过度关注，术后躯体稍有不适感就认为疾病加重，担心自身疾病严重无法根治，怀疑家人、医生隐瞒病情；尤其对于经股动脉入路行PCI的患者要求其下肢制动，更容易加重其心理负担。④复杂冠脉病变患者手术及药物效果不佳，病情反复发作，患者失去恢复的信心。⑤术后药物治疗的依从性低，随意更改或停用药物。相关研究显示在急性冠脉综合征患者术后1周及1个月遵守服用阿司匹林，其抑郁症状对后续心脏事件的不利影响将减少约30%。

三、经皮冠脉介入术后心理问题的易感因素

年龄、性别、D型人格、受教育程度、社会支持、饮食情况、运动习惯及经济收入等是

PCI术后患者产生焦虑、抑郁等心理问题的重要影响因素。

年龄是PCI术后患者发生抑郁的独立危险因素之一，老年患者因身体状况差，常合并其他慢性疾病，疾病发生后活动不便甚至不能自理，心理负担加重，易发生抑郁。研究发现PCI术后第1周，中老年冠心病患者的抑郁症患病率高达60.7%。女性因性格、社会家庭地位、心理承受能力，对负性事件的应激等方面的差异，更容易发生焦虑。Olsen等报道称，女性患焦虑症和情绪障碍的风险明显高于男性。D型人格是1996年荷兰学者Denollet首先提出的，也称为“Distressed”人格，包含消极情感和社交抑制两个维度，研究发现D型人格的PCI术后患者随访10年时的抑郁风险增加3.69倍，焦虑风险增加2.72倍。国内亦有学者研究发现D型人格的CAD患者接受PCI后容易发生支架内再狭窄，通过冠脉腔内光学相干断层成像（optical correlation tomography，OCT）观察发现支架内新生粥样斑块明显增加。另有研究显示，受教育程度与抑郁和焦虑发生有关，CHD患者社会支持水平越高，抑郁症状和焦虑水平越低。

此外，吸烟、高脂饮食和缺乏体育锻炼的患者更易发生抑郁，而抑郁症患者又更倾向于吸烟和高脂饮食，使自身健康状况进一步恶化。如果PCI需要高昂的医疗费用则会增加自费贫困患者的经济压力，他们更容易出现焦虑抑郁等负面情绪。

四、经皮冠脉介入术后心理问题的生物学机制

（一）血小板活性及5-羟色胺水平增加

焦虑、抑郁可通过改变血小板的活性而影响冠心病患者PCI的疗效。在一项研究中，重度抑郁症患者的血小板活化显著增强，抑郁症患者的循环血小板-白细胞聚集也明显高于对照组，且抑郁的严重程度与血小板活化水平呈正相关。焦虑、抑郁患者往往伴随更复杂的血小板功能异常，其中5-羟色胺（5-HT）水平可能是焦虑、抑郁与血小板活化之间的重要纽带。焦虑、抑郁可通过5-HT机制介导血小板活化的过程，引起血小板活性增强、血小板聚集加速，同时血管收缩，导致血栓的形成。在血小板的各项检测指标中，反映血小板活性的一项关键指标平均血小板体积（MPV）在抑郁患者中显著增高，且抑郁严重程度与MPV水平独立相关。此外，研究发现由血小板内α颗粒分泌的、具有促凝作用的特异蛋白，如β血小板球蛋白（β-TG）和血小板因子4（PF_4），其作为血小板激活的标志物，在伴有抑郁症状的缺血性心脏病患者中显著高于无抑郁症状的心脏病患者及健康对照组。

（二）内皮功能障碍

内皮细胞功能损伤在冠状动脉粥样硬化早期即可出现，并影响CHD的发生发展。伴有焦虑、抑郁的CHD患者血清中皮质醇浓度增加，而较高的皮质醇水平会加剧血管内皮的损伤，影响PCI术后血管的修复和功能的恢复，进而影响冠状动脉粥样硬化的进程。Cooper等在12项采用回顾性设计的研究中，发现抑郁与内皮细胞功能障碍之间存在显著关联。

（三）炎症反应增强

炎症和炎症细胞因子的水平是冠状动脉粥样硬化发展的危险性指标之一，对预测CHD不良心血管事件具有一定的价值。有研究发现在心脏病患者中炎症因子如C反应蛋白（CRP），白细胞介素（IL）-1、IL-6等与抑郁症状显著相关，伴有抑郁症的患者表现出高水平的CRP和IL-6以及持续的炎症状态，并且抑郁程度与CRP水平相关。在捷克对7个城镇的6 126人的调查研究中发现具有较高抑郁症状（CESD评分≥16）的患者其血浆CRP浓度显著高于健康对照组。CRP水平每增加一个标准差，患抑郁症的风险就增加44%。冠心病患者PCI术后血清hs-CRP、IL-18水平往往升高，而合并焦虑、抑郁问题的患者升高更为明显。

（四）自主神经功能失调

心率变异性（heart rate variability，HRV）主要由心脏自主神经支配，反映自主神经系统交感神经活性与迷走神经活性及其相互平衡的关系。HRV已被证明可预测健康个体和既往有心脏病患者的心脏事件（致命和非致命）和猝死的发生率。焦虑、抑郁会导致交感神经活性增加，使心率增加、心率变异程度降低。Carney等在38例CHD患者中发现，与非抑郁患者相比，HRV在抑郁患者中显著降低；另外荷兰的一项相关研究及一项纳入673名抑郁症和407名健康对照个体在内的Meta分析中，均证实了抑郁症患者HRV的变化与抑郁症严重程度显著关联。在伴有心理障碍的患者中，如果长期得不到有效重视及治疗，HRV将出现持续性降低，交感神经与迷走神经活性持续失衡，最终可引起室性心律失常等心血管疾病恶化事件。

（五）下丘脑-垂体-肾上腺轴功能亢进

伴有焦虑、抑郁的患者存在下丘脑-垂体-肾上腺轴（HPA）的功能亢进。相关研究显示抑郁症可增加促肾上腺皮质激素释放激素（CRH）的释放，导致HPA和自主神经系统的活性增加，进而引起交感-肾上腺系统的功能亢进，致使血液中的儿茶酚胺水平升高。因此出现的冠状动脉持续收缩、痉挛，将加重冠脉狭窄、减少冠脉血流，甚至导致血管内皮的损伤及血管内皮炎症的发生。焦虑、抑郁患者HPA功能的长期亢进，交感神经系统的持续兴奋，容易引发心力衰竭，增加恶性心血管事件的发生风险。

（六）脂质代谢异常

血脂代谢异常与CHD患者的预后存在一定的相关性。有研究指出PCI术后伴有焦虑、抑郁障碍的血脂水平与无心理障碍的患者存在明显差异。AMI合并心理障碍的患者其焦虑、抑郁评分与TG、TC、LDL-C呈正相关，与HDL-C呈负相关。另有研究发现，伴有焦虑、抑郁的CHD患者常常存在ω-3不饱和脂肪酸代谢异常，而ω-3不饱和脂肪酸是重要的神经递质，参与血清素、多巴胺、HPA、炎症和海马体脑源性神经营养因子的调节。

五、经皮冠脉介入术后心理问题的筛查及诊断

目前，心血管医生对PCI术后合并焦虑、抑郁等心理障碍的识别率和治疗率还不高，大多数医护人员和患者也尚未意识到心理问题对心血管疾病本身的负面影响，这给有效识别和处理PCI术后的心理问题带来难度。针对患者情绪体验的简洁问诊流程有助于心理问题的诊断。临床上可采用“三问法”或“二问法”进行初步筛查。进一步评估工具推荐患者健康问卷抑郁量表（PHQ-9）、广泛焦虑障碍量表（GAD-7）、躯体症状较多时推荐评估患者健康问卷躯体症状量表（PHQ-15）或躯体化症状自评量表（SSS）。另外还有些常用的心理量表如汉密尔顿焦虑和抑郁量表、Zung氏焦虑抑郁自评量表、SCL-90症状自评量表等均可作为参考使用。

此外，详细的病史采集颇为重要，常规询问现病史、既往病史及用药情况的同时，往往能弄清是否存在因躯体症状反复就诊而没有得到有效解决的原因；询问日常生活中的一般情况，如食欲、二便、睡眠情况等，则能初步把握患者情绪的整体状况；适当问及情绪困扰（如遇事紧张或难以平复、兴趣活动减退等），就能弄清症状起源的背景，给患者提供机会来梳理各种症状与情绪波动之间的相关性，帮助患者认识到某些躯体症状可能与情绪有关；识别患者自主神经功能紊乱的表现，包括出冷汗、四肢乏力、面色苍白、肢体颤抖、恶心、便意或尿急等。根据初步筛查问卷及量表，同时结合患者病史可对PCI术后心理问题作出初步诊断。

六、经皮冠脉介入术后心理问题的综合管理

（一）认知行为疗法

认知行为疗法（cognitive behavior therapy，CBT）是一组通过改变思维、信念或行为的方法来改变不良认知，达到消除不良情绪或行为的短暂心理治疗方法。是由A.T.Beck在20世纪60年代发展出的一种有结构、短程、认知取向的心理治疗方法，主要针对抑郁症、焦虑症等心理疾病和不合理认知导致的心理问题。患者在获得诊断和治疗决策阶段，以及后续治疗和康复期间，可能伴随多种心理变化，需要医生及时识别并采用针对性的治疗方法。

1. 心理疏导　在患者PCI围术期予以预防性心理干预，对改善焦虑、抑郁患者的症状及预后非常重要。为患者详细讲解手术的具体流程及相关注意事项，及时掌握患者的心理状态，对其负面情绪加以有效疏导，加强医学教育，有助于增强患者的心理承受能力。主动与患者建立良好的医患关系，尽可能同时提供线上咨询（电话、社交软件等）及线下联系方式，为患者后续心理负面情绪的疏导提供求助便捷。

2. 运动疗法　对运动的恐惧是患者产生焦虑、抑郁情绪的原因之一。研究显示适当强度的运动可缓解PCI术后患者的焦虑、抑郁情绪，还可加快心脏功能的恢复，改善心血管预后。心血管专科医生需对患者进行综合评估，有条件的医疗机构需评估心肺功能及运动能

力，为患者开具个体化的运动处方。PCI术后常规推荐有氧运动，比如步行、慢跑、游泳、太极拳、五禽戏等项目，对缓解焦虑、抑郁的症状均有一定帮助。

3. 减压疗法　冥想、腹式呼吸、渐进性松弛训练以及生物反馈疗法作为行为心脏病学方法，对PCI术后患者身心问题的干预效果值得推荐。

（二）药物治疗

强调生物-心理-社会治疗模式，以心理与社会支持治疗为基础，合并躯体化症状、惊恐发作或中度以上焦虑抑郁时应与药物治疗相结合。

1. 抗焦虑药　目前，临床上常用的抗焦虑药物包括苯二氮䓬类药物（BZD）、选择性5-羟色胺1A受体激动剂、β肾上腺素受体拮抗剂等，另有部分兼具抗焦虑作用的抗抑郁药，临床也作为抗焦虑药物使用。BZD作为临床一线用药，特点是抗焦虑作用起效快。但由于有一定成瘾性，临床上一般作为抗焦虑初期的辅助用药，较少单独使用控制慢性焦虑。另外应当注意，BZD易引起呼吸抑制，导致呼吸困难。长期使用会产生药物依赖，建议连续应用不超过4周，逐渐减量停药。

2. 抗抑郁药　选择性5-羟色胺再摄取抑制剂（SSRI）作为新型抗抑郁药，是当今治疗焦虑、抑郁的一线用药，包括盐酸舍曲林、氟西汀及艾司西酞普兰等。SSRI不仅克服了三环类抗抑郁药的缺点，而且药物半衰期短（除氟西汀外）、疗效定位准确、副作用小、耐受性好、用药方便，从而提高了患者的依从性，目前已广泛应用于临床。

3. 中药制剂　现代医学的心理精神疾病属于中医学的“郁证”“不寐”“百合病”“脏躁”“癫狂”等范畴。早在先秦时期的《黄帝内经》中便已阐述了“心主血脉”与“心主神明”的双心理论。中医认为“人有五脏化五气，以生喜怒悲忧恐”，说明情绪活动与机体各种功能密切相关。而心肝失调是情志病发生的病机，病因多为痰、瘀、郁，治则以祛痰、活血、理气为主。

现代中药药理学相关研究已证实，某些中药及其活性成分可有效改善心肌代谢水平，增加心肌血供，调节P物质、一氧化氮、内皮素基因水平，从而保护血管内皮功能，改善微循环障碍，多靶点、多维度作用于相关通路。其中，心内科门诊患者合并心理疾病最常见的几种症型及代表药物包括：①肝火扰心证，代表药有逍遥散、加味逍遥散、龙胆泻肝丸、当归龙荟丸；②痰热扰心证，代表药为牛黄清心丸；③心血瘀阻证，最常见的代表药为冠心丹参滴丸；④心脾两虚证，代表药有人参归脾丸、九味镇心颗粒、天王补心丹等。

（三）多学科联合双心医学治疗

住院的老年心血管重症患者在PCI术后有一定概率出现惊恐发作、谵妄等“双心”急症。对于此类急性事件，心血管专科医生应迅速加以鉴别诊断，综合评估后及时与精神科、心理科联合双心医学治疗，以避免漏诊及延误病情。另外PCI术后患者在随访期间如合并心理障碍，大多就诊于心内科门诊，因此，心内科医生在门诊发现患者存在精神心理改变时，应对其进行筛查、评估后予以诊治，轻中度心理障碍患者可给予对症处理，中重度患者应联合多学科综合施治。

（四）基于互联网技术的认知干预

澳大利亚的Glozier等基于互联网和可传输数据手表等设备，对抑郁症合并心血管病高风险患者进行了互联网认知干预研究（CREDO研究）。结果发现，利用互联网站的模块化认知培训，可以有效减轻患者抑郁症状，提升按时服药及运动等健康生活方式的依从性。随着移动医疗技术的日益普及，智能手机、可穿戴检测设备等都能实时记录并传输患者日常活动数据（如运动、血压、心率、睡眠等），为专业人员及时了解PCI术后患者的日常生活和健康情况提供便捷。另外我们可以设计一些有助于提升正面情绪的手机软件，同时在微信、抖音等高流量平台建立推广认知教育项目，为存在心理问题的患者提供合适的认知教育平台，提升患者对健康生活方式的依从性，降低PCI术后心理问题的发生率，减轻负面情绪导致的不适症状。

七、展望

国际卫生组织对健康的定义："健康乃是一种在身体上、精神上的完美状态，以及良好的适应力，而不仅仅是没有疾病和衰弱的状态"。心理健康问题和心血管疾病的密切联系已被国内外广泛认可。焦虑、抑郁、悲观等消极的心理因素会增加心血管疾病和心血管疾病死亡风险，而乐观、责任感、幸福等积极的心理因素会降低心血管疾病和心血管死亡风险。PCI术后的情况同样如此，焦虑、抑郁等负面情绪降低了PCI术后的生存预期，降低了患者的生活质量。虽已有的临床研究缺乏随机对照、前瞻性、长期随访等特点，无法证实对负面心理因素的药物或行为干预可以提高PCI术后的生存率，但可改善患者的生活质量，让更多患者回归健康是明确的。我们期望更多的心血管病及相关专业的医生关注双心医学模式，重视PCI术后的心理问题，也期盼基于PCI术后心理干预对生存终点产生积极影响的高质量研究成果的出现。

第十节

心脏植入电子器械与心理问题

心脏植入电子器械（cardiovascular implantable electronic devices，CIED）包括心脏起搏器植入术是目前治疗缓慢性心律失常唯一有效的方法，而在此基础上发展的体内除颤仪和双心室再同步心脏治疗，对治疗恶性室性心律失常和心力衰竭也显示了良好的作用。但这类心脏植入电子器械作为一种侵入性的治疗，不管在术前还是术后，由于患者对这一治疗上认识的差异可能会产生不良的情绪反应，严重的会导致心理障碍而影响心脏植入电子器械疗效的转归。因此，正确识别和处理心脏植入电子器械手术前后的心理问题或障碍，对预防心脏植入电子器械患者产生心理障碍，改善治疗后的临床效果有积极的意义。

一、CIED手术心理障碍现状

何为心理障碍？人们在日常生活中因各种原因产生的短暂紧张、焦虑、一时的情绪低落或烦恼等各种情绪反应，是人对环境的适应性应激，尚不会对他们的学习、工作、家庭生活产生明显影响，社会功能保持良好。临床上也没有明显躯体不适症状及构成可辨认的综合征，这是心理健康出现问题的“正常”人。这些心理问题及情绪反应可通过自我认识调节或通过一般的谈话疏导可以自行缓解。

心理障碍是当各种因素使这种应激变得过分强烈和持久，人们的紧张、焦虑、恐惧及抑郁等不良情绪反应达到一定的严重程度，持续一定时间，引起患者各种躯体不适症状，这些临床综合征可明显影响或损害患者的健康及社会功能，且这种不良情绪障碍不能自行缓解，单靠患者自身通常也不能加以克服。临床上有可资鉴别的临床综合征，如焦虑障碍、抑郁障碍、躯体形式障碍、神经症、疑病症等。患者有现实检验能力，有迫切求医的愿望。

CIED一旦安置就必须终身携带，这时即成为保障其生命安全的重要工具，又成为一个应激源，如果患者没有正确、及时了解有关知识，或相反对其有不正确的认识，CIED就会造成患者的心理问题甚至心理障碍。我国目前社区人群中心理障碍的发生率约4%，CIED患者心理障碍的远期发生率约10%~20%，远高于普通人群的心理障碍发病率。表现形式以焦虑抑郁、疑病为主，它的发生与患者体质、精神和环境等因素有关，术前对疾病和/或手术恐惧害怕、焦虑不安者，术后发生率高且症状相对较重，同时也与术前心理干预有关。CIED虽然帮助消除患者原来心动过缓造成的症状，但如果患者出现心理障碍，则会产生新的其他各种各样不适症状，影响疾病的转归和患者的生活质量。不要仅仅认为CIED挽救生命是重要的，而对之后产生的心理障碍因不会直接导致患者死亡而采取轻视态度。许多患者会因心理障碍而再次忍受病痛折磨，个别患者会不顾生命再次面临危险而强烈要求取出CIED甚至选择自杀。同时，患者常因感到达不到预想中的健康状态而对手术产生怀疑，造成医患之间的矛盾。目前，在面对CIED患者的心理障碍时，因非精神心理专科医生对其知识有限而往往认识不足，因而，在临床上CIED患者的心理障碍常常被低估，造成漏诊误治现象并不少见，而即使在临床上识别出心理障碍，由于病耻感的原因，这些患者也很难被推荐给心理专科去看。而那些在临床上能够识别出CIED患者存在的焦虑、躯体化、抑郁等心理障碍的心内科医生，通过心理治疗能明显缓解CIED患者的这些心理障碍，能够很好地帮助恢复患者的健康状态。

二、手术前后心理问题及障碍

置入CIED对患者来讲是一重大事件，患者由于承受疾病的痛苦及对CIED治疗的不了解，害怕手术时的风险及担心术后的并发症，同时还要承担较大的经济压力，这使患者在术前就容易表现出犹豫、恐惧、焦虑、烦躁易怒、失眠、不合作等症状。调查表明，在CIED术前，72.6%的患者对CIED不了解，81.7%的患者担心术中的并发症，60.9%的患者担心术后丧失劳动能力，65.8%的患者担心加重家庭的经济负担。这些心理因素会使患者产生负性情绪，是导致患者拒绝手术或增加术中疼痛等问题的重要原因。在术后，有30%~61%的患者出现了植入CIED前没有的症状，都认为与CIED有关，问其原因28.6%的患者怀疑手术没有做好，17.8%的患者认为CIED工作不正常，49.5%的患者经常担心CIED质量问题，12.7%的患者担心疾病发展CIED不够安全，伴有术后心理障碍的CIED患者往往存在长期过分关注CIED，期望值过高，认为CIED能帮助他解决所有问题，一旦有临床其他不适症状或疾病，都会归咎于CIED。这些术前术后的心理问题如不及时处理是导致患者心理障碍的重要原因，在术后近期的心理障碍研究表明，有高达35%~42.7%的患者存在焦虑，38.7%~39.9%存在抑郁，它与CIED后出现的各种各样躯体症状有密切关系。

三、ICD安置后心理障碍

ICD能终止患者致命性室性心动过速和心室颤动，尽管ICD植入能明显提高患者的生存率，与对照组比较保留或改善了患者的生活质量，但植入ICD的患者8%~63%会出现焦虑，5%~41%会出现抑郁，尤其是发生误放电或频繁（>5次）的患者。ICD植入术后由于患者对该疾病危险性认识的增加，害怕死亡的再次降临，以及放电除颤时的严重不适感，随时处于担心发作状态，再加上经济负担高昂等原因，使ICD植入术患者伴有不可避免的精神压力，它比常规心脏起搏器更容易产生抑郁焦虑障碍。研究表明，有高达50%的ICD植入术后患者由于上述原因出现明显的抑郁、焦虑情绪，有40%~63%的患者这种消极情绪的影响可持续一年以上，并且患者不能自行缓解这种紧张担忧情绪，这种负性情绪严重时会导致心理障碍不仅造成患者各种躯体不适症状，而且会增加患者原有的恶性心律失常发生，影响患者的预后及生活质量，具有临床意义。所以必须要对接受ICD植入术的患者进行早期焦虑和抑郁的评价，其心理问题需要接受特别的关注和处理。2015年欧洲心脏病学学会室性心律失常治疗与心脏性猝死预防指南建议，在ICD植入前和疾病进展中，推荐与所有患者讨论生活质量问题。

四、心脏起搏器综合征与心理障碍

心脏起搏器综合征是指植入CIED后，由于心室起搏或房室收缩不同步，引起血流动力学不正常产生的心血管和神经系统症状和体征。Mitsui等于1969年首次报道1例植入VVI心脏起搏器的患者心室起搏时有明显不适症状，表现为头晕、胸痛、气短、面部潮红、冷汗，他们称这种情况为心脏起搏器综合征。当时作者认为这些症状是由起搏频率不正常引起，而并不知道与起搏方式有关。此后人们才逐步地认识到是由于心室起搏时房室不同步血流动力学不正常引起。心脏起搏器综合征发生率为5%~7%不等，只有血压降低而无临床症状的亚临床型可达20%。近来用症状自评量表（SCL-90）以及抑郁自评量表（SDS）、焦虑自评量表（SAS）进行的研究表明，心脏起搏器综合征与心理障碍呈高度相关，它们的许多临床症状互相重叠，如都常有头晕、乏力、胸闷、心悸、呼吸困难、窒息感以及忧虑紧张等。从目前生物-心理-社会模式来看，许多电子植入器械综合征的临床实质可能就是心理障碍，但由于生物模式的影响，造成心血管医生对电子植入器械综合征发生率被高估，心理障碍被低估，因而心脏起搏器术后的焦虑、抑郁症状常被忽视，易误诊为“心脏起搏器综合征”而延误治疗。所以，一些心脏起搏器综合征患者调整心脏起搏参数后临床症状缓解并不理想，而进行心理治疗后临床症状往往会得到很好的缓解。

五、CIED患者心理障碍的表现及诊断

主要以焦虑、抑郁及躯体化症状为主要表现，在综合医院中，对焦虑的诊断和治疗是非常富有挑战性的。因为焦虑情绪非常普遍，它是人们在面临困难，或感到不利情况来临而又觉得难以应付时，产生的一种内心紧张不安、担心和预感的压抑体验。正常的焦虑状态能提高人们在应付困难时的能力，它常是有一定原因引起、可以理解的、适度的和相对短暂的。而病态焦虑常是不能明确焦虑原因，或引起焦虑的原因与反应不相称，引起的紧张、压抑程度超出了能够承受的能力；且这种状态不是短暂的适应反应，而是呈持续性的。病态焦虑更重要的表现是其焦虑情绪及行为造成患者躯体明显不适症状，影响到了日常生活，如产生回避和退缩等。

抑郁是一种心境状态，是以心境低落为主要特征，对平时感到愉快的活动丧失兴趣或愉快感。抑郁心境是人们一种常见的正常体验，但抑郁状态严重程度加重，持续时间较久，同时还伴有一些其他特征性的症状（如睡眠障碍、疲劳感、食欲减退）等，则成为抑郁障碍。“抑郁”这一术语包括许多情况，它可以被用来描述一种心境、一种症状、一组综合征或是一个疾病实体。这里我们指的抑郁障碍是它的一组综合征或是一个疾病实体。根据它的发病严重程度以及持续时间，可分为几种类型，包含从“闷闷不乐”的隐匿性抑郁症到悲痛欲绝，甚至发生木僵状态的严重抑郁症。其症状及判定标准在相关章节中已经描述，在此不再赘述。

还有一种在综合医院常见的以躯体化症状为表现特征的心理障碍称为躯体症状障碍，2013年5月美国精神病学会（APA）年会上，发布了最新《精神障碍诊断与统计手册》（第5版）（DSM-5），其中将综合医院主要以躯体症状为表现的心理障碍定名为躯体症状障碍，其特征是患者具有非常痛苦或导致重大功能损伤的躯体症状，或者可以有或者没有一个既已诊断的躯体疾病，表现为对躯体疾病的担忧，以及在求医问药上消耗过多的时间或精力，包括对躯体症状严重度的不恰当且持续的思维。

临床主要表现有反复、持续出现的各种躯体不适和自主神经症状，如头痛、失眠、头晕、厌食、心悸、胸闷、气短、上腹部不适、四肢麻木、全身乏力及疼痛、性欲抑制、体重下降、睡眠障碍。而抑郁焦虑等情绪症状往往为躯体症状所掩盖，反而不明显，患者往往将其不适归之于心脏或其他疾病，多不找精神科医生而辗转于心血管内科或其他专科求诊。患者突出地申诉躯体症状，常否认有心理障碍。躯体症状涉及多系统，有时不能具体准确地表达，只是含混不清地说不舒服，或者因胸闷看心内科，头痛看神经科，消化不良看消化科。这些患者常发现有疑病先占观念，如怕生冠心病、心肌梗死或心力衰竭。

诊断CIED患者心理障碍的方法可参见第二章第三节相关内容。另外，诊断心理障碍仍需谨慎，在目前情况下作为非精神科医生，将这类患者诊断为心脏神经症（躯体化症状）或焦虑抑郁状态为宜，同时仍要特别注意CIED本身或由其他疾病带来的问题，作出正确的病情估计和诊断。

近年来，针对心血管内科心理障碍发病率有不断增长趋势，2020年我国发布了《在心血管科就诊患者心理处方中国专家共识（2020版）》，文章中就如何识别心内科中存在的心理障碍，建议给予心理量表的筛查。共推荐4个心理量表：躯体化症状自评量表（SSS）、患者健康问卷抑郁量表（PHQ-9）、广泛焦虑障碍量表（GAD-7），以及患者健康问卷躯体症状量表（PHQ-15）。如果患者存在以下3个问题中的2个，就有必要给予量表的筛查：①是否有睡眠问题，已经明显影响白天的精神状态或需要用安眠药助眠？②是否有容易紧张不安，或精力下降？③是否有明显其他身体多系统的不适？

需要强调的是，在综合医院非心理专科，心理量表在识别和诊治心理障碍中有举足轻重的地位，但心理量表不能作为心理障碍的诊断，只能作为诊治心理障碍的重要辅助手段。

六、CIED心理障碍的预防及治疗

CIED术前出现焦虑、抑郁情绪的原因可能是多方面的，故心理治疗应作为安装CIED前后的辅助治疗措施之一。

手术者应术前根据CIED患者的心理反应特点，耐心热情、语言明确地解释疾病的病因、发展、愈后情况，对其作适当的解释。与患者及患者亲属交谈，使患者及亲属能理解CIED

的意义及方法：①耐心讲解CIED安装的必要性，客观介绍手术能给患者带来什么帮助，解决什么问题。一定要实事求是，不要夸大，不然会误导患者认为CIED可以解决心脏病的“所有问题”，当术后没有出现患者认为可能出现的治疗“奇迹”时，便发生心理失衡。②了解患者对CIED的看法，据此讲解手术的基本步骤和有关手术情况，针对性消除患者的忧虑。指导患者放松情绪，可介绍同病室内安装CIED的患者与其进行交流，解除思想顾虑及紧张的情绪。③要告诉患者术中的一些不适感觉，怎样配合及注意事项。告知一切操作过程均在可视下进行，手术安全性高，操作过程中发生意外罕见。④植入CIED后，要告诉患者CIED日益完善，发生故障的概率极低。⑤鼓励患者像正常人一样工作和生活，除此之外，也可积极参加不太剧烈的活动，如旅游、骑自行车、舞蹈、跑步和游泳等。⑥对存在抑郁、焦虑、恐惧等心理的患者进行心理指导和心理治疗，必要时给予药物治疗。⑦建立完善的患者档案和心理支持系统，健全随访制度。这些交流和措施很重要，对促进植入CIED患者迅速全面康复，避免术后心理障碍的发生，提高日后生存质量有很大帮助。

焦虑、抑郁以及躯体化症状可采用药物治疗，心理治疗，系统松弛、焦虑控制训练等行为治疗以及认知等疗法，多数患者治疗效果良好。

关于抗焦虑抑郁药物治疗，本书有关章节会详细介绍相关药物的作用机制和使用方法，本节主要想和大家交流心理障碍基于评估的治疗。众所周知，临床上如何针对不同的患者选择抗焦虑抑郁药物依然非常困难，但在高血压或者糖尿病的治疗中会根据患者的血压及血糖的高低程度，选择抗高血压及降血糖的药物种类及剂量，同样，心理障碍也可以通过心理量表评估，判断心理障碍的严重程度来选择合适的抗焦虑抑郁药物。本节简要介绍根据SSS作为心理障碍的评估手段，选择药物的治疗方案。

SSS是综合医院根据躯体化症状为特征设计的心理量表，该量表于2010年进行了效度和信度检验，量表共由20项题目组成，从症状组成、症状程度、持续时间及社会功能影响四个维度评价心理障碍患者的躯体化症状情况。量表中躯体化症状题目占50%，焦虑占20%，抑郁占20%，焦虑抑郁占10%。每道题目根据症状的严重程度又分为四个等级，患者一般能在5分钟左右完成，其阳性临界分值为36/37分。在临床实际应用中根据量表的分值可以把躯体症状障碍分成轻、中、重三个等级，轻度为30~39分；中度为40~59分；重度为60分及以上。对疾病严重程度的分层有利于治疗药物的选择，比如：轻度、中度可以选择氟哌噻吨美利曲辛片、环酮类；中度可以选择5-HT再摄取抑制剂，如氟西汀、舍曲林、帕罗西汀、西酞普兰等，以及SARI曲唑酮或NaSSa米氮平；重度以上可以选择5-HT和NE再摄取的双重抑制剂如文拉法辛、度洛西汀，或者加非典型抗精神病药物，如利培酮片、喹硫平或奥氮平。

SSS能很好地帮助非心理专科医生及时早期识别躯体症状障碍，量表的作用可以归纳为以下几方面：①在较短的时间里识别有无躯体症状障碍，直观地帮助患者认识自己的疾病状态，减少阻抗，提高治疗依从性；②判断患者有多少靶症状、严重程度如何、时间长短、是否影响社会功能、从四个维度全面了解患病情况；③在此基础上有利于选择合适的治疗药物，减少初次治疗无效的药物换手率；④利于观察治疗效果，全程掌握治疗情况，提高每次就诊效率，减轻医生的负担；⑤可以相对准确判断治疗阶段，是治疗期、巩固期还是维持期，有无达到临床痊愈，有无残留症状，掌握减药或停药的时机；⑥帮助患者进行疾病治疗的自我管理，协作完成治疗疗程，减少复发。SSS经研究检验有良好的信度和效度，简单易懂，易被以躯体化症状为主的心理障碍患者所接受，也容易被综合医院非心理专科医生所掌握。2020年在中华心血管病杂志上发表的《心血管科就诊患者心理处方中国专家共识（2020版）》以及2016年在中华神经科杂志上发表的《综合医院焦虑、抑郁与躯体化症状诊断治疗的专家共识》中，该量表被作为识别、筛查以及评估躯体症状障碍的推荐量表。

第十一节

射频消融术后的心理障碍

射频消融术（radiofrequency ablation，RFA）是一种有效的治疗快速心律失常的非药物疗法。射频消融治疗成功率高、复发率低、并发症少，是安全有效的根治手段，成为多种快速心律失常的首选治疗。射频消融治疗已成为房室结折返性心动过速、房室折返性心动过速、房性心动过速、心房扑动和特发性室性心动过速与束支折返性室性心动过速的首选根治疗方法。房室结折返性心动过速（atrioventricular node reentrant tachycardia，AVNRT）的消融成功率在99%以上，复发率低于2%，房室折返性心动过速（AVRT）的消融成功率99%，复发率5%，大多再次消融可成功。房性心动过速（atrial tachycardia，AT）的消融成功率可超过90%，复发率5%。典型房扑治疗成功率可达90%~95%，复发率小于5%，非典型房扑的消融还需要探讨。特发性室性心动过速也有较高的成功率，左室室性心动过速治疗成功率可达95%以上，右室室性心动过速治疗成功率可达90%以上，复发率5%左右。器质性心脏病室性心动过速（以冠心病室性心动过速及心肌病室性心动过速多见），心肌梗死后室性心动过速成功率只能达到50%~70%。随着消融技术的日益成熟，器质性心脏病室性心动过速消融成功率可进一步提高。

近年来，心房颤动导管消融取得了迅速的发展，一些小规模临床试验如CACAF、RAAFT、APAF以及4A等研究结果表明，导管消融比传统抗心律失常药物明显减少心房颤动复发。2012—2015年中国调查研究发现，我国≥35岁居民的心房颤动患病率为0.71%，农村居民患病率0.75%，导管消融手术比例逐步增加。心房颤动导管消融是一种有效的治疗方法。

2018年公布的CABANA研究的结果是迄今为止规模最大的比较心房颤动导管消融和药物治疗的随机对照研究。次要终点分析显示，导管消融组死亡率或心血管病住院率复合终点显著降低，从58.1%降至51.7%（*HR*=0.83，*P*=0.001），消融治疗与心房颤动复发的显著减少相关（*HR*=0.53，*P*<0.000 1）。2020年ESC心房颤动指南较既往指南更为积极地推荐导管消融治疗，特别是药物治疗无效的患者及心房颤动诱发心动过速性心肌病的患者。同时强调考虑患者心房颤动复发的危险因素，以指导消融决策。

心房颤动导管消融的主要适应证：①在Ⅰ类或Ⅲ类AAD失败或不能耐受后，建议对患者进行心房颤动导管消融以控制节律，改善患者心房颤动复发的症状。包括阵发性心房颤动、持续性心房颤动无复发的主要危险因素（ⅠA），持续性心房颤动有复发的主要危险因素（ⅠB）。②对于阵发性和持续性心房颤动患者，在β受体拮抗剂治疗失败或不能耐受后，应考虑肺静脉电隔离（PVI）以控制心律，改善心房颤动症状（Ⅱa，B）。③心房颤动导管消融治疗PVI应该/可作为一线节律控制治疗，以改善某些有症状患者的症状：阵发性心房颤动发作（Ⅱa，B）或无主要复发危险因素的持续性心房颤动（Ⅱb，C）。④当心房颤动患者有心动过速性心肌病可能，应行心房颤动导管消融，以逆转左室功能不全（ⅠB）。⑤在选择性的心房颤动合并射血分数降低性心力衰竭（HFrEF）患者中，应考虑行导管消融以提高生存率和减少心力衰竭住院（Ⅱa，B）。导管消融术是治疗心房颤动的有效措施，也是目前最新版心房颤动指南对阵发性心房颤动和持续性心房颤动治疗的首选推荐，可有效降低心房颤动发作频率和心房颤动负荷。射频治疗禁忌证是妊娠，因为术中长时间X线照射对母婴均是有害的。对老年人、儿童患者除上述适应证外，宜取保守的态度，认真权衡使用射频导管消融术的利弊。射频消融治疗并发症可有心脏压塞、房室传导阻滞、出血、血栓栓塞、冠状动脉损害等，个别有死亡的报道，我国统计总的并发症发生为1.8%。除上述并发症以外，射频消融术后产生的心理障碍越来越受到关注。

随着医学模式的转变，心理健康及精神卫生因素在心律失常方面的影响作用日益成为关注热点。2020年中国疾病总负担排行榜精神障碍或自杀占据第一位。新医学模式下，心血管疾病与抑郁障碍、焦虑障碍共病率不断增高。心律失常与焦虑抑郁互为因果。心理行为如A型性格（易恼火、激动、愤怒、不耐烦）、D型性格（孤僻、不合群、沉默、冷漠、消极、固执、易烦躁）、紧张、噩梦、负性情绪（焦虑、抑郁）等都是室性心动过速、心室颤动、心房颤动等心律失常的危险因素。行为应急与室性心律失常甚或猝死密切相关。Framingham研究，749例45~64岁妇女无冠心病基础的前瞻性研究，随访20年，结果表明心脏病引起的死亡与紧张、急躁、孤独、较少的休息时间、睡眠障碍等因素有关。前瞻性失亲研究：失去亲人后人们的心脏性猝死率显著升高。一项心房颤动患者伴抑郁焦虑流行病学研究中，974例心房颤动合并心力衰竭患者至少32%有轻-中度抑郁症状。Framingham研究，3 682例患者随访10年，结果显示紧张是心房颤动的预测因子，焦虑是心房颤动发生的危险因素。心律失常射频消融术后改变了患者自主神经的活性，更容易诱发焦虑抑郁状态，射频消融术后患者合并心理问题非常常见。因此，对于射频消融术后的心理障碍需要早期识别和干预。

一、心理障碍的流行病学及定义

2005年在北京10家二、三级医院的心血管内科门诊，对连续就诊的3 260例患者的调查显示，焦虑检出率42.5%，抑郁检出率7.1%。最新一项资料显示，门诊患者心理障碍发生率为20%~30%，住院患者心律失常射频消融术后6个月心理障碍发生率可达40%~60%。通常，人们在日常生活中因生理、心理或社会原因产生的短暂紧张、焦虑、一时的情绪低落或烦恼等各种情绪反应是人对环境的适应性应激，尚不会对他们的学习、工作、家庭生活产生明显影响，临床上也没有构成可辨认的综合征，是正常的心理活动。当心理活动异常的程度剧烈、持久使人没有能力按照社会认可的适宜方式行动，以致其行为的后果对本人和社会都是不适应的。这种异常的心理活动达到医学诊断标准，我们就称之为心理障碍。临床上有可资鉴别的临床综合征，如焦虑障碍、抑郁障碍、躯体形式障碍、神经症、疑病症等。轻度的心理障碍表现为神经官能症包括神经衰弱、癔症、焦虑症、强迫症、恐怖症、疑病症、抑郁症，这是我们将要讨论的心律失常射频消融术后心理障碍的范畴即双心医学。严重的心理障碍包括精神分裂症、躁狂抑郁性精神病、偏执性精神病、反应性精神病、病态人格和性变态，其属于精神疾病的范畴。

二、射频消融术后心理障碍产生的原因及机制

介入手术本身就是复杂的心理、生理过程，因而患者易产生诸多的心理障碍，可概括成以下具体原因：①心律失常发病急，手术突然，有时复杂手术持续时间长；②对心律失常及射频消融手术了解甚少，医患沟通不够，对手术疑问多，表现在反复询问手术过程，手术医生的技术，发生不良事件的概率，手术预后，术中术后出现问题如何处理等；③心房颤动、多旁道等复杂心律失常消融时，往往手术时间过长，患者担心手术不成功及身体长时间制动产生的不适症状，可表现紧张、焦虑；④术后患者对手术效果不满意，对高昂的医疗费用不满意，产生沮丧心理；⑤术后手术部位疼痛、穿刺点渗血血肿、止血绷带缠绕过紧等造成患者不适而表现紧张、焦虑；⑥术后担心发生手术并发症，担心失去家庭社会的支持，担心丧失劳动能力，给家庭带来的经济负担，部分术后因病情复发对疾病的恢复失去信心等。故射频消融术后患者较正常人更易出现心理障碍。

抑郁和焦虑的发生涉及人的中枢神经系统及内分泌系统，脑中诸多的生化物质和/或系统亦参与了抑郁焦虑的病因与病理学过程。研究表明，伴有心理障碍的患者存在下丘脑-垂体-肾上腺轴（hypothalamic pituitary adrenal axis，HPA）的功能亢进，进而引起交感肾上腺系统的功能亢进，导致血液中儿茶酚胺水平升高，导致自主神经功能紊乱，表现多系统躯体症

状。另外，心理因素刺激情绪中枢（边缘系统、网状结构、海马回），5-羟色胺、去甲肾上腺素、多巴胺等介质发生变化导致平衡失调，表现为抑郁、焦虑、强迫、恐惧。患者患心律失常后由于有心悸症状，普遍存在心理障碍，女性尤甚。有研究报告显示心律失常经常表现为心悸，在心悸患者当中没有心电图改变，没有器质性改变，有44.8%的患者存在焦虑和抑郁。射频消融术后由于上述各种原因，患者负性情绪如紧张、恐惧、悲伤、痛苦等导致体内交感神经活动增强，儿茶酚胺的过量分泌、心率加快、血压上升等，上述心理生理改变进一步诱发、加重心理障碍。

三、心理障碍对射频消融术后患者的影响

心理障碍使自主神经功能紊乱，心率变异性降低，加重心肌电活动的不稳定。心率变异性（heart rate variability，HRV）是指逐次心搏间期的微小差异，它产生于自主神经系统对心脏窦房结的调制，使得心搏间期一般存在几十毫秒的差异和波动。心率变异性的大小实质上是反映神经体液因素对窦房结的调节作用，也就是反映自主神经系统交感神经活性与迷走神经活性及其平衡协调的关系。此外，在异常的心理压力下，交感神经活性激活，儿茶酚胺分泌增加，激活β受体，浦肯野纤维细胞的自律性增加，复极离散度增加，心室异位激动的阈值下降，使之易于发生致命性心律失常。故心理障碍容易使射频消融术后患者的心律失常复发或诱发新的心律失常甚至恶性心律失常。负性情绪与心理应激可以作为“扳机”促发冠心病的发作或复发。儿茶酚胺与促肾上腺皮质激素的过量分泌，多种促凝物质和强烈血管收缩作用的TXA_2释放、使血压上升、心率加快、脂质代谢紊乱、血液黏稠度增加、加速了血小板的聚集和血栓的形成，上述心理生理改变导致心肌供血供氧减少，心肌耗氧增多，从而促发或者加重心绞痛、心律失常、心肌梗死及心力衰竭。

四、射频消融术后心理障碍的识别

心内科焦虑、抑郁的误诊和漏诊率是非常高的。国外非专科医生对精神障碍的识别率为15%~25%，国内对1 673例心血管疾病患者分析显示，识别率仅仅为15.90%，漏诊、误诊率高达84.10%。误诊、漏诊原因有医生因素、患者因素、传统单纯生物学治疗模式。传统单纯生物医学模式常忽视精神心理因素，使治疗有效性、患者的生活质量和临床预后都明显受到影响，因此需要加强心血管科医护人员精神心理常识性教育，培养心血管医生掌握心内科常见精神心理问题的诊断和用药。

如何尽早发现患者合并心理障碍？首先要求每个心内科医生掌握基本的、必要的双心医学知识，对心血管疾病患者出现心理障碍的症状和体征能尽早识别和解释。具体评估方法参见第二章第三节。

此外，一旦发现有心理障碍的可疑症状，排除器质性病变并及时采用心理量表测定。心

理量表是检测心理障碍患者非常有效而重要的手段，是识别心理障碍的“化验单”。目前国内常用的是SSS、PHQ-9、GAD-7、HADS，躯体症状较多时推荐使用PHQ-15。常用量表作为开发的标准化评估工具，有着各自的用法和适用范围。有的量表需经过培训才能保证评价一致性，如汉密尔顿抑郁量表，是由受训合格的专业人员施测的，不能由患者自行填写。大部分自评问卷属于症状评定，不能据此直接得出精神科诊断，由此可见，了解不同评估工具的具体用法和适用范围尤其重要，是避免基本错误的保证。

最后，对心理量表无法确定是否合并心理障碍的患者，请心理专科医生会诊。目前有些医院已建立双心门诊、双心查房制度，有助于早期识别患者是否合并心理障碍疾病。

筛查与识别过程：首先可通过对焦虑抑郁症状的筛查提问和观察患者的言谈举止、面部表情等初查手段来识别是否存在焦虑抑郁症状。其次，给予进一步抑郁筛查：睡眠、食欲和体重、心境、快感、乏力、激越和迟滞、注意自卑和自责、淡漠、无兴趣、轻生观念；焦虑筛查：先围绕躯体或生理症状如是否有心慌、气急、多汗、尿频、入睡困难，然后询问心理或精神症状如心神不宁、烦躁不安、莫名紧张、担心。最后，应用量表对患者焦虑、抑郁的严重程度进行评定。

五、射频消融术后心理障碍的干预

射频消融术后发生心理障碍常见，单纯药物治疗很难奏效，需要及时进行心理和药物双重干预，即双心治疗模式，下面我们将就这两种干预方法分别进行详细论述。

（一）心理行为干预

随着医学模式向生物-心理-社会医学模式的转变，心理干预的作用和重要性逐步凸显了出来。医生要做到“四心”，即热心、耐心、细心、爱心。从心理上帮助患者重新认识疾病，加强医患沟通，合理解释患者疾病的转归和预后，增加医患互信，树立患者自信心，纠正患者不合理的负性认知，恢复患者的自信心。常用方法、技巧如下：

1. 沟通技巧　①积极地倾听：认真听取并全身心投入患者的主动述说，保持良好的目光接触，使用非言语鼓励（如点头）。探查患者的需求，利用开放性的提问探询细节问题，恰当地给予患者反馈信息。不仅用耳，更要用心去倾听，有思考有重点地倾听，能通过患者的述说了解症状的主线索以及患者的诉求。倾听同时注意表达对患者的理解和同情，消除患者的孤独感。②非言语沟通：在交流中利用面部表情和肢体姿势或动作所沟通的内容是必不可少的。术后患者心理脆弱、敏感，医护要表达出关怀和爱心的动作、眼神。③谈吐风格：风格包括被动的、攻击性的、被动攻击的和果断的，果断是进行有效沟通最有效的方法。医护向患者及家属清楚地陈述射频消融术的优点，对心律失常转归预后的影响，出院后的随访及注意事项，让患者充分了解心律失常相关知识及射频消融手术过程，消除疑虑，增加安全感。

2. **身体技巧** ①腹式呼吸：利用腹式呼吸或深呼吸作为放松技巧已有相当长的历史，经常与其他的身体技巧联用。深呼吸的目的不仅仅是充分扩张肺部，而且是减慢呼吸频率，刺激迷走神经介导的心率减慢。②渐进式肌肉放松训练：选择相对简单且比较轻松的方式训练。比如，采取坐或卧姿，首次需在研究者指导下，患者在平静呼吸状态下，紧张、放松交替进行，由上至下，最终达到放松全身肌肉，目的是为了稳定患者的情绪。③引导想象/可视化：将患者的思想或内在专注点引向安全、舒适的地方，如海滩、草原或花海。给患者纳入尽可能多的感觉，个体会看到蓝天、白云，听到海浪声、鸟鸣声，感觉到温暖的阳光、轻柔的风，会闻到花草的芳香。可视化越详细，患者越会有效地沉浸在一种放松的状态中。④自律训练：让患者采取一个舒适的姿势，要求在身体各部位（包括他们的手臂和腿）集中感觉温暖和沉重感。指令通常被分成三部分——沉重感、温暖感、沉重和温暖感。最后用一句陈术语结束练习"我是平静和放松的"。研究表明，自律训练和其他形式的放松一样有效。⑤冥想和内观：冥想是一个过程，努力产生一种放松而有觉察的集中状态。禅语是在冥想时重复念诵或者吟唱一定的音节、文字或一组单词。冥想已被证明可以有效地减少焦虑、抑郁。

3. **认知技巧** ①让患者认识到负性情绪，尤其是焦虑、抑郁等心理障碍在心律失常尤其射频消融术后普遍存在，要提高患者对心理障碍的防治意识、增强患者的心理承受能力、引导患者主动接受心理支持治疗；②认知过程是行为和情绪的中介，对术后的患者进行认知教育，可纠正其不良生活的方式，从而促进心脏康复。

（二）药物干预

理想的抗抑郁焦虑药物应具备如下条件：不影响认知和记忆功能；有效地消除焦虑和/或抑郁，不引起镇静作用；耐受性好，不影响心、肝、肾的功能，适宜长期使用，不成瘾；产生松弛作用，但不引起共济失调；价格相对便宜。临床上常用的药物包括苯二氮䓬类、三环类、选择性5-HT再摄取抑制剂、氟哌噻吨美利曲辛等。

1. **苯二氮䓬类药物** 代表药物有地西泮、劳拉西泮、艾司唑仑。优点：抗焦虑作用迅速可靠，产生松弛作用，价格相对便宜；缺点：有成瘾性，无抗抑郁作用。

2. **三环类药物** 代表药物有阿米替林、多塞平、氯米帕明、丙米嗪、马普替林。优点是：抗抑郁和抗焦虑均有效，不影响认知和记忆功能，耐受性较好、不成瘾，价格相对便宜；缺点：抗胆碱能副作用，口干、便秘、排尿困难等，心脏毒性较大。

3. **选择性5-HT再摄取抑制剂（SSRI）** 代表药物有氟西汀、帕罗西汀、舍曲林、氟伏沙明、西酞普兰。优点：对肝细胞色素Cyp同工酶的抑制不明显；抗抑郁和抗焦虑均有确实疗效，包括重度抑郁和焦虑患者；耐受性好，不影响肝肾功能，不成瘾。缺点：起效慢，一般2周开始有效；部分患者感到服后乏力、恶心、头晕而放弃；价格偏高。

4. **氟哌噻吨美利曲辛** 优点：起效快，3~5天起效；同时提高三种神经递质含量——5-HT、NE、DA，治疗谱更广；进口原研，安全性高，副作用小，尤其是没有胃肠道反应；

日均治疗费用低，成本效果比最好，患者的经济负担小，适合长期使用。缺点：两种成分半衰期分别为35小时和19小时，相对来说半衰期略短，需要缓慢撤药；伴严重的心脏器质性病变患者谨慎使用；轻微口干。

（三）体力运动为主的心脏综合康复计划（CRP）治疗

心血管疾病的患者经过双心医学治疗后其临床表现得到明显改善应提倡早期心脏康复训练，这些措施对心血管疾病合并心理障碍的预防和治疗是非常重要的。以运动为主的综合心脏康复计划是集运动物理治疗、心理辅导与治疗、职业训练、营养、医疗健康教育等为一体的综合临床康复项目，由于它能有效改善心血管疾病包括介入手术及外科手术康复期患者的预后，提高生存质量，降低死亡率、再发病率等，已被国外心脏中心采纳作为常规治疗康复手段。

综上所述，射频消融术后发生心理障碍的患者比例较高，应该早期识别，应用双心医学治疗模式对其进行治疗，包括正确的心理行为干预和抗焦虑抑郁药物对症治疗，有利于术后患者的康复和预后。

第十二节

失眠障碍与心血管疾病

所有睡眠障碍中，失眠障碍最为常见。基于人群的研究表明，约1/3成年人存在失眠症状，其中10%~15%的个体表现出相关的日间功能损害，而6%~10%的个体符合失眠障碍的诊断标准。失眠既可以是症状又可以是独立的疾病，常常作为其他躯体疾病或精神障碍的共病而存在。在初级保健场所中约10%~20%的个体主诉有显著的失眠症状，而在心血管疾病患者中失眠的患病率比一般人群更高。睡眠会通过各种不同的方式影响心血管的结构和功能，睡眠过程中自主神经系统和血流动力学会发生改变，例如快速眼动（rapid eye movement，REM）睡眠期交感神经活跃，非快速眼动（non rapid eye movement，NREM）睡眠期血压下降，无论急性睡眠剥夺还是慢性长期睡眠剥夺都伴随着血压增高及心血管疾病风险增加。调查研究发现，在美国约20%的心肌梗死和15%的猝死发生在午夜到早上6点之间，这一点再次提示睡眠与心血管疾病之间紧密的相互作用。因此，对于失眠障碍的评估和诊疗已成为心血管内科医生的必备技能。

一、临床流行病学

失眠障碍作为心血管疾病独立危险因素之一，逐渐引起各国卫生主管部门的重视。慢性失眠患者中心血管病的发生率显著增加，且多数心血管疾病患者伴发睡眠问题。综合了17个队列研究、包含31万受试者的Meta分析结果显示，失眠可增加心血管病的发生风险，并提高心血管病的死亡率，失眠后发生心血管疾病的风险增加1.5~3.9倍，与吸烟、糖尿病和肥胖导致心血管疾病的风险相当。挪威失眠障碍流行病学调查对年龄、性别、婚姻状况、教育程度、血压、胆固醇、糖尿病、体重、运动量等因素进行评定后发现，失眠问题最严重人群的心脏病发病率最高。

失眠障碍临床表现主要为入睡困难、睡眠维持困难、早醒及睡眠质量下降等，研究提示失眠障碍的临床表现形式与急性心肌梗死、心力衰竭等心血管疾病的发生呈症状依赖性地增加，即失眠症状的表现形式越多，心肌梗死和心力衰竭等心血管疾病的发生风险越大。最近的一项前瞻性队列研究纳入了5万余例无心力衰竭表现的普通人群，通过COX比例风险模型来评估基线失眠症状与心力衰竭风险的相关性。研究显示，在平均随访11年后，存在失眠症状人群的心力衰竭风险显著增加，且失眠症状的数量和心力衰竭风险之间存在症状依赖关系，有三种失眠症状者发生心力衰竭风险是无失眠症状者的4.5倍。同时，在心力衰竭患者中，有超过70%的患者出现入睡困难、睡眠维持困难等失眠症状。

另外，美国流行病学调查显示代谢综合征的发病率与睡眠时间减少显著相关，失眠障碍会通过相关生理机制增加代谢综合征的易感性，从而形成心血管病变的病理基础。因此，有学者认为失眠障碍可看作是心血管疾病前驱期的一个表现。睡眠模式与心血管疾病的发病率和死亡率密切相关，特别是过短或过长的睡眠时间、睡眠片段化和失眠样症状均与心血管疾病的风险相关。最新的一项荟萃分析纳入了29项平均随访10年以上的队列研究，结果发现入睡困难和非恢复性睡眠显著增加全因死亡风险和心血管疾病死亡风险，入睡困难和非恢复性睡眠人群心血管疾病导致死亡的风险分别是健康人群的1.2倍和1.48倍。

二、生物学机制

关于失眠与心血管疾病相互作用的生物学机制，目前并不完全清楚，现有的研究主要从生理性高觉醒、遗传学、炎症免疫、生化代谢、激素内分泌等方面探索二者之间的关系。多数失眠患者存在生理性高觉醒，表现为入睡困难、睡眠过程中反复觉醒等，生理性高觉醒的生物学基础如交感神经系统的活动增强、与应激相关的激素如促肾上腺皮质激素和皮质醇的分泌增加也是心血管疾病的发病机制，进而失眠患者心血管疾病的发生风险随之增加。慢性失眠患者交感神经系统活性增强还体现在心率变异性减弱，最近一项研究比较了慢性失眠患者和正常对照的昼夜心率变异性的差异，发现在入睡前和2期睡眠时患者的心率变异性和正常对照人群之间存在显著差异。睡眠过程中交感神经的异常活动可能引起心脏停搏或无效收缩，潜在触发心肌缺血、心律失常和QT间期延长等，同时也可能扰乱正常的呼吸循环过程，从而使血液中二氧化碳分压升高，血氧饱和度降低，刺激颈动脉窦和主动脉体化学感受器，最终引起心率的增加和外周血管的收缩，导致心律失常。此外，失眠患者常伴发焦虑、抑郁症状，这些精神心理问题也会进一步增加自主神经系统的功能紊乱。

失眠作为遗传和环境因素共同影响的生理过程，与心血管疾病可能存在共同的遗传学基础。全基因组关联分析显示睡眠潜伏期的长短与*CACNA1C*基因第三内含子上的多态性位点相关，*CACNA1C*基因主要编码L型钙离子通道亚基，L型钙离子通道对于调控心肌细胞的兴奋性发挥重要作用，同时*CACNA1C*基因拷贝数变异与QT间期延长综合征显著相关，提示*CACNA1C*基因可能介导了睡眠与心血管病之间的相互关系。*CLOCK*等节律基因不仅调节机体的生物节律，还影响能量摄入，健康的饮食习惯有助于改善内皮细胞的功能，抑制体内的炎症反应，降低心血管疾病的发生率。研究发现*CLOCK*基因的多态性位点rs12649507和rs6858749具有调节睡眠时间与能量摄入的关系，携带rs12649507等位基因患者每增加1小时睡眠将摄入更多的多不饱和脂肪酸，而rs6858749多态性位点调节睡眠时间与蛋白质摄入的关系，该研究提示与生物节律相关的基因多态性位点对心血管疾病风险因素具有调控作用。

炎症反应在心血管疾病的发生发展中发挥重要作用，也是目前治疗心血管疾病的靶标之一。体内炎症反应可能也是介导失眠障碍与心血管疾病共病的生物学机制。C反应蛋白是系统炎症的生物标志物，美国国家健康与营养调查组的研究显示存在非恢复性睡眠者体内C反应蛋白水平明显增加，失眠的年轻女性体内C反应蛋白的水平也显著增加，提示失眠可影响体内的系统炎症反应进而导致心血管疾病的发生。核因子κB（NF-κB）是一种转录因子，在细胞水平的炎性信号转导过程中发挥重要作用，经历一晚的睡眠剥夺后，外周血单核细胞的NF-κB水平显著增加，提示失眠障碍可能影响白细胞炎性因子的基因表达，增加炎症相关的疾病风险。当健康受试者进行为期1周的睡眠剥夺后，其内皮细胞依赖的血管舒张功能发生异常，表现为醋甲胆碱和热诱导的皮肤血管电导最大值降低，且促炎性细胞因子如单核细胞趋化蛋白-1（MCP-1）、TNF-α等细胞因子水平也发生改变，即使在睡眠补偿后，上述改变也不能恢复正常。其他促炎性细胞因子如IL-1、IL-6等在失眠障碍患者体内也显著升高。

失眠障碍可导致人体胃促生长素（ghrelin）分泌增多，瘦素（leptin）分泌减少，患者的饱腹感增加，摄入食物增多和能量消耗减少，从而增加体重，引起肥胖；同时可能引起人体空腹血糖调节受损（impaired fasting glucose，IFG）和糖耐量受损（impaired glucose tolerance，IGT），导致血糖代谢障碍和胰岛素抵抗，增加糖尿病的易感性。失眠患者的蛋白质、脂肪、碳水化合物等物质发生代谢紊乱的病理状态，是一组复杂的代谢紊乱综合征，同时也是导致心脑血管疾病的重要危险因素之一。

研究显示，褪黑素可能具有抗炎、抗氧化、抗高血压作用，可显著减少心肌缺血后再灌注损伤、心律失常和心室颤动的发生风险，改善缺血后心肌的收缩功能，保护心肌线粒体结构的完整性。失眠障碍患者夜间褪黑素水平显著降低已被大量研究证实，褪黑素缺乏可能也在增加失眠障碍患者心血管疾病风险中起到一定作用。

三、临床评估

（一）病史采集

详细的病史是评价失眠的基础。首先，应该明确失眠患者主诉的实质（问题围绕入睡、睡眠维持或者睡眠质量展开）并确定病程，讨论失眠对日间功能的影响。询问病史时应该追溯失眠的起因，了解发生失眠时是否存在特殊的生活事件。患者就寝前状态或活动也会影响睡眠，包括卧室环境、就寝前活动或心理状态，针对这些方面也应加以询问。评价患者是否存在下列夜间症状：打鼾、睡眠中憋气、下肢不适、说梦话、体动等。存在白天嗜睡应考虑患者是否患有其他的睡眠疾病，例如睡眠呼吸暂停综合征、发作性睡病或者抑郁症。可以通过自评量表工具、睡眠日记、症状筛查量表以及家庭成员陈述等多种手段收集病史资料。

1. 通过系统回顾明确是否存在心血管系统、神经系统、呼吸系统、消化系统和内分泌系统等疾病，例如冠状动脉血流量不能满足心肌代谢的需要，引起心肌急剧、暂时的缺血缺氧时，便会发生心前区的发作性胸痛，患者因为疼痛刺激而觉醒，通常伴有心悸、紧张、不安等情绪，严重影响睡眠。

2. 通过问诊明确患者是否存在心境障碍、焦虑障碍、记忆障碍，以及其他精神障碍。

3. 回顾药物或精神活性物质使用史，特别是镇静催眠药、抗抑郁药、中枢兴奋性药物、镇痛药、茶碱类药、类固醇以及酒精等精神活性物质滥用史，例如某些心血管疾病用药会影响患者的睡眠质量甚至导致失眠、多梦等，据报道有2%~4.3%的患者使用β受体拮抗剂后会发生睡眠紊乱。

4. 回顾过去2~4周内总体睡眠状况，包括入睡潜伏期（上床开始睡觉到入睡的时间），睡眠中觉醒次数、持续时间和总睡眠时间。需要注意在询问上述参数时应取用平均估计值，不宜将单夜的睡眠状况和体验作为诊断依据。

5. 在首次系统评估前最好由患者和家人协助完成为期2周的睡眠日记，记录每天上床时间，估计睡眠潜伏期，记录夜间觉醒次数以及每次觉醒的时间，记录从上床开始到起床之间的总卧床时间，根据早晨觉醒时间估计实际睡眠时间，计算睡眠效率（即实际睡眠时间/卧床时间 × 100%），记录夜间异常症状（异常呼吸、行为和运动等）、日间精力与社会功能受影响的程度以及午休情况。

（二）量表测评

1. 睡眠相关量表

（1）匹兹堡睡眠质量指数问卷（Pittsburgh sleep quality index，PSQI）：用于评定被试者最近1个月的睡眠质量，由19个自评和5个他评条目构成，其中第19个自评条目和5个他评条目不参与计分。18个自评条目分为7个成分，每个成分按0~3分的3级评分法，累计各成分得分为PSQI总分，总分范围为0~21分，得分越高，表示睡眠质量越差。被试者完成问卷通常需要5~10分钟。

（2）爱泼沃斯嗜睡量表（Epworth sleepiness scale，ESS）：又称Epworth日间多睡量表，是一种十分简便的患者自我评估白天嗜睡程度的问卷。嗜睡可以通过Epworth嗜睡量表作出半客观的评定：在24分中评分>6分提示存在嗜睡，>11分则表示过度嗜睡，>16分提示有危险性的嗜睡。

（3）失眠严重指数量表（insomnia severity index，ISI）：是评估失眠严重程度的自评问卷，总分范围是0~28分，0~7分提示没有临床上显著的失眠症，8~14分提示阈下失眠症，15~21分提示临床失眠症（轻中度），22分以上提示临床失眠症（重度）。

（4）睡眠信念与态度量表（dysfunctional beliefs and attitudes about sleep，DBAS）：是针对失眠患者错误的睡眠观念自我评价问卷，包括30项条目，被试自己进行分级测评。该量表可为认知行为治疗提供需要纠正的观念。

2. 情绪相关量表

（1）抑郁自评量表（self-rating depression scale，SDS）：用于衡量抑郁状态的严重程度，共有20个测试项目，采用1~4分的4级评分法，主要评定指标是总分，总分乘以1.25取整数即得标准分。通常分值越小越好，分界值为53分。53~62分提示为轻度抑郁，63~72分提示为中度抑郁，72分以上提示为重度抑郁。

（2）焦虑自评量表（self-rating anxiety scale，SAS）：用于自我评定过去一周内的主观焦虑感受，可以反映受试者的焦虑程度，共有20个测试项目，采用1~4分的4级评分法，主要评定指标是总分，总分乘以1.25取整数即得标准分，分界值为50分。50~59分提示为轻度焦虑，60~69分提示为中度焦虑，69分以上提示为重度焦虑。

（3）状态-特质焦虑问卷（state-trait anxiety inventory，STAI）：能够较为直观地反映患者的焦虑体验，并且能够将当前状态和一贯特性的焦虑状态区分开来。包括状态焦虑问卷和特质焦虑量表两部分，共40个测试项目，分量表的得分越高，反映了受试者该方面的焦虑水平越高。

（三）客观检查评估

失眠患者对睡眠状况的自我评估更容易出现偏差，必要时需采取客观检查手段进行甄别。

1. 多导睡眠监测（polysomnography，PSG） 主要用于睡眠障碍的客观评估和鉴别诊断。例如怀疑患者有睡眠呼吸暂停综合征、周期性肢体运动性疾病或者异态睡眠，进行PSG检查会进一步明确诊断。现行PSG监测除脑电图外，还包括心电图、肌电图、眼动图、胸式和腹式呼吸张力图、鼻及口通气量、体位体动、血氧饱和度以及阴茎海绵体肌容积等10余个通道的生理信号。

失眠患者的PSG通常显示睡眠连续性的损害，例如，增加的睡眠潜伏期和睡眠起始后的觉醒时间，降低的睡眠效率（即睡眠时间和总卧床时间的百分比降低）。1期睡眠可能增加而3期睡眠下降。睡眠损害的严重程度并不总是与个体的临床表现或睡眠不良的主诉相匹配，因为相对于PSG的结果，有失眠的个体通常低估睡眠时间而高估觉醒时间。定量脑电图分析显示在睡眠起始期间和非快速眼动睡眠期间，与睡眠良好的个体相比，失眠个体出现高频脑电波较多，提示失眠障碍患者可能具有高觉醒倾向。需要注意的是有些患者会因睡眠环境改变而影响睡眠（首夜效应），也有部分患者在睡眠监测室的睡眠比平时好（逆首夜效应），因此一个晚上PSG出来的数据并不能完全反映患者的近期睡眠状况。采取适应夜进行过渡，即在正式PSG前让患者在监测床上自然睡眠一晚而不做监测，可以减少睡眠环境改变的应激效应。

2. 体动记录仪（actiwatch） 采用便携工具（类似于一块手表，通常仪器佩戴在手腕上）收集体动信息。体动记录仪较睡眠记录有明显优势，因为它是一种直观测量方法，不存在自我报告时的主观偏见。它比多导睡眠监测价格便宜很多，但无法提供深睡眠的数据或睡眠形式中需要脑电图测量的其他方面数据，测试多个夜晚可得出失眠患者夜间变化的可靠数据，除了评估睡眠参数，还可以提供短期睡眠习惯的客观数据。

四、诊断与鉴别诊断

（一）诊断

目前关于失眠的诊断标准主要有美国《精神障碍诊断与统计手册》（第5版）（DSM-5）、《国际疾病分类》（第10版）（ICD-10）、《国际睡眠障碍分类》（第3版）（ICSD-3）等。涉及失眠诊断的标准性文书中对失眠的定义和描述并不完全相同。

失眠按病因可划分为原发性和继发性两类：

1. 原发性失眠 失眠的客观指标为：①睡眠潜伏期延长（>30分钟）；②实际睡眠时间减少（<6小时）；③觉醒时间增多（每夜>30分钟）。通常缺少明确病因，或在排除可能引起失眠的病因后仍存在失眠症状，称为原发性失眠，主要包括心理生理性失眠、特发性失眠、适应性失眠、矛盾性失眠等。原发性失眠的病因诊断缺乏特异性指标，主要是一种排除性诊断。

2. 继发性失眠 包括由于躯体疾病（心血管疾病、呼吸系统疾病等）、精神障碍、药物滥用等引起的失眠。失眠常与其他疾病同时发生，有时很难确定这些疾病与失眠之间的因果关系，故近年来提出共病性失眠（comorbid insomnia）的概念，用以描述那些同时伴随其他疾病的失眠。

美国最新出版的DSM-5和ICSD-3均支持失眠障碍和其他疾病共病的理念，不再区分原发性失眠和继发性失眠。

DSM-5中失眠障碍的诊断标准如下：

（1）主诉对睡眠数量或质量的不满，伴有下列（或更多）相关症状：

① 入睡困难（儿童可以表现为在没有照料者的干预下入睡困难）。

② 维持睡眠困难，其特征表现为频繁地觉醒或醒后再入睡困难（儿童可以表现为在没有照料者的干预下再入睡困难）。

③ 早醒，且不能再入睡。

（2）睡眠紊乱引起有临床意义的痛苦，或导致社交、职业、教育、学业、行为或其他重要功能的损害。

（3）每周至少出现3晚睡眠困难。

（4）至少3个月存在睡眠困难。

（5）尽管有充足的睡眠机会，仍出现睡眠困难。

（6）失眠不能更好地用另一种睡眠-觉醒障碍来解释，也不仅仅出现在另一种睡眠-觉醒障碍的病程中（例如，发作性睡病、与呼吸相关的睡眠障碍、昼夜节律睡眠-觉醒障碍、睡眠异态）。

（7）失眠不能归因于某种物质的生理效应（例如，滥用的毒品、药物）。

（8）共存的精神障碍和躯体状况不能充分解释失眠的主诉。

- 以下情况需标注：

伴非睡眠障碍的精神障碍，包括物质使用障碍；

伴其他躯体障碍（包括心血管疾病、神经系统疾病、呼吸系统疾病等）；

伴其他睡眠障碍。

- 以下情况请标注：

阵发性：症状持续至少1个月但少于3个月；

持续性：症状持续3个月或更长；

复发性：1年内发作2次（或更多）。

（二）鉴别诊断

1. 睡眠呼吸暂停低通气综合征 多见于中年肥胖男性患者，在睡眠过程中出现打鼾、反复出现呼吸暂停、憋气等现象，醒后常感疲劳或无恢复感，白天易出现头晕、头痛、过度嗜睡或记忆力减退等。睡眠呼吸暂停患者也常伴发高血压、冠心病、心肌梗死、心律失常等，伴发高血压者给予降压治疗效果不佳。多导睡眠监测能记录到典型的睡眠呼吸暂停低通气事件，伴有呼吸相关的觉醒事件，片段化睡眠可以帮助鉴别。

2. **不宁腿综合征** 主要表现为夜间睡眠时或处于安静状态下，肢体尤其下肢出现极度的不适感伴有强烈的想活动肢体的欲望，迫使患者不停地活动下肢或下地行走，当患者一旦返回到休息状态时症状会再次出现，并因此严重干扰睡眠，导致入睡困难、睡眠中觉醒次数增多等。但不宁腿综合征特征性的临床主诉，或阳性家族遗传史，或在多导睡眠监测发现入睡潜伏期延长、睡眠觉醒次数增多、伴周期性肢体运动指数明显增高（>5次/h）可鉴别。

3. **周期性肢体运动障碍** 是指在睡眠中出现周期性的、反复发作的、高度刻板的肢体运动，患者对睡眠中的周期性肢体运动现象并未察觉，而常常被同睡者发现，患者常感睡眠不足或醒后无恢复感，白天也可表现过度嗜睡现象，周期性肢体运动障碍也是慢性失眠障碍常见的病因。多导睡眠监测时在胫前肌肌电图上可以记录到肌肉重复地收缩，并伴有肢体活动相关的微觉醒，每次持续0.5~10秒，至少连续出现4次可帮助诊断该疾病。

4. **主观性失眠** 又称为矛盾性失眠，在失眠患者中并不少见，患者往往自身感觉的睡眠时间与实际睡眠不相符，甚至夸大失眠主诉，且增加镇静药物剂量也不能缓解。睡眠多导图监测睡眠时间和睡眠效率与患者睡眠日记所记录的时间存在明显的差异。

5. **短睡眠者** 属正常睡眠的变异，尽管睡眠时间不足6小时，无因失眠所导致的醒后无恢复感和日间功能障碍等。

五、治疗

失眠障碍的治疗原则包括：①增加有效睡眠时间和/或改善睡眠质量；②改善失眠相关性日间功能损害；③减少或消除短期失眠障碍向慢性失眠障碍转化风险；④减少与失眠相关的躯体疾病或与精神障碍的共病风险。

失眠的干预措施主要包括心理行为治疗、药物治疗和物理治疗。

（一）心理行为治疗

心理行为治疗的本质是改变患者的信念系统，发挥其自我效能，进而改善失眠症状。心理行为治疗是失眠治疗的基础，即便患者选择药物治疗，也要以心理行为治疗为基础，通常包括认知治疗、刺激控制疗法、睡眠限制疗法、放松训练和睡眠卫生教育。

1. **认知治疗** 失眠患者对失眠本身感到恐惧，过分关注失眠的不良后果，常在临近睡眠时感到紧张、担心睡不好，这些负面情绪使睡眠进一步恶化，失眠的加重又反过来影响患者的情绪，两者形成恶性循环。认知治疗的目的就是改变患者对失眠的认知偏差，改变患者对于睡眠问题的非理性信念和态度。

认知疗法的基本内容包括：①保持合理的睡眠期望；②不要把所有的问题都归咎于失

眠；③保持自然入睡，避免过度主观的入睡意图（强行要求自己入睡）；④不要过分关注睡眠；⑤不要因为一晚没睡好就产生挫败感；⑥培养对失眠影响的耐受性。

2. 刺激控制疗法 刺激控制疗法是一套改善睡眠环境与睡眠倾向（睡意）之间相互作用的行为干预措施，恢复卧床作为诱导睡眠信号的功能，使患者易于入睡，重建睡眠-觉醒生物节律。刺激控制疗法可作为独立的干预措施应用。

具体内容如下：①只有在有睡意时才上床；②如果卧床20分钟不能入睡，应起床离开卧室，可从事一些简单活动，等有睡意时再返回卧室睡觉；③不要在床上做与睡眠无关的活动，如进食、看电视、听收音机及玩手机等；④不管前晚睡眠时间有多长，保持规律的起床时间；⑤日间避免小睡。

3. 睡眠限制疗法 很多失眠患者企图通过增加卧床时间来增加睡眠的机会，但常常事与愿违，反而使睡眠质量进一步下降。睡眠限制疗法通过缩短卧床清醒时间，增加入睡的驱动能力以提高睡眠效率。

推荐的睡眠限制疗法具体内容如下：①减少卧床时间以使其和实际睡眠时间相符，并且只有在1周的睡眠效率超过85%的情况下才可增加15~20分钟的卧床时间；②当睡眠效率低于80%时则减少15~20分钟的卧床时间，睡眠效率在80%~85%之间则保持卧床时间不变；③避免日间小睡，并且保持起床时间规律。

4. 放松训练 减少觉醒和促进夜间睡眠的技巧训练包括渐进性肌肉放松、指导性想象和腹式呼吸训练。患者计划进行放松训练后应坚持每天练习2~3次，环境要求整洁、安静，初期应在专业人员指导下进行。

5. 睡眠卫生教育 大部分失眠患者存在不良睡眠习惯，从而破坏正常的睡眠模式，形成对睡眠的错误概念，从而导致失眠。睡眠卫生教育主要是帮助失眠患者认识不良睡眠习惯在失眠的发生与发展中的重要作用，分析寻找形成不良睡眠习惯的原因，建立良好的睡眠习惯。一般来讲，睡眠卫生教育需要与其他心理行为治疗方法同时进行，不推荐将睡眠卫生教育作为独立的干预方式应用。

卫生教育的内容包括：①睡前数小时（一般下午4点以后）避免使用兴奋性物质（咖啡、浓茶或吸烟等）；②睡前不要饮酒，酒精可干扰睡眠；③规律的体育锻炼，但睡前应避免剧烈运动；④睡前不要大吃大喝或进食不易消化的食物；⑤睡前至少1小时内不做容易引起兴奋的脑力劳动或观看容易引起兴奋的书籍和影视节目；⑥卧室环境应安静、舒适，光线及温度适宜；⑦保持规律的作息时间。

（二）药物治疗

1. 失眠药物种类

（1）苯二氮䓬类药物：苯二氮䓬类药物主要通过非选择性与γ-氨基丁酸-苯二氮䓬类受体结合而发挥作用。主要包括地西泮、艾司唑仑、劳拉西泮、氯硝西泮等。苯二氮䓬类药物可缩短入睡潜伏期、提高睡眠效率，但会改变睡眠结构，主要表现为慢波睡眠和REM期睡眠比例下降。长期或高剂量服用可能会产生戒断现象、反跳性失眠、耐受、依赖等不良反应。

（2）非苯二氮䓬类药物：新型非苯二氮䓬类药物，主要通过选择性与γ-氨基丁酸-苯二氮䓬类受体复合物特异性结合发挥改善睡眠作用。唑吡坦：短效非苯二氮䓬类药物，半衰期约2.5小时。适用于入睡困难者。睡前5~10mg口服。常见副作用有头晕、头痛、健忘等。佐匹克隆：短效非苯二氮䓬类药物，半衰期约5小时。适用于入睡困难、睡眠维持困难。睡前3.75~7.5mg口服。常见副作用包括撤药症状、宿醉、口苦、头晕、头痛、恶心等。右旋佐匹克隆：佐匹克隆的S-异构体，为中效非苯二氮䓬类药物，半衰期约6小时。适于入睡困难、睡眠维持困难和/或早醒的患者。睡前2~3mg口服。常见副作用包括口苦、头晕、头痛、胃部不适等。扎莱普隆：短效非苯二氮䓬类药物，半衰期约1小时。适于入睡困难的短期治疗。睡前5~20mg口服。常见副作用有镇静、眩晕，与剂量相关的记忆障碍等。65岁以上、肝功能损害的患者上述药物需减半量服用。

（3）具有镇静作用的抗抑郁药：目前多数药物未获得治疗失眠的适应证，但临床上常用于失眠合并有焦虑、抑郁情绪的患者，可根据患者的个体化病情酌情使用。曲唑酮：属于5-羟色胺受体拮抗剂/再摄取抑制剂，半衰期6~8小时，低剂量曲唑酮可有效阻断5-HT_{2A}、α_1和H_1受体，达不到对5-HT_{2C}受体的有效阻断作用。通过拟5-HT能作用而增加γ-氨基丁酸能作用，能增加NREM3期睡眠。改善睡眠的强度优于艾司唑仑，且无成瘾性。推荐剂量：25~100mg睡前口服。常见副作用有晨起困倦、头晕、疲乏、视物模糊、口干、便秘等。米氮平：属于去甲肾上腺素能和特异性5-羟色胺能抗抑郁药。半衰期20~30小时。低剂量米氮平比高剂量的镇静作用更明显。通过阻断5-HT_{2A}、组胺H_1受体改善睡眠。推荐剂量：7.5~30mg睡前口服。可用于治疗失眠伴有焦虑、抑郁障碍的患者，无成瘾性。常见副作用有食欲增加和体重增加，其他副作用包括瞌睡、口干、便秘、头晕、药源性不宁腿综合征等。多塞平：属于镇静作用较强的三环类抗抑郁药，FDA批准其用于治疗成年和老年人以睡眠维持困难为特征的失眠。半衰期8~15小时，通过阻断5-HT和NE的再摄取发挥抗抑郁作用，同时可较强地阻断组胺H_1受体，降低觉醒，小剂量多塞平可发挥镇静催眠作用。推荐剂量：3~6mg睡前口服。常见副作用包括嗜睡、口干、便秘、头晕、心律失常等。

（4）其他药物：褪黑素受体激动剂雷美替胺、食欲素受体拮抗剂苏沃雷生（suvorexant）已被FDA批准用于治疗失眠。小剂量第二代抗精神病药如喹硫平（12.5~25mg）、奥氮平（2.5~10mg）通过抗组胺作用发挥镇静作用治疗失眠，但一般不作为首选治疗。阿戈美拉汀作用于褪黑素受体，国外也常用于失眠的治疗。

2. 治疗策略 可采用扎来普隆或雷美替胺作为入睡困难型失眠的起始治疗，如果是睡眠维持障碍型失眠，可以考虑采用唑吡坦缓释剂、艾司佐匹克隆，对于老年患者或肝功能受损患者，可慎用小剂量催眠药。如果药物作用时间不够长，可以换成长效药物（例如将扎来普隆换为艾司佐匹克隆），如果作用时间过长（晨起仍有镇静作用），可以换用短效药物，或者试着减少正在服用的药物剂量。如果苯二氮䓬类受体激动剂药物效果欠佳，可以尝试换用或联用镇静类抗抑郁药（曲唑酮、米氮平和多塞平）。最后可以试用小剂量的具有镇静作用的抗精神病药物（喹硫平）。这类药物具有较多的不良反应，除非有精神疾病或其他治疗失败，通常应避免使用。

3. 合理用药原则 ①尽量明确失眠的原因；②了解过去用药史；③给药方法简便，兼顾药物经济学；④严格掌握药品的适应证和禁忌证；⑤用药剂量个体化；⑥及时评估疗效，调整药物剂量；⑦短期用药、逐渐减量与停药；⑧注意用药不良反应。

（三）物理治疗

重复经颅磁刺激是目前一种新型的失眠治疗方案。经颅磁刺激技术是一种无痛、无创的绿色治疗方法，磁信号可以无衰减地透过颅骨而刺激到大脑神经。重复经颅磁刺激能够影响刺激局部和功能相关的远隔皮层功能，实现皮层功能区域性重建，且对脑内神经递质及其传递、不同脑区内多种受体包括5-HT等受体及调节神经元兴奋性的基因表达有明显影响，从而有效改善失眠。

（四）中医治疗

中医治疗失眠具有悠久的历史，既有药物治疗也有非药物治疗。失眠在中医学中常称为“不寐症”，在辨证施治的基础上采用个体化综合治疗，常见治疗方法包括：中药、针灸、按摩、健体操等。

六、展望

失眠与心血管疾病息息相关，研究两者之间的相互作用、探索两者高共病的机制已成为目前临床研究的热点问题，急需更多的证据支持。以往的研究虽然提供了一些强有力的支持，但仍存在一些问题制约了研究的深入开展、限制了新型治疗手段的研发。未来的研究需要进一步证实失眠障碍的治疗能够改善心血管疾病和相关的生化指标，使各种心血管疾病患者的生活质量和生存率得到显著提高。在当前生物-心理-社会医学模式下，心脏不仅是一部机械的“压力泵”，更是一部与心理社会因素密切相关的“智能器官”，而失眠障碍会严重影响其功能。因此，加强心血管医生对失眠障碍的识别与诊疗，以防止失眠加重心血管疾病带来的严重危害，这对心血管疾病的防治具有重要意义。

第十三节

镇静催眠药的成瘾与合理使用

镇静催眠药具有镇静催眠、抗焦虑、抗惊厥、抗癫痫及肌肉松弛等作用，且因其具有起效快、疗效明确、短期使用耐受性好等特点而广泛被应用于临床，是目前全球使用最多的处方药物之一。同时由于镇静催眠药本身的药理学特性及不规范使用等原因，也给部分患者带来了一些继发性的损害，尤其是由于部分睡眠障碍、抑郁障碍和焦虑障碍患者需要长期服用药物，可导致药物耐受甚至药物成瘾的发生。下面我们将针对镇静催眠药的应用现状、管控措施以及如何避免镇静催眠药成瘾的发生进行系统介绍。

一、镇静催眠药与药物成瘾

临床上最常用的镇静催眠药主要有两类，一类是以地西泮、劳拉西泮、奥沙西泮、阿普唑仑、氯硝西泮等为代表的苯二氮䓬类药物，通过作用于γ-氨基丁酸受体而发挥镇静催眠、抗焦虑、抗惊厥等治疗作用，主要适应证包括失眠、广泛性焦虑障碍、惊恐障碍、急性酒精戒断综合征、癫痫、肌痉挛及麻醉增强等；另一类是以唑吡坦、佐匹克隆、右佐匹克隆及扎来普隆等为代表的新型非苯二氮䓬类药物，因这些药物的首字母都是Z而被简称为“Z类药物”。

无论是苯二氮䓬类还是Z类药物，长期使用都可能使药物耐受性增加，严重时可导致药物成瘾。药物成瘾是一种慢性复发性脑疾病，临床特征表现为强迫性用药行为和反复发生的复吸行为。突然停药或突然减少使用剂量还会导致焦虑、失眠等戒断症状发生。青少年人群、阿片类物质滥用人群等使用镇静催眠药可能导致更严重的个体和社会损害，应对重点人群给予更多的关注。

二、镇静催眠药使用滥用情况与管控措施

镇静催眠药因起效快、疗效稳定、短期使用相对安全等特征而广泛应用于临床。有研究显示，镇静催眠药的临床使用量持续增长。美国2003—2015年的门诊调查表明：苯二氮䓬类处方使用率从3.8%增加到7.4%，增加的处方主要用于焦虑、抑郁、慢性疼痛、失眠等疾病。美国另一项基于35 427名唑吡坦使用人群的特征及使用模式调查显示，唑吡坦用量随着年龄（18~85岁）的增长而增加，其中女性用药人数为男性的两倍，当年龄≥65岁、每天用药剂量≥10mg、持续用药≥61天时，相关不良事件的发生风险显著增加。

在英国，超过25万人正在服用苯二氮䓬类药物，且使用时间远超过建议的2-4周。抽样调查显示，英国2019—2020年苯二氮䓬类和Z类药物非医疗途径使用占比1.2%，其中苯二

氮䓬类主要与可卡因、安非他命和摇头丸合并使用，Z类药物与海洛因合并使用比例最高，滥用者使用的70.2%的苯二氮䓬类和75.6%的Z类药物均以非处方途径获得。在巴西，苯二氮䓬类药物的终身使用率和12个月使用率分别为9.8%和6.1%，即将近1/10的巴西人使用过苯二氮䓬类药物。

日本一项队列研究表明，2012—2015年，9.0%的门诊患者持续使用苯二氮䓬类药物的时间≥8个月，新使用苯二氮䓬类药物的患者中，使用时间≥6个月和≥12个月的比率分别为6.1%和11.8%。德国一项研究表明，2006—2015年，约164万人服用过镇静催眠药，其中65.3%的使用者为女性，50%以上使用者年龄大于60岁，而疗程小于2个月者所占比例由2006年的51.7%提升到60.2%，提示镇静催眠药的合理使用逐渐被重视。法国一项针对9 535名正常人群长期服用苯二氮䓬类药物（连续使用12周及以上）的研究发现，长期使用苯二氮䓬类药物的比例，男性为2.8%、女性为3.8%；年老、失业、独居、抑郁和低收入等因素均可使苯二氮䓬类药物长期使用风险增加。法国一项研究表明，新型冠状病毒感染流行初期存在镇静催眠药过量使用的现象。研究表明，在2004—2013年，我国学生群体的镇静催眠药滥用率为6.1%；其中，高中生和本科生的滥用率显著高于初中生。2017年发布的《国家药物滥用监测年度报告》显示，滥用/使用最多的医疗用药品中，地西泮位居第三，较2016年有所降低。

世界各国对镇静催眠药采取了较为严格的管控措施。国际麻醉品委员会在2021年更新的精神药品中，将异戊巴比妥、戊巴比妥、布他比妥、氟硝西泮、格鲁米特列为Ⅲ类管制药品，而其他镇静催眠药物大多列为Ⅳ类管制药品。我国《麻醉药品和精神药品管理条例》及《精神药品品种目录（2013版）》规定，除三唑仑、司可巴比妥属于第一类精神药品外，镇静催眠药均属于第二类精神药品，受到严格的管制。2020年9月，美国食品药品管理局鉴于苯二氮䓬类药物滥用、误用、成瘾、躯体依赖和戒断反应的严重风险，拟更新苯二氮䓬类药物的黑框警告、修订用药指南以提高药物使用安全性。精神药品属国家管制药品，应加强对此类药物处方、医嘱的审核和监测，加强对其不良反应的监控和报告，警惕患者通过多种途径（包括非法途径）获取药物或将药物作为他用，必要时可进行尿检。

三、镇静催眠药临床使用注意事项

在失眠治疗方面，国内外指南均推荐镇静催眠药为短期失眠的有效治疗药物，在失眠的认知行为治疗无效或无法获得的前提下可作为一线推荐治疗药物。考虑到镇静催眠药可能出现的耐受性和依赖性及突然停药出现的戒断反应，失眠障碍治疗指南建议避免长期使用此类药物。但是，英国精神药理协会在2019年版更新的指南中指出，若对右佐匹克隆、唑吡坦等镇静催眠药进行有效的医疗管理，连续使用1年并不会导致药物依赖发生。慢性失眠患者存在长期用药需求，2017年美国睡眠医学会指南和我国《中国成人失眠诊断与治疗指南（2017版）》也认可Z类药物可用于慢性失眠患者的长期治疗，但应在专业医生的指导下使用且需要定期评估患者在治疗中的获益程度。

镇静催眠药在临床使用中需要遵循以下使用原则：

1. 评估适应证和禁忌证　处方前要仔细评估患者是否有确需使用镇静催眠药的适应证，包括失眠、严重焦虑、急性躁狂、激越状态、酒精戒断以及静坐不能等。睡眠呼吸暂停、重症肌无力或过敏患者禁用镇静催眠药；有呼吸功能不全、严重躯体疾病（如肝肾功能损害）、既往有酒精或非法物质使用者、孕期或哺乳期女性、明显认知功能损害等要谨慎使用镇静催眠药。

2. 知情告知　用药前要向患者说明药物使用的治疗目的、药物使用剂量和疗程、使用注意事项（如镇静催眠药与酒精、阿片等中枢神经抑制剂合并使用时危险性会增加）及可能出现的不良反应（如过度镇静、认知损害、耐受性、依赖、撤药症状、共济失调、跌倒、运动反应性和协调性减退等）。

3. 合理、规范使用药物　如果个体确有使用镇静催眠药的适应证且无禁忌证，则应根据患者疾病特点、躯体状况等来选择合适药物的最低有效剂量开始治疗，规范治疗疗程。镇静催眠药大多在疾病急性治疗期间短期使用，对需要长期药物治疗的患者，在制定综合性的长期治疗计划时，应考虑到镇静催眠药的可能替代方案及撤药计划。一般不主张几种镇静催眠药联合使用。

4. 动态评估疗效和不良反应　由于药物种类、给药方法、剂量、疗程和个体差异是镇静催眠药不良反应及成瘾发生的影响因素，在使用过程中要动态评估患者治疗后的疗效和不良反应，尤其要及时识别药物依赖的早期表现并给予相应的干预措施。对某些需要较长期使用的患者，要定期进行评估，权衡减量、停用及继续使用的利弊，防止不良后果的发生。

综上，镇静催眠药疗效稳定，对于失眠等疾病具有良好的治疗效果，同时也存在耐受和成瘾等潜在的各种风险，在诊疗过程中加强个体化综合评估，充分做好医患间的沟通。针对长期使用镇静催眠药的疗效和安全性进行多方面权衡和比较，评估和预测镇静催眠药使用时长、何时及如何停止镇静催眠药的使用及镇静催眠药滥用和成瘾的易感因素等，早期识别易感患者，从而针对不同患者、不同疾病和不同病程特点作出最优决策。

第十四节

心理应激与心血管疾病

心理应激与心血管疾病关联密切，随着研究的进展，其背后的生理机制逐渐深入。不仅是急性心理应激引发情绪和身体的系列生理及病理反应，导致心血管急性事件的发生，如急性心肌梗死或恶性心律失常导致的猝死；慢性心理应激亦可在心血管疾病发生的各个阶段产生重要影响，对动脉硬化的产生、斑块的形成及血管狭窄等具有促进作用，还引发神经内分泌功能和免疫系统等发生重要改变，导致心血管疾病预后不同，其后果的严重性因人而异。这种在应激下产生的不同心血管反应促进了诸多研究的出现，总的来说心理应激反应增加导致血压升高促进高血压病的发生风险，增加心血管疾病的发生发展及风险；而反应迟钝也会导致机体不良的后果出现。

一、背景及发展史

关于心理应激与心血管疾病的研究持续了很多年，过去50年二者之间的关联研究主要集中在自主神经功能方面。心理应激产生的心血管反应表现在肾上腺素受体激活引发的血压和心率反应，其产生的血流动力学变化导致高血压、颈动脉硬化、左心增大等。研究显示对应激产生过高的心血管反应预示着未来5年后发生高血压，提示应激反应过高提示未来心血管状态不佳及死亡风险增加。其中应激期的高凝状态、促血栓形成标志物增加及炎症因子激活是重要机制。

20多年前，笔者在北京大学人民医院的心血管重症监护室工作，作为重症医生发现该领域有很多值得关注的现象，开始了关于心理心脏病以及神经内分泌相关的机制的系列研究。

在早年的临床工作中，对于很多患心肌梗死或心律失常的患者，在追问其病史时发现，相当多的人会经历精神压力大、紧张焦虑生气等情绪诱因。在精神压力诱发心肌梗死后，患者在冠心病监护病房又要承受病痛的折磨、没有亲人陪伴的痛苦以及对死亡的担心，往往又会让病情进一步恶化，疾病作为精神压力又进一步推动疾病的发展。早期帮助患者控制情绪，合理应对压力，会明显改善心血管的疗效。当然也会面临同行的质疑，他们倾向于认为情绪心理因素的治疗价值并不大，关注患者的心理会破坏心血管医生的专业性。在那个年代，我们还远未认识到包括抑郁焦虑在内的一系列情绪因素会极大地改变心血管疾病的转归以及背后的系列机制。

而在20多年后，到目前为止，大家公认应激可触发心脏的急性事件，引发心功能恶化，以及导致慢性心血管疾病的代谢异常。研究最多的是精神压力导致的心肌缺血和应激性心肌病，其中应激、精神压力导致心理-神经-内分泌-免疫的改变倍受关注。

二、应激的生物学机制

随着研究的深入，学者们逐渐发现心理心脏病发生的关键在于与情绪相关的精神压力会带来交感神经的过度兴奋继而引发心脏及血管损伤，患者的应激反应能力是关键因素。

1. 关于肾上腺素和去甲肾上腺素　通过从冠状动脉窦采血测定标记的去甲肾上腺素和外周血中的肾上腺素，尤其是对比遭受精神压力先后的变化，了解人在应激反应下损伤机制非常重要。当时研究认为精神压力反应在于肾上腺素而非去甲肾上腺素，因为标准方法测量的外周血中的肾上腺素变化明显，而去甲肾上腺素变化不大。但现在看来这种观点是不正确的，交感神经兴奋引发肾上腺素分泌增加，但这种反应是分区域的并且存在个体差异，比如应激引发的心脏反应增强，骨骼肌就会减弱甚至无反应，后者导致去甲肾上腺素不增加；但这种心脏的高交感激活会带来心血管的灾难事件。

2. 神经肽的释放　诸多研究显示大的灾难如地震、战争事件发生时，应激与损伤的关联明显，如“911”事件发生时美国医生发现起搏器植入的患者其起搏器的放电频繁；应激性心肌病的发生也是这种情况，无论是正性和负性的情绪都会引发心肌的损伤，这在面对股市骤变的股民们身上非常明显。值得思考的是灾害期心脏病到底有特殊性还是有普遍意义。“情绪地震”能触发心脏病，如压力下交感激活引发室性心律失常，血小板激活血栓形成，血压波动斑块破裂，心肌梗死。高频率的交感神经放电引起神经肽Y释放导致冠脉痉挛。

精神压力引发心脏病发作的生物学机制很明确，首先对那些有冠脉狭窄又无症状的患者来说，急性精神压力引发的交感激活会导致心肌缺血、心律失常；肾上腺素引发的血小板激活会导致血栓形成；和压力相关的血压波动可使斑块破裂引发急性心肌梗死甚至猝死。

3. 5-HT再摄取抑制剂及其相关受体　交感神经过度活跃是影响心肌电活动稳定性的主要机制，而迷走神经刺激可抵消这种影响。有研究显示给予5-HT前体物质或相关受体激动剂或者能影响中枢5-HT水平的药物能够产生心脏的保护性。改变5-HT中枢的神经传递可能会起到预防或治疗应激性室性快速心律失常的作用的靶点。5-HT_{1A}受体激动剂8-OH-DPAT激活5-HT_{1A}受体可改善应激性心律失常，可能与其抑制延髓中缝内的心交感神经元有关。

4. 炎性反应的作用　目前认为应激作为一种全身性的非特异性炎症反应，对心血管系统产生损伤作用。应激可通过调动炎症因子，从而激活体内神经内分泌轴（主要有下丘脑-垂体-肾上腺轴、交感神经-肾上腺髓质轴以及肾素-血管紧张素系统），从而诱发机体内一系列病理生理变化。以往研究多集中于慢性应激对心脏的损伤，对于急性应激诱发的心脏损伤，多认为是一种可逆性损伤，其损伤可随着急性应激的消失出现可逆性转变。但近些年研究发现，急性应激可能对心脏造成长期且不可逆转的损伤，其机制可能与应激诱发机体内炎症因子的大量释放，从而导致机体出现难以调节的炎症风暴有关。

5. 免疫反应的参与　从某种程度上来说心脏还是免疫器官，在应激过程产生的炎性损伤往往通过免疫反应完成，如单核细胞、树突细胞、肥大细胞及一定数量的T细胞和B细胞的参与。心肌组织受损伴发炎症反应，随后固有的免疫应答启动，接着在组织修复过程中调节性的免疫反应。

三、应激引发的心血管损伤的评估

心动过速是应激时通常的生理反应，但不能反映心室肌的心律失常状态。心动过速本身具有通过增强电兴奋性来缩短心室舒张期即心室易损期的时间。评估心室的相关指标心电图、心电的稳定性及心室壁运动的影像学指标。应该明确的是应激可使处于心肌梗死急性恢复期的个体更容易产生室性快速心律失常。

急性应激可诱导机体内炎症因子水平变化，但多为规模较小的研究，且指标变化幅度较小，但从这些研究中可发现应激可诱发机体免疫反应上调。Marsland等纳入34项研究发现，急性应激状态下体内IL-6水平升高，IL-10、TNF-α水平轻微升高，而CRP浓度无明显变化。这提示炎症因子可能作为急性应激的重要标志物，对于预防急性应激诱发的不良事件具有重要意义。

四、应激性心肌病

严重时精神应激引发突然的心肌损伤，又称应激性心肌病或是心碎综合征，日本学者称之为“章鱼篓”样改变或Takotsubo综合征。这是应激通过脑心链接带来损伤的代表性疾病，左心造影时会发现心尖部呈球囊样扩张，通常冠状动脉通畅。患者临床表现与急性心肌梗死相似，但心电图表现正常或异常都有可能。心脏超声显示左心呈“章鱼篓”样改变，不同于心肌梗死常见的室壁运动异常。心脏标志物如肌钙蛋白会呈几倍至数十倍升高，同样会发生心律失常、心力衰竭、进行性血压下降、休克或是猝死。应激性心肌病有性别和年龄上的差异，中年女性会更多见一些。如果治疗得当，病变心肌可完全恢复正常。相关内容参见本章第十五节。

五、惊恐发作与应激

惊恐发作通常是指没有心脏病但时常突发心悸胸闷胸痛等心血管症状，伴有濒死感，患者会陷入极度的恐惧中。突发突止，可自行缓解，呈周期性。在临床上这种病例并不少见，心电图可有心肌缺血样改变，房性或室性心律失常，有患者在冠状动脉造影下会发现冠脉痉挛，而后者往往会引发血栓或心肌梗死。在疾病发作期间，交感神经会出现明显激活，而去甲肾上腺素再摄取功能障碍，导致局部记录的交感神经电信号进一步放大。

惊恐发作患者往往有极强的心脏症状和濒死体验，过去我们总说这不是心脏病，但临床上通常又发现患者会产生各种心脏的并发症，包括心房颤动、室性心律失常、心肌缺血、冠脉痉挛甚至心肌梗死。目前认为惊恐发作引发的急性心肌梗死、猝死风险增加主要就在于交感神经兴奋，但压力期骨骼肌兴奋并不明显，有些学者认为很难解释。惊恐发作的发生与大脑的神经递质功能紊乱有关，SSRI治疗有效提示这部分患者中枢神经系统5-HT的转运可能有缺陷。惊恐发作时，从患者的颈静脉采血发现，中枢神经系统的5-HT转运增加了，而不是减少。动物实验显示大脑中缝核5-HT神经元有焦虑效应，转运的加强对惊恐发作的中枢发病机制并无影响。

六、抑郁状态和应激

抑郁是重要的心血管疾病的危险因素，其重要性不亚于吸烟、肥胖、高脂血症、糖尿病和高血压。而抑郁还存在性别和年龄，以及不同国家和地域的差别。早期研究显示冠心病风险会在有轻度抑郁人群中提升1.5~2倍，会在抑郁症人群中提升3~4倍；冠心病的严重程度与抑郁的程度相关。抑郁患者同样存在体内交感神经激活的问题，这也是其心律失常、心肌梗死甚至猝死高发的重要原因。而抑郁患者更多是面临慢性应激问题，体内的交感激活呈慢性存在，这部分患者又容易将微小刺激放大，出现应激的处理不良。同时有些抗抑郁药物会引发患者体内的代谢紊乱及心血管损伤甚至心力衰竭加重，或与心血管药物与他汀类药物、β受体拮抗剂等药物产生不良反应，药物的合理应用临床急需密切关注。

七、应激与动脉硬化

大量研究显示精神压力包括来自家庭或工作的压力均会导致冠心病。这种压力会带来代谢综合征，会引发动脉硬化。在2004年*Lancet*发表的Interheart研究显示了压力和心脏之间的关联。在这52个国家24 000余人参与的研究中发现，慢性精神压力与冠心病密切相关，其关联强度不亚于高血压、吸烟和高胆固醇血症。

八、应激与高血压

大部分人能接受精神压力尤其是慢性压力对高血压有作用，高血压本身可能就隐含高压力的意思，比如有些人个性过强或工作/生活节奏过快，就容易发生高血压。流行病学调查显示心理因素或生活方式对原发性高血压的发生有重要作用，对那些处于较高的工作或生活压力下的人群，或是生活在隐含的压力下的人群更是如此。有诸多研究显示，因工作产生的慢性精神压力或是来自工作场所的压力均会导致高血压的发生发展。还有些研究是关于移民的高血压，除了与饮食生活习惯改变相关外，精神压力可能是首要的因素。

关于高血压的神经机制，部分研究发现可通过大脑孤束核神经元来调节基础血管张力变化从而影响血压，即大脑可以通过神经系统控制外周血管的直径，大脑的电脉冲通过交感神经系统到达动脉。通过高血压动物模型证实，大脑和高血压通过一种名为毒毛花苷的类固醇分子相互联系。20余年前，Hamlyn 教授和其同事Blaustein教授等科学家共同在人体血液中发现了毒毛花苷（强心苷的一种）。该研究首次将毒毛花苷调节动脉钙转运蛋白的作用与大脑联系起来，通过这一机制，毒毛花苷可使动脉对交感神经刺激的敏感性增加，最终增加血管收缩、促进长期高血压。下丘脑和杏仁核通常会接收来自脑干神经元的投射，这些投射会在交感神经受刺激时变得活跃，而源自下丘脑的交感神经兴奋和慢性精神压力相关。

高血压和惊恐障碍存在共通的机制，即慢性精神压力的参与以及引发的交感神经激活。惊恐发作时患者的血压往往明显升高，而高血压患者中的惊恐障碍比例较普通人群显著升高，二者是常见的伴随疾病。神经系统的调节通过节后交感神经传出纤维实现所谓"交感神经点燃模式"，比如患者惊恐发作时，单个交感神经纤维兴奋后在一个心动周期内迅速引发多个神经纤维的共同兴奋，有学者称之为"压力大爆发"。这种单一交感神经的点燃模式在高血压患者中也能看到，这比我们从前理解的高血压发病机制又进了一步。

精神压力引发高血压的另外一个重要环节与压力激素的联合释放相关。有研究显示通过静脉注射肾上腺素，随后在心脏的冠状窦采血，在高血压和惊恐障碍患者中从心脏交感神经释放的儿茶酚胺均有10%的升高。在健康人群中来自交感神经的肾上腺素并不增加，但处于高精神压力下的人群会有增高。

总之，精神压力对高血压的发生非常重要。压力相关的生物学标志物很多，如肾上腺素在机体承受慢性压力时从交感神经释放增加，并且原位合成也增加。对高血压患者前臂静脉上的交感神经做活检，发现苯乙醇胺甲基转移酶（phenylethanolamine N methyl transferase，PNMT）增加，这是压力暴露的标志物；而无高血压的患者该指标缺乏。对高血压患者监测微神经电流发现交感神经纤维在每个心动周期都反复放电，而健康人没有，这应该是精神压力的作用。

九、与临床相关的诊疗策略改变

心脏作为动力泵，能感受身体的需求和情绪的反应，外周调节通过自主神经系统，包括迷走神经、交感神经和肾上腺髓质分泌的肾上腺素。

应激时情绪变化，心脏输出量增加心率加快，便于战斗和逃跑。迷走神经功能增加引发血管扩张心率减慢、低血压甚至晕厥，久站疼痛和焦虑诱发多见。通过阿托品或β受体拮抗剂影响迷走或交感，研究心脏的自主神经控制。测量心交感释放的去甲肾上腺素，休息或运动中心理应激反应，焦虑和抑郁患者的心脏交感神经反应非常有意义，有助于我们更好地理解日常工作中的压力应对和潜能调动，以及如何避免心脏不必要的损伤。

对医生而言心脏性猝死的救治非常有挑战性，冠状动脉硬化有普遍性，在无症状时往往不受重视，急性的精神压力是常见诱因。检测冠脉无症状狭窄和不稳定斑块，探索有预测价值的心脏风险标志物有重要意义，现在最大的困难在于如何提前防范并阻断血小板活化和交感神经及肾上腺素对心脏的刺激，也就是我们所说的双心的保护最为重要。

精神压力与心血管损伤的治疗主要着力于“心理保护”和“心脏保护”两方面。生活方式改善，适当的抗抑郁抗焦虑药、营养神经药等药物治疗，必要时中西医结合，联合应用一些宁心安神、活血化瘀及改善睡眠的药物。但使用抗抑郁焦虑药物时，需注意其对心血管的影响，如5-羟色胺再摄取抑制剂（SSRI）与华法林同用，可能增加出血风险等；对于抑郁焦虑较重患者，建议请精神科联合治疗。

总之，临床医生尽早识别出患者冠状动脉结构和功能的问题非常重要。系列研究证实，有关精神压力和运动压力同样能诱发心肌缺血的出现。对于容易感受精神压力的个体，若给予早期治疗（包括压力训练、生活方式改善和药物治疗），可明显减少精神压力诱发心肌缺血的风险，从而改善冠心病患者预后，避免精神心理因素会带来的微循环系统、血小板、内皮功能的系列改变或损害。尽管心血管疾病合并精神心理问题非常普遍且临床预后很差，但这部分患者还是经常会被漏诊或误治，故心血管医生应注意时刻保持警惕，及时筛查以及必要时请精神专科医生会诊均是可行的措施，双心治疗能帮助患者临床获益。

第十五节

应激性心肌病

应激性心肌病又被称为Takotsubo综合征（Takotsubo syndrome，TTS）、心碎综合征和心尖球形综合征，其中应激性心肌病的名称被广泛使用。TTS是指在各种严重精神或躯体应激情况下出现的一过性左室功能障碍，其症状类似于急性冠脉综合征（acute coronary syndrome，ACS），但冠状动脉造影（coronary angiography，CAG）未见有意义的管腔狭窄。

TTS最早发现于20世纪90年代初期，由日本学者左藤等报道并命名，第一例病例是一位64岁女性患者，表现为急性胸痛症状和典型的心电图改变，冠状动脉造影正常，但伴左室运动异常。左室造影显示左室收缩末期的形状类似于日本渔民捕捉章鱼用的“章鱼篓”，即收缩期狭窄的颈部，心尖呈球形；有趣的是，这种典型的室壁运动异常在2周后消失。一开始认为这种疾病只发生于亚洲人群，随后美国和法国的研究团队也有发现该病的报道，2005年《新英格兰医学杂志》报道后才获得国际广泛的关注。

一、流行病学

目前TTS的确切发病率尚不清楚，有研究报道，在可疑ST段抬高心肌梗死（ST-segment

elevation myocardial infarction，STEMI）患者中TTS发病率大约占总发病人群的1%~3%，其真实的占比可能更高。此外，应激性心肌病可能常常被误诊为ACS，据估计，1%~2%的疑似ACS患者最终被诊断为TTS。TTS在绝经后妇女中更为常见，90%的TTS患者平均年龄为67~70岁的女性，80%是55岁以上患者。55岁以上的女性患病风险是55岁以下女性的5倍，是男性的10倍。绝经后女性交感神经刺激增强和内皮功能障碍易发生微血管功能障碍，加之绝经后女性容易出现焦虑、抑郁及睡眠障碍，导致更年期神经肽Y增加。因此，与冠状动脉储备受损相关的交感神经活动和神经肽Y的增加可能是导致绝经后女性易患TTS的重要因素。

二、发病机制

应激性心肌病的确切病理生理机制尚不清楚，可能涉及以下几种机制：

（一）交感刺激

有相当多的证据表明交感激活是其重要的发病机制。大多数情况下，在此次发病之前常有明确的情绪或躯体应激事件与儿茶酚胺的过度分泌相关。TTS的临床特征可以由静脉内注射儿茶酚胺和β受体激动剂引起。因此，儿茶酚胺升高可能是TTS发病的主要机制。Wittstein等研究发现TTS患者血浆儿茶酚胺水平较急性心肌梗死患者高2~3倍，较正常人高7~34倍，高水平的血浆儿茶酚胺引起心肌顿抑，从而导致心肌收缩功能障碍。

（二）微血管功能障碍和小血管痉挛

高水平血浆儿茶酚胺刺激引起内皮细胞受损，导致血管过度收缩和心肌灌注减少。此外，应激可导致冠状动脉痉挛，在导管室行激发试验中可使部分患者出现冠状动脉痉挛。

（三）雌激素水平降低

TTS多发生于绝经后的女性患者。雌激素可调控心肌对儿茶酚胺的反应性，由于绝经后女性雌激素水平降低，调控能力发生改变，使儿茶酚胺敏感性增加，从而导致心肌毒性作用。有研究显示，雌激素水平升高会增加心血管保护物质，如心房利尿肽和热休克蛋白的分泌，进而保护心肌免受儿茶酚胺的毒性效应、钙超载以及氧化应激损伤。

三、诱发因素及易感性

（一）诱发因素

情绪和/或躯体应激是应激性心肌病的诱发因素。据报道，最常见的情绪应激源包括亲人的死亡、攻击和暴力、自然灾害、巨大的经济损失，其中大多数涉及厄运、危险或绝望感，此外，TTS发作也可能伴随着意想不到的愉快事件（“快乐心脏综合征”）。常见的躯体应激包括急性危重疾病、手术、严重疼痛、脓毒症和慢性阻塞性肺疾病或哮喘的恶化等。

（二）易感性

对于个体来说情绪和躯体应激是普遍存在的，但只有少数人群出现TTS，提示某些因素使得特定个体对于TTS易感。

1. **激素** 绝经后女性发病率明显升高，提示绝经后雌激素水平下降有可能增加女性对TTS的易感性。

2. **遗传因素** 呈家族性，5例家族性TTS的报告揭示了TTS可能存在遗传倾向。

3. **精神和神经系统问题** TTS患者中有焦虑和抑郁比STEMI患者更常见；TTS也常常发生在神经系统疾病（特别是卒中、蛛网膜下腔出血、癫痫发作）之后。

四、TTS的类型

根据室壁运动异常的分布，目前最常见和最广泛认知的TTS类型有4种：

1. 心尖球形变（心尖型），是最典型和最常见的TTS类型。

2. 左室中段运动异常（左室中段型）。

3. 基底部运动异常（基底型）。

4. 局部室壁运动异常（局灶型）。

除了上述4种主要的类型，还有双心室（心尖和右室受累）、单独右室和整体运动异常3种，其中右室受累患者通常预后差。

在1 750名研究者中，最常见的TTS患者是心尖型（占81.7%），其次是左室中段型（占14.6%），基底型占2.2%，局灶型占1.5%。

五、临床表现

典型的TTS患者是绝经后女性，发病前常有强烈的精神或躯体应激，应激距离发病数分钟到数小时不等，表现为类似ACS的剧烈胸痛、胸骨后压榨感、呼吸困难、晕厥、心悸；由情绪应激诱发的患者常出现胸痛及心悸；部分TTS患者直接表现为并发症的临床情况，如左室流出道梗阻（left ventricular outflow tract obstruction，LVOTO）、心律失常、二尖瓣反流、心力衰竭、血栓形成、心室壁破裂、肺水肿，心源性休克、心搏骤停等。也有部分患者可无症状或仅表现为非特异性症状，如虚弱、咳嗽和发热。TTS患者的体格检查通常为呼吸窘迫、心动过速、低血压、颈静脉怒张和心脏杂音等，心脏杂音通常由于LVOTO和/或二尖瓣反流所致，下肢水肿少见。

六、辅助检查

（一）心电图

大多数TTS患者初始心电图（electrocardiogram，ECG）异常，表现为ST段抬高、ST段压低和T波倒置；ST段抬高占44%，ST段压低占8%，T波倒置占41%，左束支阻滞占5%。与ACS相比，TTS在几天到几周内出现短暂的动态变化，从ST段抬高到T波倒置和QT间期延长。初始和随后的心电图改变受以下因素影响：如左室壁运动异常部位、右室受累、心肌水肿、心肌细胞功能恢复的情况。与STEMI的ST段抬高一样，TTS的ST段抬高定位和范围同样取决于心肌损伤的部位，通常在心前区、侧壁和心尖部导联出现，很少出现于V_1导联和下壁导联（Ⅱ、Ⅲ、aVF），部分患者没有明显心电图变化。QT间期延长可能引起尖端扭转室性心动过速并可预测心源性猝死的发生。

（二）生物标志物

心肌损伤标志物：95%患者血清CK-MB与cTnT轻至中等度升高，而升高峰值明显低于ACS患者；入院时肌钙蛋白值的高低与预后相关；左室壁运动异常的范围通常与心肌损伤标志物不匹配，反映了大量可逆性心肌损伤或心肌顿抑；BNP或NT-proBNP亦升高，且升高幅度与左室受损程度相关，但这一指标常伴随病情好转而迅速回落；此外，TTS患者常伴有CRP、肾上腺素、去甲肾上腺素、白细胞介素-7、miR-16及miR-26a升高。

（三）超声心动图

超声心动图（echocardiography）是评估左室功能和室壁运动异常（regional wall motion abnormalities，RWMAs）的主要方法，并可以检测TTS并发症，如LVOTO；因此，怀疑TTS的患者，应尽早行超声心动图检查。本病典型的超声心动图表现为左室球形样变，包括左室心尖部和/或中段运动障碍，基底段运动正常或运动亢进，室壁运动障碍范围常超出单支冠状动脉的供血范围，亦可同时累及左室及右室，但室壁运动异常通常在1个月内恢复正常。

（四）冠状动脉造影

大多数疑似TTS的患者应进行CAG检查以排除ACS，但并不是所有疑诊TTS的患者都进行CAG检查，临床上CAG检查主要应用于以下情况：①心电图出现ST段抬高；②非ST段抬高，Inter TAK诊断评分≤70分；③非ST段抬高，Inter TAK诊断评分>70分的前降支血流评估；④大约有20%的TTS患者出现LVOTO，需要行流出道压力测定和左室舒张末压力测定。此外，在大多数疑似TTS的情况下，除非有禁忌，否则应进行心室造影，因为TTS的诊断因其临床表现高度类似于AMI而极具挑战性，目前缺乏公认的，可以快速、可靠诊断TTS的非侵入性诊断方法，所以CAG+左室造影被认为是排除或确诊TTS的金标准。

（五）冠状动脉CT血管成像

冠状动脉CT血管成像（coronary computed tomography angiography，CCTA）主要应用于不能行CAG检查者（如恶性肿瘤终末期、高龄虚弱以及出血倾向等），疑似复发性 TTS 患者，以及曾做过CAG、考虑ACS可能性低的患者。

（六）心脏磁共振

心脏磁共振（cardiac magnetic resonance，CMR）不仅可以证实典型的局部室壁运动异常，还可以定量评估左室和右室功能以及并发症的情况（如心腔血栓），并且评估心肌组织（如水肿、炎症、坏死、纤维化）。TTS的CMR诊断标准包括：典型的室壁运动异常，心肌水肿，可逆的心肌损伤；心肌出现少量的纤维化则提示预后差，大部分的TTS患者常在收缩功能异常的区域出现心肌水肿，可能与炎症反应、室壁压力增加和/或组织损伤等有关。

（七）心脏核素成像

单光子发射计算机断层扫描（single photon emission computed tomography，SPECT）和正电子发射断层显像（position emission tomography，PET）可以评估灌注、代谢和神经支配。

灌注成像：一些研究报道在功能异常的区域灌注减少，而另一些研究则报道灌注正常；TTS急性期累及区域的“心肌变薄”可能与灌注减少有关，而在变薄区域依然有血流灌注，正常的区域则表现为高灌注。

代谢成像：主要用于实验研究中。

交感神经成像：心肌吸收碘-123-间位碘代苄胍可以反映心肌交感神经分布。在亚急性期的TTS患者中，碘-123-间位碘代苄胍SPECT结合灌注成像可以排除ACS（灌注和神经分布均减少）。

（八）心内膜心肌活检

心内膜心肌活检对于TTS的诊断具有一定的帮助，但不推荐对TTS患者进行常规心内膜心肌活检。

七、诊断

（一）TTS诊断标准

广泛使用的诊断标准是欧洲心脏协会（ESC）心力衰竭协会对TTS的诊断标准，该标准修订了早期的Mayo诊断标准，最近又提出了国际TTS诊断标准（Inter TAK诊断标准）（表4-15-1）。在此基础上，ESC和美国超声心动图协会（ASE）共同制定了TTS诊断流程（图4-15-1）。

表4-15-1　国际TTS诊断标准（Inter TAK诊断标准）

序号	诊断标准
1	短暂的左室功能障碍（运动功能减退、运动不能或运动障碍），表现为心尖部球形或心室中段、基底部或局部室壁运动异常，右心室可能受累，局部室壁运动异常通常超出单个心外膜血管分布
2	TTS事件前存在情绪和/或躯体诱因，但并非必备条件
3	神经系统疾病（如蛛网膜下腔出血、卒中/短暂性脑缺血发作或癫痫发作）以及嗜铬细胞瘤可能是TTS的诱因
4	新出现的心电图异常（ST段抬高、ST段压低、T波倒置和QTc延长）；罕见的情况下，可无任何心电图改变

续表

序号	诊断标准
5	心脏生物标志物（肌钙蛋白和肌酸激酶）水平在大多数情况下适度升高；脑利钠肽水平明显升高是常见的
6	TTS和严重的冠状动脉疾病可同时存在
7	无感染性心肌炎的证据
8	绝经后女性比例较高

注：出现ST段抬高的患者应接受急诊CAG和左心室造影以排除急性心肌梗死；而非ST段抬高的患者可考虑采用Inter TAK诊断评分。评分低（Inter TAK≤70分）的患者提示TTS可能性低，应进行CAG/左心室造影，评分高（Inter TAK≥70分）者提示TTS可能性大，应考虑经胸超声心动图。

（二）Inter TAK诊断评分

基于临床特点和心电图预测TTS存在的可能性，并鉴别TTS和ACS。Inter TAK诊断评分包括5个临床变量和2个心电图变量：女性（25分）、情感应激（24分）、躯体应激（13分）、无ST段压低（12分）、精神障碍（11分）、神经系统疾病（9分）和QT间期延长（6分），最高积分为100分。<30分预测TTS可能性<1%，50分可能性为18%，>70分诊断可能性约为90%。

八、鉴别诊断

本病主要应与急性心肌梗死鉴别，为此常需进行急诊CAG。此外，尚应与可引起急性胸痛的其他疾病如急性心肌炎、急性肺动脉栓塞、主动脉夹层与嗜铬细胞瘤等鉴别。

九、并发症

虽然TTS是一种可逆性疾病，但是急性期血流动力学和心电不稳定使其在住院期间可能发生多种并发症，依据TTS住院期间并发症发生率，分为高发、中发、低发（表4-15-2）。

表4-15-2　TTS患者住院期间并发症发生率

分类	并发症
高发	急性心力衰竭（12%~45%），左心室流出道梗阻（10%~25%），二尖瓣反流（14%~25%），心源性休克（6%~20%）
中发	心房颤动（5%~15%），左心室血栓（2%~8%），心搏骤停（4%~6%），房室传导阻滞（0~5%）
低发	快速型心律失常（2%~5%），缓慢型心律失常（2%~5%），死亡（1%~4.5%），室性心动过速/心室颤动（0~3%），急性室间隔穿孔（<1%）

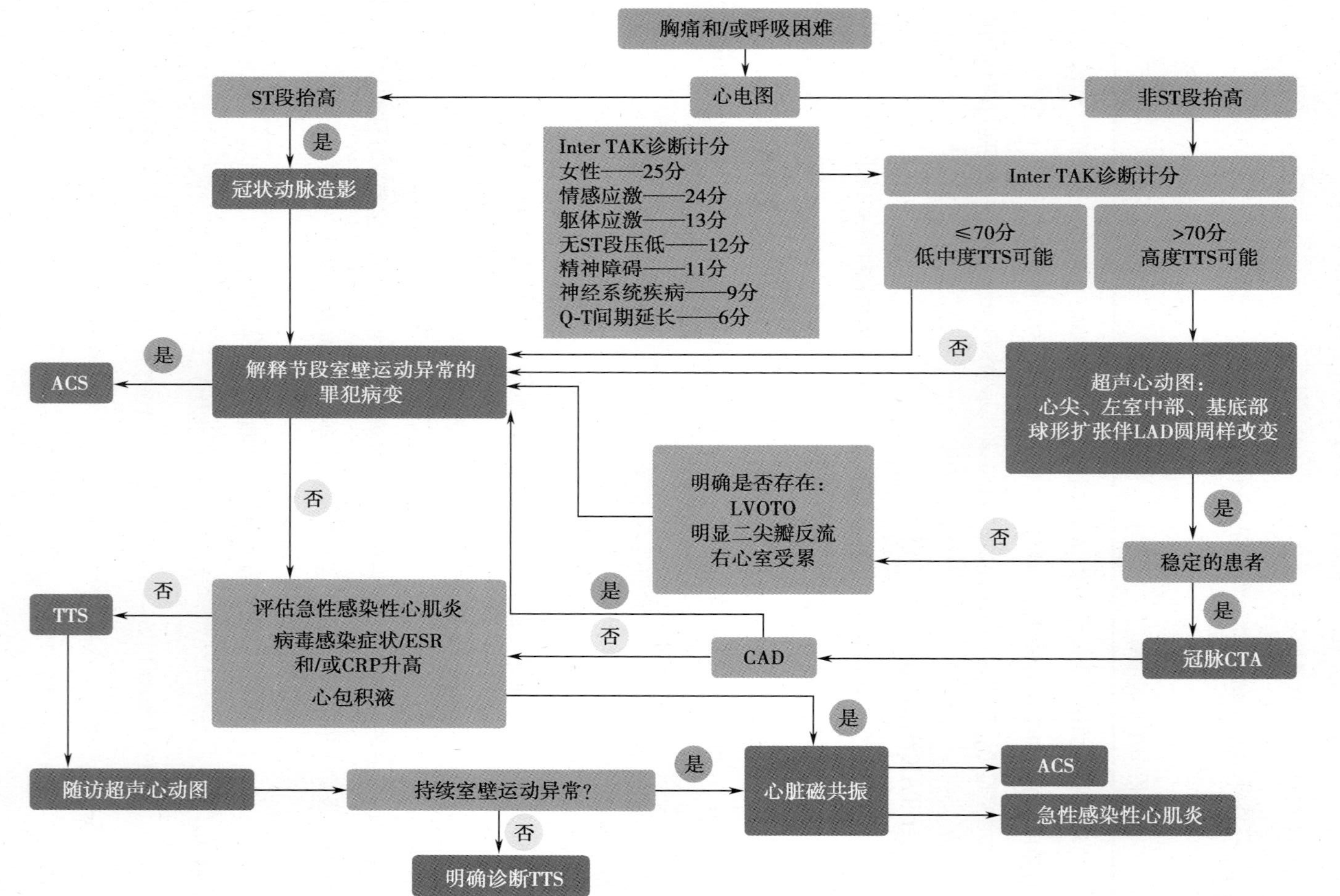

图4-15-1 应激性心肌病诊断流程

ACS，急性冠脉综合征；CAD，冠状动脉疾病；CRP，C反应蛋白；ESR，红细胞沉降率；LAD，左前降支；LVOTO，左室流出道梗阻；TTS，应激性心肌病。

十、治疗

目前尚无TTS的前瞻性、随机对照临床研究，缺乏有关TTS治疗的指南推荐，故目前的治疗策略主要基于临床经验和专家共识。

（一）一般治疗

因为TTS临床上与ACS难以鉴别，所以首诊患者应被转移到有心导管及影像学能力的心脏中心。心源性休克及心搏骤停的患者需要加强护理，由于QT间期延长可能诱发恶性心律失常及房室传导阻滞，因此需给予心电监护。

（二）并发症治疗及预防

1. 急性心力衰竭的治疗　缓解充血和稳定低心排出量状态下的血流动力学，确定是否存在LVOTO。

（1）肺充血不伴低心排出量患者治疗：通过静脉扩张剂（硝酸甘油、硝普钠或奈西立肽）和利尿剂减少静脉回流。动脉血管扩张剂可用于体循环动脉高压患者，但需谨慎使用，以免加重LVOTO。对于血流动力学稳定伴血压偏高，可以使用小剂量的β受体拮抗剂，特别是伴有LVOTO患者，其在一定程度上可减轻梗阻。

（2）心源性休克患者治疗

无LVOTO：可考虑应用正性肌力药物（多巴酚丁胺、米力农、多巴胺或左西孟旦）增加心排出量。初始无LVOTO，也需要进行短期评估，确保使用强心药不会导致梗阻发生。低剂量使用血管加压药（去氧肾上腺素、去甲肾上腺素或血管升压素），临时使用桥接左心室辅助装置机械支持或直至恢复。主动脉内球囊反搏和左心室辅助装置非常适合临时支持。

合并LVOTO：避免使用正性肌力药，会加重梗阻。小剂量的短效β受体拮抗剂（艾司洛尔、美托洛尔）降低LVOTO。使用作用于外周血管的血管加压药（去氧肾上腺素或血管升压素），不增加左室梗阻的情况下升高血压。药物治疗无效，病情恶化、左室射血分数进一步降低、多器官功能衰竭患者，应考虑使用左心室辅助装置或体外膜肺氧合。

2. 心律失常（VT、VF、AVB、长QTc）预防　用β受体拮抗剂治疗可预防恶性心律失常和心脏破裂；对于合并房室传导阻滞患者可予临时起搏器治疗。由于左室功能及心电异常是可逆的，对于发生过恶性室性心律失常的TTS患者是否有必要植入implantable cardioverter defibrillator，ICD尚不确定，而对于严重的QT间期延长的恶性室性心律失常可考虑可穿戴式除颤仪；避免使用QT间期延长的药物，合并心动过缓和/或QTc>500毫秒患者避免使用β受体拮抗剂。

3. 血栓形成和/或栓塞预防　大范围的心尖球形改变进而导致严重的左室功能障碍成为左室血栓形成并发全身栓塞的危险因素，推荐患者在院内静脉或皮下抗凝治疗，院外结合个体情况给予口服抗凝或抗血小板治疗，如肝素、Vit-K拮抗剂、新型口服抗凝药等。抗凝适应证：LVEF<30%和/或左心室扩大。

（三）院外治疗

若无禁忌可继续使用血管紧张素转换酶抑制剂（angiotensin-converting-enzyme inhibitor，ACEI）/血管紧张素Ⅱ受体拮抗剂（angiotensin Ⅱ receptor blocker，ARB）直到异常室壁活动恢复。若合并其他疾病如冠心病，可加用阿司匹林及他汀类药物；若合并精神疾病（如焦虑、抑郁）可同时给予精神康复治疗。对于复发性TTS患者雌激素替代是否获益尚无定论。

十一、预后

多数患者均可在4~5天内恢复出院，急性期存活者多数在4~8周后完全恢复，部分患者可能再次发作，Singh等汇总31个中心，1 664例TTS患者，平均随访24.5个月，有74例患者发生复发，6年总复发率约为5%，年复发率约为1.5%。另有研究显示，其年复发率约为2%~4%，住院期间的死亡率约为1%~4.5%，死亡原因多为急性期由于多器官功能衰竭、心源性休克、心室颤动、心脏破裂。

十二、未来发展方向

TTS是一种急性心脏疾病，伴有短暂的左心室壁运动异常，必须及时与ACS鉴别，并及时采取合适的治疗措施。而目前对TTS的认识仍然有限，以前认为它是一种良性疾病，但最新的研究表明本病的异质性很大，其发病率及死亡率与ACS相当。目前有关TTS的治疗仍处于探索阶段，虽然有研究报道ACEI/ARB可以提高患者1年随访的生存率，但β受体拮抗剂并无此获益。由此可见，TTS的诊断及治疗仍然棘手，为了确定最佳的诊断和治疗策略，开展更多的随机对照临床试验是必要的。

第五章

心理心脏病的常用检查

第一节 超声心动图的作用

第二节 心理测评量表概述

第一节

超声心动图的作用

一、无创性超声心动图检查的概述

1954年，人类首次开创了超声心动图检查（echocardiography）用于心脏结构的探测。20世纪60年代，我国的研究者开始应用超声检查心脏。经过近60年的发展，超声心动图检查已经发展为包括常规M型、二维、三维及多普勒超声心动图，负荷超声心动图，经食管超声心动图，造影超声心动图等多种检查方法。

1. M型超声心动图　M型超声心动图是在二维超声心动图图像的引导下，采用M型单声束探测局部组织的细微结构和结构间的距离和时相。它的优点是对移动结构的空间分辨率特别好，是检查心脏各个腔室的大小和心功能的方法。

2. 二维超声心动图　二维超声心动图是多声束探测心脏和大血管反射的回声，是目前最为有意义的超声心动图模式。常用的检查窗口有胸骨旁、心尖部、剑下及胸骨上窝，每个检查窗口包含若干切面。

3. 三维超声心动图　三维超声心动图提供的是更多的心脏解剖、病理和心功能的空间信息，能够更直观地显示心脏的立体形态，是超声心动图检查发展的必然趋势。

4. 多普勒超声心动图　多普勒超声心动图是在二维超声心动图的引导下利用多普勒效应原理来探测心血管系统的血流方向、特性和速度等信息。

5. 造影超声心动图　在常规超声心动图的基础上，通过不同途径使心脏声学增强剂进入心脏腔室或心肌产生造影效果，分为左心声学造影、右心声学造影和心肌声学造影。

6. 经食管超声心动图　经食管超声心动图是将超声探头置于被检查者的试管或者胃内，从心脏的后方进行二维超声成像，探测心脏结构的诊断技术。

7. 负荷超声心动图　负荷超声心动图是通过运动、药物或心脏起搏等方法来增加心脏负荷进行超声心动图检查，从而评价室壁运动和血流动力学的一种诊断新技术。

二、超声心动图对左心室收缩功能的评估

超声心动图作为诊断心血管疾病的常用方法之一，它具有无创性、可重复性、实时性、经济性和不可替代性，不但可以直接观察到心脏和大血管的结构形态，而且能够实时显示心脏的生理活动，动态评估心功能，在临床工作中的作用举足轻重，而且有着不可估量的拓展空间。

（一）M型及二维超声心动图

目前常用的室壁分段方法是美国超声心动协会推荐的16段分段法。左心室长轴切面分为三段，从二尖瓣瓣环水平至乳头肌尖端为基底段，从乳头肌尖端至乳头肌根部为中间段，

乳头肌根部以下为心尖段；左心室短轴切面基底段及中间段分为前壁、前侧壁（侧壁）、后侧壁（后壁）、下壁、前室间隔及后室间隔；左心室短轴切面心尖段分为前壁、侧壁、间隔、下壁。室壁运动记分指数（wall motion score index，WMSI）的计算公式为：WMSI=各节段判分总和/参与评分的节段数。1分者为正常，大于1分者为显著异常。运动正常者，心内膜运动幅度>5mm，收缩期室壁增厚率>25%；2分为运动减弱者，心内膜运动幅度2~5mm，收缩期室壁增厚率<25%；3分为运动消失者，心内膜运动幅度<2mm，收缩期室壁增厚率消失；4分为运动反向者，为矛盾运动；5分为室壁瘤形成，室壁变薄，向外膨出，为矛盾运动，并有明显转折点。

（二）室壁运动异常的超声显像特征

冠状动脉是给心脏供血的血管，分为左冠状动脉和右冠状动脉。心肌缺血的原因主要包括冠状动脉发生粥样硬化、冠状动脉痉挛、冠状动脉内栓塞等，当发生心肌缺血时，患者表现为严重的心功能不全的症状和体征，超声表现为节段性室壁运动异常。超声心动图检查通过检测室壁活动，测定局部室壁运动异常，间接评估心肌缺血程度和推测罪犯血管。

（三）超声新技术

1. 多普勒组织成像（Doppler tissue imaging，DTI） 这是一种无创性室壁运动分析技术，可以直接从心肌组织中提取频移信号，定量分析测量室壁运动速度。临床上主要应用在冠状动脉病变、急性心肌缺血不同步收缩、舒张功能研究和左室局部功能的对照研究。

2. 心肌声学造影（myocardial acoustic imaging，MCE） 此项技术将常规二维超声心动图与声学造影剂相结合应用于检测心肌微循环的技术。临床上主要应用于急性心肌梗死的真谛和再灌注效果的评价、冠心病的诊断、近远期心肌梗死的心肌存活评价及估测侧支循环情况。

3. 心腔内超声显像（intracardiac ultrasound，ICUS） 此项技术能够很好地反映心内膜下各层的解剖形态，是结合无创性的超声技术和有创性的心导管技术来诊断心血管病变的新方法。

4. 二维及三维斑点追踪现象（2D and 3D speckle tracking imaging，STI） 此项技术可以在二维或三维动态超声图像中连续追踪每个斑点并计算出运动轨迹，测定心肌各切面、各节段和各点的应变、应变率、旋转及位移，从而定量评价心肌各节段的收缩和舒张功能。

三、冠状动脉血流显像

超声冠状动脉血流显像以特设的冠状动脉程序，判断冠状动脉的血供状况，为冠状动脉血流动力学研究提供了一种无创性检测手段。研究证明冠状动脉血流显像技术能够较为准确地评价冠状动脉狭窄，与冠状动脉造影结果比较，灵敏度与特异度较高。冠状动脉测量常用指标包括舒张期峰值血流速度（DPV），舒张期平均血流速度（DMV），收缩期峰值血流速度（SPV），收缩期平均血流速度（SMV），舒张期与收缩期峰值血流速度比值（DPV/SPV），舒张期与收缩期平均血流速度比值（DMV/SMV），舒张期和收缩期血流速度时间积分（VTId、VTIs）以及总血流速度时间积分（VTI）等。当心肌耗氧量增加，产生腺苷等代谢产物或应用冠状动脉扩张药使冠状动脉阻力血管最大扩张时，冠状动脉血流量显著增加，这时的冠状动脉流量与基础状态时冠状动脉流量的比值即为冠状动脉血流储备（coronary flow reserve，CFR）。CFR是检测冠状动脉功能异常较敏感的指标，正常冠状动脉血流量可增加4~5倍，冠状动脉粥样硬化时明显下降。超声测定的CFR是用速度变化反映流量变化，研究表明冠状动脉峰值血流速度和流量测定高度相关，而且由经胸超声测量的冠状动脉平均峰值速度与冠状动脉内多普勒测量相关良好，故现常用冠状动脉血流速度储备（coronary flow velocity reserve，CFVR）来代表CFR。不论是冠心病患者，还是虽无冠状动脉狭窄病变但存在冠状动脉功能异常的其他患者，冠状动脉血流储备都有所变化。

四、超声心动图在精神心理因素导致的心脏损伤诊断方面的临床应用

现代科学从生物医学、流行病学和社会心理学等方面开展的研究发现，心理健康与心血管疾病存在相关性，良好的心理健康关乎着人类的心血管健康。除了肥胖，吸烟，过量饮酒，高胆固醇和高血压等传统危险因素，焦虑、抑郁、敌意、愤怒及心理应激等均为心血管病的危险因素。有研究发现，抑郁障碍、焦虑障碍等精神心理因素与冠心病有着很强的相关性，急性精神应激对冠状动脉血流影响显著，强烈的应激诱发心肌缺血。

（一）精神压力诱发心肌缺血

心血管疾病是全球重要的健康负担，其临床发病率和死亡率均高。越来越多证据表明，除传统因素外，精神压力在心血管疾病发生发展中起重要作用。日常生活工作中产生的心理应激会导致心肌缺血的出现，临床上称之为精神压力诱发心肌缺血（mental stress induced myocardial ischemia，MSIMI）。MSIMI除影响患者生活质量外，还会导致临床预后恶化，死亡风险上升，其发病特点及发病机制与运动压力或药物相关的心肌缺血均不同。MSIMI的发生率为20%~70%，会使心脏不良事件成倍增加。

采用负荷超声心动图方法对进行心理应激诱导试验测试前后的患者进行超声心动图观察和测量结果发现，左室射血分数（left ventricular ejection fraction，LVEF）和室壁运动记分指数（wall motion score index，WMSI）具有明显差异。

（二）心理应激诱导试验方法

MSIMI患者的心理应激除来源于心理、社会等因素外，同时还可通过标准刺激程序模拟用于诊断。标准刺激程序包括心算、伴随愤怒回忆的公众演讲、镜描和干扰性色卡测试等能够诱发心理应激的方法。临床上常用心算的方法。

1. 受试者平静休息10~15分钟。

2. 行第一次超声心动图检查，检测并记录LVEF、二尖瓣E峰和A峰、室壁运动情况等。

3. 受试者接收精神压力测试。5分钟心算，即要求受试者快速并准确地回答出某四位数连续减七的计算结果，其间检测者需不断催促受试者。

4. 精神压力测试的同时进行第二次超声心动图检查，检测并记录第一次超声心动图检查相同项目结果。

（三）MSIMI诊断标准

1. 新发室壁运动障碍，或原有室壁运动障碍进一步恶化。

2. LVEF降低≥5%或8%。

3. 2或2个以上导联中至少3次心搏连续出现ST段降低≥1mm。

（四）心理应激诱导试验结果的解读及临床意义

与健康人群比较，冠心病合并抑郁焦虑的患者在进行精神压力测试后，其LVEF值显著下降。有研究者指出，冠心病伴有心理应激性心肌缺血的患者预后差，病死率较高。二维超声心动图可以检测到缺血心肌的节段性运动异常，并对其定位和范围判断，负荷超声心动图等超声新技术可以对冠心病患者受累心肌的部位、范围作出准确判断，对临床治疗方案、治疗效果评价和长期预后判断等有着重要价值。

所以，利用超声心动图检查对心理应激性心肌缺血的患者进行左心室功能评估、血流动力学变化检测，发挥其无创性、可重复性、实时性、经济性和不可替代性等优良特性，在提供预后评估的同时能够进一步指导临床治疗的方向，是十分必要的诊疗步骤，具有重要的临床意义（文末彩图5-1-1）。

五、应激性心肌病超声心动图检查

应激性心肌病（stress cardiomyopathy，SCM）是一种由心理或生理应激诱发的一类以急性可逆性左心室功能不全为主要表现的心肌病，表现为左心室心尖部发生一过性异常球样扩张，心肌收缩功能严重减低，临床表现近似急性冠脉综合征但冠状动脉正常。日本医学家左藤等在1990年首次对该病进行报道，并将其命名为章鱼篓样心肌病。2008年，欧洲心脏病学会将其归类为未分型心肌病。该病病发前有明显应激史，发病时患者血浆应激性物质（如儿茶酚胺）水平明显增高，心电图表现为ST段抬高、QT间期延长，有少数案例报道该病的发生可导致心源性猝死。

（一）诊断标准（参照梅奥标准）

1. 一过性左心室心尖部及局部室壁活动异常，超过单一冠状动脉供血范围。

2. 无冠状动脉狭窄或急性斑块破裂证据。

3. 心电图胸前导联ST段抬高和/或T波倒置或肌钙蛋白升高。

4. 排除头部外伤、颅内出血、嗜铬细胞瘤、阻塞性心外膜冠状动脉疾病、心肌炎、肥厚型心肌病。

（二）疾病特点与超声心动图的表现

该病好发于绝经期女性，起病前有严重的心理或躯体应激等诱因，表现为突发的类心绞痛症状，与病情不相符的心电图及心肌酶学改变，冠状动脉造影正常，超声心动图或左心室造影有特殊的左心室形态改变：节段性室壁运动异常，左室心尖部向外膨出，但较快恢复。

超声心动图在急性期表现为一过性室壁运动异常，左室心尖部呈现球囊样扩张，但心肌回声改变不明显，心尖部和中段运动幅度减弱，但基底部运动增强，常伴左心室收缩功能减退，平均左室射血分数明显降低，心肌活动范围受累区域比AMI犯罪动脉区域要大，甚至累及双心室。少数患者合并二尖瓣脱垂、相对二尖瓣反流、三尖瓣反流、主动脉瓣反流等；并发的左室流出道压力梯度增大（43~100mmHg），以及大室壁瘤在短期内可以完全或几乎完全恢复是应激性心肌病最大的特点。

总之，急性期的心脏功能性改变会在起病后第七天开始改善，并最终可能完全恢复。

心尖四腔心切面（文末彩图5-1-2）可见，急性期左室稍大，左室心尖部圆钝，舒张期心尖部略向外膨隆，收缩期心尖部依然向外膨出，运动幅度及增厚率均减低，但基底段病理性收缩增强。

心尖两腔心切面（图5-1-3）可见：急性期心脏前壁和下壁的运动情况表现，心尖膨出较心尖四心腔切面不明显；心尖部运动幅度与基底段相比，相对较弱，而基底段运动幅度病理性增强。

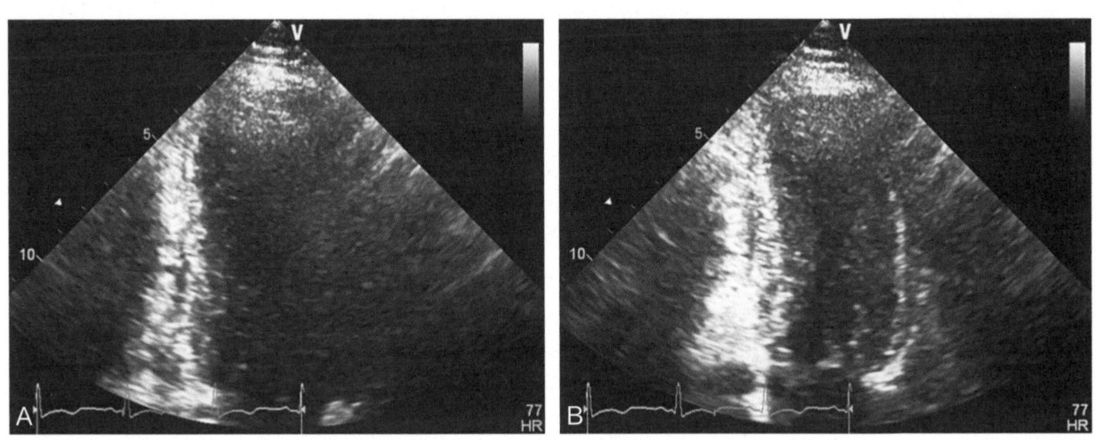

图5-1-3　A为急性发病期心尖二腔心舒张期图像，B为急性发病期心尖二腔心收缩期图像

心尖三心腔切面（图5-1-4）可见：急性期心脏前间隔和后壁的运动情况，心肌运动改变与心肌两心腔切面相似。

心尖四腔切面（图5-1-5）可见：左室心尖部稍圆钝，基本恢复为正常左室心尖结构；运动幅度及增厚率接近正常，对比急性发病期超声心动图明显改善，基底段运动幅度也趋于正常。

心尖两腔心切面（图5-1-6）可见：对比急性期心尖两腔心切面超声心动图图像，恢复期心脏前壁和下壁的运动情况明显改善，基底段运动幅度趋于正常。

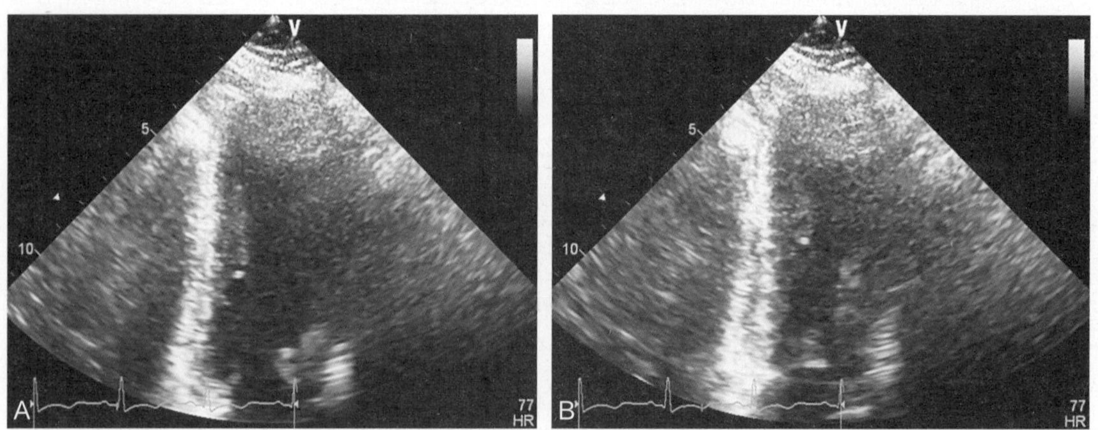

图5-1-4　A为急性发病期心尖三腔心舒张期图像，B为急性发病期心尖三腔心收缩期图像

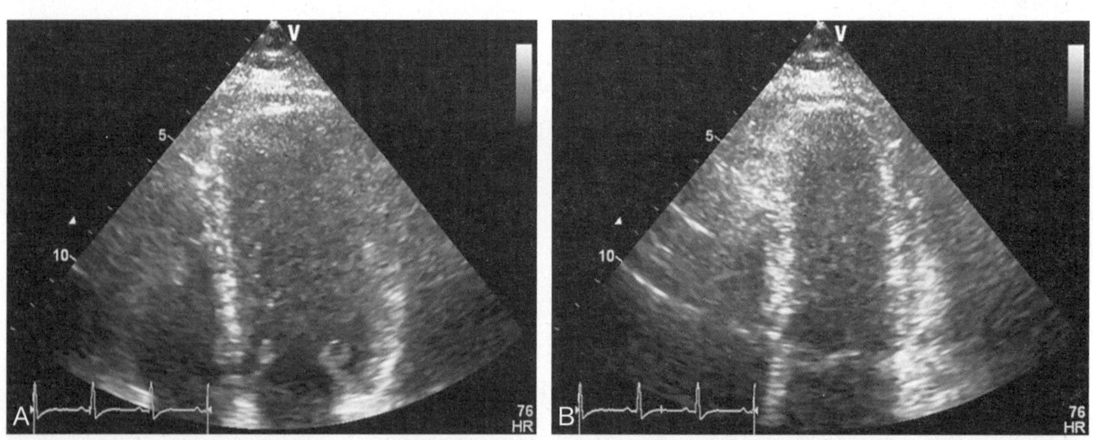

图5-1-5　A为恢复期心尖四腔心舒张期图像，B为恢复期心尖四腔心收缩期图像

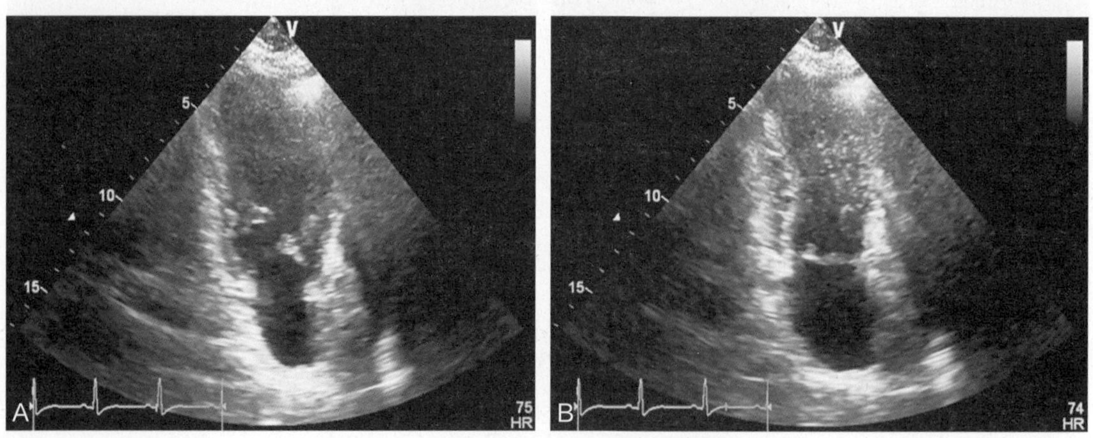

图5-1-6　A为恢复期心尖两腔心舒张期图像，B为恢复期心尖两腔心收缩期图像

心尖三腔心切面（图5-1-7）可见：恢复期心脏前间隔和后壁的运动情况，心肌运动改变与心肌两心腔切面相似。

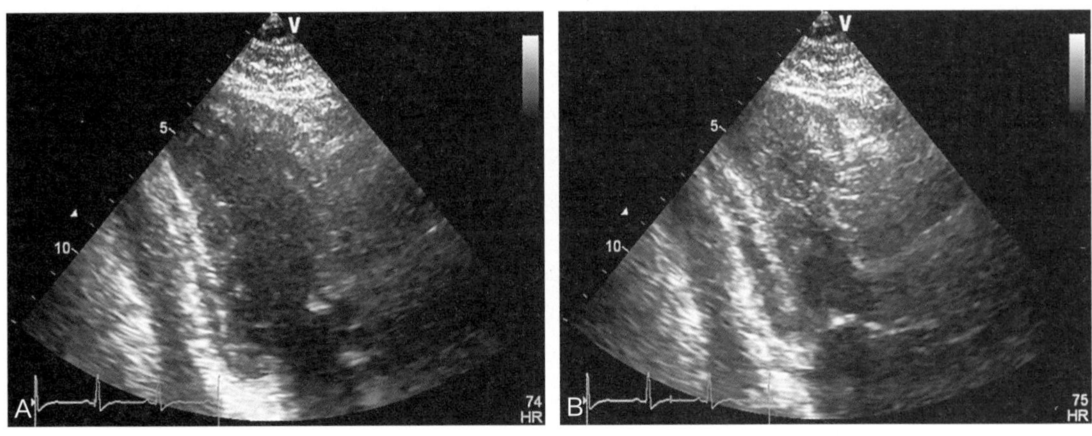

图5-1-7　A为恢复期心尖三腔心舒张期图像，B为恢复期心尖三腔心收缩期图像

第二节

心理测评量表概述

心理活动是复杂多变的，治疗对象的不同，医生的观察和判断的差异，多种因素影响着对诊疗的评估，通常需要用标准来客观评价。精神科的量表就显得尤为重要。目前量表在临床和研究中的应用颇为广泛。对于在双心疾病的诊断中，量化评估是精神科临床和研究中诊断和评估的主要方式之一，根据症状的严重程度和多功能的损害程度来判断病情，以此来指导治疗。对于非精神专业的医生，除了依据症状学来对精神问题的判断外，精神科量表具有客观化、细致化、标准化和量化思维特点，已成为临床、教学和科研必不可少的工具。

心血管疾病患者合并存在心理问题的现象越来越多，对于心血管内科的医生来说，需要探索培养双心医学模式，应关注心理因素的表现对心血管疾病特点、疗效和预后的影响，并进行必要、恰当的识别和干预。一些基本的心理测评量表的掌握就显得尤为重要，包括自评量表和他评量表两类，他评量表需要由经过训练的心理测评师进行评定，自评量表由患者根据自身情况评定，适合双心门诊应用。本节主要介绍部分常用的自评量表，但在应用过程中需要注意，量表评估结果仅作为临床诊断参考，且结果受患者自身特点影响且会导致偏倚，造成结果过高或过低。

一、双心医学需要掌握的基本量表

1. 抑郁自评量表
2. 焦虑自评量表
3. 贝克焦虑问卷
4. 贝克抑郁问卷
5. 患者健康问卷
6. 老年抑郁量表
7. 广泛性焦虑障碍量表
8. 状态-特质焦虑问卷
9. 惊恐障碍严重度量表
10. 生活事件量表
11. 社会支持评定量表

1. 抑郁自评量表

【量表简介】

抑郁自评量表（self-rating depression scale，SDS）由Zung编制于1965年。为美国教育卫生福利部推荐的用于精神药理学研究的量表之一，因使用简便，应用颇广。

【量表项目】

SDS共包含20个项目，包括精神性-情感症状2个项目，躯体性障碍8个项目，精神运动性障碍2个项目，抑郁性心理障碍8个项目。

【评定标准】

SDS 按症状出现频度评定，分4个等级：没有或很少时间，少部分时间，相当多时间，绝大部分或全部时间。若为正向评分题，依次评为粗分1、2、3、4分。反向评分题（表中有“*”者），则评为4、3、2、1分。

【量表内容】（表5-2-1）

表5-2-1　抑郁自评量表（SDS）

填表注意事项：下面有20条文字，请仔细阅读每一条，把意思弄明白。然后根据你最近1周的实际情况在适当的方格里画“√”，每一条文字后有4个格，表示没有或很少时间、少部分时间、相当多时间、绝大部分或全部时间

序号	项目	工作人员评定	没有或很少时间	少部分时间	相当多时间	绝大部分或全部时间
1.	我觉得闷闷不乐，情绪低沉	□	□	□	□	□
2.*	我觉得一天中早晨最好	□	□	□	□	□
3.	我一阵阵哭出来或觉得想哭	□	□	□	□	□
4.	我晚上睡眠不好	□	□	□	□	□
5.*	我吃得跟平常一样多	□	□	□	□	□

续表

序号	项目	工作人员评定	没有或很少时间	少部分时间	相当多时间	绝大部分或全部时间
6.*	我与异性密切接触时和以往一样感到愉快	□	□	□	□	□
7.	我发觉我的体重在下降	□	□	□	□	□
8.	我有便秘的苦恼	□	□	□	□	□
9.	我心跳比平常快	□	□	□	□	□
10.	我无缘无故地感到疲乏	□	□	□	□	□
11.*	我的头脑跟平常一样清楚	□	□	□	□	□
12.*	我觉得经常做的事并没有困难	□	□	□	□	□
13.	我觉得不安而平静不下来	□	□	□	□	□
14.*	我对将来抱有希望	□	□	□	□	□
15.	我比平常容易生气激动	□	□	□	□	□
16.*	我觉得作出决定是容易的	□	□	□	□	□
17.*	我觉得自己是个有用的人，有人需要我	□	□	□	□	□
18.*	我的生活过得很有意思	□	□	□	□	□
19.	我认为如果我死了，别人会过得好些	□	□	□	□	□
20.*	平常感兴趣的事我仍然感兴趣	□	□	□	□	□

注：*，反向评分题。

2. 焦虑自评量表

【量表简介】

焦虑自评量表（self-rating anxiety scale，SAS），由Zung于1971年编制。从量表构造的形式到具体评定方法，都与SDS十分相似，用于评定焦虑患者的主观感受。

【量表项目】

SAS共包含20个项目，用于测量焦虑状态轻重程度及其在治疗过程中变化情况的心理量表。主要用于疗效评估，不能用于诊断。

【评定标准】

SAS的主要评定依据为项目所定义的症状出现的频度，分4级：没有或很少时间，少部分时间，相当多时间，绝大部分或全部时间。正向评分题，依次评为1、2、3、4分。反向评分题（表中有*号者），则评分4、3、2、1分。

【量表内容】（表5-2-2）

表5-2-2 焦虑自评量表（SAS）

填表注意事项：下面有20条文字，请仔细阅读每一条，把意思弄明白。然后根据你最近1周的实际情况在适当的方格里画"√"，每一条文字后有4个格，表示没有或很少时间、少部分时间、相当多时间、绝大部分或全部时间

序号	项目	工作人员评定	没有或很少时间	少部分时间	相当多时间	绝大部分或全部时间
1.	我觉得比平常容易紧张和着急	□	□	□	□	□
2.	我无缘无故地感到害怕	□	□	□	□	□
3.	我容易心里烦乱或觉得惊恐	□	□	□	□	□
4.	我觉得我可能将要发疯	□	□	□	□	□
5.*	我觉得一切都很好，也不会发生什么不幸	□	□	□	□	□
6.	我手脚发抖打颤	□	□	□	□	□
7.	我因为头痛、头颈痛和背痛而苦恼	□	□	□	□	□
8.	我感觉容易衰弱和疲乏	□	□	□	□	□
9.*	我觉得心平气和，并且容易安静坐着	□	□	□	□	□
10.	我觉得心跳得很快	□	□	□	□	□
11.	我因为一阵阵头晕而苦恼	□	□	□	□	□
12.	我有晕倒发作或觉得要晕倒似的	□	□	□	□	□
13.*	我呼气吸气都感到很容易	□	□	□	□	□
14.	我手脚麻木和刺痛	□	□	□	□	□
15.	我因为胃痛和消化不良而苦恼	□	□	□	□	□
16.	我常常要小便	□	□	□	□	□
17.*	我的手常常是干燥温暖的	□	□	□	□	□
18.	我脸红发热	□	□	□	□	□
19.*	我容易入睡，并且一夜睡得很好	□	□	□	□	□
20.	我做噩梦	□	□	□	□	□

注：*，反向评分题。

3. 贝克焦虑问卷

【量表简介】

贝克焦虑问卷（Beck anxiety inventory，BAI），由贝克于1988年编制。适用对象为具有焦虑症状的成年人，在心理门诊、精神科门诊或住院患者中均可应用。

【量表项目】

BAI含有21个类目的焦虑自测问卷，能够反映被试者焦虑状况的严重程度，帮助了解近期心境体验及治疗期间焦虑症状变化动态。

【评定标准】

量表中将不同焦虑症状的严重程度作为评定指标，采用4级评分方法。其标准为“1”表示无；“2”表示轻度，无多大烦扰；“3”表示中度，感到不适但尚能忍受；“4”表示重度，只能勉强忍受。将21项自评分数相加后得到粗分，再使用公式Y=INT（1.19X）（取整），将粗分转换为标准分。一般将BAI ≥45分作为焦虑阳性的判断标准。

【量表内容】（表5-2-3）

表5-2-3　贝克焦虑问卷（BAI）

填表注意事项：本量表含有21道关于焦虑一般症状的问题，请仔细阅读每一道题，指出最近1周内（包括当天）被各种症状烦扰的程度，并按以下标准进行选择：选1表示“无”；选2表示“轻度，无多大烦扰”；选择3表示“中度，感到不适但尚能忍受”；选4表示“重度，只能勉强忍受”

序号	项目	无	轻度	中度	重度
1.	身体麻木或刺痛	1	2	3	4
2.	感到发热	1	2	3	4
3.	腿部颤抖	1	2	3	4
4.	不能放松	1	2	3	4
5.	害怕要发生不好的事情	1	2	3	4
6.	感到头晕目眩	1	2	3	4
7.	心悸或心率加快	1	2	3	4
8.	心神不宁	1	2	3	4
9.	感到惊吓	1	2	3	4
10.	紧张	1	2	3	4
11.	有窒息感	1	2	3	4
12.	手发抖	1	2	3	4

续表

序号	项目	无	轻度	中度	重度
13.	摇晃	1	2	3	4
14.	害怕失控	1	2	3	4
15.	呼吸困难	1	2	3	4
16.	害怕快要死去	1	2	3	4
17.	感到恐慌	1	2	3	4
18.	消化不良或腹部不适	1	2	3	4
19.	昏厥	1	2	3	4
20.	脸发红	1	2	3	4
21.	出汗（不是因为天热）	1	2	3	4

4. 贝克抑郁问卷

【量表简介】

贝克抑郁问卷（Beck depression inventory，BDI），又名Beck抑郁自评量表（Beck depression rating scale），由美国著名心理学家A.T. Beck 编制于1961年，系美国最早的抑郁自评量表之一，早年应用本量表者甚众，至今仍有相当大的影响。

【量表项目】

BDI共13项，各项症状分别为：抑郁、悲观、失败感、满意感缺如、自罪感、自我失望感、消极倾向、社交退缩、犹豫不决、自我形象改变、工作困难、疲乏感、食欲丧失。

【评定标准】

各项均为0~3分，4级评分：0分表示无该项症状，1分表示轻度，2分表示中度，3分表示严重。具体为每一项（问题）均有4个短句，让被试者选择最符合他当时心情/情况的一项。可以用总分来区分抑郁症状的有无及其严重程度：0~4分为（基本上）无抑郁症状，5~7分为轻度，8~15分为中度，16分及以上为重度。

【量表内容】（表5-2-4）

表5-2-4　贝克抑郁问卷（BDI）

填表注意事项：下面是一个问卷，由13道题组成，每一道题均有4句短句，代表4个可能的答案。请仔细阅读每一道题的所有的回答（0~3）。读完后，从中选出一个最能反映你今天即此刻情况的句子，在它前面的数字（0~3）上画圈。然后，再接着做下一题
一、0我不感到抑郁 1我感到抑郁或沮丧

续表

2我整天抑郁，无法摆脱

3我十分抑郁，已经忍受不住

二、0我对未来并不悲观失望

1我感到前途不太乐观

2我感到我对前途不抱希望

3我感到今后毫无希望，不可能有所好转

三、0我并无失败的感觉

1我觉得和大多数人相比我是失败的

2回顾我的一生，我觉得那是一连串的失败

3我觉得我是个彻底失败的人

四、0我并不觉得有什么不满意

1我觉得我不能像平时那样享受生活

2任何事情都不能使我感到满意一些

3我对所有的事情都不满意

五、0我没有特殊的内疚感

1我有时感到内疚或觉得自己没价值

2我感到非常内疚

3我觉得自己非常坏，一文不值

六、0我没有对自己感到失望

1我对自己感到失望

2我讨厌自己

3我憎恨自己

七、0我没有要伤害自己的想法

1我感到还是死掉好

2我考虑过自杀

3如果有机会，我还会杀了自己

八、0我没失去和他人交往的兴趣

1和平时相比，我和他人交往的兴趣有所减退

2我已失去大部分和人交往的兴趣，我对他们没有感情

3我对他人全无兴趣，也完全不理睬别人

九、0我能像平时一样作出决断

1我尝试避免作出决断

2对我而言，作出决断十分困难

续表

3我无法作出任何决断
十、0我觉得我的形象一点也不比过去糟
1我担心我看起来老了，不吸引人了
2我觉得我的外表肯定变了，变得不具吸引力
3我感到我的形象丑陋且讨人厌
十一、0我能像平时那样工作
1我做事时，要花额外的努力才能开始
2我必须努力强迫自己，我方能干事
3我完全不能做事情
十二、0和以往相比，我并不容易疲倦
1我比过去容易觉得疲乏
2我做任何事都感到疲乏
3我太容易疲乏了，不能干任何事
十三、0我的胃口不比过去差
1我的胃口没有过去那样好
2现在我的胃口比过去差多了
3我一点食欲都没有

5. 患者健康问卷抑郁量表

【量表简介】

患者健康问卷抑郁量表（patient health questionnaire-9 items，PHQ-9），源自Spitzer（1999年）等编制的患者健康问卷（PHQ）中的抑郁模块，又称患者健康问卷抑郁症状群量表。量表的设计原旨，是在基层卫生机构的内科或妇产科的门诊患者中，筛查或辅助诊断抑郁症。本量表为自评量表。使用方法方便，因而被广泛推荐。

【量表项目】

本量表共10项。包括9项症状量表和1项功能总评。症状量表分别评定：兴趣减退、情绪低落、睡眠障碍、疲劳感、进食障碍、自卑感、注意集中困难、精神运动迟缓、自杀症状。第10项为功能总评。

【评定标准】

为0~3分，4级评分，按近2周内症状的出现频率评定。0分表示无症状，1分表示有过几天出现症状，2分表示7天以上有症状，3分表示几乎每天都有症状。功能总评项，按症状对工作、家庭或社交功能的影响程度评定：0分表示无，1分表示有些影响，2分表示很有影响，3分表示极有影响。

【量表内容】（表5-2-5）

表5-2-5　患者健康问卷抑郁量表（PHQ-9）

序号	在过去2周内，有多少时间您被以下问题所困扰？（在符合您的选项数字上面画“√”）	完全不会	好几天	一半以上的日子	几乎每天
1.	做事时提不起劲或没有兴趣	0	1	2	3
2.	感到心情低落，沮丧或绝望	0	1	2	3
3.	入睡困难，睡不安稳或睡眠过多	0	1	2	3
4.	感觉疲倦或没有活力	0	1	2	3
5.	食欲缺乏或吃太多	0	1	2	3
6.	觉得自己很糟或觉得自己很失败，或让自己或家人失望	0	1	2	3
7.	对事物专注有困难，例如阅读报纸或看电视时	0	1	2	3
8.	动作或说话速度缓慢到别人已经察觉或正好相反：烦躁或坐立不安、动来动去的情况更胜于平常	0	1	2	3
9.	有不如死掉或用某种方式伤害自己的念头	0	1	2	3
总分（最高分=27，最低分=0）：________					

6. 老年抑郁量表

【量表简介】

老年抑郁量表（geriatric depression scale，GDS），于1982年由Brick等创制，为专用于老年人的抑郁筛查量表，已被各国广泛接受。

【量表项目】

GDS共30项，分别对应以下症状：低生活满意度、活动兴趣减退、生活空虚感、厌倦感、对未来失去希望、烦恼感、精力减退、不祥预感、不快乐、无助、坐立不安、居家不出、担忧未来、记忆减退、愉快感丧失、忧郁、消极观念、为往事忧愁、无兴奋感、启动困难、活力减退、绝望、自卑、为琐事伤心、易哭泣、注意集中困难、晨重夜轻感、回避社交、决断不能、思考困难。

【评定标准】

每一条目均为一短问句，被试者按照有无该症状作出选择。就症状评分而言，有症状为1分；无症状为0分。量表设计了10个条目（1、5、7、9、15、19、21、27、29、30）为反向计分，即回答“是”计0分，“否”计1分。一般来说，在最高分30分中，得0~10分可视为正常范围，即无抑郁；11~20分为轻度抑郁；21~30分为中重度抑郁。

【量表内容】(表5-2-6)

表5-2-6　老年抑郁量表(GDS)

序号	选择最切合您最近1周以来感受的答案	是	否
1.	你对生活基本上满意吗?	0	1
2.	你是否已经放弃了许多活动和兴趣?	1	0
3.	你是否觉得生活空虚?	1	0
4.	你是否常感到厌倦?	1	0
5.	你觉得未来有希望吗?	0	1
6.	你是否因为脑子里有一些想法摆脱不掉而烦恼?	1	0
7.	你是否大部分时间精力充沛?	0	1
8.	你是否害怕会有不幸的事落到你头上?	1	0
9.	你是否大部分时间感到幸福?	0	1
10.	你是否常感到孤立无援?	1	0
11.	你是否经常坐立不安，心烦意乱?	1	0
12.	你是否希望待在家里而不愿意去做些新鲜事?	1	0
13.	你是否常常担心将来?	1	0
14.	你是否觉得记忆力比以前差?	1	0
15.	你觉得现在生活很惬意?	0	1
16.	你是否常感到心情沉重、郁闷?	1	0
17.	你是否觉得像现在这样生活毫无意义?	1	0
18.	你是否常为过去的事忧愁?	1	0
19.	你觉得生活很令人兴奋吗?	0	1
20.	你开始一件新的工作困难吗?	1	0
21.	你觉得生活充满活力吗?	0	1
22.	你是否觉得你的处境毫无希望?	1	0
23.	你是否觉得大多数人比你强得多?	1	0
24.	你是否常为些小事伤心?	1	0
25.	你是否常觉得想哭?	1	0
26.	你集中精力困难吗?	1	0
27.	你早晨起得很快活吗?	0	1
28.	你希望避开聚会吗?	1	0
29.	你做决定很容易吗?	0	1
30.	你的头脑像往常一样清晰吗?	0	1

7. 广泛焦虑障碍量表

【量表简介】

广泛焦虑障碍量表（generalized anxiety disorder，GAD-7），由Spitzer等（2006年）编制。实际上，本量表为患者健康问卷抑郁量表（PHQ）的焦虑模版，编制PHQ的主要目的是在基层保健中筛查精神障碍。

【量表项目】

GAD-7共7个项目，分别评定：紧张焦虑、不能控制的担忧、过度担忧、不能放松、静坐不能、易激怒、不祥预感。

【评定标准】

本量表0~3分，4级评定。以最近2周内出现靶症状的天数评估；0分表示无症状，1分表示为有过几天，2分表示半数以上日子出现，3分表示几乎每天都有。总分将7个条目的分值相加，总分值范围0~21分：0~4分表示没有GAD，5~9分表示轻度GAD，10~14分表示中度GAD，15~21分表示重度GAD。

【量表内容】（表5-2-7）

表5-2-7　广泛焦虑障碍量表（GAD-7）

在过去2周，有多少时间您受到以下问题困扰？（在符合您的选项前的数字上面画“√”）	完全不会	好几天	超过1周	几乎每天
1. 感觉紧张，焦虑或急切	0	1	2	3
2. 不能够停止或控制担忧	0	1	2	3
3. 对各种各样的事情担忧过多	0	1	2	3
4. 很难放松下来	0	1	2	3
5. 由于不安而无法静坐	0	1	2	3
6. 变得容易烦恼或急躁	0	1	2	3
7. 感到似乎将有可怕的事情发生而害怕	0	1	2	3

8. 状态-特质焦虑问卷

【量表简介】

状态-特质焦虑问卷（STAI）由Charles D. Spielberger等编制，首版于1970年问世，曾经过2 000项研究，1988年译成中文。其特点是简便、效度高、易于分析，能相当直观地反映焦虑患者的主观感受。该量表可应用于评定内科、外科、心身疾病及精神患者的焦虑情绪，也可用来筛查高校学生、军人和其他职业人群的有关焦虑问题，以及评价心理治疗、药物治疗的效果。

【量表项目】

该量表为自评量表，由40项描述题组成，分为2个分量表：

（1）状态焦虑量表（简称S-AI），包括第1~20题。状态焦虑描述一种通常为短暂性的不愉快的情绪体验。主要用于反映即刻的或最近某一特定时间的恐惧、紧张、忧虑和神经质的体验或感受，可以用来评价应激情况下的焦虑水平。

（2）特质焦虑量表（简称T-AI），包括第21~40题。特质焦虑描述相对稳定的，作为一种人格特质且具有个体差异的焦虑倾向。用于评定人们经常的情绪体验。

该量表用于个人或集体测试，受试者一般需具有初中文化水平。测试无时间限制，一般10~20分钟可完成整个量表条目的回答。

【评定标准】

全量表均为1~4级评分（状态焦虑：1-完全没有，2-有些，3-中等程度，4-非常明显。特质焦虑：1-几乎没有，2-有些，3-经常，4-几乎总是如此），由受试者根据自己的体验选圈最合适的等级。分别计算出状态焦虑和特质焦虑量表的累加分值，最小值为20分，最大值为80分（注意：凡是正性情绪项目均为反向计分）。某量表上的得分越高，反映了受试者该方面的焦虑水平越高。题目1、2、5、8、10、11、15、16、19、20、21、23、24、26、27、30、33、34、36、39按反向计分。

【量表内容】（表5-2-8）

表5-2-8　状态-特质焦虑问卷（STAI）

填表注意事项：下面列出的是一些人们常常用来描述他们自己的陈述，请阅读每一个陈述，然后选择适当的选项来表示你现在最恰当的感觉，也就是你此时此刻最恰当的感觉。没有对或错的回答，不要对任何一个陈述花太多的时间去考虑，但所给的回答应该是你现在最恰当的感觉

序号	项目	完全没有	有些	中等程度	非常明显
1.	我感到心情平静	1	2	3	4
2.	我感到安全	1	2	3	4
3.	我是紧张的	1	2	3	4
4.	我感到紧张束缚	1	2	3	4
5.	我感到安逸	1	2	3	4
6.	我感到烦乱	1	2	3	4
7.	我现在正烦恼，感到这种烦恼超过了可能的不幸	1	2	3	4
8.	我感到满意	1	2	3	4
9.	我感到害怕	1	2	3	4

续表

序号	项目	完全没有	有些	中等程度	非常明显
10.	我感到舒适	1	2	3	4
11.	我有自信心	1	2	3	4
12.	我觉得神经过敏	1	2	3	4
13.	我极度紧张不安	1	2	3	4
14.	我优柔寡断	1	2	3	4
15.	我是轻松的	1	2	3	4
16.	我感到心满意足	1	2	3	4
17.	我是烦恼的	1	2	3	4
18.	我感到慌乱	1	2	3	4
19.	我感觉镇定	1	2	3	4
20.	我感到愉快	1	2	3	4
21.	我感到愉快	1	2	3	4
22.	我感到神经过敏和不安	1	2	3	4
23.	我感到自我满足	1	2	3	4
24.	我希望能像别人那样高兴	1	2	3	4
25.	我感到我像衰竭一样	1	2	3	4
26.	我感到很宁静	1	2	3	4
27.	我是平静的、冷静的和泰然自若的	1	2	3	4
28.	我感到困难一一堆集起来，因此无法克服	1	2	3	4
29.	我过分忧虑一些事，实际这些事无关紧要	1	2	3	4
30.	我是高兴的	1	2	3	4
31.	我的思想处于混乱状态	1	2	3	4
32.	我缺乏自信心	1	2	3	4
33.	我感到安全	1	2	3	4
34.	我容易作出决断	1	2	3	4
35.	我感到不合适	1	2	3	4
36.	我是满足的	1	2	3	4
37.	一些不重要的思想总缠绕着我，并打扰我	1	2	3	4
38.	我产生的沮丧是如此强烈，以致我不能从思想中排除它们	1	2	3	4
39.	我是一个镇定的人	1	2	3	4
40.	当我考虑我目前的事情和利益时，我就陷入紧张状态	1	2	3	4

9. 惊恐障碍严重度量表

【量表简介】

惊恐障碍严重度量表（panic disorder severity scale，PDSS），最初称作MC-PAS，是由M.K.Shear等编制的，发表于1997年。PDSS专门用于评定惊恐障碍患者的症状严重程度的量表。

【量表项目】

PDSS有7个条目，分别为DSM-IV诊断惊恐障碍的5个核心症状，和工作、社交功能损害各1个条目。

【评定标准】

每个条目分0~4分，5级评分：0分为没有，4分为极度的、弥散的、近乎持续的症状或残疾/失能。

【量表内容】（表5-2-9）

表5-2-9　惊恐障碍严重度量表（PDSS）

评估的时间段：近1个月，根据自身情况选择一个合适的描述。
1. 惊恐发作的频率　包括有限症状的发作 0=没有惊恐发作或有限症状的发作 1=轻度，平均1周少于1次完整的发作，且有限症状的发作最多每天1次 2=中度，1周1次或2次完整发作，和/或每天多次有限症状的发作 3=严重，1周2次以上完整发作，但平均不超过每天1次 4=极度，每天1次以上的惊恐发作，有发作的日子多于不发作的日子
2. 惊恐发作时苦恼　包括有限症状发作 0=无惊恐发作或有限症状的发作，或发作时无苦恼 1=轻度苦恼，但能继续活动，几乎没有或完全没有影响 2=中度苦恼，但仍能控制，能够继续活动，和/或能够维持注意力，但感到有困难 3=严重，显著的苦恼和影响，失去注意力，和/或必须停止活动，但仍能留在房间里或那个环境中 4=极度，严重和丧失能力的苦恼，必须停止活动，如有可能就会离开房间或那个环境，否则，不能集中注意力，极度苦恼
3. 预期性焦虑的严重度　惊恐发作相关的害怕，恐惧或担心 0=不担心惊恐发作 1=轻度，对惊恐发作偶尔有害怕、担心或惶惶不安 2=中度，经常担心，害怕或惶惶不安，但有时候没有焦虑。生活方式有注意得到的改变，但焦虑仍然可控，总体功能不受影响

续表

3=严重，对惊恐有持续的害怕，担心或惶惶不安，显著地干扰注意力，影响有效功能

4=极度，几乎持续和致残性的焦虑，因为对惊恐发作的害怕，担心或惶惶不安，不能执行重要的任务

4. 场景害怕/回避

0=无，无害怕或回避

1=轻度，偶尔的害怕和/或回避，但通常能面对或忍受。生活方式只有很小或没有改变

2=中度，注意得到的害怕和/或回避，但仍能控制，回避所害怕的场景，但有人陪伴就能面对，生活方式有些改变，但总的功能未受损

3=严重，广泛地回避；生活方式的实质性改变就是需要有人陪伴，一般活动有困难

4=极广泛的致残性的害怕和/或回避。不得不广泛改变生活方式，不执行重要任务

5. 与惊恐相关感觉的害怕/回避

0=没有害怕或回避会触发痛苦躯体感觉的场景或活动

1=轻度，偶尔害怕和/回避。通常会面对或很少苦恼地忍受这些会触发躯体感觉的活动和场景。生活方式很少改变

2=中度，可注意到的回避，但仍能控制；有明确的，但有限的生活方式改变，总体功能不受影响

3=严重，广泛的回避，造成生活方式的显著改变，或影响功能

4=极广泛的和致残性的回避，生活方式的广泛改变，不做重要的事情或活动

6. 因为惊恐发作，工作能力受损/或受干扰

0=没有因惊恐障碍的症状而受损

1=轻度，轻度干扰，感觉工作困难，但表现尚好

2=中度，症状导致规律的、明确的干扰，但仍能控制。工作表现可能受损，但其他人会说工作还可以

3=严重，导致显著的职业功能损害，其他人会注意到，可能会耽误工作或某些天完全不能工作

4=极度，失能症状，不能工作（不能上学或不能完成所承担的家务）

7. 惊恐障碍损害/干扰社会功能

0=无损害

1=轻度，轻度干扰，感到社交行为的质量有所影响，但社交功能尚好

2=中度，明确地干扰社交生活，但仍能控制，社交活动的频率和/或人际关系质量有所下降，但仍能参与绝大多数的常见社交活动

3=严重，造成显著的社会功能损害，社交活动显著减少，和/或与别人交往有显著困难，仍能强迫自己与他人交往，但不能享受，或不能在大多数社交或人际交往场合中良好表现

4=极度，致残性症状，几乎不外出或不与他人交往，可能会因为惊恐障碍而终止与他人的关系

10. 生活事件量表

【量表简介】

自20世纪30年代H.Selye提出应激的概念以来，生活事件作为一种心理社会应激源对心身健康的影响引起广泛关注，使用“生活事件量表”的目的是对精神刺激进行定性和定量分析。生活事件量表（life events scale，LES）由杨德森和张亚林研制于1990年，用于评估个体对生活事件的感受性。

【量表项目】

LES 含有48条在我国患者中较常见的生活事件，包括3个方面的问题：一是家庭生活方面（有28条），二是工作学习方面（有13条），三是社交及其他方面（7条）；另设有2条空白项目，供填写当事者已经经历而表中并未列出的某些事件。

【评定标准】

一过性的事件，如流产、失窃要记录发生次数，长期性事件如住房拥挤、夫妻分居等不到半年记为1次，超过半年记为2次。影响程度分为5级，从毫无影响到影响极度分别记0、1、2、3、4分，即无影响=0分、轻度=1分、中度=2分、重度=3分、极度=4分，影响持续时间分3个月内、半年内、1年内、1年以上共4个等级，分别计1、2、3、4分。

生活事件刺激量的计算方法如下：

1. 某事件刺激=该事件影响程度分×该事件持续时间分×该事件发生次数
2. 正性事件刺激量=全部好事刺激量之和
3. 负性事件刺激量=全部坏事刺激量之和
4. 生活事件总刺激量=正性事件刺激量+负性事件刺激量

另外，还可以根据研究需要，按家庭问题、工作学习问题和社交问题进行分类统计。

【量表内容】（表5-2-10）

11. 社会支持评定量表

【量表简介】

社会支持评定量表（social support rating scale，SSRS），由肖水源等制于1986年，经应用后，于1990年作了修订。量表作者在复习和应用国外社会支持量表后，认为有必要自编评定工具，以更好地适合国内应用。量表共10项，包括3个维度：客观支持、主观支持、支持的利用度。

【量表项目】

本量表共包括10大项，由被试者自行评定，包括客观支持3项：项目2、6、7；主观支持4项：项目1、3、4、5；支持利用3项：项目8、9、10。

【评定标准】

项目为4选1的4级评分。项目5为家庭支持，分成5个亚项，为1~4分的4级评分；

表5-2-10　生活事件量表（LES）

指导语：下面是每个人都有可能遇到的一些日常生活事件，究竟是好事还是坏事，可根据个人情况自行判断。这些事件可能对个人有精神上的影响（体验为紧张、压力、兴奋或苦恼等），影响的轻重程度是各不相同的，影响持续的时间也不一样。请您根据自己的情况，实事求是地回答下列问题，填表不涉及姓名，完全保密，请在最适合的答案上打钩

生活事件名称	事件发生时间				性质		精神程度影响					影响持续时间				备注
	未发生	1年前	1年内	长期性	好事	坏事	无影响	轻度	中度	重度	极度	3个月内	半年内	1年内	1年以上	
举例：房屋拆迁			√			√		√				√				
家庭有关问题																
1. 恋爱或订婚																
2. 恋爱失败、破裂																
3. 结婚																
4. 自己（爱人）怀孕																
5. 自己（爱人）流产																
6. 家庭增添新成员																
7. 与爱人父母不和																
8. 夫妻感情不好																
9. 夫妻分居（因不和）																
10. 夫妻两地分居（工作需要）																
11. 性生活不满意或独身																
12. 配偶一方有外遇																
13. 夫妻重归于好																
14. 超指标生育																
15. 本人（爱人）做绝育手术																

续表

生活事件名称	事件发生时间				性质		精神程度影响					影响持续时间				备注
	未发生	1年前	1年内	长期性	好事	坏事	无影响	轻度	中度	重度	极度	3个月内	半年内	1年内	1年以上	
16. 配偶死亡																
17. 离婚																
18. 子女升学（就业）失败																
19. 子女管教困难																
20. 子女长期离家																
21. 父母不和																
22. 家庭经济困难																
23. 欠债500元以上																
24. 经济情况显著改善																
25. 家庭成员重病、重伤																
26. 家庭成员死亡																
27. 本人重病或重伤																
28. 住房紧张																
工作学习中的问题																
29. 待业、无业																
30. 开始就业																
31. 高考失败																
32. 扣罚资金或罚款																
33. 突出的个人成就																

续表

生活事件名称	事件发生时间				性质		精神程度影响					影响持续时间				备注
	未发生	1年前	1年内	长期性	好事	坏事	无影响	轻度	中度	重度	极度	3个月内	半年内	1年内	1年以上	
34. 晋升、提拔																
35. 对现职工作不满意																
36. 工作学习中压力大（如成绩不好）																
37. 与上级关系紧张																
38. 与同事邻居不和																
39. 第一次远走他乡异国																
40. 生活规律重大变动（饮食睡眠规律改变）																
41. 本人退休离休或未安排具体工作																
社交与其他问题																
42. 好友重病或重伤																
43. 好友死亡																
44. 被人误会、错怪、诬告、议论																
45. 介入民事法律纠纷																
46. 被拘留、受审																
47. 失窃、财产损失																
48. 意外惊吓、发生事故、自然灾害																
如果您还经历过其他的生活事件，请依次填写																
49.																
50.																

项目6（实际支持）和项目7（情感支持）可多选，可以获得的支持源数计分。

【**量表内容**】（表5-2-11）

表5-2-11　社会支持评定量表（SSRS）

选择合适的选项填入（　　）内

1. 您有多少关系密切，可以得到支持和帮助的朋友（　　）

① 一个也没有　　② 1~2个　　③ 3~5个　　④ 6个或6个以上

2. 近一年来您（　　）

① 远离家人，且独居一室

② 住处经常变动，多数时间和陌生人住在一起

③ 和同学、同事或朋友住在一起

④ 和家人住在一起

3. 您与邻居（　　）

① 相互之间从不关心，只是点头之交　　② 遇到困难可能稍微关心

③ 有些邻居很关心您　　④ 大多数邻居都很关心您

4. 您与同事（　　）

① 相互之间从不关心，只是点头之交　　② 遇到困难可能稍微关心

③ 有些同事很关心您　　④ 大多数同事都很关心您

5. 从家庭成员得到的支持和照顾

从夫妻（恋人）得到的支持和照顾（　　）

① 无　　② 极少　　③ 一般　　④ 全力支持

从父母得到的支持和照顾（　　）

① 无　　② 极少　　③ 一般　　④ 全力支持

从儿女得到的支持和照顾（　　）

① 无　　② 极少　　③ 一般　　④ 全力支持

从兄弟姐妹得到的支持和照顾（　　）

① 无　　② 极少　　③ 一般　　④ 全力支持

从其他成员（如嫂子）得到的支持和照顾（　　）

① 无　　② 极少　　③ 一般　　④ 全力支持

6. 过去，您在遇到急难情况时，曾经得到的经济支持或解决实际问题的帮助的来源有

① 无任何来源

② 有下列来源（可选多项）

A. 配偶　B. 其他家人　C. 朋友　D. 亲戚　E. 同事　F. 工作单位

G. 党团工会等官方或半官方组织　H. 宗教、社会团体等非官方组织　I. 其他

续表

7. 过去，在您遇到困难或急难情况时，曾经得到的安慰和关心的来源有

① 无任何来源

② 有下列来源（可选多项）

A. 配偶　B. 其他家人　C. 朋友　D. 亲戚　E. 同事　F. 工作单位

G. 党团工会等官方或半官方组织　H. 宗教、社会团体等非官方组织　I. 其他

8. 您遇到烦恼时的倾诉方式是（　　）

① 从不向任何人诉说

② 只向关系极为密切的1~2人诉说

③ 如果朋友主动询问时说出来

④ 主动诉说自己的烦恼，以获得支持和理解

9. 您遇到烦恼时的求助方式是（　　）

① 只靠自己，不接受别人帮助　② 很少请求别人帮助

③ 有时请求别人帮助　④ 有困难时经常向家人、亲人、组织求援

10. 对于团体，如党团组织、宗教组织、工会、学生会等组织活动，您（　　）

① 从不参加　② 偶尔参加

③ 经常参加　④ 主动参加并积极活动

第六章

治疗与规范

第一节

心理心脏病临床治疗规范及流程介绍

随着对心脏疾病心理因素认识的逐渐加深，心血管医生、内科医生乃至全科医生逐渐具备了识别与治疗的意识，但是也会因为主动或被动的认识不清晰而产生对心理相关因素认识不足或过度的问题，从而带来不规范的诊断与治疗。本节参考国内外近年相关指南，梳理心理心脏病临床治疗规范与流程，同时结合近年心理心脏病临床实践的发展状况提出可能的治疗误区。

一、临床诊疗规范与流程

心理心脏病学是一门交叉学科，在实际临床工作中面临的患者具有多样性，可以表现为：心理问题的心脏相关症状；对心脏疾病的适应不良、急性焦虑情绪甚至发展为慢性焦虑或抑郁状态；既往有心理问题同时罹患心脏疾病使症状变得复杂；心血管疾病加重时的波动性脑功能障碍；药物副作用的精神症状等。这些需要科学规范的筛查和诊治流程。

（一）筛查与诊断

心理心脏病患者虽然临床表现具有多样性，但还是主要以心脏问题为主诉就诊，结合相关指南建议以“三问法”作为初筛。继而可以给予PHQ-9和GAD-7筛查抑郁、焦虑状态。判断标准为PHQ-9和GAD-7 评分：<5分正常，5~9分轻度，10~14分中度，15~19分中重度，20分及以上重度。当PHQ-9和GAD-7 评分≥20分或PHQ-9最后一题得分时建议精神心理科会诊，评分在5~19分之间心理心脏病共治，<5分暂不考虑心理因素，仅治疗心脏问题。如临床询问病史及诊疗过程中考虑患者有明显的情绪问题，但是上述两项量表筛查<5分，不能排除患者的有意回避或认知障碍，建议可以补充筛查躯体化症状自评量表，判断标准为：<30分正常，30~39分为轻度，40~59分为中度，60分及以上为重度。躯体化症状自评量表≥30分需要心理心脏病共治，<30分仅治疗心脏问题。具体筛查流程见图6-1-1。

（二）治疗

对于心理心脏病患者的治疗，作为（心血管）内科医生，在患者的治疗过程中不能因为过多关注心理问题而忽略心血管疾病的规范治疗。可在掌握心血管的非药物治疗和药物治疗的基础上，掌握和了解一部分心理治疗的手段与方法，包括精神压力的非药物管理和药物治疗。非药物治疗主要包括认知行为治疗、动机访谈、运动康复。药物治疗需要严格掌握适应证、注意事项和转诊指征，同时可以开展部分的中药治疗。具体内容参考《在心血管科就诊患者心理处方中国专家共识（2020版）》《医院主导的家庭心脏康复中国专家共识》《冠心病患者运动治疗中国专家共识》《双心疾病中西医结合诊治专家共识》。

1. 认知行为疗法　认知行为疗法（cognitive behavior therapy，CBT）是一组通过改变思

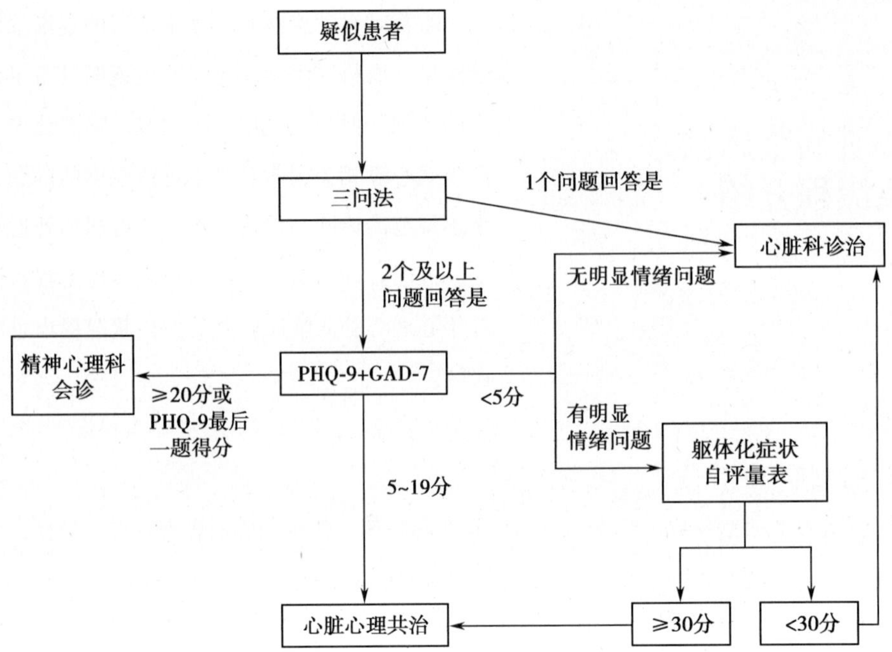

图6-1-1　心理心脏病筛查流程图

维、信念或行为的方法来改变不良认知，达到消除不良情绪或行为的短暂心理治疗方法。认知行为疗法包括：①帮助患者认识自动思维，纠正错误认识，提出积极想法；②帮助患者建立求助动机，建立良好医患关系。

2. 动机访谈　动机访谈是以患者为中心，把决定权交给患者，强调患者的自我成长，通过探索和解决患者内心的矛盾和犹豫，来增强内在的改变动机，促使患者自己决定接受或拒绝改变问题行为，是提高患者治疗依从性的重要措施。动机访谈技术的操作原则包括表达共情、展现冲突、避免争论、处理阻抗、提高自我效能。对于内科医生，可以在日常繁忙的临床工作中掌握一些动机访谈的心理学技巧，有利于提高患者的治疗依从性。

3. 运动治疗　对于心理心脏病患者，可以参考稳定型冠心病患者的运动治疗方案，在充分评估患者心血管病史及其他器官疾病病史的基础上，根据运动危险分层进行风险评估，根据患者的健康、体力和心血管功能状态，结合学习、工作、生活环境和运动喜好等个体化特点制定运动处方，每一运动处方内容遵循“FITT”原则，包括运动频率（**F**requency）、强度（**I**ntensity）、形式（**T**ype）和时间（**T**ime）。具体内容参照相关指南。

4. 药物治疗　对于心理心脏病患者在给予规范化的心脏疾病治疗基础上药物干预心理障碍是否有助于心脏疾病的预后，先后有4个重要临床试验，均关于冠心病患者合并抑郁干预治疗，分别为抗抑郁药舍曲林心肌梗死随机试验、改善冠心病患者康复临床试验研究、加拿大心脏病患者群抗抑郁药及心理治疗疗效随机试验，以及心肌梗死、抑郁干预试验，上述临床试验均证明药物干预可明显改善焦虑抑郁症状，并具有心血管安全性，但对心血管预后没有影响。

临床诊疗中当患者伴有躯体化症状、惊恐发作、中度以上焦虑抑郁时，应在认知行为治疗基础上考虑使用抗抑郁药物，并关注与心血管疾病药物之间的相互作用。多数国内外指南对该类患者推荐的一线抗焦虑抑郁药物为选择性5-羟色胺（5-HT）再摄取抑制剂（SSRI）。SSRI是当今治疗焦虑、抑郁的一线用药，一般2周以上起效，研究认为该类药物用于心血管疾病患者相对安全。推荐适应证为各种类型和各种不同程度的抑郁障碍，包括焦虑症、疑病症、恐惧症、强迫症、惊恐障碍、创伤后应激障碍等。除此之外苯二氮䓬类（BZD）、5-HT受体拮抗和再摄取抑制剂（SARI）、5-HT去甲肾上腺素（NE）再摄取抑制剂（SNRI）、多巴胺和NE再摄取抑制剂（NDRI/NARI）、复合制剂（氟哌噻吨美利曲辛）也有不同程度的推荐。使用细节详见本书相关章节。三环类和四环类抗抑郁药因副作用多，药物相互作用复杂，目前已不建议用于心血管病患者。

药物使用时剂量逐步递增，采用最低有效量，使出现不良反应的可能降到最低。与患者有效沟通治疗的方法、药物的性质、作用、可能的不良反应及对策，增加患者治疗的依从性。使用抗抑郁药物如足量治疗 6~8周无效，应重新评估病情（咨询精神科），若考虑换药，首先考虑换用作用机制不同的药物。治疗持续时间一般在3个月以上，症状完全缓解1个月，考虑减药。具体疗程目前缺乏研究证据，需根据具体病情决定后续康复措施和药物治疗。强调治疗时程要足够，减少复发。

5. 中医药　有些心理心脏病患者在单纯接受西医治疗时存在依从性不佳及药物不良反应等局限性。中医药具有多靶点、多途径治疗的优势，因此，心理心脏病的诊治应根据中医整体观念以及辨证和辨病相结合的原则，依托现代医学的诊治手段，构建完善的心理心脏病中西医结合诊疗体系，既注重西医客观化的评价指标，也注重气虚、阴虚、气滞、痰火、血瘀等中医病理因素。以充分发挥中西医结合的优势。具体中医辨证论治原则及常用中成药见《双心医学疾病中西医结合诊治专家共识》。

（三）随访与转诊

存在心理问题的心脏病患者或者是以心脏病症状为主诉的心理问题患者，非精神专业的医生在给予该类患者治疗之前需要进行充分的患者依从性评估，这样可以指导患者的转诊和随访。建议处方药物后 1~2周电话随访一次，随访内容包括情绪心理症状和心血管症状的改善情况，尤其是抗焦虑抑郁药物治疗效果、药物治疗副作用、是否停药，特别需要关注QT间期。

在筛查治疗过程中，出现下列情况属于转诊指征，需要转诊至精神心理专科治疗：

1. 在筛查过程中，PHQ-9第9项评定为阳性属于危险病例，存在有自伤或自杀危险，或有伤人危险者。

2. 难治性病例，即经过一次调整治疗仍不能耐受副作用或仍无改善者。

3. 依从性不好的病例，在医生恰如其分地交代病情和处理必要性、注意事项前提下，仍反复中断治疗，导致病情波动者。

4. 重症病例，重症焦虑抑郁，或伴有明显迟滞、激越、幻觉，或转为兴奋、敌对者。

5. 投诉病例，抱怨不同医生处理不当，依据并不充分者。

二、临床诊疗常见误区与处理

（一）过度依赖量表进行筛查与诊断

在我们的临床工作中，通过问诊及简单的相关检查考虑患者不能排除心理心脏病时，往往需要量表进行筛查和诊断。量表作为开发的标准化评估工具，有着各自的用法和适用范围。大部分自评问卷属于症状评定，不能据此直接得出精神科诊断结论，因为患者自己显然不具备对不良情绪进行鉴别诊断和按专业分类归类的能力。大部分他评量表用于评价，需通过专业培训才能保证评价的有效性和一致性。如汉密尔顿抑郁量表，必须由受训合格的专业人员施测，不能由患者自填。有的筛查量表灵敏度和特异度都合格，但作为随访病情变化的指标过于简单。而且，不同精神科诊断的症状谱存在交叉，不能仅根据抑郁或焦虑自评评分高，就诊断抑郁症或焦虑症。了解不同评估工具的具体用法和适用范围尤其重要，对量表不能过度依赖，需要结合临床，必要时转诊至精神心理专科诊治是避免错误、保障评价效力的保证。同时对于量表在临床中的应用还要充分考量患者的理解力和认知功能。

（二）在老年心脏病患者中混淆情绪、认知和波动性脑失能

老年心脏病患者往往存在着多病共存问题，与情绪认知有关的老年问题即最常见的“3D”问题——**D**elirium（谵妄）、**D**ementia（痴呆）和**D**epression（抑郁症）。三者可单独或合并存在，加之老年患者合并的多种其他疾病，为其诊断增加难度。三者均可表现为认知、情感等方面的功能减退，可出现在同一患者中，或在彼此的病程中出现。谵妄是一种急性神经精神综合征，常表现为急性疾病，波动性病程的注意力下降和认知功能障碍，据统计，住院的老年患者中50%以上会出现谵妄。谵妄的管理首先需要去除病因和诱因，包括感染、电解质代谢紊乱等，其他管理包括药物和非药物治疗。药物治疗主要包括减少相关精神活性药物（抗胆碱能药、镇静催眠药、阿片类等）用量、对激越及精神症状严重的患者予氟哌啶醇等抗精神病药物对症控制等；非药物治疗包括睡眠觉醒周期的纠正、适度活动、家庭支持等。痴呆是涉及一个或多个领域（学习、记忆、语言、执行功能、复杂注意力、知觉运动、社会认知）的以认知能力下降为特征的疾病，伴日常生活能力受损。痴呆主要见于多种神经退行性疾病（帕金森病、路易体痴呆、额颞叶痴呆、帕金森病痴呆等）、血管性痴呆、正常颅内压脑积水、慢性创伤性脑病等。痴呆与谵妄可合并存在，且存在相似的病理生理机制（胆碱能缺乏、炎性反应及脑病氧化代谢降低等），但两者在定义上相互排斥。

DSM-V指出痴呆的诊断需在无谵妄的前提下，而当症状可以“更好地由已经存在、已明

确的或正在发展的痴呆来解释”时也不能诊断为谵妄；在临床实践过程中，需从患者的基线精神状态对其进行评估，或通过去除诱发因素和急性疾病治疗后症状的改善情况来确定，当临床不能确定时，应将其视为谵妄。痴呆的管理需要遵循个体化原则，结合其疾病状态、照料者条件等给予相关药物和非药物干预。老年患者抑郁症状常不典型，轻度或亚综合征型抑郁症，主诉一般为疼痛、躯体不适、体重/食欲改变、慢性便秘、烦躁不安、躁动、疲劳、头痛、失眠、充血和虚弱等，临床诊断较为困难，对出现相关症状的老年心血管患者需及时进行量表评估，治疗更需要关注老年多病共存与多重用药及其他老年综合征的合并存在。

（三）更年期女性心理因素扩大化

更年期（climacteric period）是指女性绝经及其前后的一段时间，是从生殖期过渡到老年期的一个特殊生理阶段，包括绝经过渡期和绝经后期的一段时期。更年期综合征指妇女在更年期出现的一系列躯体及精神心理症状，包括月经紊乱、潮热、出汗、心悸、失眠、情绪低落、激动易怒等。更年期由于女性激素水平的变化会出现血管舒缩症状、自主神经失调症状、精神神经症状、骨质疏松症状，同时心血管疾病风险增加。在女性这一特殊的生理阶段，常常会因为患者表现出焦虑、抑郁等情绪异常，被单纯冠以心理问题，而忽略了激素水平变化的根本原因以及可能隐藏的心血管疾病。所以这一年龄阶段的女性患者当出现某些心脏相关症状时，一方面应避免简单用更年期心理波动来解释而忽略了真正的心脏问题，另一方面必要时也要在专科医生的指导下考虑激素治疗改善相关症状。

第二节 常规精神类药物治疗

焦虑和抑郁情绪与心血管疾病的发生发展密切相关，心血管疾病患者中焦虑、抑郁情绪十分普遍，其中相当比例的患者符合焦虑障碍（16%）或抑郁障碍（15%~20%）诊断。美国心脏协会已将抑郁症归为急性冠脉综合征不良结局的独立危险因素，尤其是未经治疗的抑郁可使心血管疾病的预后显著恶化。因此，临床上相当一部分心血管疾病的患者需要同时接受抗抑郁药甚至其他精神类药物的治疗。

同时，精神障碍也会增加心血管疾病的风险。澳大利亚的研究发现，精神分裂症患者中，18%患有明确诊断的心血管疾病，19.8%患有高血压。其他导致心血管疾病的危险因素如肥胖（46.4%）、高脂血症（31%）、糖尿病（20.8%）以及代谢综合征（54.8%）的比例均远高于普通人群。除精神分裂症外，其他精神障碍如强迫症患者，罹患心血管疾病的风险也显著增加（25%）。虽然大多数精神类药物对于心血管疾病患者并没有绝对禁忌，但同时服用精神类药物可通过影响代谢和药物/饮食相互作用直接或间接影响心脏功能，从而影响心血管疾病的发生、发展和预后。

本节旨在概述精神类药物对成年患者心血管系统的影响，特别是需要同时接受心血管药物及精神类药物治疗的情况下，二者之间的相互作用。

一、抗抑郁药

从20世纪50年代开始使用的单胺氧化酶抑制剂（monoamine oxidase inhibitor，MAOI）治疗抑郁患者以来，经历了三环类抗抑郁药（tricyclic antidepressant，TCA）、四环类抗抑郁药（tetracyclica，TeCA）；20世纪80年代选择性5-羟色胺再摄取抑制剂（selective serotonin reuptake inhibitor，SSRI）问世，连同随后研发的5-羟色胺去甲肾上腺素再摄取抑制剂（serotonin and norepinephrine reuptake inhibitor，SNRI），迅速成为临床应用最为广泛的抗抑郁药物。另一些抗抑郁药物，包括类似作用机制的去甲肾上腺素（norepinephrine，NE）和特定5-羟色胺再摄取抑制剂（noradrenergic and specific serotonergic antidepressant，NaSSA）以及不同作用机制的非典型药物，例如安非他酮、曲唑酮、维拉佐酮和沃替西汀等。这些药物对于心脏传导、血管收缩等均可能存在潜在的影响。表6-2-1列出了精神药物对心血管系统副作用的概况。

表6-2-1 精神药物的心血管副作用

药物	体位性低血压	高血压	心脏传导紊乱	致心律失常	心率
SSRI					
西酞普兰	0/+	0	0	+	0
艾司西酞普兰	0/+	0	0	0/+	0
氟西汀	0/+	0	0	0/+	0
氟伏沙明	0/+	0	0	0/+	0
帕罗西汀	0/+	0	0	0/+	0
舍曲林	0/+	0	0	0/+	0
SNRI					
去甲文拉法辛	0/+	++	+	0/+	0/+
度洛西汀	0/+	++	+	0/+	0/+
左旋米那普仑	0/+	++	+	0/+	0/+
文拉法辛	0/+	++	+	0/+	0/+

续表

药物	体位性低血压	高血压	心脏传导紊乱	致心律失常	心率
TCA					
阿米替林	+++	0	+++	+++	++
氯丙米嗪	++	0	+++	++	++
地昔帕明	++	0	+++	++	++
多塞平	++	0	+++	++	++
丙米嗪	++	0	+++	++	++
去甲替林	+	0	+++	+++	++
非典型					
安非他酮	0	0	0	0	0
丁螺环酮	0	0	0	0	0
米氮平	+	0	0	0	0
奈法唑酮	+	+	0/+	+	0
曲唑酮	+	0/+	0/+	++	0
维拉唑酮	0	0	0	0	0
沃替西汀	0	0	0	0	0

注：0，没有影响或影响很小；+，温和影响；++，中等影响；+++，严重影响；SSRI，选择性5-羟色胺再摄取抑制剂；SNRI，5-羟色胺去甲肾上腺素再摄取抑制剂；TCA，三环类抗抑郁药。

1. SSRI　SSRI类药物目前是治疗抑郁症的一线药物，包括舍曲林、西酞普兰、艾司西酞普兰、氟西汀、氟伏沙明和帕罗西汀。通过阻断突触前膜5-HT转运体对5-HT的再摄取，使突触间隙中5-HT水平升高而发挥作用，对去甲肾上腺素（norepinephrine，NE）能神经的影响很小，几乎不影响多巴胺（dopamine，DA）的再摄取。

与其他类型的抗抑郁药尤其是TCA相比，SSRI在推荐剂量范围内使用时心血管不良事件不常见，由于其整体安全性和有效性，已成为心血管疾病患者抑郁症的首选治疗药物。所有SSRI中舍曲林是心血管疾病患者使用临床证据最充分的一种。在该领域最重要的临床研究SADHART（sertraline antidepressant heart-attack randomized trial）中，合并使用舍曲林可使急性心肌梗死或不稳定型心绞痛患者心血管不良事件（包括再梗死的发生率）显著下降。SSRI除了能够改善抑郁外，同时通过抑制血清素摄取干扰血小板活化和聚集，从而降低缺血性心脏事件的发生风险；其保护作用也可能与间接减少心律失常的频率有关。此外研究表明，SSRI可以改善缺血性心脏病患者的某些血小板功能指标，甚至可以恢复到正常水平。因此，心肌梗死后如果患者合并抑郁症，应及时给予抗抑郁药如SSRI进行治疗。

但需要注意的是SSRI并非完全安全，也可能导致心律失常、心脏传导异常，如窦性心动过缓和心动过速、左右束支传导阻滞，甚至晕厥。特别是西酞普兰，应用西酞普兰的患者可能出现QTc延长，在极少数患者中可诱发致死性的尖端扭转型室性心动过速（torsades de pointes，TDP）。因此，使用该药物治疗过程中，要关注患者的心脏相关主诉如心悸、胸闷等，及时进行心电图检查。目前没有证据表明SSRI会增加发生心力衰竭的风险。同时需要注意，SSRI的抗血小板效应，以及与心血管药合用时经细胞色素酶系介导的相互作用可能会导致不良后果，服用SSRI的患者更容易出现上消化道出血。对于癫痫患者和活动性颅内出血者，因潜在的抗凝效果，应慎用SSRI药物；禁止与单胺氧化酶抑制剂、氯米帕明联用。

2. SNRI　SNRI类包括文拉法辛、度洛西汀、去甲文拉法辛和左旋米那普仑，其中我国应用最普遍的是文拉法辛和度洛西汀。SNRI作用机制和副作用与SSRI有很多相似之处。这些药物会抑制突触间隙5-HT和NE的再摄取，使得突触间隙这两种神经递质的浓度升高；由于去甲肾上腺素水平升高，心率和血压可能出现轻度升高。过度的交感神经刺激则可能会导致危险的快速心律失常和/或高血压危象。因此与SSRI相比，SNRI药物的心血管系统不良反应更多见，尤其是在高剂量时其血压升高的副作用较为明显。两种常用的SNRI中，文拉法辛与舒张压的升高关系显著，尤其是在高剂量下，舒张压最高可高于基线15mmHg。度洛西汀能够平衡拮抗5-HT和NE两种神经递质转运体，导致血压升高的风险低于文拉法辛。有个例报道度洛西汀亦会导致血压增高，但一般认为治疗剂量下的度洛西汀对血压无明显影响，可能会使收缩压和舒张压略微升高，并且没有持续高血压的报道。但是，度洛西汀对5-HT转运蛋白具有更高的亲和力，与文拉法辛相比，其出血风险可能更高。因此，心血管疾病患者选择SNRI治疗时应该更为谨慎，对于晚期心力衰竭、近期心脏病发作或有卒中病史的患者更应慎用。

3. TCA　第一代抗抑郁药TCA包括阿米替林、地昔帕明、多塞平、丙米嗪、氯丙米嗪和去甲替林等，它们通过阻断神经末梢对NE、5-HT和多巴胺的再摄取，增加突触间隙单胺类递质的浓度而发挥作用。TCA治疗指数狭小，在治疗剂量2~6倍时即可产生严重毒性，以心脏毒性最为危险。所有TCA类药物都会导致显著的QRS间期延长和QT间期延长，并具有抗胆碱能的副作用。在治疗剂量下，TCA能够阻断α肾上腺素受体并降低全身血管阻力，可能导致低血压或体位性低血压，特别是在患者脱水或并用抗高血压药物的情况下。此外，TCA高剂量时抑制Na^+通道效应过强，可引起弥漫性室内传导阻滞和复极不均匀，导致心律失常，包括室性期前收缩、室性纤颤和TDP等恶性心律失常。同时高剂量TCA可能降低心肌收缩力，引起心力衰竭，该效应由强到弱依次为阿米替林、丙米嗪、去甲替林和去甲丙米嗪。TCA口服后吸收快而完全，血浆结合率约为90%~95%，游离药物能迅速分布至各组织。

有研究表明，TCA能使心血管疾病的发病风险增加35%，并且该增长与精神疾病状况无关。因不良反应多、药物相互作用多，导致包括体位性低血压、室性心动过速、传导阻滞、心律失常及心搏骤停在内的心血管毒性反应，目前TCA已不建议用于心血管病者，禁用于心肌梗死急性期、有严重房室传导阻滞和心电节律不稳定者。若无法避免有严重心律失常风险患者使用TCA类药物，应该在用药初始和每次增加剂量一周后检查心电图并密切监测心血管标志物，并在用药期间定期复查。

4. 非典型抗抑郁药　这类药物包括安非他酮、曲唑酮、沃替西汀、维拉唑酮、丁螺环酮等，除了抑制5-HT转运体之外，还能调节5-HT受体的活性；或者不作用于5-HT神经递质，而通过抑制NE和DA的再摄取来发挥作用。安非他酮对于心血管疾病合并抑郁症患者的疗效已得到广泛认可，且对于戒烟有效，被FDA批准为戒烟用药。曲唑酮抗胆碱能作用相对较轻，心血管风险较低，且临床上可以用作催眠药，可以改善抑郁症患者的睡眠连续性。但大剂量应用曲唑酮可延长QTc间期，并可能导致致命性心律失常，这可能是因为其对钾通道有影响。因此，对于有心律失常倾向或病史的人应谨慎使用。在老年患者中，尤其是在应用胺碘酮的患者中，曲唑酮的应用似乎与不良结局相关。NaSSA药物米氮平，由于其与心血管药物很少存在交互作用，且抗抑郁效果较优越，是心血管疾病患者较为理想的抗抑郁药。治疗剂量下米氮平不仅不增加心血管病患者的死亡率，甚至还可能降低死亡风险。但由于米氮平存在较强的促进食欲、增加体重和糖代谢紊乱风险，其临床用于心血管病者的安全性不明确，在各大指南中，并不作为一线的合并用药选择。

综上，对于需要抗抑郁药物治疗心血管疾病患者，SSRI仍然是一线治疗选择；对于单药治疗仅部分缓解的患者，小剂量米氮平和安非他酮均是较为理想的增效剂。

二、抗焦虑药

焦虑是一种正常情绪，其症状可以是精神性或躯体性焦虑，或二者都有。焦虑与更高的冠心病和心血管疾病死亡率相关。此外有研究表明，对于女性患者，恐惧性焦虑可能导致冠心病和心源性猝死的风险增加。焦虑障碍可独立发生，亦可与其他精神障碍共病。同时患有广泛性焦虑症和抑郁症的患者患冠心病的风险高于单独患有这两种疾病的患者。

1. 苯二氮䓬类（benzodiazepine，BZD）　包括阿普唑仑、氯硝西泮、地西泮、劳拉西泮、三唑仑、奥沙西泮和咪达唑仑。BZD通过作用于中枢神经系统中的γ-氨基丁酸A型受体而发挥作用，这些受体是调节警觉、焦虑、肌肉紧张、致癫痫活性和记忆功能的分子底物。由于其精神作用，其副作用通常与觉醒状态相关，例如白天嗜睡、精神运动和认知功能受损、跌倒和骨折风险增加等。关于BZD对于心血管疾病的效应研究较少，但BZD过量很少有报道导致严重的心血管或呼吸抑制和死亡。使用镇静催眠的安眠药能降低心血管疾病死亡率，但与药物类型相关，例如有研究报道唑吡坦可使普通人群罹患心脏病风险降低，但BZD使这类风险增加。应避免使用短效的咪达唑仑和三唑仑，因为它们有很高的滥用和成瘾可能性，三唑仑同时会增加睡眠期间的心率。中效至长效药物，如氯硝西泮、劳拉西泮和阿普唑仑，是此类药物中的首选抗焦虑药，但应谨慎开具处方，因为长期使用可能需要增加剂量以达到类似的治疗效果。BZD长期使用可产生药物依赖，突然停药可引起戒断反应。老年者代谢慢，会有抗焦虑后遗效应，并有肌松作用，因而要防止跌倒、体位性低血压。部分老年者服用唑吡坦后，可能出现入睡前幻觉（视幻觉为主）。此外，过量的BZD亦可能导致房室传导阻滞。BZD受体（特别是BZ-3）也存在于包括心肌在内的外周系统中，其作用类似于弱钙通道阻滞剂，过量服用BZD可能会导致患者的房室传导阻滞。应注意，有呼吸系统疾病者慎用BZD，易引起呼吸抑制，致呼吸困难。此类药物亦可加重和延长意识障碍，谵妄者避免使用。对于慢性心功能衰竭及传导功能异常患者需特别注意苯二氮䓬类药物的使用。

对于心脏病患者，BZD通常被认为是相对安全的，并且可以作为一种重要的抗焦虑辅助药物治疗心脏性胸痛患者。多项治疗研究强调了BZD在缓解症状和改善心血管疾病（如不稳定心肌缺血和高血压）患者的健康状况方面的作用。但是由于可加重谵妄、增加跌倒风险并引起呼吸抑制，在老年患者和其他有此类并发症风险的人群中应谨慎使用。

2. β受体拮抗剂　在心脏疾病的治疗方面，β受体拮抗剂（如普萘洛尔）对射血分数降低的心力衰竭具有1A类适应证。目前研究未表明β受体拮抗剂有增加抑郁或焦虑症状的风险。

3. 非典型抗焦虑药　该类药物中最常用的抗焦虑药物为丁螺环酮。与BZD的比较表明，丁螺环酮是一种有效的抗焦虑药物。对于心血管疾病患者而言，目前尚无证据显示其存在较明确的心血管系统不良事件风险。

4. 其他抗焦虑药　TCA、SNRI和SSRI目前用于治疗与伴随焦虑症状的抑郁症。其心脏副作用请见抗抑郁药物部分。

三、情绪稳定剂

包括锂和抗癫痫药物、丙戊酸、拉莫三嗪、卡马西平和奥卡西平，都用于治疗双相情感障碍（BPAD）。

锂盐仍然是治疗双相情感障碍的“金标准”，有时也被用作单相抑郁症患者的增强剂。根据研究，锂会导致窦性心动过缓、窦房结功能障碍、房室传导阻滞、T波改变和心室预激，但通常不影响其他心血管系统功能。锂盐已被证明可诱发和改善充血性心力衰竭。在治疗剂量下锂盐一般不会降低心脏收缩力；但是，如果充血性心力衰竭的症状恶化，则应停用锂盐。病态窦房结综合征被认为是锂使用的唯一心脏禁忌证。

丙戊酸是一种抗惊厥药，常用于治疗双相情感障碍，尤其是躁狂发作。丙戊酸与血小板减少、血小板功能异常以及干预或手术后出血风险增加有关。尚未报道有其他心血管副作用与丙戊酸的使用有关。

拉莫三嗪常用于治疗双相情感障碍的抑郁发作。拉莫三嗪的心血管作用尚未被报道，因此目前对于心脏病患者来说，它被认为是相对安全的。

卡马西平和奥卡西平是用于治疗双相情感障碍的其他抗惊厥药。卡马西平可减慢心脏传导，应避免用于严重房室传导阻滞和病态窦房结综合征患者，卡马西平过量可能导致高度房室传导阻滞。奥卡西平不会导致严重的心脏副作用。

目前还没有针对心脏病患者的情绪稳定剂的大型随机对照试验。在患者没有明显传导延迟的情况下，通常认为情绪稳定剂是比较安全的。在房室传导阻滞和病态窦房结综合征患者中，应避免使用锂盐和卡马西平。

四、抗精神病药

抗精神病药物是已获得FDA批准用于治疗精神病性障碍、痴呆精神行为症状，以及抑郁症的增效剂。此外，它们也被用于治疗包括抵抗性失眠、谵妄，以及癌症的患者的恶心和食欲刺激。第一代或第二代药物是基于多巴胺和5-HT受体作用机制的区别。第一代抗精神病药更容易引起锥体外系副作用（静坐不能、肌张力障碍、迟发性运动障碍），第二代抗精神病药则被认为更容易诱发代谢综合征（腹部肥胖、血脂异常、高血压和胰岛素抵抗）。

精神分裂症患者的总体死亡率和心血管疾病死亡率的增加现已得到充分证明。精神分裂症患者有较高风险患代谢综合征，这是心血管疾病的一组危险因素。然而，个体抗精神病药之间的这些差异对总体死亡率和心血管死亡率的长期影响目前尚未得到很好的证实。

1. 传统抗精神病药物　第一代或“典型”抗精神病药物用于治疗精神分裂症、分裂情感性障碍、情感疾病（抑郁症或双相情感障碍）或谵妄的精神病症状有着悠久的历史。虽然在治疗这些症状方面有效，但它们容易引起运动副作用，例如张力障碍反应、静坐不能和迟发性运动障碍，导致它们在慢性精神疾病中的使用减少。然而，这些药物仍可用于心脏病患者，最常用于治疗这类患者的谵妄状态。

氟哌啶醇常用于治疗谵妄相关躁动，首选静脉注射，相比口服与肌内注射，更少诱发运动系统相关的副作用。对于心脏病患者来讲，它对心率、血压、呼吸功能的影响很小，且基本上没有抗胆碱能作用。需注意其锥体外系副作用，氟哌啶醇片的锥体外系反应较重且常见，降低剂量可减轻或消失，急性肌张力障碍在儿童和青少年更易发生，出现明显的扭转痉挛，吞咽困难，静坐不能及类帕金森病。大剂量长期使用氟哌啶醇可引起心律失常、心肌损伤。亦有病例报道氟哌啶醇肌内注射后出现房室传导阻滞、心肌酶异常升高或窦性心动过缓。

氯丙嗪相对不常用，但仍是一种典型的低效抗精神病药物，也可用于静脉给药治疗快速起效镇静治疗谵妄。与氟哌啶醇不同，氯丙嗪及其他低效抗精神病药物（如硫利达嗪等）对心血管有显著的影响，其抗胆碱能作用会导致心动过速，α_1受体拮抗作用会导致显著低血压，增加体位性低血压的发生风险。因此，心脏病患者通常避免使用这些药物，尤其是血流动力学不稳定的人群。

此外，所有典型的抗精神病药物都与TDP相关，这是一种恶性多形性室性心律失常，通常与导致QTc间期延长的药物相关。所有典型的抗精神病药物都会导致QTc延长，因此与TDP相关。一般而言，QTc间期延长的风险类似剂量依赖性增加，这同样会增加心脏性猝死的风险。低效抗精神病药往往比高效药物引起更多的QTc延长，然而更高效的氟哌啶醇也会导致轻度的QTc延长，在高剂量（>35mg，每天1次）静脉给药时更为明显。其他因素，如结构性心脏病、先天性长QT综合征、高龄、女性、电解质异常（低钾血症、低镁血症）以及内分泌和神经系统疾病也会导致QTc延长，增加TDP风险。因此，在这些患者中使用典型的抗精神病药时应格外小心。

2. 新型抗精神病药 与传统抗精神病药相比，新型抗精神病药即非典型药物引起锥体外系副作用的频率较低，因此在治疗许多精神疾病时通常优于典型的抗精神病药，是治疗精神分裂症的一线治疗药物。与典型的抗精神病药一样，非典型抗精神病药与许多心血管副作用（包括低血压、直立、心动过速、QTc延长和TDP）有关。这类药物也与代谢副作用（包括体重增加、高脂血症和葡萄糖失调）的发展有关。由于其独特的受体结合特性，不同的非典型抗精神病药的心血管副作用差异很大。

头晕和低血压是抗精神病药物最常见的心血管副作用，通常由非典型抗精神病药的抗胆碱能和抗肾上腺素能介导。氯氮平、喹硫平和利培酮经常与体位性低血压有关，而奥氮平和齐拉西酮由于肾上腺素能阻滞功能较弱，不太可能产生这种副作用。

心动过速亦是一种常见的副作用，这可能与这些药物的抗胆碱能作用相关。所有非典型抗精神病药都会引起心动过速，其中氯氮平最为明显。氯氮平主要用于治疗顽固性精神分裂症，它也有引起心肌炎的独特倾向，约3%的患者在开始服用氯氮平时会发生心肌炎。由于这种相对罕见但可能危及生命的副作用，氯氮平已收到黑盒警告。

非典型抗精神病药有着显著的代谢副作用（包括体重增加、高血糖和血脂异常等）。体重增加被认为是由 $5HT_{2C}$和H_1受体拮抗作用引起的，其特征是在使用的前几个月体重快速增加，随后约1年体重增加速度减慢，然后趋于稳定。高血糖似乎主要是由胰岛素抵抗增加引起的，这可能与体重增加无关。血脂异常则可能是由于对甘油三酯代谢的直接影响引起的，主要表现为高甘油三酯血症，亦可能与上述体重增加和胰岛素抵抗有关。氯氮平和奥氮平代谢副作用的风险最高，利培酮和喹硫平中等，阿立哌唑和齐拉西酮则是风险最低的药物。

最后，与典型的抗精神病药一样，非典型抗精神病药可导致QTc延长，并增加TDP与心源性猝死的风险。在非典型抗精神病药中，齐拉西酮是最常与QTc延长相关的药物，舍吲哚亦与其相关。关于新型抗精神病药物的可用数据较少，在较新的抗精神病药物中，伊潘立酮和帕潘立酮的QTc延长风险较高，阿塞那平和鲁拉西酮引起QTc延长的风险较低。阿立哌唑是唯一与QTc延长无关的非典型抗精神病药物。鉴于TDP的发生率较低，可能需要更大规模的研究来检测这些药物会增加TDP的风险。

抗精神病药物可以相对安全地用于心血管疾病患者。对于大多数需要抗精神病药物治疗的精神疾病，非典型抗精神病药物被视为一线治疗药物。对于代谢综合征患者或有代谢综合征风险的患者，应注意选择代谢副作用风险较低的药物（如阿立哌唑等）。当开始使用非典型抗精神病药物时，应密切监测患者的代谢副作用，尤其是在第一年。韩国一研究显示，初发精神分裂症患者良好的服药依从性可以显著降低心血管疾病的风险，尽管抗精神病药物已被证实与代谢综合征、体重增加、糖尿病等因素相关，但精神疾病本身带来的风险可能更大。

对于谵妄相关的躁动患者，抗精神病药被认为是治疗这些症状的一线药物。对于血流动力学不稳定的患者，高效的典型抗精神病药（如氟哌啶醇）是最佳选择。然而，如上所述，应注意尽量减少QTc延长和TDP的风险。特别是使用静脉注射氟哌啶醇时，建议每天进行心电图检查，以确保QTc在整个治疗过程中保持在500毫秒以下。如果患者出现明显的QTc间期延长，应尽量减少其他危险因素，并使用不易引起QTc间期延长的抗精神病药物。

五、药物相互作用

在精神科，抗抑郁药是最常用的处方药物，其次是抗精神病药和抗焦虑药。心血管疾病患者中，大约50%的患者服用利尿剂，近50%服用血管紧张素转换酶抑制剂，近四分之一的老年患者服用心脏药物，还有相当部分同时服用精神类药物。如前所述，精神药物会产生心血管效应，反之亦然，心血管疾病的药物亦会产生心理影响，因此用药时应注意药物的相互作用。表6-2-2说明了常见精神科药物与心血管科药物具有临床意义的相互作用，但并不详尽，建议临床医生在不确定剂量和潜在的药物相互作用时寻求建议或咨询药剂师以获得指导。

表6-2-2　常见精神科药物与心血管科药物相互作用

精神药物	心血管药物	相互作用	机制	监测指标
氟西汀 氟伏沙明	华法林	抗凝血活性增强，出血风险增加	CYP2C9介导的华法林代谢的抑制作用	出血的迹象和症状

续表

精神药物	心血管药物	相互作用	机制	监测指标
SSRI* SNRI* 维拉唑酮 沃替西汀	抗血小板剂* 抗凝剂*	抗凝血活性增强，出血风险增加	抑制血小板对血清素的摄取	出血的迹象和症状
西酞普兰 艾司西酞普兰 氟西汀 氟伏沙明 度洛西汀 安非他酮	卡维地洛 美托洛尔 奈比洛尔 普萘洛尔 噻吗洛尔	β受体拮抗剂的暴露增加	CYP2D6介导的β受体拮抗剂代谢的抑制作用	心率；按需减少β受体拮抗剂的剂量
SSRI* TCA* 曲唑酮	胺碘酮 Ⅰa型抗心律失常药*	有增加心脏毒性的风险	对QT间期的附加影响	QT间期，尖端扭转型室上性心动过速
氟伏沙明	辛伐他汀	辛伐他汀血浆浓度升高	对CYP3A4介导的辛伐他汀代谢的抑制作用	肌病和横纹肌溶解症的体征和症状
阿普唑仑	胺碘酮	阿普唑仑的生物利用度和药效学作用增加	CYP3A4介导的阿普唑仑代谢的抑制作用	嗜睡或疲劳、恶心、呕吐或腹泻加剧
米氮平	华法林	INR增加	未知	出血的迹象和症状
安非他酮	地高辛	地高辛血浆浓度降低	地高辛的肾清除率增加	常规治疗药物水平监测
TCA*	奎尼丁	三氯乙酸暴露增加和心脏毒性风险	CYP2D6介导的TCA代谢的抑制作用	避免联合使用或考虑减少TCA的剂量
TCA*	舌下NTG	NTG的吸收减少	口干会抑制口腔吸收	避免组合使用
SSRI*	噻嗪类利尿剂	严重低钠血症的可能性	SSRI诱导的SIADH与噻嗪钠的作用	低钠血症的体征和症状，常规钠盐监测

注：INR，国际标准化比率；NTG，硝酸甘油；SIADH，抗利尿激素分泌失调综合征；SSRI，选择性5-羟色胺再摄取抑制剂；SNRI，5-羟色胺-去甲肾上腺素再摄取抑制剂；TCA，三环类抗抑郁药；*，类效应。

第三节

钙通道阻滞剂

钙通道阻滞剂（calcium channel blockers，CCB）作为一线降压药物已经在临床应用多年，是包括我国在内的亚洲高血压患者应用最多的降压药物，具有降压疗效确切、适用人群广泛、没有绝对禁忌证、降压疗效不受高盐饮食和非甾体抗炎药影响、具有明确的抗动脉粥样硬化及心脑血管保护作用的优势。但在临床应用中，也由于可能的心悸、头痛等不良反应导致患者产生焦虑紧张情绪，影响患者的生活质量。而基础研究显示，钙通道的基因多态性可能与焦虑抑郁等情感障碍有关，因此有情绪障碍的高血压患者使用这些药物时可能会产生潜在的影响。鉴于此，本节主要论述临床常用的L型钙通道阻滞剂在心理心脏病中的作用、可能的作用机制以及临床应用注意事项，希望给内科医生应用此类药物提供帮助。

一、钙通道阻滞剂概述

钙通道是细胞外Ca^{2+}内流的通道，存在于机体各种组织细胞，其开放和关闭可以调控细胞内Ca^{2+}浓度，影响细胞功能。CCB是一类能选择性地阻滞钙离子流入细胞内，降低细胞内钙离子浓度，从而发挥一系列药理作用的药物。细胞膜的钙通道主要分为两大类——电压门控钙通道（CaVs）和受体门控钙通道，目前临床使用的各种CCB都是作用于电压门控钙通道。CaVs又可根据开放所需电压、开放持续时间、通道大小和药理特性等分为L型、T型、N型和P型等多种亚型。L型钙通道是细胞兴奋时外钙内流的最主要途径，属于高电压激活的钙通道，广泛存在于心肌、血管平滑肌和其他组织中，肾血管中仅分布于入球小动脉。T型钙通道属于低电压激活的钙通道，存在于多种细胞中，包括心血管和神经元细胞，肾脏出球小动脉也有分布。N型钙通道主要存在于中枢神经系统的神经元和突触部位，P型钙通道最初发现于小脑的浦氏细胞中，二者几乎不存在于外周组织中。

二、钙通道阻滞剂在心血管疾病中的应用

目前应用于心血管系统的CCB主要是通过阻断L型通道来发挥作用，故属于L型钙通道阻滞剂，具有舒张外周血管、抗动脉粥样硬化、负性肌力、负性频率和负性传导等一系列药理作用，在临床上应用于高血压、心绞痛、心律失常等心血管疾病的治疗。

选择性L型CCB可分为二氢吡啶类（“地平”类）和非二氢吡啶类（如苯烷胺类的维拉帕米和硫氮䓬类的地尔硫䓬），两类药物作用于钙通道的不同位点，对心脏和血管的选择性不同，临床上用于不同的临床情况。二氢吡啶类CCB对动脉的选择性大于对心脏的选择性，冠状动脉扩张和外周阻力血管扩张作用较强而心脏负性肌力、负性传导作用较弱，主要用于

高血压和稳定型心绞痛的治疗。根据药代动力学和药效学特点，分为短效的一代CCB，通过缓释或控释技术延长药效的二代CCB和半衰期长的三代CCB。一代CCB因快速扩张外周血管，反射性激活交感神经，易引起反射性心动过速、头痛和心悸等不良反应，同时由于半衰期短，对血压控制时间短，一天需多次服药。非二氢吡啶类CCB心脏选择性更强，对外周血管扩张作用相对较弱。具有负性肌力、负性频率作用，同时减弱心肌收缩力，降低心肌耗氧量。临床应用上更广泛地应用于室上性心动过速、变异型心绞痛及肥厚型心肌病的治疗。具有T通道阻滞作用的L型CCB由于扩张肾脏出球小动脉，与经典L型CCB相比，进一步降低肾小球囊内压，故在降压的同时具有更好的肾脏保护作用。

三、钙通道阻滞剂在精神心理疾病中的应用

L型CCB用于双相情感障碍已有30多年的历史，但因缺乏足够的临床对照研究证据，尚未成为临床上成熟的治疗方法。L型CCB治疗双相情感障碍的主要临床研究来源于维拉帕米，部分研究显示维拉帕米能够使躁狂患者的躁狂严重程度显著降低，但也有部分研究显示维拉帕米只有与稳定情绪剂或抗精神病药物联合使用才能对躁狂有一些潜在的治疗作用。尼莫地平、地尔硫䓬也有少量研究显示对双相躁狂患者有效。而维拉帕米和硝苯地平均有治疗精神分裂症的研究，结果同样存在矛盾。一些临床研究观察了L型CCB对可卡因、吗啡成瘾性的影响，结果同样好坏参半。Zeeba等对L型CCB在治疗和预防双相情感障碍中的作用进行了系统的综述，纳入6项随机、双盲、对照临床试验，结果同样提示此类研究结果尚无法给临床应用提供可靠的结论。

四、钙通道阻滞剂影响神经精神系统的可能机制

（一）钙通道基因变异参与精神系统疾病发病

电压门控钙通道（CaVs）的功能障碍已显示与多种神经系统疾病有关，包括帕金森病、癫痫、偏头痛、共济失调和神经病性疼痛等。近年来，遗传学研究技术进步显著，人类全基因组分析显示编码CaVs的基因变异与心理疾病密切相关。由*CACNA1C*和*CACNA1D*基因编码的L型钙通道Cav1.2和Cav1.3是中枢神经系统主要的钙通道，对大脑正常发育和脑功能至关重要。全基因组关联研究已经确定了*CACNA1C*中的多种单核苷酸多态性（SNPs）与双相情感障碍、精神分裂症显著相关。也有研究显示，*CACNA1D*的SNPs与可卡因、吗啡的依赖性有关，全外显子测序研究也发现了散发性自闭症和智力障碍患者的*CACNA1D*存在基因突变。

对于心血管疾病患者，治疗中最关注的心理问题是患者的焦虑抑郁情绪，基础研究亦显示了钙通道蛋白对患者情绪状态的影响。动物研究显示，Cav1.2条件敲除的杂合小鼠表现出类似焦虑的行为以及抗抑郁样的行为，成人前额叶皮层中Cav1.2的选择性消除会导致

焦虑样行为和类似抗抑郁药样的效应。而分子研究的结果提示Cav1.2缺乏导致的焦虑和抗抑郁表现，是由于影响两种行为的分子机制不同。临床研究也显示*CACNA1C*风险等位基因（rs1006737）携带者中的广泛性焦虑和特征焦虑，以及这些个体前额叶皮层结构和功能改变。

（二）基础研究显示CCB有助于治疗心理疾病

20世纪80年代末，小鼠行为学实验发现，二氢吡啶类CCB具有调节抑郁相关行为的作用，而非二氢吡啶类CCB没有此类作用，甚至有相反的研究结果。CCB类药物对焦虑抑郁的作用机制尚不明确。有假说提示可能与突触兴奋和抑制失衡有关。体外研究显示，在海马神经元中，用硝苯地平24小时阻断L型钙通道可降低突触γ-氨基丁酸A受体的表达，而后者介导抑制性神经传递，表明L型钙通道可以调节神经系统兴奋和抑制平衡。一项体内研究显示，前脑谷氨酰胺神经元中Cav1.2的丢失导致前额叶皮层神经元中微小兴奋性突触后电流的频率和振幅更高，表明该区域的整体兴奋/抑制平衡有所增加，也支持了上述体外试验的结果。

五、钙通道阻滞剂治疗可能带来的心理问题

高血压与焦虑抑郁关系密切。血压增高可以是情绪障碍的躯体化表现，也可能是导致焦虑抑郁的原因。高血压患者服用降压药物后可能由于血压的稳定下降带来情绪的改善，也可能由于降压疗效不佳或者药物不良反应而诱发或加重情绪障碍。焦虑抑郁等负性情绪不仅降低了高血压患者生活质量，还影响了患者对高血压治疗的依从性及血压控制达标率，从而进一步影响疾病的转归和预后。但CCB治疗对患者心理状态影响的相关研究多为观察性研究，且结果存在差异。

曹等利用北京市的一个保险数据库，探讨了不同种类的抗高血压药物对抑郁症的影响。共纳入新发现高血压患者181 709例，平均随访4.33年，共19 030名受试者出现抑郁，与血管紧张素Ⅱ受体拮抗剂相比，其他一线降压药物均增高抑郁发生风险，其中CCB治疗者抑郁发生风险为2.70（2.45~2.94）/100人年，低于β受体拮抗剂和血管紧张素转换酶抑制剂，与利尿剂相当。

Lucy等使用美国云电子健康记录网络TriNetX中5 860万名18~90岁的患者数据，将服用CCB的患者与服用其他种类降压药物的患者进行了比较。匹配了年龄、性别、种族和血压水平，随访2年，CCB组精神病、情感和焦虑障碍的发生率高于血管紧张素系统抑制剂，低于β受体拮抗剂，与利尿剂相当。

Bruno等分析了14 195名老年高血压患者降压药物应用与抑郁症状之间的关系，患者中位年龄75岁，结果显示抑郁症状与β受体拮抗剂（BB）的使用呈正相关（*OR*=1.37，95% *CI* 1.17~1.60；*P*<0.01），而与其他类型的抗高血压药均无显著相关性。

Angela等对苏格兰医院数据库中符合40~80岁，抗高血压单药治疗>90天的高血压患者进行分析，共纳入144 066名符合条件的患者，平均随访5年，299名出现情绪障碍住院，从服用降压药物到患有情绪住院的平均时间为847天。Kaplan-Meier分析显示，CCB治疗组有最高的情绪障碍发生风险，与服用血管紧张素转换酶抑制剂或血管紧张素Ⅱ受体拮抗剂的患者相比，危险比为2.28（*P*=0.02），提示CCB可能与高血压患者的情绪障碍风险增加有关。

Richard的研究同样来源于苏格兰医疗数据库，该研究包括2009—2016年能收集到四张处方的门诊患者及1981—2016年的住院患者。研究对象分为两个队列，一个是没有情绪障碍史的患者（*n*=538 730），另一个是有情绪障碍史的患者（*n*=262 278），COX比例风险模型分析显示，对于无情绪障碍病史的患者，抗高血压药与新发抑郁症的风险增加相关，β受体拮抗剂的相关性最强，是肾素-血管紧张素系统抑制剂的2.68倍。对于过去有情绪障碍病史的患者，所有类抗高血压药物都与未来抑郁症的风险增加有关。

综上所述，目前大多数研究显示CCB在心血管疾病应用过程中对心理状态有负面影响，尤其是基础存在情绪障碍的患者。这些结果似乎与一些临床和基础研究显示的CCB能改善双相情感障碍中的抑郁症状的结果相矛盾。分析其原因可能包括：①二氢吡啶类CCB与非二氢吡啶类CCB对情绪的影响不一致，部分临床研究未加以区分；②合并用药的影响，如临床中二氢吡啶类CCB常与β受体拮抗剂联合应用，尤其是心率偏快的患者，而这些患者心率较快的原因就可能是存在焦虑状态导致的交感神经系统活性增高；③不同的药物药代动力学特点不同，是否通过血脑屏障，可能是药物影响情绪与否的原因；④不同研究观察的心理问题不同，如前所述，CCB对焦虑和抑郁的影响是不一致的，在临床观察中应该对不同的情感障碍进行分别分析。

六、钙通道阻滞剂与精神心理药物联合应用注意事项

大多数内科医生对于高血压的治疗仅关注降压药物的使用，而忽略了患者可能存在的焦虑抑郁情绪，导致降压有效性降低。大量研究已经显示，联合应用抗焦虑抑郁治疗能够显著提高降压疗效。但二者联合应用，也可能由于药物代谢途径等原因影响疗效，甚至增加不良反应。亦有研究发现抑郁障碍与低血压相关，而抗抑郁治疗与高血压患病率增加相关。目前临床常用的抗焦虑抑郁药物主要包括三环类抗抑郁药、选择性5-羟色胺再摄取抑制剂（SSRI）、选择性5-羟色胺-去甲肾上腺素再摄取抑制剂（SNRI）、去甲肾上腺素及特异性5-羟色胺能抗抑郁药（NaSSA）、5-羟色胺受体拮抗剂/再摄取抑制剂（SARI）。其中，SNRI可能导致突触间隙去甲肾上腺素水平增高，在部分高血压患者导致血压显著增高，不宜应用于高血压患者。而SARI易引起血压降低，与降压药物联用应谨慎。

所有CCB均须通过肝脏的细胞色素P450同工酶CYP3A亚家族进行氧化生物转化，故其

可能与其他需要通过这一代谢途径的药物或食物（西柚汁等）发生不良的药代动力学或药效学相互作用。P450酶的诱导剂可以加快CCB代谢而降低其疗效，反之酶抑制剂可以减缓CCB代谢而增强其疗效。抗焦虑抑郁药物中，阿米替利、舍曲林通过CYP3A4代谢，氟伏沙明是CYP3A4的强抑制剂，可能与CCB存在相互作用，在临床中应避免联合应用。

综上所述，关于CCB与心理心脏病，可以肯定的是电压门控钙通道同时参与心脏、血管和神经系统组织细胞的多种功能，编码钙通道的基因变异与多种精神神经系统疾病有关，但CCB治疗是否增加焦虑抑郁情绪，是否能够用于精神心理疾病的治疗尚无定论。心血管疾病患者应用CCB时要关注患者同时存在的心理问题，如需合并使用抗焦虑抑郁的药物，应注意药物之间的相互作用。

第四节 血管紧张素转换酶抑制剂

血管紧张素转换酶抑制剂（angiotensin converting enzyme inhibitor，ACEI）是一种抑制血管紧张素转换酶活性的化合物。血管紧张素转换酶催化血管紧张素Ⅰ生成血管紧张素Ⅱ。血管紧张素Ⅱ是强烈的血管收缩剂和肾上腺皮质类醛固酮释放的激活剂。ACEI在临床应用广泛，尤其是在心血管领域，如原发性高血压的治疗、冠心病的二级预防以及慢性心力衰竭长期治疗过程中，ACEI属于基石性的药物。

随着社会经济的发展，人们的生活方式发生了极大的改变，包括饮食结构、就餐方式、运动形式、对电子产品的依赖，导致运动量减少、睡眠时间不够。另外工作节奏的加快，人与人之间面对面沟通的减少，职场竞争力度增加，致使动脉粥样硬化性心脑血管疾病的发病率一路攀升，而且已经成为影响人们健康的头号杀手。在慢性非传染性疾病逐渐成为人类健康“拦路虎”的今天，伴有紧张焦虑情绪的人群数量也在剧增。心血管疾病和心理问题已成为主要的公共卫生问题，且心理问题已成为世界的第四大疾患。有越来越多的证据表明，心理问题和心血管病可以互为因果，互相影响，共同使患者病情恶化。心理心脏病可以独立存在，又可与心脏疾病合并存在，二者的共病已成为最严重的健康问题之一。

一、肾素-血管紧张素-醛固酮系统与心血管疾病

肾素-血管紧张素-醛固酮系统（rein-angiotensin-aldosterone-system，RAAS）系统既存在

于循环系统中，也存在于血管壁、心脏、中枢、肾脏和肾上腺等组织内。肾素-血管紧张素系统成分主要包括肾素、血管紧张素转换酶（ACE）、血管紧张素原和血管紧张素Ⅱ，心肌、血管平滑肌、骨骼肌、脑、肾、性腺等多种器官组织中均富含血管紧张素转换酶和血管紧张素Ⅱ受体。除全身性肾素-血管紧张素系统外，在心血管等器官组织中还存在相对独立的局部肾素-血管紧张素系统，这种局部肾素-血管紧张素系统可通过旁分泌和/或自分泌方式，更直接地对心血管活动进行调节。心脏内局部肾素-血管紧张素系统作用主要为对心脏的正性变力作用，致心肌肥大，调节冠状动脉阻力，抑制心肌细胞增长等。血管内局部肾素-血管紧张素系统作用主要为收缩血管，影响血管结构和凝血系统功能。

肾脏球旁细胞分泌的肾素，可将血液中的血管紧张素原转变为无生理活性的血管紧张素Ⅰ，血管紧张素Ⅰ在ACE作用下形成8肽的血管紧张素Ⅱ和7肽的血管紧张素Ⅲ。血管紧张素维持机体血压和血容量平衡的作用显著，尤以血管紧张素Ⅱ活性最强，其可通过使全身小动脉平滑肌收缩，其收缩血管作用是肾上腺素的10~20倍，促进神经垂体释放血管升压素和催产素，强烈刺激肾上腺皮质分泌醛固酮，促进肾小管重吸收水、钠，兴奋交感神经等多种机制导致高血压升高。同时肾素-血管紧张素-醛固酮系统激活，使血管收缩，心肌正性肌力作用增强，促交感神经末梢释放去甲肾上腺素，促醛固酮和血管升压素分泌增加；促肾上腺产生去氧皮质酮，促缓激肽释放降解，使潴钠排钾、水钠潴留，这些结果使心肌肥厚伴心肌细胞凋亡，血管收缩，循环血容量增加，使得心力衰竭发生并逐渐加重。

二、常见的心理心脏病

心血管系统常见的双心问题表现在高血压（初发或难治性高血压）、冠心病（伴有惊恐发作的心绞痛）、器械植入和心脏手术后的双心问题（冠状动脉支架术后、起搏器植入后、射频消融术后、冠状动脉搭桥术后、心脏瓣膜置换术后）、慢性难治性心力衰竭患者的心理问题等。

高血压是指体循环动脉血压增高为主要特征的临床综合征，是动脉粥样硬化性心脑血管疾病最主要的危险因素之一。长期的血压升高，能引起心、脑、肾等多个重要器官出现功能障碍，甚至功能衰竭，威胁生命。自20世纪50年代以来，我国一共进行了四次的高血压患病率普查，高血压患病人数正在逐渐增加。据不完全统计，高血压合并心理障碍的人越来越多。高血压是一个终身性的疾病，因为病因及发病机制不完全清楚，至今没有根治的措施，必须坚持终身服药。单就坚持终身服药问题，很多患者就满心疑虑，纠结万分。

冠心病是心血管内科常见的一种疾病，冠心病的患病人数也在逐年增多。急性的心脏缺血是猝死发生的主要原因之一。对疾病知识的匮乏和对死亡的恐惧，导致一些有轻微冠状动脉粥样硬化的患者感“痛”色变，屡次的“胸痛”发作，屡次做“冠状动脉造影”结果都是阴性。更有紧张焦虑的情绪伴随着“支架、起搏器、瓣膜人”的一生。

心力衰竭是一种慢性进行性疾病，心脏不能泵出足够的血液，导致疲劳和呼吸急促等症状。慢性心功能不全的患者，频繁的心力衰竭发作、住院，病痛造成的身体不适和疾病带来的经济负担，无休止的长期住院治疗等使得心力衰竭患者的身心疲惫、情绪低落。约三分之一的心力衰竭患者存在抑郁和焦虑症状，这些患者患进展性心脏病和其他不良后果的风险更高。以上都是心血管专科常见的心理心脏病。

三、ACEI在心血管领域的应用

ACEI在高血压治疗领域的应用：高血压是一个多重危险因素引发的一个临床综合征。交感激活就是其中一个最主要的原因，同时RAAS的激活和交感肾上腺系统的激活，融汇交织，不能完全分开。ACEI、血管紧张素Ⅱ受体拮抗剂（ARB）、β受体拮抗剂、钙通道阻滞剂（CCB）、利尿剂（diuretics）常见的五大类降压药物利用各自的特点，在血压的控制方面发挥着重要的作用。尤其是ACEI类药物，在各种类型的高血压的治疗中都是强适应证。

ACEI在冠心病二级预防方面的作用：冠心病的治疗分为急性缺血的治疗和改善患者预后的二级预防治疗。改善患者预后的二级预防治疗更为重要，内容包括五个方面。①抗血小板，抗心绞痛治疗和ACEI、ARB。ACEI可减少左心室重塑（特别是在心肌梗死后）。②β受体拮抗剂，控制血压，抗心律失常，减慢心率，心肌收缩力减弱，降低心肌氧耗。③低密度脂蛋白胆固醇的控制和戒烟。④控制饮食（diet）和糖尿病治疗（diabetes）。⑤健康教育（education）、情绪（emotion）和运动（exercise）。

ACEI在慢性心力衰竭治疗中承担重要的角色：慢性心力衰竭的治疗已从利尿、强心、扩血管等短期改善血流动力学措施，转为以神经内分泌抑制剂为主的长期的、修复性的策略，其目的是改变衰竭心脏的生物学性质，干预心力衰竭的病理生理过程，延长寿命。主要用药有ACEI或ARB、β受体拮抗剂、醛固酮受体拮抗剂。ACEI同时还降低心力衰竭患者的前负荷和后负荷。最新的心力衰竭治疗进展（心力衰竭新四联疗法）使用的药物包括肾素-血管紧张素系统抑制剂、醛固酮受体拮抗剂、β受体拮抗剂以及钠-葡萄糖协同转运蛋白2抑制剂。

四、ACEI与心理心脏病

ACEI根据化学性质可以分为三类：含有巯基、羧基、磷酸基。含有巯基的常用ACEI类药物就是卡托普利，这是种短效的药物。而含有羧基和磷酸的ACEI类药物都是中长效药物，是治疗原发性高血压中最常选用的，包括依那普利、培哚普利、贝那普利、福辛普利等。

ACEI类药物如卡托普利、赖诺普利等是临床常用的降血压药，其用于治疗高血压已

40年。在心血管领域应用广泛，降压效果明确，改善冠心病、心力衰竭患者的预后都有充分的循证医学证据。但是在传统的治疗方案中充当重要角色的ACEI是否增加或减少焦虑或抑郁的发生，目前尚处在观察中。

有研究显示ACEI具有快速抗抑郁的作用。回顾性资料显示：自20世纪80年代起，来自欧美国家不同医院的多个临床案例都报道了ACEI类药物中的卡托普利可能具有快速改善抑郁患者情绪的效果。近期，发表在高血压权威杂志 *Hypertension* 上的一项研究表明，41种常用的降压药不会增加抑郁症发生风险，而有 9种降压药还可以降低抑郁症发生概率。该研究中发现持续使用ACEI类药物，抑郁症的发生率显著降低。这些药物中就包括两种ACEI：依那普利和雷米普利。有观察显示，常用的抗高血压药物 β受体拮抗剂和钙通道阻滞剂有可能引起抑郁，而ACEI和ARB可能与情绪障碍的风险降低有关。通过多变量调整后的二元逻辑回归分析发现，ACEI组具有最低的情绪障碍风险。与ACEI组相比，β受体拮抗剂和钙通道阻滞剂组的情绪障碍的入院人数风险增加2倍。但是与无抗高血压疗法组相比，ACEI组的情绪障碍的入院率风险降低了 53%。有报道，ACEI和ARB或能缓解 PTSD 症状。研究人员发现，服用 ACEI 或 ARB 的患者，在创伤后精神紧张性障碍PTSD 症状得分大约下降 30%。结果表明，ACEI或ARB可成为治疗或预防创伤后精神紧张性障碍的一种新的有效手段。

另有作者报道了1例由培哚普利（coversyl）诱发的急性躁狂症病例，患者既往无精神疾病史。ACEI类药物对精神情绪的影响尚不能定论，一些报道显示卡托普利显然是一种抗抑郁药。对接受治疗的高血压患者的情绪或生活质量的研究显示，与其他降压治疗相比，ACEI具有欣快型的积极作用。在抗抑郁的实验模型中，卡托普利和培哚普利也像潜在的抗抑郁药一样。药理学数据证实，亲脂性ACEI可穿透中枢神经系统，并激活中枢阿片类药物的作用。这些数据为某些患者的情绪波动提供了证据，同时也为高血压人群的总体益处提供了依据，ACEI抗抑郁作用的临床重要性及机制需要进一步研究。

五、ACEI改善抑郁的可能机制

抑郁症是一种使人衰弱的疾病，发病机制不明。目前的治疗集中在传统途径（单胺改变），只是部分有效。对于那些接受传统药物治疗的患者，抑郁症的缓解率只有30%左右。近年来，肾素-血管紧张素系统备受关注。在中枢神经系统中，血管紧张素Ⅱ可能在与神经发育和应激反应调节相关的多条通路中发挥重要作用。RAAS阻滞剂在抑郁症治疗中可能有潜在益处，可改善心理相关生活质量。抑郁症的特征是全身低度炎症状态。减少炎症反应的药物如他汀类药物、塞来昔布、N-乙酰半胱氨酸（NAC）等都显示了对抑郁的有益影响。ACEI和AT_1受体拮抗剂可以通过减少神经炎症血管紧张素Ⅱ的活性，因此被提出作为脑炎症性疾病新的治疗靶点。已有的研究显示颅内Ang Ⅱ可升高血压，促进液体摄入，提示大脑中存在血管紧张素受体。Ang Ⅱ在中枢神经系统中的作用主要由两种受体介导：AT_1R和AT_2R。AT_1R介导了Ang Ⅱ的大部分外周和中枢活动，并参与了与应激反应调节相关的多条通路。刺激AT_1R有助于炎症标志物的释放。假设抑郁症是免疫炎症改变的结果，过量或持续免疫反应的激活增加了风险易感个体的疾病，由此推测RASS的阻断措施，不仅能降低高血压患者的血压，而且能使抑郁患者获益。

由中国学者陈建国教授团队在ACEI老药新用研究中取得重要进展，发现其具有快速抗抑郁药的作用。陈建国教授团队在慢性不可预测应激和社会挫败应激小鼠模型上开展转化药理学研究发现：给予临床常规单次剂量的卡托普利不能产生快速抗抑郁效果，但给予高剂量（2~4倍临床单次剂量）卡托普利会产生明显的快速抗抑郁作用。这一效应不能被其他作用于血管紧张素系统的降血压药如肾素抑制剂阿利克仑、血管紧张素Ⅱ受体拮抗剂缬沙坦等模拟，且不依赖于经典的肾素-血管紧张素-醛固酮系统。进一步研究发现，这种快速抗抑郁作用主要来自ACEI减少缓激肽降解的非经典作用途径，通过激活缓激肽B_2型受体及其下游调控突触新生的小G蛋白Cdc42，产生突触新生效应和快速抗抑郁作用，为重度抑郁症，尤其是共病高血压的抑郁症患者治疗提供了新的药物干预策略。

在心血管的临床实践中，医生应该熟悉并掌握药物对患者情绪的潜在影响，充分考虑心血管各种治疗措施是否会对患者的精神心理健康造成影响，从而评估不同治疗方式的使用情况，制定出基于理论、源于循证、融入人文的个体化切实可行的治疗方案。

第五节

β受体拮抗剂

一、概述

β受体拮抗剂（β-receptor blocker，BB）是临床常用的治疗心血管病的药物，在临床医学与药学发展史中具有划时代的意义，被誉为18世纪继洋地黄之后心血管药物最伟大的发现，常用于治疗高血压、冠心病、心力衰竭、心肌病、心律失常等。

β受体拮抗剂作用机制：β受体拮抗剂能选择性地与β肾上腺素受体结合、从而拮抗神经递质和儿茶酚胺对β受体的激动。β受体分为 3 种类型，即β_1受体、β_2受体和β_3受体。β_1受体主要分布于心肌，可激动引起心率和心肌收缩力增加；β_2受体存在于支气管和血管平滑肌，可激动引起支气管扩张、血管舒张、内脏平滑肌松弛等；β_3受体主要存在于脂肪细胞上，可激动引起脂肪分解。健康心脏β受体当中80%是β_1 亚型，

20%是β_2亚型。

根据此类药物对β受体拮抗作用的选择性，可将β受体拮抗剂可分为3代：①第一代，非选择性的β受体拮抗剂，同时阻断β_1和β_2受体，如普萘洛尔、噻吗洛尔、吲哚洛尔等；②第二代，选择性的β_1受体拮抗剂，对β_2受体影响小或几乎无影响，如比索洛尔、美托洛尔、阿替洛尔等；③第三代，阻断α_1和β受体，如卡维地洛、阿罗洛尔、拉贝洛尔。

根据药代动力学特点，β受体拮抗剂又可分为以下几类。①脂溶性β受体拮抗剂：从胃肠道快速吸收，在肠壁和肝内代谢，大部分经肝脏代谢，生物利用度低，可通过血脑屏障；存在首过效应，个体间血药浓度差异较大，血浆半衰期较短，肝血流减少（老年人、慢性心力衰竭、肝硬化等）时可发生蓄积，如普萘洛尔、美托洛尔、卡维地洛。②水溶性β受体拮抗剂：胃肠道吸收不完全，多以原形或活性代谢产物从肾脏排出，很少通过血脑屏障；个体间血药浓度差异较小，血浆半衰期较长，肾小球滤过率减低（老年人、肾功能不全）时，清除半衰期延长，如阿替洛尔。③水脂双溶性β受体拮抗剂：兼具水溶/脂溶性β受体拮抗剂的特点，如比索洛尔、阿罗洛尔。

近年来研究发现，精神心理因素与心血管疾病之间存在着广泛的联系，引起了人们的高度重视。

1. **高血压病** 是心血管系统最常见的疾病，发病机制包括交感神经系统活性升高、肾素、血管紧张素功能紊乱、血管重塑内皮功能异常、内分泌系统及体液因素失平衡等。长期高血压容易导致心、脑、肾、眼及外周血管等靶器官受损，严重影响工作、生活、学习，使患者产生多思多虑、紧张不安、情绪低落、睡眠障碍等精神症状。既往研究表明，有61.8%的高血压病患者有焦虑情绪反应，63.7%的高血压患者有抑郁情绪反应。另外，焦虑、抑郁、紧张、恐惧等心理因素可使人体血浆中去甲肾上腺素、肾上腺素、多巴胺、5-羟色胺等神经递质浓度增高，导致交感神经系统过度激活，可直接引起血压升高，互相影响，恶性循环。β受体拮抗剂是常用的降压药物，尤其是三代β受体拮抗剂，具有良好的降压和抗交感神经活性作用，不仅可以有效抑制外周血管收缩、降低交感神经活性，同时可减少血液中肾素、去甲肾上腺素、多巴胺等儿茶酚胺类物质浓度，有效控制患者的血压水平同时改善患者焦虑、抑郁情绪。

2. **急性心肌梗死** 急性心肌梗死（acute myocardial infarction，AMI）是心血管的危重急症，入院后都有不同程度的焦虑情绪，因AMI不仅对患者的心脏是一个严重的创伤，对心理亦存在沉重打击，从开始则有恐惧感、濒死感、极度焦虑等负面的情绪反应。到恢复期对疾病、对未来生活、工作影响的担忧，也会引起焦虑和抑郁。国外相关研究发现重症焦虑、抑郁情绪是心肌梗死患者术后恢复的危险因素。研究表明心肌梗死术后没有进行焦虑、抑郁干预的患者死亡风险是进行干预的6倍。Strik的研究指出，PCI术后合并抑郁情绪的患者死亡风险增加3倍，而且病死率随着抑郁程度的增加而增加。β受体拮抗剂可用于各种类型的冠心病患者，包括心肌梗死和心绞痛。一是通过降低心肌收缩力、心率和血压，使心肌耗氧量减少；二是延长心脏舒张期而增加冠脉及其侧支的血供和灌注。研究表明，小剂量的β受体拮抗剂的应用不但有利于心血管疾病的恢复，同时也有一定的消除患者焦虑情绪的作用。

3. 心力衰竭　慢性心力衰竭（chronic heart failure，CHF）是心血管疾病的最终阶段，发病率、致残率、病死率居高不下，其严重威胁患者健康的同时带来严重的精神、心理障碍，如抑郁、焦虑。抑郁和焦虑在心力衰竭患者中发生率是普通人群的4~5倍。同时抑郁和焦虑障碍可以通过不同潜在机制导致心力衰竭患者的心功能恶化。心力衰竭患者给予抗抑郁药物治疗可以改善心脏功能和减少死亡率，全因死亡和心血管死亡风险显著降低。焦虑抑郁有不同机制导致心力衰竭患者的心功能恶化。生理学上，焦虑抑郁可刺激交感神经系统，儿茶酚胺释放增加，使心肌缺血、缺氧加重，心功能恶化。行为上，焦虑抑郁患者依从性差，往往忽视自我护理、饮食管理和不按时用药，导致心力衰竭加重。β受体拮抗剂是心力衰竭的基础药物，如无禁忌，均需从小剂量开始应用，直至达到目标剂量。同时β受体拮抗剂可抑制交感神经系统，起到改善焦虑情绪的作用，间接有利于心功能的恢复。

4. 心律失常　心律失常合并焦虑、抑郁的情况在临床上十分常见。有研究表明，心律失常合并焦虑、抑郁患者，在门诊的发生率是20%~30%；在住院患者的发生率为40%~60%。其机制可能为焦虑抑郁情绪通过激活下丘脑-垂体-肾上腺系统，促发交感神经张力亢进，影响自主神经对心脏调节的协调性，从而导致心律失常的发生或加重。研究表明，不论是器质性心脏病还是非器质性心脏病患者，在发生心律失常时，均会产生较明显的焦虑抑郁情绪。而焦虑抑郁情绪又会影响心律失常的转归。β受体拮抗剂在心律失常中应用广泛，尤其是心房颤动，可控制心室率。有研究表明，β受体拮抗剂可明显减缓有焦虑患者房颤的进展，而对无焦虑心房颤动患者房颤进展的影响较弱，其机制可能与β受体拮抗剂降低了精神心理状态失衡增加的交感神经系统张力有关。

综上所述，以上各种心脏疾病合并焦虑抑郁障碍是非常常见的，焦虑抑郁障碍与心脏疾病互为因果、相互影响，两者并存。因此焦虑抑郁障碍识别、诊断及治疗直接关系到同时患有心脏疾病的治疗效果和预后。

而在心脏疾病的治疗中，β受体拮抗剂被广泛应用，包括心肌梗死、高血压病及各种原因引起的心力衰竭及心律失常。在心脏病患者中应用β受体拮抗剂治疗有助于患者焦虑状况的改善，因而β受体拮抗剂可用于治疗心脏疾病合并焦虑抑郁情绪的患者，从生理及心理角度上都是安全有益的。

二、常用的β受体拮抗剂

1. 普萘洛尔　为非选择性β受体拮抗剂，属于第一代脂溶性β受体拮抗剂。非选择性，通过减弱或防止β受体兴奋而使心脏的收缩力与收缩速度下降，通过传导系统的传导速度减慢，使心脏对运动或应激的反应减弱，用于心绞痛的治疗，减低心肌氧耗，增加运动耐量。由于阻滞心脏起搏点电位的肾上腺素能兴奋故用于治疗心律失常。可能本品通过中枢、肾上腺素能神经元阻滞、抑制肾素释放以及心排血量减低等作用，适用于治疗高血压。由于本品能拮抗儿茶酚胺效应，也用于治疗嗜铬细胞瘤及甲状腺功能亢进，使β_1和β_2受体的活动均处于抑制状态。

适应证：用于治疗多种原因所致的心律失常，如房性及室性早搏（效果较好）、窦性及室上性心动过速、心房颤动等，但室性心动过速宜慎用。锑剂中毒引起的心律失常，当其他药物无效时，可试用本品。此外，也可用于心绞痛、高血压、嗜铬细胞瘤（手术前准备）等。治疗心绞痛时，常与硝酸酯类合用。可提高疗效，并互相抵消其不良反应。对高血压有一定疗效，不易引起体位性低血压为其特点。

禁忌证：①可引起支气管痉挛及鼻黏膜微细血管收缩，故禁用于哮喘及过敏性鼻炎患者；②禁用于窦性心动过缓、重度房室传导阻滞、心源性休克、低血压症患者；③本品有增加洋地黄毒性的作用，对已洋地黄化而心脏高度扩大、心率又较不平稳的患者禁用。

用法：起始量10mg，每天3次。

2. 美托洛尔　为第二代脂溶性选择性的β_1受体拮抗剂，对β_2受体影响小。1975年问世后，在治疗高血压、心绞痛、心肌梗死、心律失常等方面，都取得了一定疗效。

适应证：主要用于轻、中度原发性高血压；也用于劳力性心绞痛、心肌梗死后的Ⅱ级预防、心律失常等。

禁忌证：心率低于每分钟45次、Ⅱ~Ⅲ度房室传导阻滞、PR间期大于或等于0.24秒、收缩压低于13.33kPa、中到重度心力衰竭。

用法：每次6.25~50mg，每天2~3次，剂量可根据病情和需要从小剂量开始，此后逐渐加量，最大剂量为200mg/d。

3. 比索洛尔　是第二代高选择性的β_1受体拮抗剂，对β_2受体几乎无影响，兼具有脂溶性及水溶性。是一个对心脏β_1受体具有高度亲和力和选择性的β_1受体拮抗剂，它的β_1选择性高于阿替洛尔、美托洛尔等心脏选择性β受体拮抗剂。在治疗剂量范围内无细胞膜稳定作用。

适应证：高血压，可单独使用或与其他抗高血压药合用、充血性心力衰竭。

禁忌证：比索洛尔过敏者、心源性休克、低血压、明显的心力衰竭、Ⅱ或Ⅲ度房室传导阻滞、病态窦房结综合征、明显的窦性心动过缓和支气管哮喘者禁用。

用法：起始1.25mg，每天1次，可逐渐加量，最大剂量是10mg。

4. 阿罗洛尔　属第三代，具有β受体阻断和适度的α受体阻断作用，对血压偏高的患者和正常志愿者α及β受体阻断作用的强度之比约为1∶8。本品作用强于普萘洛尔，α、β受体的阻断作用高于拉贝洛尔（3∶1），无内源性拟交感活性，无膜稳定作用，无导致体位性低血压的不良反应，作用持续8~12小时，连续给药无体内蓄积。

适应证：适用于轻中度高血压、心绞痛、心动过速。

禁忌证：严重肝肾功能不全、严重窦性心动过缓、Ⅱ~Ⅲ度房室传导阻滞、窦房传导阻滞、病态窦房结综合征、糖尿病酮症、代谢性酸中毒、有可能出现支气管哮喘或支气管痉挛、心源性休克、肺动脉高压所致右心衰竭、充血性心力衰竭、严重低血压、β受体拮抗剂过敏、未治疗的嗜铬细胞瘤者，妊娠期妇女或有妊娠可能及哺乳期妇女、糖尿病患者、低血糖者禁用。

5. 卡维地洛　是一种肾上腺素α、β受体拮抗剂，其β受体阻断作用较强。为拉贝洛尔的33倍，为普萘洛尔的3倍。本品通过阻断突触后膜α受体，扩张血管，降低外周血管阻力。同时阻滞β受体，抑制肾素分泌，阻断肾素-血管紧张素-醛固酮系统，产生降压作用。无内在拟交感活性，具有膜稳定性。对心排出量及心率影响不大，极少产生水钠潴留。

适应证：适用于有症状的心力衰竭，也用于原发性高血压。

禁忌证：慢性梗阻性肺疾患者、糖尿病患者、肝功能低下者、妊娠及哺乳期妇女禁用。

用法：起始3.125mg/次，2次/d，逐渐增加；体重小于85kg，最大剂量25mg/次，2次/d；体重大于85kg，最大剂量50mg/次，2次/d。

第六节

他汀类药物

他汀类药物（statins）是内源性胆固醇合成限速酶羟甲基戊二酰辅酶A（HMG-CoA）还原酶的抑制剂，通过竞争性抑制该酶，阻断细胞内羟甲戊酸代谢途径，使细胞内胆固醇合成减少，从而反馈性刺激细胞膜表面（主要为肝细胞）低密度脂蛋白（low density lipoprotein，LDL）受体数量和活性增加，使血清胆固醇清除增加、水平降低。4S试验及后期很多大规模临床试验结果奠定了他汀类药物在心血管疾病治疗中的重要作用，该类药物不仅能够降低血清胆固醇水平，还能通过改善血管内皮功能、抗炎及抗氧化作用、抗血小板聚集和抑制血栓形成、稳定粥样硬化斑块、抑制平滑肌细胞增殖及迁移等，成为治疗冠心病、缺血性脑卒中、糖尿病、外周动脉疾病等心脑血管疾病不可替代的药物。作为目前全球最广泛处方的药物之一，随着其进一步的广泛使用，他汀类对神经心理的影响也受到关注。

一、他汀类与认知

关于他汀类对认知的影响，各家的研究结果报道不一。有些研究报道他汀可改善认识，有的研究认为他汀会损害认知，还有研究报道称他汀对认知没有影响。Julian等在分析了这方面的众多文献后认为，各家研究结论不一的原因与研究中未控制影响认知的各种混杂因素有关。因此，他们在西班牙社区老年人群中进行了他汀类对认知功能影响的横断面队列研究，研究对象是社区服用他汀的137人及条件匹配未服他汀的411人，平均年龄72岁。通过对入选人群进行神经心理测评，观察2组人群是否存在认知功能包括整体认知表现，前额执行功能，语言流畅性，记忆力等的差别。在调整了影响认知的各种因素包括性别、年龄、受教育程度、入组前智力水平、抑郁症状、影响中枢神经系统的用药及血浆胆固醇水平等各种混杂因素后，发现2组人群认知测评结果没有差异，因此他们认为他汀类药物的使用对认知功能没有影响。

二、他汀类与睡眠

临床中发现，部分患者服用他汀后出现睡眠障碍，主要是入睡困难和睡眠质量下降，部分老年人可能因为长期服用安眠药而掩盖该问题。目前他汀类药物对睡眠质量的影响越来越受到关注。日本Takada教授团队进行了一项研究，调查他汀类药物与发生睡眠障碍风险之间的关系。他们利用美国食品药品管理局不良反应事件报告系统（FAERS），使用大数据方法，发现使用他汀类药物的患者往往会购买改善睡眠的处方药。在检索分析了2004年年初至2013年年末FAERS中相关报告，并使用不同算法及数据库多方法学进行分析后最终得出结论，他汀类药物治疗后睡眠障碍（包括失眠）的风险增加。Harrison等在健康志愿者中进行了为期4周的他汀类药物对中枢功能影响的随机双盲对照研究，对比了辛伐他汀和普伐他汀与安慰剂对大脑功能的影响。结果发现，他汀使用组与安慰剂组在脑电图、情绪、睡眠及认知方面均无显著性差异，但服用辛伐他汀者比服用普伐他汀者出现明显的入睡困难。Broncel等通过回顾性分析他汀类对睡眠质量影响的相关研究，认为他汀类对睡眠的持续时间和质量影响不大，但是会显著减少唤醒时间。

他汀类药物引起睡眠障碍的具体机制尚不明确，有研究认为与该类药的溶解性有关，对睡眠的影响主要存在于脂溶性他汀，还有研究认为可能与内源性睡眠促进因子前列腺素D_2

合成有关。

除他汀类对认知和睡眠的相关研究外，还有研究曾报道他汀导致性功能障碍及间质性肺炎。因此，英国药监局于2009年在欧洲范围内审查了他汀类药物相关不良反应后，建议更新他汀类药物的产品说明书，将睡眠障碍、记忆力减退、性功能障碍、抑郁以及间质性肺病等包含在他汀类药物的产品特征概述中。

三、他汀类药物与抑郁

服用他汀类药物的人群往往会出现一些紧张情绪，担心药物导致的肝脏损伤和其他副作用，那么他汀类药物长期使用是否会导致焦虑、抑郁甚至自杀风险？国内外多项相关研究结果均提示，他汀类药物的使用不会增加自杀和焦虑风险，但可降低冠心病患者患抑郁风险。

关于他汀类与抑郁关系的研究报道较多，有报道老年抑郁患者服用抗抑郁药同时服用降胆固醇药物的抑郁缓解率降低，也有研究报道他汀与抑郁无关，但多数研究报道他汀对抑郁有保护作用。因此，Parsaik 等对他汀与抑郁关系的文献报道进行了系统性回顾，用Meta分析来量化这种关系并评估了证据质量，最终结论是他汀类药物的使用可降低抑郁风险。

（一）冠心病他汀治疗与抑郁关系的前瞻性研究

Otte等以2000—2002年在旧金山湾区12个门诊就诊的冠心病患者为受试者，观察使用他汀类药物与随后发生抑郁的关系。研究纳入965例冠心病患者，其中629例（65%）服用他汀类药物。他们发现，服他汀类药物的冠心病患者与未服用患者相比，不仅基线时PHQ评分低［（4.8 ± 0.2）分与（5.9 ± 0.3）分，$P<0.01$］，随访期间患抑郁的概率也低（PHQ评分≥10分，28%与40%，$P=0.01$）。在基线时无抑郁的776例冠心病患者中，他汀类药物的使用能够降低后续发生抑郁概率48%（$OR=0.52$，95% CI 0.38~0.73，$P=0.01$）。调整潜在混杂变量后，服用他汀类药物仍能够降低后续发生抑郁概率的38%。Stafford等研究表明，他汀类药物的使用与心脏事件患者患抑郁风险下降有关。他们对2005年6月—2006年3月澳大利亚吉朗医院因心脏事件住院治疗，包括进行了血管成形术、冠状动脉旁路移植术的193例患者进行了前瞻性研究，分别采用结构化临床访谈数据以及医院用焦虑和抑郁量表，调查出院后3个月及9个月时抑郁情况。在对临床、心理和人口混杂因素进行控制后，采用Logistic回归模型对他汀类药物治疗与抑郁的关系进行分析。结果表明，出院时接受他汀类药物治疗的157 例（81.3%）患者在3个月后抑郁、轻微抑郁或恶劣心境可能性降低69%（95% CI 0.097~0.972，$P=0.045$），出院后9个月发生抑郁可能性降低79%（95% CI 0.052~0.876，$P=0.032$）。

（二）冠心病他汀治疗与抑郁关系的回顾性研究

牛津大学Yasmina等使用瑞典国家登记注册中心的数据，对2006年1月1日至2013年12月31日期间≥15岁服用他汀类药物的人群进行了他汀使用与自杀、焦虑、抑郁及癫痫发作关系的回顾性研究。服用他汀者1 149 384人，其中1 015 949人（88.4%）≥50岁，男性625 616人（54.4%），女性523 768人（45.6%）。研究包括2 053 310个非治疗阶段和2 997 545个治疗阶段，957 216人（83.3%）治疗中有他汀种类更换史。结果显示，他汀类药物的使用与自杀、焦虑或癫痫发作无关，但与抑郁危险性降低有关。

瑞典Cassie等在≥40岁服用他汀人群（4 607 990人）中进行了他汀与抑郁关系的回顾性研究，共804 832例患者处方了他汀，70%是≥60岁人群，其中83%处方的是辛伐他汀，其他还有阿托伐他汀，瑞舒伐他汀等，无用洛伐他汀和匹伐他汀。结果提示，与未服用他汀人群比较，服用他汀人群总体抑郁风险比降低8%（$P<0.001$），但不同他汀影响不同，最广泛使用的辛伐他汀对抑郁有保护作用（$OR=0.93$，95% CI 0.89~0.97，$P<0.001$），而阿托伐他汀增加患抑郁风险（$OR=1.11$，95% CI 1.01~1.22，$P=0.032$）。

另外，与水溶性他汀比较，脂溶性他汀可降低抑郁风险。Köhler-Forsberg教授对丹麦出生于1920年至1983年且在1996年至2013年间使用他汀类药物的所有人的情况进行了分析。根据年龄、性别和倾向评分，将几个潜在的混杂因素考虑在内，将每个他汀类药物使用者与非使用者进行匹配，使用COX回归分析研究了他汀类药物的使用与抗抑郁药物处方、任何其他药物处方、精神病医院诊断的抑郁症、心血管死亡率和全因死亡率之间的关系。共计随访他汀类药物使用者193 977人，非使用者193 977人。最初分析显示，他汀类药物的治疗显著增加了抗抑郁药物使用风险，也增加了被诊断为抑郁症的风险；但随后进一步深入分析研究发现，他汀类药物治疗与抑郁之间的联系很可能是由于残余混杂、偏倚或他汀类药物处方的下游效应所导致。使用他汀类药物和不使用他汀类药物者患抑郁症的概率是一样的，但抑郁在使用他汀类药物的人当中更容易被发现和治疗。该研究结果提示，他汀类药物使用与抑郁症的发展之间没有直接关联。

（三）他汀类药物降低抑郁风险机制探讨

目前多数研究认为冠心病患者服用他汀类药物后可降低抑郁风险，但其机制并不确切，考虑这种抗抑郁效果与他汀类的多效性有关，包括抗炎、抗氧化、调节细胞因子等。另外，使用他汀后患者心血管风险的下降、健康意识和治疗依从性的提高都会有助于改善患者生活质量，从而也可降低抑郁风险。

四、心脏病患者使用他汀应关注的问题

他汀类药物目前广泛用于心血管事件的一级和二级预防，虽然其潜在的神经精神副作用已引起关注，但主要是基于个案和一些观察性研究，相比之下，病例对照研究和随机对照试

验表明无明确的关联性。尽管多数文献报道心血管疾病人群使用他汀类药物可降低抑郁风险，但他汀类药物使用过程中可能出现其他相关副作用，除已经明确的转氨酶升高、肌肉损伤、血糖升高等副作用外，我们还应观察一些少见或罕见的副作用，包括对认知记忆功能、睡眠状态、性功能的影响，以及是否出现气短干咳等间质性肺炎等表现。临床使用他汀类药物应规范化、个体化，严密进行随诊监测，必要时考虑更换他汀种类或停用他汀。

第七节

认知及行为心理治疗

一、心脏心理疾病的心理干预

心理健康是心血管疾病患者或有心血管疾病风险患者健康的重要组成部分，心血管疾病不应该被视为一个孤立的实体，而是作为一个整合系统的一部分。大量数据显示，心理健康与心血管疾病和风险之间存在明显联系。越来越多的证据表明，心理健康可能与导致心血管疾病的生物过程和行为有因果关系，改善心理健康的干预措施可对心血管健康产生有益影响。

欧洲心血管临床指南中强调：社会经济地位低、缺乏社会支持、工作和家庭生活压力、抑郁、焦虑、敌对和D型人格都会促成发生心血管病以及病情和预后的恶化；认知行为方法有效支撑人们采取健康生活方式；心理干预可抵消心理社会应激，促进健康行为和生活方式。包括心血管疾病在内的心身疾病患者面临的突出问题是躯体疾病症状与心理症状的相互影响。患者由于自身或外界因素的影响，出现了各种心理症状，最常见的是焦虑、抑郁等情绪障碍，也可能伴随着人际和社会生活问题，心理治疗可以针对患者的问题，与药物治疗一样提供有效的帮助。在所有心理治疗方法中，认知行为治疗（cognitive behavioral therapy，CBT）是心血管疾病相关心理问题研究最多而且疗效可靠的心理治疗方法，也有循证证据支持人际关系治疗（interpersonal therapy，IPA）对心血管患者焦虑抑郁治疗有效。

美国心脏协会的科学声明中提出冥想可以减少各种形式的心理和社会心理痛苦，如感知到的压力、焦虑和负面影响；提高戒烟率；并适度降低收缩压和舒张压。研究发现基于正念的干预能显著改善负面心理结果，冥想用于一级和二级预防的中等规模研究报道了非致死性心肌梗死、心血管死亡率和全因死亡率显著下降。基于正念的干预也成为心脏心理疾病患者可以选择的治疗干预措施。

心理干预在心血管疾病中的应用不局限于一对一的个别心理治疗，集体治疗甚至现在逐渐形成的网络心理治疗形式也已出现，并被患者所接受。心理治疗理念还延伸到整体治疗康复的过程中，如认知行为治疗也整合在患者教育和康复项目中。

二、认知行为治疗

（一）认知行为治疗的基本理论

认知行为治疗是一种有结构、短程、认知取向的心理治疗方法，其治疗目标不仅仅是针对行为、情绪这些外在表现，而且分析患者的思维活动和应对现实的策略，找出错误的认知加以纠正，以两条核心原则为基础：认知对情绪和行为具有控制性的影响；行为能够强烈影响思维模式和情绪。

贝克的认知治疗理论包括：

1. 识别自动化思维　自动化思维指非自愿发生于当事人意识流中的一些想法与意象。许多判断、推理和思维显得是模糊、跳跃的、很像一些自动化的反应，这就是贝克理论中“自动化思维”的含义。这样，思维过程中一些错误观念也因个体不加注意而忽略了，并形成了固定的思维习惯而被保存下来，使个体自身对这些错误的认知观念不能加以反省和批判，自动化思维与图式不同，更易触及，属于意识范畴的认知，一般是对特定情境的反应。自动性思维已构成求助者思维习惯的一部分，一般人不会意识到它的存在，因此，在治疗过程中求助者首先应学会识别自动式思维。治疗者可用提问、指导患者想象或角色扮演等方式来识别自动式思维。

2. 识别认知错误　每个人的思维线路，如个体根据以往对事物获得的经验，在遇到类似的或相关的新事物情境时，他倾向于以旧经验为架构去辨认新事物，称为认知图式。抑郁的图式常包括剥夺、挫败、失落、无价值等主题。每个人也有自己的核心信念，如“我是一个没有能力的人”，少数几个核心信念经常是所有困扰的来源。这些信念被人们认定是绝对的真理，认为事情就应该是这个样子。即使这种信息是不正确的，他仍然会持续抱有这一信念。为了帮助求助者识别认知错误，治疗者应该听取和记下求助者诉说的自动式思维以及不同的情境与问题，然后要求求助者归纳出一般的规律，找出共性。

3. 真实性检验　这是认知治疗最为核心的部分。是将来访者的负性自动式思维和错误观念看作是一种假设，然后鼓励来访者对其真实性进行检验。有两种具体操作方法：

言语盘问法：我的证据是什么？对那个问题是否还有别的认知存在？假设那是真的，结果是否就会那么糟？

行为试验：在求助者能够认识和评论这些不正确的自动式思维和信念之时，新的、更接近现实的信念便会逐渐代替了旧的、不真实的信念。随后要求求助者按照这些新的认知结构去实践，检验它是否切实可行。治疗者还要通过给求助者布置一定的家庭作业，并让求助者反复练习，以巩固新的认知结构。

4. 去中心化　大多数抑郁和焦虑的求助者感到他们是人们注意的中心，他们的一言一行都受到他人的“评头论足”。因此，他们一直认为自己是脆弱的、无力的。治疗计划要求当事人不像以前的方式行事，忽略掉周围人们的注意，结果可发现很少人会注意当事人的言行。

5. 监控抑郁或焦虑水平　多数抑郁和焦虑求助者往往认为他们的焦虑会一直不变地存在下去，但事实上，焦虑的发生是波动的。鼓励当事人对焦虑的水平进行自我监测，促使当事人认识焦虑波动的特点，增强抵抗焦虑的信心，是认知治疗的一项常用技术。

（二）认知行为治疗技术

1. 建立治疗关系　建立和谐的关系，尽量采取商讨式的态度。治疗者要扮演诊断者和教育者的角色。来访者也不能只是被动接受，对自己不正确的观念要加以内省，还要发挥自己主动认识事物解决问题的能力。这是个主动再学习的过程。

2. 确定治疗目标　治疗者与来访者要目标一致，即为发现并纠正错误的认知过程，使之改变到正确的认知方式上来。

3. 确定问题，提问和自我审察技术　接触到来访者的认知过程及认知观念，为了找到不正确的认知观念，首要的任务是把来访者引到特定的问题上来。方法为提问和自我审察。提问是要把患者的注意力导向与他的情绪和行为密切相关的方面，对于重要的问题可以反复提问。自我审察是鼓励来访者说出对自己的看法，并对自己的看法进行细致的体验和内省。

4. 检验表层错误观念　表层错误观念为来访者对自己行为的直接具体的解释。对于这些观念可采取建议的技术，建议来访者进行某一项与错误解释有关的活动，检验其正确与否；采取演示的技术，鼓励来访者进入现实的或者想象的情境，使其对错误观念的作用方式及过程进行观察；可以演心理剧，将自己的行为及观念投射到所扮演的角色身上，通过观察角色，来客观地对待自己；可以采用模仿的技术，模仿别人的行为。

5. 纠正核心错误观念　语义分析技术核心错误观念是一些与抽象的概念有关的命题。必须通过逻辑水平更高、更抽象的技术进行纠正。

6. 认知的进一步改变　通过行为矫正技术改变患者不合理的认知观念，只是这种技术不是针对行为本身，而是将其与认知过程联系起来，形成良性循环。首先，要设计某种情境或模式，使来访者产生通常他所忽视的情绪体验，一出现就给予强化。这对来访者十分重要。其次，来访者也学会了如何获得这种体验的方法。

7. 新观念的巩固　通过留作业的方式给来访者提出相应的任务，它是前几步治疗的延伸。使其在现实生活中更多地巩固那些新建立的认知过程和正确的认知观念。

认知心理治疗抑郁时治疗者使用结构化学习技术教会患者如何体察和记录下消极想法，识别这些想法对情绪、行为和身体状况，学习相应的应对技能，减少或消除不良影响。认知心理治疗焦虑也是基于认知重建和行为技术找出并纠正那些与现实不相符的扭曲的负性认知方式，挑战这些想法，最终用现实的想法取代这些想法。

（三）认知行为治疗在心血管患者中的应用

当某些躯体状况发生时，如患者出现心肌梗死或心力衰竭会出现一些想法如“我的生命就要结束了”，随之而来的就是悲伤和沮丧的情感反应，也会很焦虑。我们知道，无论是谁，当他（她）遇到巨大困难的时候，如被诊断为心肌梗死或心力衰竭，都可能会开始思考自己的处境和未来会怎样。认知治疗的目标在于个体对自身和将来的整体评价是完全消极的，不仅仅针对患病这一事件。由于消极悲观的情绪笼罩在整个生活中，导致生活兴趣丧失，动力下降，回避现实，并可能伴随躯体不适的症状加重，紧张不安，甚至悲观厌世。按照贝克的认知理论，抑郁的形成发展过程是这样的：既往的经历和体验教会他（她）如何思考未来，看待世界和自己，并形成了一个人相对固定的强烈的信念，这是所谓的“图式”或“核心信念”，成为这个人的“自动思维和行为”的基础。这些自动进入思维的想法往往不会受到质疑而且紧密联系着患者的情绪体验，体现在他（她）的言行和想法中。

图式和自动思维决定了患者如何应对疾病诊断、如何面对下一步的治疗以及今后的生活，对是否出现焦虑抑郁情绪非常重要。如果一个人坚信患心脏病的所有人都会死得很快，那一旦他被诊断为心脏病就会用这种固定的观念，即他（她）的图式和核心信念，解释发生在身边的所有事情。因此会出现针对他（她）自己、他（她）的未来以及整个世界的非常消极的想法。如果他（她）将这些观念改变为更积极和乐观的如“许多心脏病患者依然活得很好”，他（她）的悲观沮丧就要好很多。

认知治疗的基础就是认知重建，其中涉及识别图式和自动思维，使这些想法转化得更为现实和可接受。这一过程中要帮助患者识别和认识他（她）的自动思维实际是与死亡的抗争的情绪反应，下一步就是找到更合理的逻辑推理和证据形成对目前所面临问题的现实解释。

除了认知重建，一些其他技术也可以在开始阶段帮助患者改善焦虑抑郁情绪。行为激活：安排每周每天的活动日程，帮助患者恢复原有的已经停下来的活动并开始新的活动，要求患者记录活动情况和在活动中获得的乐趣，通过这一过程，患者将得到正性反馈，而后安排更多的活动得到更大的乐趣。解决问题的技巧：帮助患者面对使他（她）难以应对和抉择的困难。正性自我评价：帮助患者提高自尊心。转移和集中：帮助患者在遇到明显的情绪变化时主动转移注意力，训练集中精力做事情的能力。放松技术：教给患者放松的方法如想象轻松愉悦的场景，肢体放松等，可以帮助患者减少紧张情绪。

三、正念治疗干预

（一）基于正念治疗的理论框架

正念源于古老的东方，在佛教修行中称为正念禅修或正念冥想，用于缓解不必要的痛苦和实现自我觉醒。经历了从古到今的凝练，从东到西的转化，其内涵也得到扩展。Kabat-Zinn将正念定义为“以一种用心的、专注于此时此刻、不加任何判断的特殊方式集中注意力”，即在日常任务中以非评判的方式关注自己的身体和心理过程的能力。正念的概念最近在西方心理学中的流行很大程度上是由于标准化正念干预的发展和广泛应用，它将传统正念实践的本质与当代心理实践相结合以改善心理功能和健康。正念治疗通过练习对“当下体验”的关注，以及对“当下体验”的非评判性接受态度而达到的首要目标是保持对每时每刻体验的注意力，使自己脱离对某些信念、想法或情感的强烈依恋，从而发展更好的情感平衡感和幸福感。与传统心理干预不同，正念治疗不仅关注修复患者存在的心理问题，更是聚焦于建立患者的自我接纳、自我同情、保持幸福等积极心理特质。

冥想是正念训练中重要组成成分之一，是正念减压治疗（mindfulness based stress reduction，MBSR）的核心技术，其后结合其他心理治疗理念的基于正念的干预方法相继出现，如正念认知治疗（mindfulness based cognitive therapy，MBCT）、辩证行为治疗等。正念治疗干预在心理学、精神医学和神经科学领域越来越广泛地应用，不但用于减压、缓解疼痛，还应用于创伤后应激障碍、睡眠障碍、焦虑障碍、抑郁障碍、酒药依赖、边缘型人格障碍以及癌症、帕金森病、多发性硬化、高血压等疾病躯体和情绪症状的改善。MBSR最初作为慢性健康状况的心理健康培训干预措施发展而来。一系列研究与荟萃分析表明MBSR可有效缓解焦虑、抑郁、疼痛和压力。MBCT是MBSR的一种变体，最初作为复发性抑郁症的预防性治疗发展而来。MBCT结合了抑郁症认知行为疗法的心理教育成分和MBSR的冥想元素。有证据指出MBCT能将抑郁的复发风险减半，目前在英国等国家临床指南中，MBCT是预防复发性抑郁症复发的推荐疗法。近年来正念也逐渐从科学边缘话题成为被广泛接受的心理治疗保健方法。

基于正念治疗的心理学机制较多围绕改变个体的“元认知”，将注意力放在身心内外的各种体验上，客观地、如实地接纳，转变过去自动的、习惯性的思维模式，由正念训练引起的自我觉察能力的提高，提升社会认知，促进自我管理能力，不再完全陷入负性体验之中或被负性体验所控制。正念生物学机制研究也提示正念冥想对注意力、自我效能、情感症状、认知功能、神经网络、免疫功能和表观遗传学特征有影响。神经影像学研究表明正念练习激活了“自上而下”情绪调节的网络环路（前额叶），同时降低了控制“自下而上”情绪反应（杏仁核）的功能连接。岛叶参与情绪体验和身体意识相关的内感受性输入的整合，尾状核及动机奖赏均参与正念过程的信息加工调控。研究表明，正念冥想可以提高个体对感受的觉知水平，对情绪、决策和整体健康产生影响。

（二）正念干预与心血管疾病的预防治疗

正念干预与心血管疾病及主要危险因素的关系密切。有证据表明，正念可能影响心血管疾病的风险因素，包括体育活动、吸烟、饮食、肥胖、血压和糖尿病调节。虽然研究证据有限，但仍明确提示正念干预有可能对身体活动产生积极影响，具有较高正念特质的个体更有可能坚持进行身体活动，对习惯有规律地进行身体活动的参与者，心血管的预防作用更明显。正念特质与吸烟也呈负相关，正念干预的积极作用可能来源于有效的长期戒烟。正念饮食训练和正念减压干预可以有助于减少糖尿病患者的热量摄入，有助于前列腺癌患者的饮食调整，减少情绪对饮食的影响。正念干预对糖尿病患者的血糖调整有积极影响，正念干预可以有效降低患者的收缩压。

（三）正念对心血管疾病及其危险因素影响的机制

1\. 改善注意力控制　正念冥想过程可以增强对心血管疾病风险控制能力，吸烟者可以将注意力集中在与吸烟相关的每一刻，训练大脑时刻保持清醒，关注吸烟或其他心血管疾病风险行为（如暴饮暴食、久坐不动、坚持服药）的短期和长期影响，更清晰体验自己的感受，帮助具有心血管疾病危险因素相关行为的人做出更明智的决定。

2\. 提升压力应对　较高的压力感受与心血管患者的发病风险呈正相关。有研究显示，在调整了年龄、性别和社会经济地位后，有工作压力的人与没有工作压力的人相比，发生心血管疾病的风险增高，应激反应与血压的升高也显著相关。压力反应还可以通过持续的消极思考或对事件的反复思考引发额外的压力。因此，正念干预可以通过对压力反应的调节有效改善患者的自我调控能力。

3\. 增强行为控制力　正念干预可以增强自我调节能力，把情绪和身体感觉当作转瞬即逝的事件来处理，减少烟酒、高糖高热量食物渴求，克服成瘾行为（如久坐不动的上网）。神经生理学研究表明，前额叶皮层区域，包括背外侧前额叶皮层和前扣带皮层，与限制过度享乐进食行为的自我调节和抑制控制有关，正念干预可以影响这些区域的活动。

4\. 增强自我效能和自我友善　自我效能是对自己完成任务和达到目标的能力的信任程度或强度，自我效能感和控制感与心血管疾病死亡率和心血管疾病风险行为有关。研究显示接受正念减压疗法的患者在随访中表现出显著更高的自我效能感，这与他们定期管理病情的信心有关。在正念减压和正念减压过程中，通常会传达对自己友善和温柔的重要性，坚定实践目标的决心，同时也强调在目标没有实现时的自我友善。自我友善对肥胖等有社会偏见的心血管疾病风险因素的患者特别有效，有助于促进健康的行为。

5\. 提升身体感受性意识　正念干预加强元认知能力，能够客观观察一个人的思想和感觉的过程，而不是被现实事件或自我中心所影响，这使个体表现出较低的血压波动。正念强调当下的体验，通过身体的感觉、思想和情感来感受，并将好奇的、非判断性的意识带入思想、情感和身体感觉中，内感受性身体意识增强。对身体感觉的认识对于降低心血管疾病风险非常重要，特别是增强对身体特定的积极体验和消极体验。通过提高对每一刻的意识，参与者可以通过训练清楚地感觉到心血管疾病风险行为的短期和长期影响，并可能选择健康行为。

四、综合性心理治疗方法

除上述介绍的两类心理治疗方法外，还有其他的心理治疗方法和综合的心理干预理念可以用于心血管患者的治疗干预中。心力衰竭是一种严重影响患者生存治疗的疾病状态，也会带来巨大的心理压力，患者中伴发焦虑抑郁情绪常见，以下以心力衰竭患者抑郁治疗为例介绍综合性心理治疗方法。

1. **行为激活** 伴有抑郁的心力衰竭患者活动明显减少，这样会增加患者与环境的隔离，减少与他人接触，造成生活中的乐趣更加下降，形成一种恶性循环。有研究提示活动减少与抑郁症密切相关，行为激活就是要通过适当增加活动减少隔离。

首先是鼓励患者建立新的生活格局，帮助患者建立结构化生活时间表。其中包括：①日常生活活动，如洗漱、进餐等；②外出活动，如短时外出甚至出游、购物等；③体验活动，如读书、冥想、做填字游戏等；④社会活动，如与朋友家人聚餐等。具体计划的建立应与患者商量，以激发其兴趣和乐趣为出发点，并充分征询家属及患者朋友的意见。

2. **提高患者的自主行为** 心力衰竭患者因为其心功能的限制，被告知要降低活动量，虽然这是为患者健康着想，但可能造成患者心理压力并使其活动量过分减少，甚至不敢有任何活动，变得完全依赖家人。因此，治疗慢性心力衰竭患者抑郁时要关注提高他们的独立意识。例如患者可做一点力所能及的家务活，自己安排医院就诊及购物等，这样会增强患者的独立性，增加其价值感，改善抑郁情绪。

3. **选择积极健康的行为方式** 许多患者在错误的引导下认为运动对心力衰竭患者来说根本不可能。事实上，适当地运动可以改善心力衰竭的预后，而且对抑郁症的治疗也有帮助。饮食对生活也很重要，心力衰竭患者要限制钠的摄入，尝试低钠饮食的患者常常感觉食之无味，家庭成员可以与患者一道，在注重健康饮食的同时提升饮食的品质，并可以将烹饪美食发展成一种乐趣。

4. **改变不适应的自动思维** 自动思维影响着患者的情绪体验，在心力衰竭患者中有些想法非常常见，如：我很虚弱，我不应该再做什么了，我不能工作就变得没用了，我是家庭的负担，我的生命即将结束，生活没有了乐趣因为不能做以前能做的事情了，等等。认知治疗的目的就是帮助他（她）识别这些自动思维，教他们去验证和挑战这些不适应的想法。例如，心力衰竭的患者想“我不能吃我想吃的，生活没有了乐趣”，可以用一些更加合理的想法代替这一想法，如：“虽然我不能吃了，但我还可以与家人朋友在一起，这也有乐趣”“我不能吃这种东西，但还可以吃其他我喜欢吃的”。

5. 重建角色定位　心力衰竭患者不能再承担原来在家庭和社会中所承担的工作和责任，这种情况下也很容易对自己的价值陷入狭窄的思考范围，使患者非常沮丧而导致抑郁。此时，可以帮助患者思考新的角色定位，从家庭、社会网络中进行角色选择，重新找回自己的价值。

6. 应对技能训练　应对是控制和减少应激事件造成情绪困扰所采取的一些动态措施。应激会造成心理和生理功能改变，个体的应对技能也对生活事件的影响起着举足轻重的作用。心力衰竭患者中，身体状况影响了患者的生活，也局限了患者应对措施的实施，因此鼓励和探索应对自己情绪的新途径非常重要。可以尝试创造积极的生活事件如加入一个支持团体和小组，寻求朋友或家人的帮助等。通过练习，患者能够学会迅速采取行动，当有抑郁症状出现时减少悲伤的情绪，保持心理健康。

近年来基于互联网的认知行为治疗干预逐渐出现。它基于总体框架进行了全面干预。参与者可以描述他们目前关注的焦点问题，选择针对的问题并实施模式化干预。这种自我量身定制的治疗方法，能做到自我掌控，保证治疗的质量。在一项已进行的网络认知行为治疗干预中列出了10个处理模块，每个参与者可以选择两个或三个模块进行治疗。模块包括担忧的处理、对心肌梗死恐惧的行为处理、行为激活、问题解决、沟通训练、放松治疗、认知重建、应对失眠、生活意义、复发预防，还可以建立讨论区进行相关问题的讨论。网络治疗不失为可以探索认知行为心理干预的途径。

第八节

后疫情时代生活方式治疗

新型冠状病毒感染不仅是对人类身体免疫健康的一次挑战，同时也是对生活方式行为的一次大重构。心理和心血管疾病显现全球化趋势。2020年全球新型冠状病毒感染改变了人们的生活方式及心理状态，也诱发出各种焦虑、抑郁等心理问题。广义的生活方式包括劳动生活、消费生活及精神生活等，狭义的包括衣、食、住、行及休闲娱乐活动。疫情常态化改变了生活方式，对一些患者的身心健康造成了巨大压力。大量病例资料显示，心血管疾病患者均可伴有不同程度的情绪障碍，其中以焦虑和抑郁为主。不良心理状态容易导致交感神经兴奋，儿茶酚胺分泌增多，血管收缩压上升，血小板黏附性聚焦作用增强，血黏度明显增加，引起心血管病变，加重病情。在后疫情时代这种情况可能还将持续。

双心医学概念逐渐被医学界所接受，它是研究精神心理障碍与心血管疾病的新学科。在治疗心血管病的同时，关注患者的精神心理问题，除药物及心理治疗等方法外，生活方式治疗不仅是改善疾病预后的一种非常重要的手段，也是最简单、安全、低成本和重要的措施。世界卫生组织指出，人类的健康60%依靠良好的生活方式和行为习惯。许多循证医学试验已经证明，健康的生活方式可以有效地防治心理疾病与心血管疾病，在临床治疗中达到“心身同治”。

在后疫情时代，应关注生活方式治疗，结合现代网络、远程技术，建立健康的生活方式，全面促进大健康。心脏心理问题已经得到应有的重视，并成为一次至关重要的转变。下面将从科学的运动方式，心理疏导与远程医疗，合理膳食，戒烟限酒，控制体重，睡眠质量管理几方面谈一下双心疾病在后疫情时代的生活方式治疗。

一、科学的运动方式

后疫情时代再次显示了运动是提高免疫力重要且有效的方法。运动应注意运动种类、强度、时间及频率，其中运动强度是提高运动耐力和改善心肺功能的关键。如果患者身体时刻经历着炎症刺激，这样会导致心血管疾病和心理疾病的产生，并减弱免疫功能。有研究证明运动在改善患者生存率同时，还能够改善焦虑抑郁症状。通过有效强度的运动刺激，可改善血管内皮功能，促进抗炎；可延缓动脉硬化，稳定冠状动脉斑块，促进侧支循环建立；可延缓心肌纤维化，改善心功能，降低猝死风险。运动通过神经内分泌系统的调节，降低交感神经张力，降低血浆儿茶酚胺水平。有氧代谢运动可帮助人们整理心情，改善心理状态，增加应对生活中各种压力的能力，是最理想的调节情绪、控制紧张、缓解压力的方式，同时可控制血压、降低血糖、血脂，改善心肌缺血。此外，抗阻运动和柔韧性运动可作为补充。

（一）运动形式

选择安全运动方式，选择适当户外与室内运动相结合。户外包括散步、遛狗、健步走、慢跑、打高尔夫球、户外骑自行车、打网球、瑜伽、园艺、森林浴等。居家运动，学习并模仿网上有氧运动、抗阻运动、柔韧性运动和神经肌肉训练视频进行运动训练。双心疾病患者运动形式以有氧运动为主，是消除紧张最理想的方法。

（二）运动强度与智能可穿戴设备监控

随着智能手环和手表等可穿戴设备的广泛应用，运动强度以及身体生理数据，如心率、呼吸、血氧等每一点变化都可能成为可被记录和分析的数据，为医生和患者提供了较为准确的估算能量消耗和评估有氧耐力水平等的手段。冠心病患者最好通过运动心肺试验、心电图平板运动负荷试验及六分钟步行试验评估后，按无氧阈水平［相当于最大摄氧量（VO_{2max}）的40%~60%心率］，或者可按自我感知疲劳程度分级Borg评分11~14分（轻度劳累~稍用力)、目标心率=静息心率+20~30次/min等方法，进行适应性训练，开始逐渐增加运动强度，以免出现心血管事件，危及生命安全(最佳运动心率控制区域计算法：晨脉×1.8=心率控制上限；晨脉×1.4=心率控制下限)。有计划、有规律、精准地运动有助于患者树立自信心和提高免疫功能，使所获得的心理益处和心血管健康水平也随之增加，杜绝了剧烈运动甚至是力竭性运动造成的运动性免疫抑制。

(三)运动最佳时间

可每周进行150~300分钟的中等强度或者75分钟高强度的有氧运动，每周进行两次肌肉力量训练。辅以日常活动如散步、园艺、家务。运动时间是餐后2小时，避免晨起、饥饿状态或者睡前2小时剧烈运动，以免出现低血糖或者交感神经过度兴奋引起心血管事件或影响睡眠。建议运动时间为17：00—19：00。

(四)运动中注意事项

(1)建议患者在有心电和血压监护、运动手环或手表等监测下进行室内外运动。既能保持主动运动的乐趣，又能保证安全，及时调整运动处方。

(2)运动前后给予适当热身和放松(低强度有氧运动或者肌肉关节拉伸)，有助于预防运动损伤。

(3)指导患者了解自己在运动过程中注意身体的警告信号，如有头晕、乏力、胸闷、胸痛、心慌、气短等症状时及时停止运动。

(4)运动时间应避开心脏事件高峰期，最好在下午或傍晚。饭前饭后不要立即运动，最好在1~2小时后开始运动。

(5)运动前中后要适当补充水分(常温或温水)，避免血液浓缩，血管收缩，形成血栓。

(6)充分利用智能穿戴设备，及时定期小结运动情况，找出自身的运动规律与特点，增强自己的信心，并获得更大的受益。运动前要注意智能手环电量情况。

二、心理疏导与远程医疗

在后疫情时代，远程医疗技术突破了空间及时间的限制，降低交叉感染的风险。远程沟通和心理疏导患者心理压力，将为双心患者带来便利及益处。通过远程视频模式，医生和患者可以形成线上治疗模式，对亟须进行干预治疗的患者给予专业的心理治疗指导，让患者尽快恢复健康生活状态。利用短信、电话、电子邮件、视频等媒介，收集详细资料，评估、分析引起患者心理问题的原因，从患者原有的认识水平着手，提出问题，共同探讨，帮助其认识不良心理形成的实质及根源，解放自我，走出病态思维，回到正常思维，最终深刻认识自我，彻底消除不良心理。每次治疗后，记录下患者的心理活动反馈，并对其进步予以肯定，以恢复或增加患者的自信心。

1. 建立良好的人际关系 减少单独活动，多与身边人交谈，寻求心理上的支持，建立紧密、亲近的纽带，在后疫情时代得到更多的情感支柱，减少负面情绪的产生。

2. 鼓励抒发自己的想法 引导患者注意通过网络与外界沟通，同时利用沟通的技巧让患者倾诉自己的想法，把不良情绪释放出来，使心理问题得到宣泄及放松。例如医生可建立在线匿名群组，使患者有途径抒发想法，释放情绪，同时医生能第一时间掌握患者的心理状况。

3. 阻断负向思维 修正患者不合实际的目标，帮助患者发现和回顾自己的优点、长处、成就等，协助患者增加室内的兴趣及爱好，减少对自己的负向评价，提供正向加强自尊心的机会。

4. 正确面对心理问题 帮助患者清楚认识心理疾病，在谈及病情及预后时，减轻患者的心理负担，增加对治愈疾病的信心和希望。

5. 网络远程咨询管理 为患者建立双心俱乐部、支架人生俱乐部等远程群体咨询随访线上聊天群等，方便患者沟通及反馈，但不可在社交群里进行诊疗工作。

6. 健康知识宣传 通过微视频等媒体，为患者普及必要的心理及健康知识，促进患者自我健康管理能力。

7. 适量的放松训练 通过远程视频录制、语音、音乐放松治疗或在线学习指导，准确地向患者讲解放松程序，让患者处于舒适的位置，让双心患者保持平静与安静，使其大脑、肌肉以及心理得到充分休息，从而找到初心或有利于训练健康的想法。

三、合理膳食

在后疫情时代更加重视科学合理膳食。合理膳食不仅可以提高机体的免疫力，降低炎症反应，达到减肥目的，还可以增加人们的愉悦感。有调查显示人的喜怒哀乐与饮食也有着密切的关系，有的食品能够使人快乐安宁，有的食品则可使人焦虑抑郁。双心疾病患者合理膳食，不仅可以降低血脂、血压、血糖和体重等心血管危险因素，也可以改善不良的心理状态，还可以补充各种营养素，是一种经济简单，无副作用的治疗方法。在后疫情时代，大健康成为当下热点话题之一，中国居民对自身健康的关注度达到了一个新的高度，据《2020新健康消费趋势大数据报告》显示，2020年新型冠状病毒感染之下，关于健康的话题反复被提及，中国居民健康意识不断提升，健康需求不断细化。其中，饮食结构进一步优化升级，83%的居民主动调整饮食预防疾病。

1. 患者的饮食仍然以《中国居民膳食指南》为总的原则，同时要注意“三多三少”，即多优质蛋白、多钙、多膳食纤维，少油、少盐、少糖。根据膳食宝塔，成人每天需摄入蛋白质1.0g每公斤体重，其中优质蛋白应占30%~50%；每天钙800mg，每天膳食纤维25g；每天食用油25~30g，每天盐不超过6g，糖不超过50g、最好小于25g。在蛋白质摄入方面，乳类、大豆类是钙和蛋白质的良好来源，水产品富含优质蛋白，有条件可适当多吃，替代畜肉（畜肉也就是俗称的红肉，以它作为蛋白质来源，会导致脂肪和胆固醇摄入过高，增加肥胖和心血管疾病风险。）

三餐能量比例可为“3∶4∶3”，保证餐餐都有优质蛋白，用高营养密度的食物取代不健康的选择，而不是增加总摄入量，让好营养先一步。

患者在保证营养的同时，应做以下调整。限盐：每天盐摄入<6g；限油：每天烹调油用量控制在20~30g，适当增加钾摄入量3.5~4.0g/d，足量摄入膳食纤维25~30g/d。足量摄入新鲜蔬菜400~500g/d，水果200~400g/d。

2. 分餐制　传统的餐具不仅会造成疾病传播，造成食物的浪费，加大了营养健康监控难度，更不利于双心疾病防控和健康饮食习惯的养成。在后疫情时代推动了分餐制方法：在各类集体聚餐场合、普及公筷公勺、位上分餐、自取分餐，家庭逐渐使用分餐制等方式。

3. 坚决杜绝食用野生动物，少吃辛辣刺激性食物。

4. 合理食用抗焦虑抑郁健康食物　如深海鱼、香蕉、葡萄柚、全麦面包、菠菜、大蒜、南瓜、低脂牛奶、黑巧克力、益生元和益生菌等。不仅能够保护心血管，还能减轻焦虑抑郁状态，提升快乐情绪。

5. 食物多样化，丰富化，粗细搭配，平衡膳食　尽管饮食有限制，但清淡饮食也可以多样化、丰富化、均衡化，通过饮食增加对生活的情趣，缓解不良情绪。

6. 吃饭是增进感情、促进家庭融洽的一种方式，尽可能与家人共同进餐，并营造轻松愉快的就餐氛围，有助于双心疾病的恢复。

7. 改变烹饪习惯　烹调方式以蒸、煮、氽、烩等为主，不用油煎、油炸。汤以素汤为主，少食或不吃排骨汤、骨头汤、火锅、海鲜等荤汤。

8. 建议每天可到阳台进行日晒30分钟，必要时可在医生指导下酌情补充维生素D和钙。

四、控制体重

肥胖是糖尿病、心血管疾病及其他代谢性疾病和肿瘤的潜在危险因素。科学合理的营养治疗联合运动干预仍是目前最有效最安全的基础治疗。总能量的摄入与身体活动要平衡，保持健康的体重，即身体质量指数（body mass index，BMI）应保持在18.5~23.9kg/m^2。在后疫情时代，要通过认知-行为及心理干预调整患者肥胖的生活环境及心理状态，帮助患者理解和认识体重管理，从而作出行为改变，包括自我监控、控制饮食、认知重建和放松技巧等。鼓励患者通过饮食控制与体育运动降低热量摄入，按照正确的食物比例来用餐，维持或降低体重，不推荐使用药物。

五、睡眠质量管理

新型冠状病毒感染导致多种睡眠问题，包括网络成瘾导致的紧张、焦虑、抑郁和失眠问题。失眠会导致抑郁、焦虑和心血管疾病风险增加，反之，焦虑和抑郁会加重睡眠障碍。保证充足的睡眠是保护心理心脏的重要方面，建议：

（1）早睡早起、保持规律的睡眠，晚上23：00前入睡，上床睡觉前可听轻音乐、阅读纸质版书籍30分钟还没有睡意，可以离开床做些简单的事情，但避免使用电脑、手机、平板等观看视频，影响入睡。中午13：00—14：00可小睡半个小时至1小时，促进恢复精力，但15：00之后不建议睡午觉，以免影响晚上睡眠。

（2）每天坚持20~40分钟晒太阳。

（3）坚持每天锻炼，但避免入睡前2小时内剧烈运动。

（4）晚餐清淡饮食，避免暴饮暴食、浓茶、咖啡、吸烟、饮酒等。

（5）睡前洗热水澡、泡脚，门窗关好，卧室安静，光线柔和。

（6）睡前放松训练、正念冥想、呼吸训练、身体扫描，能让心理、心肌得到充分的“滋养”，可安然入睡。

随着心理和心血管疾病联系的生物学机制逐渐阐明，双心疾病强调把生活方式改变提高到治疗的高度。后疫情时代是在生活方式变化推动下，而产生的又一社会阶段。对于双心疾病患者将带来生活方式治疗的大重构：利用智能可穿戴设备，重构运动模式，制定更加有利于个人心理和心血管的运动保健方式；利用远程医疗技术，重构健康的心理疏导模式；利用分餐制方法，构建营养饮食体系；利用后疫情时代的最佳良机，达到戒烟限酒；通过认知-行为及心理干预，达到精准体重控制；通过多种干预技术，保证睡眠质量。从心理和心脏病两方面重构美好生活。

第九节

运动疗法与康复

随着社会发展，物质富足及生活方式发生改变，温饱需求基本满足，而心理需求越来越被人们觉察及关注。心血管疾病的心理问题（双心问题）也成了心血管医护人员相关研究和临床诊疗的热点与难点。心脏康复五大处方（药物、运动、心理睡眠、营养及戒烟戒酒）也非常重视心理问题，是生物-心理-社会医学模式整体医学的具体体现。双心医学是整体医学的发展及深化，其中运动治疗是双心整合治疗的重要手段，在双心疾病的预防与治疗中有重要价值。

双心疾病的运动治疗与心脏康复的运动治疗一样，必须在评估生活能力、心肺功能、运动耐力、营养情况、心理睡眠及危险因素基础上采取个性化运动康复。科学有效的个性化运动康复不仅提升心肺功能，促进人体新陈代谢，控制血压、血糖、血脂及体重等心血管危险因素，增强肌肉韧带力量，增强骨骼质量，预防骨质疏松，还可以使人身心愉悦，缓解压力，预防焦虑抑郁情绪，改善双心疾病患者的症状和预后，从而使人心身更加健康。

目前，我国心脏康复与双心医学刚刚起步，无论是心脏康复运动治疗还是双心疾病的运动治疗均尚未普及，欠规范化。运动治疗流程包括综合评估与提高运动训练动机、制定与推荐个性化有效运动训练方案、定期评估与改进运动治疗方案。

一、综合评估与提高运动训练动机

（一）综合评估

包括心血管情况、运动耐力、心理睡眠状态、饮食营养及吸烟饮酒情况等综合评估后制定个性化运动处方。

1. 心血管情况的评估 与心脏康复前评估相同，包括既往史、家族史，主诉、现病史、心肺功能、血管狭窄与干预情况、用药情况、危险因素控制情况等。

2. 运动耐力评估 包括日常生活能力及运动耐力等，评估方法有徒手评估、运动心肺试验、心电图运动负荷平板试验、六分钟步行试验等。研究表明，任何强度及类型的有氧运动均可健康获益。持续的情绪低落、乏力、缺乏兴趣爱好等对于运动康复“有心无力或者无心无力”抑郁状态的双心患者，抗抑郁药物及心理治疗同时能够配合运动治疗时，根据患者日常生活能力及运动耐力，结合其运动爱好，尽早制定小剂量、低强度个性化运动治疗方案，鼓励患者积极运动康复。

3. 心理睡眠状态评估与干预 识别双心疾病患者的心理问题，心理问题严重，及时转介精神科药物治疗或心理科心理治疗；心血管疾病不稳定或者病情严重者，请精神心理联合会诊共同治疗。严重精神心理问题得到有效控制后及一般心理问题的双心疾病患者，尽早开始运动治疗。

4. 营养及饮食情况调查与评估 焦虑抑郁状态患者自我管理能力下降，暴饮暴食或者厌食，肥胖或者恶病质、肌肉减少，不能良好控制心血管危险因素如血糖、血脂、体重，也不能坚持运动，病情反复发作或者加重。所以及时识别心理问题给予有效药物和心理治疗，及时进行营养评估与干预，结合运动治疗，才能有效控制病情及心血管危险因素。

5. 尼古丁与酒精依赖性评估与干预 最新指南建议，心血管疾病患者戒烟戒酒。双心疾病患者建议精神心理问题得到有效控制后，逐渐减量，最终可以完全戒烟戒酒。贸然一次性戒烟戒酒，出现戒断症状，可能破坏心理稳定状态，加重精神心理问题。

（二）提高运动训练动机

双心疾病患者往往缺乏运动康复欲望及动机，提高双心疾病患者的运动康复积极性及加强运动康复的动机是运动康复的必要前提。首先评估患者运动动机及目标，应用自我决定论（建立运动和健康的认知和激发内在激励，自主管理运动训练）去激励患者去参与运动康复训练，基于朋友和家人的支持、双心俱乐部、支架人生俱乐部等团队病友的支持，利用运动器械提高依从性，设定可及性目标，必要时运用动机性访谈促进患者的接受度，及时发现接受运动康复的敏感期和激励事件，想办法解决生活中的影响运动康复的混杂事情，尽可能帮助患者关注及参与运动康复，制定合理的运动目标，选择最有效的运动康复模式。

二、制定与推荐个性化有效运动训练方案

双心疾病的运动治疗也是在全面评估的基础上，指导患者有目的、有计划和科学地锻炼的一种方法，基本原则是安全性、有效性、个性化、全面性。运动训练内容包括运动种类（type）、运动强度（intensity）、运动时间（time）及运动频率（frequency），并遵守运动中的注意事项。2018年国家体育总局发布了《全民健身指南》“321”的运动原则，即三种运动方式、两种运动强度和每天运动1小时。三种运动方式包括有氧运动、力量练习和牵拉练习，有氧运动天天做，每周2~3次力量练习，运动前后牵拉。两种运动强度，一是中等强度，心跳呼吸加速，微微出汗，自如说话；二是大强度，心跳呼吸加快，大量出汗，无法自如说话。每天1小时健身运动或者运动治疗时间，一般情况下热身运动5~15分钟、有氧运动和/或抗阻运动20~40分钟、放松整理运动10~15分钟，共1小时；但是双心疾病患者运动耐力较差或者极差，根据患者体能情况，从5~10分钟低强度运动开始，每天可以2~3次分次运动，采取阶段性运动干预方法。双心疾病患者大多有自主神经调节障碍，可以加入改善自主神经功能的平衡练习或者上下肢的等长收缩练习。双心疾病患者因为心理问题，虽然运动耐力差，但是一旦核心冲突得到解决、基本需求得到满足时，患者躯体症状往往明显缓解，运动耐力也大幅度提高。所以时时了解双心疾病患者的用药情况和心理状态，及时调整运动强度、运动时间及运动类型，才能获得更好的运动康复效果。

1. 有氧运动训练 有氧运动是人体在氧气充分供应情况下的强度低、有节奏、持续时间较长的运动训练。规律的有氧运动可使心血管疾病死亡风险降低1/3~1/2，运动训练通过减少心理应激，可降低冠心病患者50%以上的死亡率。

有氧运动形式包括室内器械有氧运动（自行车、登梯、划船、跑步机和椭圆机训练器）、户外（广场舞、跑步、行走、骑自行车和登山）和水上运动（游泳、体操）。行走是最常见的运动方案，经济、方便、安全、有效。双心疾病患者，早期运动干预最好采取室内面对面、一对一的运动康复，并且选择患者能够接受的简单、容易完成的有氧运动，如步行、体操、踏车等，从低强度开始运动训练，有利于心理康复。

关于有氧运动时间，每次运动持续30~60分钟，包括5~10分钟的热身和整理运动，一般按照运动强度施行的运动时间须在20分钟以上。研究表明，较少的运动量也足以改善患者身体功能及降低死亡率。躯体症状明显的双心疾病患者根据耐受性，开始进行5~10分钟间断而非持续的运动训练，逐渐达到一定强度也能够减少症状并增加运动耐受性。

有氧运动强度是运动处方的核心，关系到运动的效果和安全。一般人群要求每周150分钟中等强度有氧运动，每天步行5 400~7 900步，有益于健康与寿命。有效的有氧运动可以降血糖、血脂，减重，增强和改善心肺功能，预防骨质疏松，调节心理状态，也是双心疾病患者主要的运动康复方式。

有氧运动强度制定法：

（1）心率储备法：（最大心率-静息心率）×目标强度+静息心率。ACSM（美国运动医学会）推荐的运动强度是最大心率的64%~94%，稍高强度的有氧运动训练更有利于健康预后，但是身体严重不适的患者只需达到最大心率的50%便可使健康获益。

（2）无氧域法：运动心肺检查测得AT值心率、功率及摄氧量，运动心肺试验是制定运动处方的金标准，精准制定运动处方，进行科学有效运动康复。

（3）目标心率法：静息心率基础上增加20~30次，一般用于危重患者Ⅰ期康复或者徒手评估后选择有氧运动初始强度。

（4）6分钟步行测试的平均速度=6分钟步行距离（6MWTD）×10/1 000（km/h），一般情况下，重症或者没有运动心肺试验的基层医院的患者在药物、运动、心理睡眠、营养及戒烟戒酒干预前后对比自身运动耐力，评价康复效果。不同年龄、不同性别、不同疾病及不同人群之间没有可比性。

（5）自我感知劳累程度分级法：一般用于运动训练结束后评估疲劳程度，结合心率，简单地指导有氧运动强度。对于心脏病变时反应功能差或者置入电生理起搏器的患者不再根据心率而是根据其自感用力度制定运动方案。

2. 抗阻运动训练 抗阻运动是人体阻抗外来阻力或者自身重力时进行的主动运动，具有恢复和发展肌力，改善身体组成，预防肌肉萎缩，改善日常生活能力，保持骨骼健康，减少跌倒风险，减轻胰岛素抵抗，调节血糖而改善心血管预后。抗阻运动训练对于肌肉含量极低的重症患者也会产生获益，结合营养干预，在有氧运动训练之前达到增加肌肉量目的训练。急性心肌梗死等急重心血管疾病及近期心脏手术史应在数周的心脏监护下的有氧运动训练后酌情抗阻训练。

一般抗阻运动方案由几项不同运动（上肢、下肢和躯干）肌群组成，每次2~4组肌肉群，重复8~12次，组间适当休息2~3分钟，每次运动时间为30~45分钟（包括热身运动及拉伸运动），每周2~3次。抗阻运动的强度以局部肌肉反应为标准，以单次抗阻运动完成的最大重量（1-RM）评估力量。针对局部肌肉抗阻运动强度包括1-RM和重复次数推荐初始强度，上肢为1-RM的30%~40%，下肢为50%~60%。抗阻运动可以利用力量器械、弹力带、沙袋、健身球等设备进行训练。呼吸训练是对于双心疾病患者的运动康复必不可少的训练方法。从减慢呼吸频率到胸式呼吸、腹式呼吸、正念呼吸训练、阻力呼吸训练等均有不同康复功能。双心疾病患者常伴自主神经功能失调，表现为头晕、手脚冰凉、心悸和直立性不耐受，可采取等长收缩训练（上肢、下肢肌肉紧绷）、正念渐进式肌肉放松训练、双手用力握拳上肢快速屈曲等抗阻运动，等症状缓解后可以直立或倾斜练习，背靠墙站立（脚踝距离墙15cm），从3~5分钟开始训练，直到20分钟，可以改善迷走神经亢进状态及晕厥情况。

3. 柔韧、平衡运动训练 柔韧、平衡运动训练通过牵拉肌肉、肌腱、韧带，增强关节活动度，提高本体感觉，防止跌倒风险，预防运动损伤。ACSM推荐，心脏病患者在有氧和抗阻训练前后（即热身和放松运动阶段）进行5~10分钟的伸展和低水平柔韧体操运动。柔韧运动包括牵拉某关键肌肉群和肌腱的次数和持续的时间，一般关键肌肉群牵拉3~5次，每次10~30秒。双心疾病患者也可以选择柔韧性拉伸运动，通过改善本体感觉，调节自主神经，提高迷走神经兴奋性，可以取得良好的康复疗效。

4. 其他运动疗法 中医经络操以中医学理论为基础，通过穴位按摩、调息等方式达到强身健体、治疗疾病的目的。有研究对双心疾病患者进行中医经络操干预，结果发现中医经络操，能够明显改善患者的临床症状、心理状态，可提高患者日常活动能力及运动能力，可取得良好的康复锻炼效果，对患者的心理状态有积极引导作用。按摩百会穴可开窍醒脑，回阳固脱。内关穴属心包经，具有理气止痛、宁心安神的作用，广泛应用于心绞痛、心律不齐等心脏疾病的临床治疗中。经络操可作为双心疾病患者运动康复的辅助治疗。

5. 心血管监护（心电、血压、血糖及血氧饱和度） 心脏康复患者，中高危患者在心血管监护下运动康复，而双心疾病患者因为心理问题，不自信、不相信、恐惧及自主神经调节异常等原因常常感觉不适。低危险层次的患者开始运动康复时也要心血管监护，运动治疗时，应用心电、血氧、血压监测，聚焦患者核心症状，以便澄清及一一确认患者所出现的症状是否与心血管疾病有关，是否有危险。让患者感受安全，不仅增强患者的自信心，改善行为能力，减轻双心疾病患者的死亡恐惧，还可以有效控制双心疾病患者生理危险因素，从而提高运动治疗的积极性、依从性和治疗效果。

6. 运动疗法的临床模式与动机性访谈 患者在双心访谈治疗结束后，进行有氧呼吸训练，有氧踏车训练以及拉伸训练，对于双心患者的情绪调节非常有效。

急性心肌梗死PCI术后，很多患者会担心自己的活动影响心脏，在支架术后，为患者制定个性化运动处方，根据运动心肺试验结果，根据患者的运动最大心率制定运动处方后规律有氧运动，对患者心脏康复，心脏改善有很好的效果。

抑郁、焦虑、情绪低落者宜选择娱乐性运动项目，如运动游戏、舞蹈、郊游等；神经衰弱、烦躁、易怒者可选择慢跑、游泳、太极拳、下棋等项目。由于乐趣与运动的坚持性相联系，它影响着长时间的运动提高自我良好感的成败。因此，在选择运动项目时，必须使运动参加者从项目中获得乐趣并感到愉快。

三、定期评估与改进运动治疗方案

双心疾病患者的运动康复训练一段时间后评估目的不仅是评价运动康复方案的获益，更重要的是时时改进运动康复方案，以取得最大的运动康复获益。评估时机，可以在运动康复训练过程中的时时评估与微调改进运动康复方案，也可以在规范系统运动康复3个月、6个月及1年、2年、5年、10年等时间评估，并根据评估结果及患者意愿进一步改进运动康复方案，最终取得患者身体、心理及社会功能的最大康复。

第十节 情绪的管理与调节

众所周知，情绪和我们的健康密切相关，良好的情绪是健康的基础，不良的情绪可能是造成疾病的原因。

心理心脏病学是研究人的情绪、精神心理因素与心脏病之间的关联的医学。许多心血管疾病的发生、发展与转归都与情绪有着非常密切的关系。如高血压、冠心病、心力衰竭、应激性心肌病等。情绪的波动可以引起血压的高低波动；剧烈的情绪反应更可以诱发心肌梗死，甚至猝死；就像1990年左藤（Hikaru Sato）等首次报道的应激性心肌病，就是一种与精神或躯体应激相关的暂时性左室心尖部室壁运动异常为表现的心脏病，其临床表现酷似急性心肌梗死，但冠状动脉造影未发现有意义的狭窄，多发生于中老年女性，发病前常有强烈的精神应激，如丧偶、亲友病逝、悲伤恐惧等负面情绪，因而又把它称为“心碎综合征”。详见第四章第十五节相关内容。

因此，研究和探讨精神心理因素，尤其是情绪管理与调节是双心医学重要的课题之一。以下就情绪管理与调节做一论述。

一、什么是情绪

情绪是一个人面对客观环境是否能满足自身需要的一种主观体验。也就是说，情绪是一个自我的感觉。

当客观事物能够满足自身的需要时，就会产生积极的正性情绪，如快乐、喜悦、激昂等；相反，当客观事物不能满足自身的需要时，则会产生消极的负性情绪，如悲伤、愤怒、沮丧等。

情绪是人内心世界的外在表达方式，是人对待客观事物的态度、认知、评估等综合体验的反应。情绪是人们面对外界刺激所产生的心理和生理反应。

人们很早就认识到疾病与情绪的关系。我国古代的医学巨著《黄帝内经》中就提到，情绪包括喜、怒、忧、思、悲、恐、惊，并指出“喜伤心”“怒伤肝”“忧伤脾”等。现在认为情绪可分为愉快的或积极的、不愉快的或消极的两大类。

二、影响情绪的因素

影响情绪的因素有哪些呢？有学者指出，影响情绪的因素有三：一是环境，二是生理，三是认知。

1. 环境因素　当身处环境很好，环境很舒适的情况下，比如在一个干净、明亮、整洁的环境中生活和工作，往往感受到轻松、自然、心情愉悦；而在脏乱、嘈杂的环境中生活和工作，则极大概率感受到压抑、烦躁。在清新自然的环境中可以让人放松，而在人潮拥挤的环境则会让人紧张。有些人到一个陌生的环境会表现得害怕和紧张，而在熟悉的环境中则会放松、自如。

天气也会影响人的情绪。如阳光明媚、晴朗的天气让人开心、舒适，而阴雨连绵或闷热的天气，则烦躁、抑郁。

除此之外，人的情绪也会受到周围其他人的情绪的影响。如周围人都微笑友好，宽以待人，那么他也会轻松愉快；如果周围人大家都在悲伤的氛围中，通常也会感到压抑、难过。

2. 生理因素　生理因素是一个人所特有的影响情绪的因素，比如年龄、性格、身体状况、患病与否、生理周期等。这些因素是固有的，不易改变的。

生活习惯也与情绪密切相关。良好的生活习惯如合理饮食、适度运动、良好的睡眠都可以让人保持健康积极的情绪状态；而吸烟、酗酒、熬夜等不良生活习惯则容易让人处于悲观消极的情绪状态。

研究证明，人的性格特点、行为模式与某些情绪的产生极度相关。早在20世纪50年代，美国著名心脏病学家Friendman和Rosenman首次提出A型行为模式概念：是一种具有过强的竞争性以及高度的时间紧迫感的人格类型。其共同特点是：雄心勃勃、争强好胜、专心于工作、容易产生敌意情绪和暴躁情绪等。大量研究证实A型行为模式是冠心病独立的致病危险因素，而且这一结论已被美国国际心脏和血液中心确认。相反，C型行为模式则表现为害怕竞争，过度克制等性格特点，容易产生恐惧、抑郁等消极情绪，其肿瘤发病率明显增高。

3. 认知因素　认知是人们对所触及客观事物的“信息加工”过程，是人的最基本的心理过程。它包括感觉、记忆、思维、想象以及表现出来的情绪、语言、行为等。简单理解，认知是我们对客观事物的认识，是我们头脑中的想法。如果头脑中的想法正性的元素多，那么表现出来的情绪就是积极的正性情绪；反之，则是负性消极的情绪。

综上所述，正是在这三个因素的作用下，可能影响到一个人的情绪的好坏。

三、情绪与健康

如果说，性格决定命运，那么，情绪则决定健康。

前文提到情绪与健康有着非常密切的关系。愉快的情绪对人体的生命活动起到良好的促进作用，可以提高体力和脑力劳动的效率，使人保持健康；不愉快的消极的情绪如焦虑、忧郁、愤怒等，如果过强或持续过久，便可对身体产生不利的影响，甚至造成某些器官或系统的疾病，正如中医的七情内伤所言："大喜伤心""大悲伤肺""大怒伤肝""大恐伤肾""大思伤脾"等。

曾经有心理学家做过这样的实验：选取两只同窝生的羊羔，生理状况相同，环境相同，给予相同的阳光、水分和养料，但是有一个条件不同，就是在某一只羊羔的旁边拴了一只狼。实验结果可想而知：旁边没有狼的羊羔健康地成长，而拴了狼的羊羔在惊恐万状的情绪中不思饮食而死亡。

人类也是如此。那么，我们该如何管理和调整好自己的情绪呢？

四、情绪的管理与调节

如前所述，人的情绪受环境、生理和认知三方面因素的影响，那么，我们要从这三个方面来管理与调节。

情绪管理是指应用心理科学的方法，有意识地调适、缓解或激发情绪，以保持适当的情绪体验和行为反应，避免或纠正不当情绪与行为反应的实践活动。

具体方法如下：

1. 体察情绪　首先要做到体察自己的情绪。当情绪出现时，首先要提醒自己注意：我现在的情绪是什么？我为什么会有这样的情绪？我的感受是什么？如果对自己情绪产生的原因有了认识，才可以对情绪有更好的管理。如与朋友有约，朋友却迟到，我感到不开心、郁闷，这时的情绪体验就是来源于对朋友迟到的不满。压抑情绪不利于情绪的调节，所以，学会体察自己的情绪，进而表达情绪。

2. 表达情绪　要学会适当地表达自己的情绪。以上面朋友迟到为例，把自己的感受直接地告诉对方。如"你怎么迟到了这么久，我刚刚一直很担心你"，让朋友感受到情绪的信号及产生情绪的原因，而不是压抑自己的情绪，闭口不言，让对方去猜测自己的想法；更不是去指责对方，指责会引起双方的负面情绪，激化矛盾，不利于情绪控制。所以，要学会用适当的方式表达情绪，并运用在日常生活当中。

3. 调节情绪　遇到了情绪的紧张，情绪的恐惧、焦虑、抑郁等不好的情绪的时候，我们能做点什么？有哪些方法来缓解、调节情绪呢？

（1）心理暗示法：可以用语言的指导和暗示，来调适和放松心理的紧张与不安，配合深呼吸。如暗示自己“不要害怕，自己的病是可以治愈的”，“要保持乐观的心情，积极乐观不仅能有益于心理健康，还能延缓心血管老化的速度”。

（2）注意转移法：当出现情绪不佳时，把注意力转移到自己感兴趣的事情上，改变注意焦点，做感兴趣的事，改变环境。例如用幽默来调节：听相声，看小品，读一些幽默的画报、漫画，来增加自己愉快的体验。

（3）亲情温暖法：感受家庭温暖，更多地和家人在一起，建立亲密、亲近的纽带，在疾病艰难时刻得到关怀、支持和情感支柱，远离孤独和寂寞，有助于情绪的缓解，有助于健康的恢复。

（4）合理宣泄法：言语倾诉，行为宣泄。例如向好友、亲人、知己说出自己的紧张、不安等。还可以通过一些行为，如找一些拳击的柱子打拳，把情绪发泄出来。还可以通过唱歌、跳舞等释放情绪。

（5）运动缓解法：研究证实，有氧运动和心脏康复治疗在改善心血管功能的同时，还可以有效减少抑郁症状。运动可以促进人体的内分泌变化，坚持规律运动能促使大脑释放产生内啡肽，使人的身心处于轻松愉悦的状态中。适当地运动和保持良好的睡眠是帮助患者缓解情绪的有效方式，在情感管理中起到重要的作用。当患者病情稳定时，鼓励患者进行有氧运动，并根据患者的病情、爱好为其调整运动量和活动时间，以促进患者尽快康复。

（6）冥想放松法：静想、冥想。例如找一个安静舒适的地方想一些自己正性的经历，从小到大的一些成绩成就，作出的有益的值得骄傲的事情，激活快乐的记忆，重燃对生活的热情，减轻不良情绪；冥想自己在大海边，在公园里，鸟语花香围绕着，使自己放松下来。

（7）理智控制法：自我安慰，自我激励，心理安慰，冷静思考，学会升华。例如将痛苦、烦恼、忧愁等不良情绪转化为积极有益的行动，用进步、成就来满足、快乐自己。

（8）认知调整法：善于从光明的一面看事物。例如塞翁失马的故事，告诉了我们一个重要的道理，那就是很多事物都是有两面性的，我们如何从光明的一面看事物，就能够更好地来调节情绪，更好地使我们处在一个健康的心理状态。

（9）学习实践法：当一个人特别悲观、消极，处在一个极端的负面心理状态时，当然如果是达到了病的状态，我们会给予药物治疗、生物学治疗。但大部分人只是处于一种悲观、抑郁或焦虑的状态，并没有达到患病的程度。这个时候，我们可以通过学习新知识、增加新体验来战胜消极情绪。即当遇到困难、遇到压力、遇到悲观的时候，要想办法向专家请教、向图书请教、向社会请教、向朋友请教，去学习一些自身不知道的知识。知识不但具有成长的作用，而且兼具消除焦虑的作用和保护性的均衡作用。如心脏病患者往往是对疾病和预后不了解，对诊断和治疗的来龙去脉不清楚，产生担心和害怕等负面情绪，这个时候可以主动学习一些这方面的医学知识，增加战胜疾病的信心，正确认识疾病，避免胡思乱想，盲目恐惧和悲观。学习新的知识是战胜头脑中负性认知的最有效的方法。

当然，只是简单地学习新知识是不够的，还要变成自己行动的指南，变成新的体验。比如有肥胖、高血压、糖尿病的患者，要积极学习并践行健康的生活方式，如戒烟、限酒、运动、低盐低脂饮食、规律作息、不熬夜等，规范自己的行为，当体验到自身身体状况的改善，身体变得有活力时，悲观负性情绪和认知就会减少甚至消失。

此外，我们还要学会忘掉结果、重视战术的方法。其实做任何事情，我们都不能总想着输赢成败，治疗疾病也一样，如果只是想到结果或只想不好的结果，反而会增添焦虑抑郁等负面情绪体验，增加烦恼。遇到任何困难和挫折，只要想到该做的事，则马上去做；想到目前的缺失，马上去补；也就是真正投入实践中去，才能知道那些错的东西是很快能够改掉的，困难和挫折是能够克服的。面对负面情绪，通过学习新知识、获得新体验以及忘掉结果、重视战术，是心理学上纠正负面心理情绪的有效办法。

（10）真相告知法：当我们有担心、恐慌、恐惧情绪时，如何减少担心，增强心理防御能力呢?

在对待压力、对待困难、对待危机的时候，有许多心理学研究和报道，提出了有效的办法——增加可控性和可预测性，即让大家能够知道真实的情况，知道确切的消息，这样在可控可预测的情况下，人们的心理上会更安稳一些，造成的伤害和危机也会更小一些。越知道真相，越可能战胜困境。站在科学的高度审视事件，才能更清楚和有效地战胜恐慌。

对于心脏病患者也同理，当不了解病情时，恐惧、慌张是难免的，但是如果我们能够站在心理学角度、站在人文学角度，更透明地告知患者并合理解释病情，不过分夸大也不刻意隐瞒，让患者更加清楚自身的情况，就可以在一定程度上消除担心和恐惧心理，达到更好的治疗效果，改善预后，提高生活质量。

（11）适度焦虑法：早有科学试验研究得出“半圆形原理”的定论。如图6-10-1所示，横坐标表示一个人面对各种事件的焦虑水平；纵坐标表示这个事件处理到最佳的结果程度，即达到的学习水平、工作状态的程度。“半圆形原理”得出这样一个结论：半圆形最高点，也就是效率最高的时候是在人们处于中等焦虑的状态。也就是说我们在做小型或大型工作的时候，如果能够保持中等焦虑状态，便可以取得比较理想的结果。

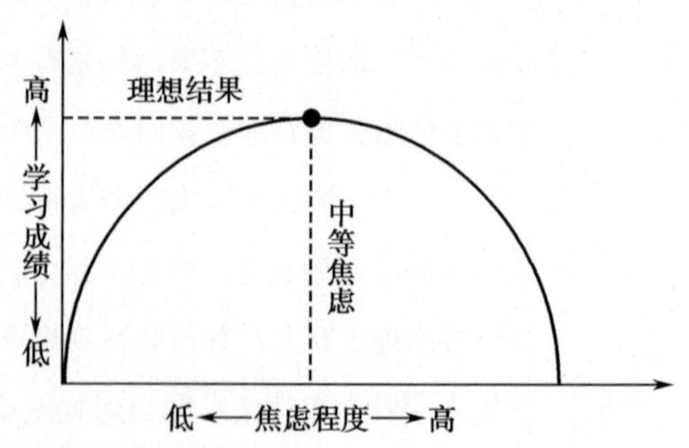

图6-10-1　调节情绪的半圆形原理

作为一个心脏病患者，如果对自身疾病完全不在意，任其发展是不行的，但过度紧张、焦虑也会过犹不及，不利于病情恢复。正确的做法应该是认真对待疾病，积极配合治疗，使自己处在中等焦虑水平的状态，这样是最好的，能够取得最佳的治疗效果。打一场球赛也是如此，如果球员总想着赢，害怕输，很焦虑，可能反而赢不了；如果完全不在意，想怎么打就怎么打，也会输。实际上，像打球这件事情，放在中等焦虑状态，那么就有可能战胜对方，特别是在双方水平相近的时候。因此，无论什么事情，对于个人来讲，把自己的心态放在一定程度的担心但并不恐惧的状态，以中等焦虑程度去应对，就能取得理想的结果。

五、结语

近年来，随着心理心脏病学的研究进展，情绪与疾病的发生、发展及预后、转归都密切相关，如何管理和调节好情绪是我们每一个人都应该学习和掌握的。保持良好的情绪可以降低心理因素诱发心脏病的风险，促进疾病的康复，使心理和心脏都处于健康状态。

第十一节

职业化医患关系与沟通技巧

“人民群众的获得感、幸福感、安全感都离不开健康。健康是幸福生活最重要的指标。”世界卫生组织定义：健康是生理、心理和社会的完整状态，而不仅仅指没有疾病或虚弱。所以，现代医学的根本出路就是从以疾病为中心向以健康为中心转移，推动单纯生物医学模式向生物-心理-社会医学模式的转化，而双心医学则是重要的突破口。本节将通过三个模块介绍职业化医患关系和沟通技巧相关内容。通过本节的学习，希望能够达到以下目的要求：掌握医患沟通的技巧（包括以患者为中心的访谈和以医生为中心的访谈）；熟悉医患关系的概念、特征和模式；了解职业化医患关系技术——巴林特小组的基本理论、工作目的和相关进程。

首先分享两则故事开启本节内容并反思如何能成为一个好医生：

“我并不想更多地占用我的医生的时间，仅仅希望他能够真正地静下心来关注一下我的病，哪怕只有五分钟呢！只需要一次，他能把心思放在我的身上，同我交谈一会儿，仔细地研究一下我的灵魂与肉体，直到能触摸到我的病。每个人生病的方式都不一样……他曾为我的身体验血或做CT，但我情愿他扫描的是‘我’，而不仅仅是我的器官，同时也探索一下我的心灵。医生如果不能以我所说的方式认识我，那么我在他的心里只是个‘病’而已，没有其他”。

（Anatole Broyard）

有一个男人割伤了手到邻居家求助。这个邻居恰好是一位医生，但为他开门的不是那医生，而是他3岁的女儿。看到邻居受了伤并流着血，她将他带进房间并用自己的手帕替他包扎伤口，然后帮他放平双脚，躺在最近的椅上。她轻轻抚摸着他的头和手，和他说起她的万寿菊，她的青蛙。一会儿，她父亲回来了。父亲迅速地将邻居当作一个患者，一个流血的受伤生物体，并护送他到医院急诊室进行缝合术（这个邻居对缝合术一无所知）。他在急诊室等了3个小时，缝了2针，与一个医学生在仅有的一次会谈时建议他接种破伤风疫苗（后来才发现他过敏）。几天后他回到医生家去称赞那年轻的看护者，既不是那医生（那个将他当成患者的医生），也不是那医院（那个把他当成传送带上的一个物件者），也不是带问号的医学生（受伤后是否需要接种疫苗）。那被称赞的会是谁呢？

（《牛津临床医学手册》）

一、职业化医患关系

（一）医患关系的概念

巴林特曾说过：处于医学核心地位的是医生与患者之间人的关系。医患之间的互动被认为是诊疗中实现治愈和传达关爱的最重要的途径，是医学最本质的内涵，堪称医学中的艺术。医生和患者之间值得信任且有益的关系构成了所有医学治疗的基础，其质量是治疗成功的决定性因素。

每位医生都有过这样的经历：他自身比某种药物对患者更有益处，医生是患者最好的药物。把医生自己作为一种药物的知和行是与患者沟通的首要任务。当然也要避免“医生”这味药的不良反应。医生试着去理解患者的行为是如何影响他的反应，同时也关注到处理患者或医生自身的情绪及其对自己行为的影响。由于角色不同以及医生所具有的知识储备和专业培训等方面，医生和患者的关系在核心上是不对等的，也将保持不对等；同时医学的快速发展也强化了这种不对等。正如巴林特所说“困难的不是患者，而是医患关系”。

每一个医学行动始终涉及两类当事人：医生和患者。或者更广泛地说，是医学团体和社会，医学无非是这两群人之间多方面的关系（西格里斯）。好的医患关系离不开医生的专业能力和服务态度，更离不开与一个社会人建立良好关系的人际交往能力。现代医学的高度发展更加扩充了这一概念。所以医患关系当中“医方”是由单纯的医务人员扩展为参与医疗活动的全体机构和人员，而“患方”是由单纯的求医者扩展为与求医者相关的每一种社会关系。其中也包含了两个层次的关系：一是两个社会人之间人与人的关系。二是行医职业中的求助者与被求助者、服务者与被服务者、专业人员与非专业人员之间的职业关系。

（二）医患关系的模式

1. 家长式模式或称为主动-被动型（生物医学模式） 这来源于希波克拉底思维。其特征是“医生为患者做什么，患者就接受什么”。即医生凭借着家长式的权威，为那些被认为没有能力的患者作出决定，为其益处着想并予以行动。在这种模式下，医生被当作医疗专家，知道什么对患者是最好的，坚信这么做是对患者有益的。患者是可能得到最优的科学标准指导，但这违反了患者的自主性。在医患对话中，医生决定将要讨论的话题，通过封闭或标准式的问题来记录主诉，访谈集中在躯体上异常的发现，其贡献了自己的专业知识，并在此基础上提供了治疗建议，默认患者都是会遵守遵从医嘱的。

优势：通过封闭式问题得到诊断是简单而可靠的。通过明确诊断，患者很快得到最佳治疗。这一模式适合那些期待家长式医生并来的时候就对医生充满信心的患者。

劣势：医生只关注躯体疾病而忽略额外的诊断或其他重要的信息。患者缺乏依从性，只有在其被当作完整的人而非一个生病的身体来看时，才能建立起信任。正如第一则故事中Anatole Broyard所描述的情形。

2. 消费式模式或称为指导-合作型 “医疗卫生已变成一种服务”。根据这种说法，医生被当作服务提供者，而患者则是消费者。在这一模式里医生是专家，满足了患者对自由独立、充分知情、被尊重和被关注的需求。而患者有权提出要求，其满意度是至高无上的，其态度总带有不信任的色彩。医生的作用被限于提供患者必要的信息，并执行患者所作出的决定。由于医生对治疗负有责任，仍需要注意医学科学的原则，并非必须执行“患者作为消费者”可能作出的所有决定。

优势：患者是满意的，他可以谈论与疾病无关的事情。而医生在更大程度上满足了社会的需求，很少有依从性不好的问题。自主性有强烈需求的患者对这种消费式模式甚感满意。

劣势：有执行不符合适应证的治疗风险。医生常常需要对抗患者的意愿而作出不愉快却必要的决定。患者期待情感投入，可能转往另一位能满足其愿望的医生。

3. 伙伴式模式属于共同参与型（生物-心理-社会模式） 基于平等双方的合作努力，治疗才能取得成功。患者可以与医生的谈话中提出自己的问题和立场，他们一起工作找到最佳解决方法，并共同协商决策。患者在完全意识到后果的情况下，有权拒绝任何一项的治疗，而医生必须接受这一点。医生作为专家的任务是告知患者所能作出的合理决策，患者作为能自主做决策的成熟的人而受到尊重。在协商过程中医生和患者对所有的决策是共同负责的。

优势：患者负责任，避免依从性差的问题。医生因不必对困难的问题做决定，因而压力得以释放。医患建立信任之后治疗被缩短，在长期随访中尤其有用。

劣势：如何告知患者承担责任是一项有困难的任务。获取病史需要很长时间，同时得不到相应的报酬，额外的工作需要医生的理想精神的支持。

4. 共同决策的目标 John.A.Balint在《医生、他的患者及所患疾病》重印介绍中就此提出问题：医生们是否要变成技术专家，而把做决定的选择留给患者？还是要和患者成为合作伙伴，一起就照顾方案和这些新技术的恰当作用做决定？同时他并予以自我解答：随着外在因素，如市场力量、科学进步、技术革新等倾向于把医生变成受过高度训练的技术专家，维持健康有效的患者关系变得更重要。无论对于全科医生还是专科医生来说，患者都需要与医生有密切的工作关系。医学教育工作者已经认识到，需要更好地训练今后的医生掌握与人打交道的技术和态度。患者需要“在意别人，有人情味的医生”，这样的医生能认识到患者作为个人的一面，并尊重患者的价值观。医生也需要与患者有人性的交流，而不只是一种机械关系。

所以共同的决策原则上就是平等的医患双方作出共同决定，共同承担责任。对患者而言获得以下信息很重要：疾病相关的基本信息，了解预后的信息，理解检查和治疗过程的信息，评估检查和治疗结果利弊的信息，获得支持的方法，避免并发症的方法。伙伴式模式要求医生高度灵活，并能够倾听，用心身的思维去探讨医患关系。而所谓心身的思维就是注意到患者心理和社会因素的线索。曹建新教授指出：心身医学不是要使内科医生改看精神疾病，而是要在非精神科临床实践中学会把心理社会因素纳入内科的诊断和治疗中。巴林特先生也指出：巴林特小组不是要把医生培养成二流的精神科医生或心理治疗师，而是让他们通过参加小组活动来提高对医患关系中情绪内容的敏感性和自我意识，进而提高其专业水平。

（三）良好医患关系的意义

林巧稚医生说，医生要永远走到患者床前去，做面对面的工作。单纯地或仅仅依赖于检验报告做医生是危险的。而Higginson说，只有在病床边才能重新发现尊严，无论是患者还是医生。所以将医疗回归到其医疗照料的本质，医生使用专业医学知识、医者爱人的人道主义精神为患者服务，尊重患者个人能力，在平等、伙伴式的关系中影响患者，帮助并逐渐要求患者了解医学，尊重科学，自身参与医疗决策，为自身健康及安全负责。同时医生需接受长期强化专业训练，对决策和工作活动的自我控制，对职业认同，对使命承诺，遵循道德准则，共同维护标准。医生通过对知识的阅读、学习和发现、印证，实际上是对另一个生命的悉心体察和感情交流。其共情、真诚与积极的基本态度有助于使治疗关系发挥最佳作用，提升治疗效果。这是在医学活动过程中医生与患者之间结成的一种理解、信任、和睦、融洽的人际关系。从临床实践来看，医生与患者的每一次接触都具有广泛的心理治疗意义。在患者最需要帮助救治之时，以一个医生的人格、素养、经验与理论有机结合，对患者的病症表示理解并给予合理的解释，再根据患者的领悟力、生活事件、年龄、个性等进行创造性的心理治疗，激发患者对其产生心理障碍的心理机制探讨的动力，这对患者来说就是最好最快的治疗。还可以提高药物治疗的依从性，也是治愈疾病及防止疾病复发的基础。综合医院医生也会从有效的治疗中体会到更多的成就感，从而走向更愿意关注患者心理精神健康的良性循环。

（四）以患者为中心的医疗服务原则

Phillip Hopkins曾说过，一直以来，医生只是根据其对患者病情的判定来决定诊断和治疗，患者有时仅仅被视为一个医疗的对象。长此以往，这必然会引起不满和失望。患者的需要可能并未用语言表达出来，这需要医生必须通过观察研究，甚至凭直觉来发觉。要满足这类患者并不意味着仅仅满足患者表达出来的愿望，而是要实现更深层的，通常是无意识的需要，对这类需要的阐释需要复杂而精湛的技术。而探讨这些需要和满足的医学正是“以患者为中心的医学”，这一术语由Michael Balint所创。

中医学是一门有着深厚人文传统和实践积淀的医学，依赖、重视医生和患者的关系，也注意到医患关系对于治疗效果的影响。自《黄帝内经》以来关于医患关系的探讨就没有停止过，以患者为中心是《黄帝内经》诊疗疾病的基本出发点。“医患相得”理论最早追溯到“病为本，工为标，标本不得，邪气不服”，指的是疾病和患者是根本的，是主要的。医疗技术或医生处于辅助的地位是次要的，是为患者服务的。医患相得的“得”是指医生和患者之间彼此默契、心有灵犀的感觉，而“相得”是医患都有所收获，是心理上互信、信息上互得、经济上节约、信念上达成共识的一种和谐状态。医患相得的医患关系模式是中医学对世界医学的一大贡献，澄清医患关系中主次问题，建立以患者为中心，以医患合作、互信平等为取向的人文主义传统。望而知之谓之神，心灵相通认其病，医患相得治其心，中医学强调医患之间的交流和沟通，进一步改善医患关系。

（五）如何成为一个好医生

在开篇第二则小故事中其实被称赞的是那位小姑娘，她带着理解力和同情心，用熟知的方式去关心、去陪护、去尊重。要成为一名好医生需要达到以下一些要求：①除了躯体发现外，还要关注患者的生活史和既往史；②能了解医患关系的重要性，并且针对困难的医患关系找到建设性解决方法；③具有高水平的沟通能力；④当面临威胁生命的疾病、垂死和死亡的压力体验时，意识到自己的情绪反应并且能够应对；⑤能觉察到治疗小组中的社会冲突，分析它们并且找到一个建设性的解决方法；⑥能了解自己的局限和无法避免的差错，能承认错误以及请求患者、他们的家庭成员和同事的原谅；⑦能认识到自己的压力极限，并及时保持身体和情绪的平衡。锲而不舍在中国心身医学培训领域开拓并创建中德心身医学学院的Kurt教授对此总结，他强调在整体医学模式下，人文理念、心身医学技能、医患沟通能力、职业化医患关系技术和自身压力管控技术是医疗服务水平及医患关系品质的重要因素。

二、医患沟通的概念基础与技巧

（一）相关背景与意义

人类很早就意识到，要准确表达自己和理解别人都十分困难。沟通是一个多元素且复杂、交替进行和完成的过程。医者绝不可能有各种疾病的亲身体验，当患者向医者诉说他的痛苦、陈述他的感受时，不一定都能被医者理解，唤起医者的共鸣。同样，当医者表达诊疗意见、提出配合要求时，也不一定能全被患者领会，赢得患者的合作。在医疗实践中，最不容易产生医疗纠纷的医生，不一定是医术最好的医生，而是最善于和患者沟通的医生。医生有三件法宝——语言、药物、手术刀（希波克拉底）。一个满意的患者比一千个治疗方案有用。据中国医师协会统计，90%以上医患纠纷实际上是由沟通不当导致。“沟通”这个单词起源于拉丁文，意思是分享，它是临床思维的缩影。

在当代的医疗保健中，患者被赋予了新的角色。他们是利益相关者，也是关键人物，是积极的合作者。他们希望自己的声音能够被听到、能够参与对自己的护理工作以及最终决定自己的治疗方案。患者在对健康的自我管理中必须承担积极的角色并参与护理的决策当中。以患者为中心的沟通和多学科合作团队都应与患者在健康照护中所呈现出来的主要变化相联系。所有医生必须学会交流的技能。缺少这方面的技能应该看作与技术不够一样，是无能的表现（福冈宣言）。良好的交流使医生受益：减少疲劳与避免精力衰竭；减少投诉和医疗诉讼。良好的沟通使患者受益：高效沟通与患者满意度；高效沟通与健康改善。

医生在诊断和治疗过程中最为重要的一项工作就是医学访谈。在医生的职业生涯中共计要与患者及其家属进行超过20万次的访谈。医生1/3的时间要用来进行访谈；70%的诊断可以基于既往史访谈。30%~50%来访者存在社会心理背景。患者经常抱怨与医生沟通不能令人满意，其中最容易犯的错误就是没能涉及情绪和社会心理方面的内容。共情作为沟通能力的一部分，对于医生来说是最困难的。医学实践的弊端在于历史洞察的贫乏，科学与人文的断裂，以及技术进步与人道主义的疏离（威廉·奥斯勒）。

（二）言语信息的使用

现在的观念认为言语和非言语的沟通都应该是沟通的一部分。在面对面的交流过程中，医务人员应该对患者反馈的言语和行为有广泛的关注，识别患者言语和非言语的表达能够理解并获得更全面、多维度的信息。

1. 倾听　建立医患关系最简单也是最有效的方法，也是以患者为中心的访谈中最重要的方法。有观察的倾听（察言观色）：试着通过患者的表情、眼神、姿势、说话方式与交流方式、穿着、一般状态和意识等去了解患者。有思考的倾听（体会潜台词）：发现可能的症状线索及可能的心理社会因素。有反馈的倾听（敏锐的反应）：变换表情和眼神，点头或“我听清楚了”。积极地全神贯注地主动倾听是以患者为中心的访谈中最重要的方法。医生的注意力集中在患者认为的有关内容上，通过聆听的信号和知识来表达他正在跟随患者的讲述，向对方证明自己的存在，避免作出不成熟的假设，减少接诊后期出现的主诉，精确测定患者的情绪状态。这一种方式被推荐为用于访谈的初始部分，尤其在令人动情的情景下，或者患者自己谈起心理社会压力时，要允许患者得以充分表达。一项对美国60名全科医生开展的调查显示：每一位进入诊室的患者能不被医生打断的陈述时长平均仅为12秒。有1/4的医生会在诊断过程中平均打断2次患者讲述。患者平均谈话时间为92秒，78%患者在2分钟内会停止自发谈话。患者没有表达出来的问题包括心理需求，对诊断结果与未来情况的担心，对自己的问题的判断，对副作用的担忧或者对处方的拒绝，疾病对他们的社会生活造成的影响。这种情况容易造成误解，使医生开出了患者不需要或者不会使用的处方，并最终导致患者不能坚持治疗（Barry）。

2. 提问　开放性问题是指那些不能用简单的“是”或者“否”来回答的问题，而是需要详细描述，如“今天感觉怎么样？”。通过使用开放性问题，医生给予患者空间或信号表明他对患者的观点很感兴趣。如果患者不知如何表达，使用封闭性的问题来帮助他是有意义的，如“今天头疼吗？”在问出开放性问题后不需要额外的问题或解释，因为这反而会限制支持以患者为中心的作用。提问的目的主要是澄清症状和引导谈话。通常是以一个开放式问题让患者开始陈述症状，如“是哪儿不舒服让您来到医院的呀？”“我有什么能帮您的？”“上次治疗效果如何？”“你提到您一直很担忧，可以讲一下吗？”最后以封闭式问题逐渐实现信息的完善，如“您的问题是无法穿衣服，我理解得对吗？”“您今天来看医生是为了得到一些降糖的建议对吧？”医生迫于时间限制，认为需要迅速转向提问模式加快节奏和采取主动，这种方法收效适得其反。

3. 停顿　停顿技巧可以减低表达心理社会话题的阻碍。经证实3秒的短暂停顿是相当有效的方式。在停顿时，患者可以聚焦于自己的情绪。医生可以通过“嗯”“是”和肢体语言等强调他在倾听患者，并给予患者继续说下去的机会。在短暂的沉默停顿时，患者在回想他们可能忘掉的想法。如果患者想补充一些内容评论，医生允许他可以继续讨论，患者可能表达出那些犹豫不决的想法。可能有人担心停顿会被理解为能力不够，但恰恰相反的是，它发挥着调剂解围的作用。能够短暂地思考一些事情是很让人愉快的，医生也会感到有兴趣。

4. 转述　使用自己的语言复述患者说过的内容。医生站在患者的角度，集中在患者所说的有关的内容上。在谈论情绪时使用转述是很好的支持患者方式，而提问更可能打断对话。转述常常带给患者新的观点，并可能得出了让人意外的解决方法。

5. 积极的谈话　最核心的原则是真诚。“你能够如此出色地坚持那么复杂的药物治疗计划，给我留下深刻的印象”——医生的积极意见有助于医患之间的良好关系建立。

6. 复述　医生接纳患者的观点并聚焦最相关的内容，使用患者的话进行重复，这将给患者带来一种崭新的视角，可能会发现意想不到的解决方案。

7. 总结　涵盖讨论的绝大部分内容。“让我来总结一下刚才你所说的”。医生要将他所理解的东西用自己的语言表达出来，并检查自己是否已经理解患者所表达的内容，使医生与患者达成一致。患者可以补充医生忘记的内容。

8. 共情式的反馈　共情是医生用来更好地理解医患关系以及患者故事的一种技巧。探究并证实患者的感觉，接纳和认同患者的感觉。“你是在告诉我，自从患病后这一点是最令你苦恼的”。这对于一个患者来说，医生的理解常常带来信任，而信任是一段诊疗关系中不可或缺的部分。共情具备一个双相的结构：共情理解和共情回应。如果医生有能力的话，他从患者那里传达出的想法和感受的共情理解会自然而然地发生。当医生被卡在理解和回应之间时，共情亦会受阻。

Squier探讨医疗服务人员的共鸣在预测治疗依从性中的重要性，并指出：①当医生允许患者表达和消除对疾病的紧张和焦虑时，以及当医生花时间仔细回答患者的问题时，患者的依从性更高；②对患者的感受表露出同情和理解的医疗服务人员，患者的依从性更高，满意度更高；③认为获得医生理解和关心的患者将更积极地执行治疗方案；④医疗服务人员鼓励患者表达情感和参与治疗计划，使患者的依从性更高。感受到被理解增进了患者和医务人员之间的医患关系，进而改善治疗依从性。

（三）非言语信息的使用

人类的情感70%是通过非语言性的方式来传达的。非言语信息沟通包括目光注视；面部表情；身体语言；声音特质；空间距离以及衣着步态等。黄煌教授提到“望神最难”。这种能力是一种直觉思维，不仅需要医生多年的社会经验和阅历为基础，还需要安静和谐的就诊环境，更需要医生良好的即时身心状态。

（四）组织访谈

正确地介绍自己，让患者清楚地了解你以及了解做检查的目的与内容，并且取得他们的同意；注意非语言行为的使用；恰当搭配开放性问题和封闭性问题；通过语言与非语言行为表达共情和理解；总结每一部分内容，确保信息的正确性，并引导谈话的进行；总结并结束对话，明确告知患者之后会发生的情况。完整部分的学习可以参考Calgary-Cambridge沟通过程技巧指南内容。该指南描述并简要定义了73个核心，也是基于循证基础的按需使用的沟通过程中的综合性技巧。无论是哪种方式，掌控访谈进程都是医生的责任，艺术性平衡以患者为中心和以医生为中心，适当和有效的访谈才能得以实现。

1. 自我介绍并建立融洽关系

2. 引导患者的提问　“我今天怎么帮你？”“我今天能为你做些什么？”

3. 列出患者就诊当天所要商议的问题　“你还有什么其他的问题？”直到患者回答没有为止。

4. 谈论患者关切的问题时　“这些选择之中的哪一个对你来说最重要？”“我今天也想

讨论你的……”“因为时间有限，你今天想讨论哪些问题呢？”“我知道……对你很重要，我非常关心你的……我们可以先从……开始吗？”

5. 采取带有开放式的问题来讨论患者的担忧 “多告诉我关于……”“你想多谈点……？”“我想知道它是如何开始的……”“告诉我……是什么样子”“你还注意到了什么？”

6. 直接询问问题以获得主诉及系统回顾

7. 引出患者的愿望及表示同情

8. 总结 “所以，从你到目前为止告诉我的，你……”“让我总结一下我们已经讨论过的内容。”“你已经告诉了我很多事情。我现在重复一下，以确保我所听到的内容是你想说的。”总结谈话内容转述的时候，医生只选择信息中最重要的部分。而总结则包括对话大部分的内容，医生用自己的话来总结自己理解的内容，患者之后可以补充被遗漏的信息，这样可以使医生和患者达成一致。医生检查他是否理解了患者所说的内容。总结谈话主要内容是一种适合转向讨论新话题或宣布访谈结束的方式，这也是以医生为中心的交流技巧。

9. 过渡 “现在我想问你一些常规问题，这些看起来可能是个人的或无关的，但是对于我们能够更好地帮助你却是很重要的。”“现在我想问你一些关于你以前的健康问题。”

10. 有效沟通 有效沟通就是要求沟通者站在对方的立场思考问题，传递信息，获得对方的反馈，解决具体的沟通问题，强化积极互动的人际关系。医患沟通直接关乎临床结局，已成为临床技巧的核心、临床能力的要素。医患双方共同进行的有效沟通是医疗保健的重要基础，也是医疗系统中促进医疗质量发展的主要环节，帮助患者及其家庭理解他们的健康需求，协助他们学会自我管理慢性疾病以及为制定决策提供治疗性支持。通过沟通来掌握患者的病情，取得患者的信任，以利于产生好的治疗效果。有效的临床沟通技巧可以通过医学教育培训的掌握与提高，其效果将会持续终生。而信任是建立和谐的医患关系和取得有效的治疗结果所必不可少的。

有效沟通遵循五原则（Kurtz 1989）：①有效沟通是双方有效的互动；②减少不必要的不确定性；③需要规划和思考期望达到的效果；④表现出动态的变化；⑤遵循螺旋模式。通过以上分析，不仅发现这一模式和中医医患相得理论在精神实质上是完全一致的。医患相得在中国更有历史和文化的支持，并以此为中心，构建有特色且具影响力医患相处的本土沟通理论。

三、职业化医患关系的培训——巴林特小组

（一）巴林特小组工作概述

John.A.Balint认为，在这个变动不居和不确定的世界上，人们必须重新审视Balint关于医患关系的思想在新世纪医学中适应性。无论卫生保健系统、患者自主性、医生权益、市场力量以及技术等今后如何演进，医患关系的基本特征今天仍旧是至关重要的。2016年由刘梅颜

等编写的《双心医学》中详尽介绍了“职业化医患关系技术——巴林特小组”。作为倡导医务人员心身医学基本技能的巴林特小组，架起心身桥梁，将精神分析和动力学思维当作和生物学一样重要的基础整合进入医生培训中。通过巴林特工作引向心身思考，有效缓解职业压力，避免医生职业耗竭，促进医务人员自我成长。聚集于医患关系的病例讨论形式，建设职业化医患关系能力，提升心身医学整体认识，开拓面向未来的诊疗途径，并从中体验心理生理整体关注的成就感。

中国巴林特联盟主席魏镜教授在其《改善中国的医患关系：巴林特小组的作用》一文中指出，巴林特工作在中国有助于融合中国传统美德：仁爱、容忍、宽宏大量与现代医学的谨慎。巴林特工作可能是结局导向的工作压力和生物医学机械模式之外的另一种选择。自2011年5月20—22日北京召开第一届巴林特会议以来，近千名中国医生通过职业化医患关系技术培训，促进临床医患关系水平的提高。巴林特方法在中国得到了高度认可，中国医生表现了很强的需求来沟通，在一个安全的环境去分享自己的无能为力、无奈、愤怒和沮丧的情绪，并得到一些安慰。巴林特工作通过分析性小组进程进行关系分析，促进内省以及开放，促进个性化，“医生的人格发生微小但显著的变化”。

（二）巴林特小组的心身医学意义

1925年巴林特先生开始对心身医学开展研究，1945年他组织了“关于医疗实践中心理问题的讨论会”，其目的是让普通医生了解到疾病症状不仅是器官损伤的表现，还可以理解为冲突环境和适应障碍的表现。这是巴林特小组的前身。巴林特和妻子一起“研究心理学方法在全科医学中的应用”并开始检验他们的假设：日常工作中最常用的药物是医生本身。这意味着首先所有的医生都必须仔细地倾听患者关于躯体症状的述说，并予以理解。小心地处理和解释这些信息，并尊重症状背后可能的内心冲突。其次，医患关系黏着于躯体症状而不探求内心的冲突，并都在寻找一个适当的疾病并予以一致认同。那么心身疾病可能慢性化，而内心冲突则始终隐藏着。因为他们所接受的训练，医生在可能的疾病中通常都会优先选一个躯体疾病，因为他们对躯体疾病更了解，他们学了更多也知道更多的躯体疾病，用躯体疾病表达他们的发现也更容易、更准确。这一自动化的反应可能导致更多的专科检查，开具更多不必要的药物处方。同时巴林特也指出：“相反的危险也存在。医生可能倾向于将所有的躯体症状放到一边，而钻进他所认为的心理根源去。这种诊断或治疗方法意味着医生努力将症状从患者那里拿走，同时迫使他有意识地面对可能导致了症状的痛苦问题。换句话说，患者被迫要用很多严重的精神折磨去交换这些优先的症状，而这些精神折磨本是他通过更容易接受的躯体折磨而逃避了的。”这段话写于1955年，时至今日，类似情形没有得以改善，甚至愈演愈烈。

前国际巴林特联盟主席Otten常常扪心自问：对那些我已经解决了其躯体症状的患者，我能给予他们什么？同样如此，在当代中国，随着社会的进步和法治的健全，患者的自我保护意识逐渐增强，对健康的要求也提高了。但中国特殊的文化传统和历史造成中国人在面对巨大的精神和心理困难甚至创伤时，不愿意面对和接受，往往以躯体疾病的方式呈现。在每种疾病中，患者的躯体、精神和社会问题都是交织在一起的，心血管疾病也不例外。随着众多高新技术的引入，心血管疾病有了革命性的治疗进步。但心血管疾病患者就医的思维模式，在追求疾病诊治的过程中，融入了更多的心理、精神因素及对环境要求的主动行为。心血管疾病伴发的心身障碍却有增多、增重之趋势，并已成为当今困惑心血管医生的最主要的问题。正如希波克拉底所言："了解一个什么样的人得病比了解他得了什么病更重要"。希望通过医患关系的案例学习，以"患者为中心"，诊断和治疗中躯体和精神并重，使患者在躯体上和精神心理上得到全方位的关怀和治疗。

（三）巴林特小组工作方法

巴林特小组的基本理论是"The doctor，drug"，也就是说医生对患者的倾听和关心可以起到类似药物的作用。巴林特小组就是研究"医生的药理学"的小组方式，包括"医生的作用以及一些不想要的作用"。巴林特小组专注于医患关系，注重提高医护人员倾听和共情能力。一个巴林特小组由8~12个成员组成，定期规律会面，组长是由有巴林特小组经验的医生担任。他熟悉小组进程，胜任小组督导，并将医患关系的基本假设付诸实施。所有参与者坐成一圈，每次活动讨论1个案例，大约持续一个半小时。讨论的案例由组长邀请，在小组中自发产生。通常是那些令医生有着强烈感受的患者或医患情境：沮丧、烦躁、困惑、绝望、痛苦、愤怒、怨恨、内疚、无助等；我们害怕去见的，或者已经离开却让我们感到尚未完结，或对其无能为力的患者；令人难以入眠的患者；或者被我们"带回家"的患者。

第一步：由组长强调小组的基本原则：保密、界限、负责、守时。然后询问小组成员谁愿意叙述一个自己在临床工作中与患者之间沟通互动的案例，若有多名组员要求发言，分别简介自己的案例并由全体组员举手表决。第二步：由提供案例的组员描述与该患者的沟通过程、存在的问题及困扰，报告完毕，其他成员可以询问他们希望了解的相关细节问题，不阐述自己主观的推测、判断或想象，不作解释或建议，由案例报告者根据实际情况予以回答。第三步：经过安静思考片刻后，小组成员自由阐述自己的内心冲动、躯体感觉和感受想象，以及在讨论过程中的想法改变，这个环节中任何想法及想象都会是有帮助的。该阶段案例提供者保持沉默，专心聆听和进行反思而不作发言或反馈。第四步：邀请案例报告者回来并予以反馈，根据所有成员的发言重新认识之前没有发现的问题，总结对自己触动最大的发言。最后由组长总结，结束本工作流程，并致谢案例报告者。整个过程深入探索医患关系层面被忽视的部分。促进对医患关系更深入的理解和思考。

（四）在线巴林特小组

巴林特小组工作在中国已历经十余年发展，旨在帮助医务工作者得到情感支持及不同角度的反馈，启发反思，缓解职业耗竭，是为医务工作者提供人文关怀、维护其心理健康的有效途径之一。近年来，澳大利亚、美国等国家对在线巴林特小组工作进行了初步探索。有时，因人员管控的特殊要求，医务人员难以进行传统形式的现场巴林特小组工作。参考近年来国际经验，中国各地巴林特组长尝试采用网络方式开展在线巴林特小组工作。为进一步规范我国在线巴林特小组工作，丰富并扩展其工作方式，中国医师协会精神科医师分会医患关系工作委员会（中国巴林特联盟）通过两轮讨论，对在线巴林特小组的工作原则和形式取得了一致意见，并对在线巴林特小组工作流程、使用网络平台进行示范和观摩学习、注意事项以及未来发展方向等达成了共识。值得说明的是，在线巴林特小组的应用今后可作为常规巴林特小组工作形式的有益补充。

（五）巴林特小组组长

职业化医患关系技术——巴林特小组培训受到各级各类医院医务人员的广泛认可，专业的组长培训能够提高临床医生带领巴林特小组工作的能力。中国巴林特联盟自2012年开始首次组长培训，由国际巴林特联盟资深专家授课和督导，到2019年参照国际惯例和标准进行了首次组长认证。

巴林特小组组长的主要任务：①确保小组安全性；②严格控制进程；③对动力关系敏锐；④控制讨论焦点；⑤保护案例医生。国际巴林特联盟（IBF）对组长的要求是：①小组长应具备适当的基础培训；②小组长应有之前参加巴林特小组的经验；③小组长应和有资质的小组长一起工作过足够长的时间；④小组长应对医患关系有理解；⑤小组长应接受适当的督导鼓励参与者开放和自由地表达想法，感受和疑惑。巴林特小组的组长需要创造一个安全的小组氛围以及接纳和信任的环境，通过建立并维护小组规则，全面构建并掌控小组；人格方面要灵活、具有好奇心、容忍不确定性，对报告者和患者都能共情，有能力塑造小组的行为。必要时也代表患者说话，让组员认识到患者可能受到的伤害；引导成员思考有关护患沟通的问题，鼓励反思、共情和同情。通过适当澄清，以“棱镜效应”联结成员的相互作用，形成系统的观点。2021年5月中华医学电子音像出版社出版奥登著、魏镜、史丽丽主译的《带领巴林特小组指南》一书，聚焦于巴林特小组的组长功能和培训成长，以清晰的框架介绍了巴林特小组的基本概念流程、组长需要掌握的知识和技能，以及如何形成个性化的组长风格、如何培训组长等重要议题。

四、小结

为了全面贯彻落实《“健康中国2030”规划纲要》，我们希望通过心身医学的教育和研究，开展职业化医患关系技术培训，建立医患沟通技巧课程体系，并通过巴林特小组培训落实于医疗服务实践中去。倡导人文关怀，推动医学整合，坚持心身合一，对于疾病与健康的生物-心理-社会全面理解，充分理解患者的疾病行为和情绪反应，正视患者对于疾病的主观理解，以人文关怀的态度给患者切实的医疗帮助，在协商模式下共同做出决定，共同承担责任。医生的共情、真诚与积极的基本态度使治疗关系发挥最佳作用，并提升治疗效果。不以医生本人的价值取向评判患者的价值观和生活态度，尊重患者的人格、信仰和文化，从而促进医患关系的融洽和医学事业的发展，从而促进人类健康水平的全面提升。正如胡大一教授所言：落实双心医学，才能体贴患者的疾苦，尊重患者的感受。医者，看的是病，救的是心，开的是药，给的是情。

第十二节

中西医结合治疗心理心脏病

一、概述

1. 心理心脏病诊疗模式的发展现状　双心医学在我国起步相对较晚，我国著名心血管病学者胡大一教授于1995年在国内提倡并推行“双心医学”诊疗模式，得到国内学者们的积极响应。经过近30年的努力，双心医学在我国得到了快速发展。双心医学理念被越来越多的同行所认可和接受，双心医学诊疗模式得到了一定程度的推广，一批双心医学学术组织和学术平台得以建立，有关双心疾病的诊疗指南和专家共识得以颁布，双心医学的培训也逐渐显现成效，双心医学专业队伍不断壮大。实践证明，双心医学诊疗模式不仅有助于减轻双心疾病患者心理和躯体两方面的症状、改善其治疗依从性、提高临床综合疗效并有助于改善心血管疾病的预后，而且可以显著节约医疗成本，值得进一步推广和普及。

尽管双心医学在国内取得了较好的发展，但面对越来越多的双心疾病患病人群，我国双心医学的发展仍然面临着以下一些主要困难：

（1）双心医学理念趋待进一步普及：仍然有不少心血管医生对“双心”医学的理念认识和重视不足，仍习惯以单纯“生物医学”模式指导实践，因而只重视心血管疾病的诊治，忽略精神心理因素的存在及影响，未能进行双心诊疗。双心疾病的患者更缺乏对心理问题的认识，或忌讳心理问题，拒绝双心医学诊疗，医患沟通也存在较大障碍，家庭及社会对双心患者心理问题的关注和支持也不够。

（2）双心医学诊疗体系尚未构建完整：学科间（尤其心血管科与精神心理科之间）缺乏整合和有效协作，很大程度上限制了双心疾病的诊疗效果。

（3）心血管医生缺乏对双心医学诊疗技术的掌握和运用，对双心疾病识别诊断率低，控制率低，影响临床疗效。

（4）现代医学治疗精神心理问题的效果尚欠满意：虽然现代医学有心理治疗、药物治疗、运动疗法、生物反馈治疗等多种，但这些治疗方法在临床实践中的应用尚欠理想，例如心理治疗其专业属性很强不易被心血管医生所掌握、运动疗法其依从性不高且质量难以监控；在药物治疗方面，很多精神类药物对心血管疾病的安全性尚不明确，且这类药物或多或少存在副作用而导致其依从性不高，尤其联合用药时安全隐患及不良反应的问题更为突出，这些问题使精神类药物在临床应用时受到较多限制。

2. 中医诊治双心疾病的特点和优势　中医根源于中国传统文化，其对于健康和疾病的认识，是以“天人合一 ”的整体观为基本出发点。“天人合一”观认为人与自然及社会是一个和谐统一的整体，人体的生理功能和病理特点均与自然和社会相关联，这种“整体观”思想贯穿于中医养生、防病治病的全过程。另外，对于“人”这个健康和疾病的载体，中医强调“形神合一”，即强调形体和精神心理活动的和谐统一，这其实就是最古老、最朴素的心身医学理念。天人合一、形神合一的观念，与当今现代医学提倡的“生物-心理-社会”新医学模式以及整合医学、心身医学的理念是一致的。早在《黄帝内经》就有“恬淡虚无，真气从之，精神内守，病安从来？”的调“神”以防治疾病的思想；名医华佗在《青囊秘录》中提出“善医者先医其心，而后医其身，其次则医其病”，可见中医很早就提倡“心身一体”之理念。

传统中医虽然没有明确提出心身医学或精神心理学的概念，但中医有“情志病”理论学说，其“情志病”就相当于现代的心身疾病或精神心理疾病。对于情志病，中医在长期实践中积累了非常丰富的理论和经验。中医对于情志病的治疗有药物和非药物两大类，其中非药物疗法包括调情志疗法、导引、吐纳、气功、针灸、推拿按摩、五音（音乐）疗法、食疗等多种，药物治疗内容亦非常丰富，一些经典古方和名方迄今仍在临床广为使用。关于情志病与“心”的关系，中医明确指出情志病与心的关系非常密切。中医既有“心主血脉”理论，又有“心主神明”理论，其中“神明”有广义和狭义之分，广义是指人的一切生理活动，狭义就是指人的精神、意识、思维等心理活动。因此，心既是血脉之心，又是神明之心，是二者的统一体，“心主血脉”功能和“心主神明”功能的异常，可导致双心疾病的发生，这是双心疾病的中医主要发病机制。目前中医防治双心疾病，主要以调整心主血脉和心主神明的功能为主。因本节重点介绍中西医结合在双心医学中的应用，故有关中医治疗双心疾病的详细内容，参见本书“传统医学与心理心脏病学”章节，在此不再赘述。

基于传统中医对“情志病”治疗的理论和实践，结合现代中医对双心疾病的认识和治疗实践，归纳当前中医治疗双心疾病的特点和优势主要有：

（1）整体观：这种整体观表现在对人体生理功能、病理状态、预防治疗等各方面，当然也包括心身一体理念（形神合一观）。

（2）个体化：辨证论治是中医治疗疾病的基本法则，同时中医也强调“因人制宜”（个体化），因此中医治疗双心疾病既有辨证规律可循，又充分体现了个体化和灵活性，这对于病情较复杂、个体差异性大，尤其心理状态异质化明显的双心疾病患者尤为适宜。

（3）中医干预双心疾病的手段非常丰富：中医治疗情志病的方法总体分为非药物、药物两大类，这两大类各自又包含了很多具体方法或药物，因而临床选择面较广，方便临床灵活选择，组合实施，有利于提高双心疾病的临床疗效。

（4）中药不良反应较少、安全性高、无药物依赖性，耐受好而依从性高。非药物治疗还有简便易行、易接受、容易推广等优点。

（5）中医药治疗双心疾病，在改善患者症状、体质状态和生活质量等方面有一定优势，对于合并早期、轻度心理障碍的双心疾病患者效果好，当然对于病史较长、心理障碍严重的患者起效较慢、效果欠佳，常须中西医结合治疗。

针对目前现代医学治疗双心疾病所面临的问题，将有着丰富理论和实践经验积累的中医药与现代医学相结合，共同应用于双心疾病的防治，探索出具有我国特色的中西医结合双心医学道路，是摆在双心医学同道面前一项重要而有意义的工作。

二、双心疾病中西医结合治疗现状

（一）中西医结合诊疗现状

随着双心医学在国内的逐步发展，一批有志于双心医学的中医、中西医结合心血管病专家开展了中西医结合防治双心疾病的实践与研究。由于绝大多数心血管疾病需要以西医治疗为基础，因此，联合中医药治疗双心疾病主要是针对双心患者的精神心理障碍，或同时兼顾心血管疾病和精神心理障碍。由于严重的精神心理障碍需要接受精神心理专科的治疗，因此心内科治疗的对象主要是心血管疾病合并轻中度心理障碍的患者。

目前中西医结合诊治双心疾病，包括诊断和治疗两方面。

在中西医结合诊断方面，由于现代医学对于心血管疾病和精神心理疾病的诊断已有公认的诊断标准和诊断方法，因此，诊断上主要是以现代医学进行双心疾病的诊断。当然有关心理疾病的诊断往往需要精神心理学科或心身医学学科的参与。在精神心理疾病的诊断中，心理评测量表的应用很重要，既是诊断的重要参考，也是评估临床疗效的重要依据。中西医结合诊断除了双心疾病之西医“病”的诊断外，还包括中医“证”的诊断，这种“证”的诊断，主要是为中医辨证论治提供依据，同时也是评估中医症候疗效的依据，因此，中西医结合诊断双心疾病，主要体现在中西医“病证”诊断的结合。

在中西医结合治疗方面，由于心血管疾病需要西医治疗为基础，因此针对双心疾病患者的中西医结合治疗，均在西医常规治疗心血管疾病（如高血压、冠心病等）的基础上，针对精神心理障碍的具体情况加用中医药治疗，必要时采取中医药治疗与精神心理治疗相联合的方法。

关于双心疾病的中医药治疗方法，目前主要有中药（包括汤药及中成药）、针灸、推拿按摩、音乐（五音）、导引、情志疗法、食疗等，其中以中药最为常用。以中医药治疗冠心病合并心理障碍为例，已有文献报道的中医方剂主要有柴胡疏肝散、柴胡龙骨牡蛎汤、疏肝解郁汤、解郁止痛方、温胆汤类方、双心方、柴胡桂枝汤等多种，中成药主要有心可舒片、舒肝解郁胶囊、舒肝益阳胶囊、益心舒胶囊、养心氏片等。这些研究均采用西医诊断标准，包括采用西医心理量表进行辅助诊断及疗效评估，在西医心血管病常规治疗基础上，采用中药干预或中药联合精神类药物干预，设立空白对照组或西药（精神类药物）对照组，对双心疾病患者的临床疗效进行综合评价，评价指标除包括心血管疾病疗效指标外，心理障碍的疗效指标包括症状、中医症候、生活质量及各种心理量表评分，研究结果均显示上述中药对双心疾病有积极的治疗效果。

对于中医药治疗双心疾病的疗效也有人进行了系统评价。如有Meta分析显示，对于冠心病合并焦虑抑郁状态的患者，在西医常规治疗基础上，无论单用柴胡加龙骨牡蛎汤或与精神类药物联合，与安慰剂或空白对照相比，均可以进一步降低HAMA评分、提高心绞痛症状改善率，从而提高冠心病合并焦虑抑郁状态患者的临床疗效，且安全性良好。另一项Meta分析结果显示，心可舒片治疗冠心病合并焦虑抑郁状态患者，与对照组相比可进一步改善心电图、调节血脂水平、改善抑郁自评量表（SDS）及焦虑自评量表（SAS）评分，从而提高临床综合疗效。

有人对中医药治疗冠心病合并焦虑抑郁的临床研究做了Meta分析，纳入15项临床研究涉及1 063名患者，结果发现在心绞痛疗效、中医证候疗效、SAS和SDS评分方面，西医联合中药治疗优于单纯西医治疗，在降低SAS和SDS评分方面，中药与抗抑郁焦虑药具有协同作用。

当然，当前中医药治疗双心疾病的临床研究，选择的主要是心血管疾病合并早期焦虑抑郁状态或轻度焦虑抑郁障碍的患者，且多属于单中心、小样本的短期观察，因而研究证据的力度相对不足。未来期待开展多中心大样本临床研究或大型真实世界研究，以为中医药提供更强的循证医学证据。

在中医药干预双心疾病的机制方面，近年来中医、中西医学者们做了较多的研究。如现代药理学研究证实，中成药养心氏片所含多种成分具有增加冠状动脉血流量、降低血黏度及降脂等作用，并能提高血清及海马体中5-羟色胺及多巴胺含量。有研究发现，中医经典方剂归脾汤可通过调节神经-免疫-内分泌系统进而发挥其抗抑郁作用。关于针灸治疗双心疾病、精神心理疾病已有大量的研究报道，如有研究发现，在双心疾病的治疗中，针刺心经穴能够影响新增脑区并使其功能连接特异性增强，这些脑区与情感等高级认知功能相关，同时与心血管功能密切相关。这类研究对中医药治疗双心疾病的机制进行了有益的探索，有利于阐释中医药治疗双心疾病的机制，值得进一步深入研究。

（二）双心医学的中医/中西医结合诊疗指南

随着双心医学在国内的发展，若干双心疾病诊疗的西医指南/专家共识先后发布，对双心医学诊疗实践起到了有力的推动作用。随着中医、中西医结合在双心疾病防治中的应用日益增加，有关中医、中西医结合防治双心疾病指南/专家共识亦陆续发布。如针对冠心病介入术后合并抑郁焦虑患者发病不断攀升的情况，中华中医药学会于2014年组织专家制定了《经皮冠状动脉介入治疗（PCI）手术前后抑郁和/或焦虑中医诊疗专家共识》，该共识专门对冠心病PCI术前后合并抑郁、焦虑患者的临床特征、中医诊断、中医治疗（包括辨证分型治疗、中成药、针灸）进行推荐，并对相关中成药、针灸治疗的循证医学证据进行了评价。共识强调采用“双心医疗模式”，并推荐药物治疗与心理疏导、放松训练、针灸等联合应用。中国中西医结合学会心血管病专业委员会双心学组于2017年制定了《双心医学疾病中西医结合诊治专家共识》，该共识围绕双心疾病的中医病因病机、临床特点、临床识别、中西医治疗进行了总结归纳，在中医治疗方面重点对辨证论治、中成药应用、情志疗法及针灸等非药物疗法的应用进行了推荐，并提倡将上述中医治疗方法与西医药物、心理治疗、运动治疗等相结合。基于单纯接受西医治疗存在患者依从性不佳和药物不良反应及安全性不明等局限性，共识建议在双心疾病的诊治应遵循中医“整体观念”及“西医辨病和中医辨证”相结合的原则，以达到“中西医结合、双心同治”的目标，提升双心疾病的防治效果。

三、中西医结合治疗双心疾病的思路与方法探讨

如前所述，中医治疗双心疾病具有一定的优势，而西医治疗双心疾病亦有其自身优势，不论是心血管问题的治疗，还是精神心理问题的治疗，西医治疗都日趋规范。西医诊治精神心理疾病亦具有较明显优势，如有公认的诊断标准、诊断手段和方法较丰富、在诊断和病情评估方面较规范和精确、精神类药物起效迅速、症状和病情控制较明显、心理治疗的疗效较肯定等。如何将中西医有机结合，发挥各自优势，以提高双心疾病的总体治疗效果，是摆在双心医学同道面前一项重要而有意义的工作。

首先可以明确的是，中医和西医虽属两种不同的医学体系，但是在治疗双心疾病领域是完全可以有机结合的，这是因为：

（1）中西医理念相通：双心医学提倡尊重患者的自身感受，注重人文关怀、身心协调，这与中医“形神合一”“辨证论治”“因人治宜”的理念不谋而合，均是医学人文主义的具体体现。

（2）中西医理论相通：西医心理与心脏密切相关的双心医学理论，与中医认为“心”具有双重生理功能（即心主血脉和心主神明）的理论相吻合。中医的情志病，相当于西医的精

神心理疾病，二者在理论方面相融相通。

（3）在双心疾病治疗方面，中西医既相通，又互补。首先，西医治疗方法有心理治疗、减压与松弛治疗、运动治疗、生物反馈治疗、音乐治疗、催眠疗法等，传统中医均有相对应的治疗方法，如中医的调畅情志法相当于心理支持治疗，呼吸吐纳相当于松弛疗法，气功/禅定相当于正念治疗，传统导引类似于运动治疗，针灸、按摩等外治方法与生物反馈治疗相类似等。其次，中西医各自对应的治疗方法均各具特色，且有很强的互补性。如中医情志疗法包括情志相胜、语言疏导、静心宁志、怡情养性、顺从意欲等多种方法，不仅内容丰富，形式多样，而且充满人文主义理念，既与西医心理支持治疗有很多相似之处，但又独具优势和特色。其通俗简单、容易为患者所接受，可以与西医心理疗法相互补充，二者相得益彰。中医五音疗法与西医音乐疗法有异曲同工之妙，但五音疗法又能结合患者的中医体质特点，因材施教，且富有传统文化气息，易被我国人群接受，值得西医借鉴采纳。若二者结合将更为有效，亦可丰富其治疗内涵。再如传统中医导引如太极拳、八段锦、五禽戏等具有动静结合、形神共养的效果，与现代医学运动疗法相结合，综合疗效更佳。

陈可冀院士曾讲道："中西医两种医学各有所长，也各有所短，两种医学的优势互补，会更有效地提高疗效，促进机体康复。"中西医结合治疗双心疾病，应当在充分发挥西医诊疗优势的基础上，针对西医诊疗的某些不足，施以有效的中医治疗手段，从而提高临床疗效。归纳而言，中西医结合防治双心疾病具体可以从以下方面着手：

（1）运用中医整体观理念指导双心疾病的诊疗：中医的整体观尤其适宜于心身疾病（包括双心疾病）的防治。这种整体观的思维包括心身整合、学科整合、疾病认知整合、诊断方法和治疗方法的整合等。有中医整体观理念的指导和参与，既有利于防止临床对精神心理障碍的漏诊、漏治，又有利于避免双心疾病诊疗过程出现的片面与局限。

（2）开展针对心血管科医生的中医双心诊疗技能培训：对于非精神心理专业的医生（包括心内科医生）而言，精神心理病学专业性太强，概念繁多且理论深奥，短期不易被掌握和应用，而中医则有通俗易懂、简单易学、可行性高、易推广的特点，学习和掌握一定的中医诊疗技术，可弥补心内科医生诊治双心疾病能力的不足，对于已掌握一定西医心理学诊疗技术的医生而言，亦可丰富并提高其双心疾病诊治能力。

（3）诊断上发挥西医诊断的优势，治疗上发挥中西医结合治疗的优势：双心疾病的诊断尤其是精神心理障碍的诊断是西医的优势，将西医诊断与中医辨证诊断相结合，做到中西医病证诊断相结合。另外，在治疗上积极运用中医药治疗，并与西医治疗相结合，扬长避短，各施所长，制定最优化的中西医结合治疗方案，可提高综合疗效。中医药治疗，不仅可丰富西医的治疗手段，为患者提供更多的治疗选择，而且对优化西医治疗效果大有裨益。

（4）发挥中医药改善症状和生活质量、改善体质状况的优势：中医的辨证论治及个体化施治，对于西医治疗症状及生活质量改善不佳的患者，可以运用中医药治疗，提高患者的自我满意度及临床疗效。

（5）运用中医药减少西药的依赖及其不良反应：中医药不良反应相对少且轻、无药物依赖性、容易接受、依从性高，对于双心疾病合并早期轻度心理障碍的患者，可尝试在心理疏导的基础上，单纯使用中医中药治疗，可以避免过早地使用西药；在使用精神类药物的同时，加用中医药治疗，有利于西药种类和剂量的减少或撤药，并减轻西药不良反应。

（6）发挥中医“治未病”优势，提高双心疾病防治效果：实践证明，双心疾病作为一种慢性综合征，治疗难度大，不易根治，治疗效果总体不满意，且治疗成本高，因而相对于治疗而言，预防的意义和价值更大。现代医学在双心疾病的预防方面还相对不够重视，也欠缺足够的预防手段。而中医药非常重视疾病的预防（治未病），在“情志病”的预防方面积累有丰富的理论和实践经验，有关情志疗法、气功、导引、吐纳、食疗等方法寓预防和治疗于一体，在双心疾病的预防方面可发挥重要的作用。

（7）加强中西医结合基础研究：随着双心医学的发展，现代医学有关双心疾病的基础研究也不断深入，研究思路、研究方法和研究技术手段也不断发展。借鉴现代医学有关双心疾病基础研究的成果，开展中西医结合双心医学基础研究，有利于阐释中医药防治双心疾病的作用机制及其作用靶点，也为中药新药研发奠定基础并提供依据。

总之，在双心疾病的防治方面，中医和西医尚有很多可以结合的切入点，以上是目前学术界较公认的结合思路和方法。中西医结合在双心疾病防治领域的应用前景广阔，中西医结合防治双心疾病，不仅可以丰富双心疾病诊疗的理论内涵，还可以拓展双心疾病的诊疗手段和方法。对于双心疾病的诊治，中医和西医的治疗理念是一致的，有关理论也相融相通，治疗方法既各有千秋，又可相互补充。将中西医诊疗方法有机结合，扬长避短，优势互补，将对提高我国双心疾病人群的整体防治水平产生积极的影响。

四、总结与展望

随着双心疾病患病率的不断上升，在生物-心理-社会新医学模式的指导下，打造多学科、多专业、多层次的中西医结合双心医学防治体系，从而为我国双心疾病患者提供更优质的双心诊疗服务显得十分必要。传统中医在“情志病”方面积累了丰富的理论和实践经验，而当前中医药得到我国社会越来越多人群认可和接受，随着现代中医、中西医结合对双心疾病的认识进一步深入，中西医结合防治双心疾病将有着广阔的应用前景。为此，建立中西医结合双心疾病诊疗模式并加以推广、培养中西医结合双心医学专业团队、推广和普及中西医结合双心医学诊疗理论和实践技能、开展中西医结合双心医学科学研究，将有助于双心医学在我国得到更好的实践和推广普及，也有助于推动双心医学更好地发展。

第十三节

临床合理用药及注意事项

大部分心身疾病患者适用抗焦虑及抗抑郁药物。目前临床上较广泛应用的抗焦虑药物包括地西泮、阿普唑仑、氯硝西泮和劳拉西泮等。对有疼痛或有抑郁症状的患者可服用小量丙米嗪、阿米替林、多塞平和度洛西汀等。近年来研制成果的抗焦虑药物坦度螺酮、氟哌噻吨美利曲辛片以及新型抗抑郁药如选择性5-羟色胺再摄取抑制剂（SSRI）也有一定的抗焦虑作用。对难治的病例也可在抗抑郁药的基础上，合用小剂量抗精神病药，如利培酮，奥氮平或喹硫平，可取得较好的效果。药物的合理应用可提高患者的生活质量，并为心理治疗创造条件。

一、传统抗抑郁药

1. 三环类抗抑郁药（TCA） 主要药理作用是突触前作用，抑制中枢神经系统去甲肾上腺素（NE）和5-羟色胺（5-HT）的再摄取。90年代以来其应用因新型抗抑郁药的问世而逐渐减少。由于其心血管系统的毒副反应，该类药物不建议用于合并心血管疾病的心境障碍患者，尤其是急性心肌梗死后、器质性心脏病束支传导阻滞、心律失常者。

（1）分类：①叔胺类，对5-HT再摄取抑制作用较强，如丙米嗪、阿米替林、多塞平、氯米帕明。②仲胺类，对NE再摄取抑制作用较强，如地昔帕明、去甲替林等。

（2）适应证：抑郁障碍，焦虑障碍，惊恐障碍，强迫障碍（氯米帕明）。

（3）用法用量：一般剂量范围为50~250mg/d，分次服用。临床起效发生较慢，一般为2~4周。

（4）不良反应：镇静，躁狂发作，抗胆碱能副作用（如口干、扩瞳、视物模糊、青光眼加剧、排尿困难、注意力记忆力减退），心血管副作用（如体位性低血压、心动过速、传导阻滞、室性心律失常等恶性心血管事件增加）。

（5）注意事项：严重心、肝、肾疾病，癫痫、急性窄角性青光眼，TCA过敏者禁用；12岁以下儿童，孕妇，老年人，前列腺肥大者慎用。血药浓度受遗传、代谢等多种因素影响，个体差异大。有效剂量和中度水平比值小，可低至5倍（如150mg/d、750mg/d），2周处方药量或治疗血药水平3倍可能致死。

2. 四环类抗抑郁药 此类药物作用机制类似于TCA，种类不如TCA多，国内常用的有马普替林、米安舍林。

3. 单胺氧化酶抑制剂（MAOI） 包括苯乙肼、超苯环丙胺等。是最早出现的抗抑郁药类型，作用机制可能与抑制单胺氧化酶、减少儿茶酚胺的降解有关，但因为有严重毒副反应，已逐步被取代。

二、新型抗抑郁药

1. 选择性5-HT再摄取抑制剂（SSRI） 代表药物包括氟西汀、帕罗西汀、舍曲林、氟伏沙明、西酞普兰、艾司西酞普兰。SSRI可有效抑制突触前神经元对5-羟色胺的回收、增加突触间隙的5-羟色胺以传递信息、增加兴奋性、改善抑郁。SSRI类药物不良反应较少，除了可降低心率外较少有心血管不良反应，降低心率的幅度在每分钟降低1~2次波动，临床意义不大。但在临床上SSRI类抗抑郁药与β受体拮抗剂合用时候仍需谨慎，因为两种药物降低心率的作用叠加可增加不良反应发生风险，且部分SSRI类药物如氟西汀、帕罗西汀、氟伏沙明可降低细胞色素P450的活性，影响β受体拮抗剂、钙通道阻滞剂、I_C类抗心律失常药、血管紧张素酶转换酶抑制剂等药物代谢。另外，氟西汀、帕罗西汀、氟伏沙明会增加华法林的出血风险。

（1）适应证：早期适应证仅为抑郁障碍，也适用于焦虑症、疑病症、恐惧症、强迫症、惊恐障碍、创伤后应激障碍、贪食症、经前期心境恶劣障碍、躯体形式障碍等。

（2）用法用量：多数SSRI剂量范围相对狭窄，应个体化用药，尤其老年人，起始量和治疗量应小，可从1/4~1/2成人量开始。具体用药方案见（5）。

（3）不良反应：SSRI耐受性较好，约半数患者无副作用主诉，但也有10%~15%的患者不能耐受小剂量SSRI。副作用通常出现在治疗开始1~2周，有望在3~4周内减轻或消失。常见不良反应为神经系统（头痛、焦虑、多梦、乏力、嗜睡）、肠胃症状（厌食、胃痛、消化不良、恶心、呕吐、腹泻或便秘）和性功能障碍。饭后服药可减轻。其他不良反应有过敏反应和停药反应。严重不良反应为5-HT综合征，一旦确诊需立即停药和内科紧急处理。

（4）注意事项：SSRI毒副反应小、耐受性好、安全有效，但老年人，儿童，严重心、肝、肾病者应慎用。不宜哺乳期用药。慎与锂盐、抗心律失常药、降糖药联用。禁与单胺氧化酶、色氨酸联用。这类药物通常2~4周起效，可能导致依从性降低。

（5）代表药物

1）氟西汀：该药是第一个准入美国市场的SSRI，除了和5-HT转运体结合外，和$5\text{-}HT_{2C}$、CYP2D6、CYP3A4有次级结合特征。

①适应证：抑郁障碍，强迫障碍，神经性贪食，经前期烦躁不安障碍。②用法用量：最佳20~40mg/d，范围20~60mg/d。推荐起始剂量10~20mg/d，如能耐受20mg/d维持3周，然后酌情加量。惊恐障碍患者往往不能耐受氟西汀的“激活”作用，起始剂量宜小，如5mg/d。

2）帕罗西汀：一种有抗胆碱能和NE转运体阻断作用的SSRI，该药为最强的5-HT再摄取抑制剂，半衰期为24小时。突然停用可引起停药综合征，需缓慢停药。是最具有镇静作用，最能减轻焦虑和激越的SSRI。

①适应证：抑郁障碍，广泛焦虑障碍，社交恐惧强，惊恐障碍，强迫障碍，创伤后应

激障碍，经前期焦虑障碍。②用法用量：治疗抑郁症20mg，1次/d。治疗强迫症20~60mg，1~2次/d。治疗惊恐障碍初始剂量为10mg/d。治疗社交恐惧一般剂量为20mg/d，根据病情增减。

3）舍曲林：一种有DA再摄取抑制作用的SSRI。该药不受年龄影响，对P450酶系干扰少，更适宜用于因同时合并躯体疾病需服用较多其他药物的患者，尤其是老年患者。舍曲林半衰期约为24小时，血浆中主要代谢产物为去甲基舍曲林。

①适应证：抑郁障碍，强迫障碍，惊恐障碍，创伤后应激障碍，社交恐惧，经前期焦虑障碍。②用法用量：治疗抑郁症和强迫症的有效剂量为50mg/d。少数患者疗效不佳而对药物耐受较好时，可在几周内根据疗效逐渐增加药物剂量，每次增加50mg，最大可增至200mg/d，1~2次/d。调整剂量的间隔时间不应短于1周。

4）氟伏沙明：一种有δ受体结合特性的SSRI，对多种P450酶系同工酶有强抑制作用，药物相互作用比其他SSRI多见。单剂量服用血浆半衰期为8~28小时，多次服用后的血浆半衰期为17~22小时。

①适应证：抑郁症障碍，强迫障碍，精神病性抑郁，社交恐惧和惊恐障碍。②用法用量：起始剂量为50mg/d每晚服用，或100mg/d每晚服用，逐渐增量，常用有效剂量为100~200mg/d，个别病例可增至300mg/d，若每天剂量超过100mg，可分次服用。惊恐障碍起始量应小，为25mg/d。

5）西酞普兰和艾司西酞普兰：西酞普兰由两种立体异构体组成，艾司西酞普兰和R-西酞普兰互为镜像。因无任何次级结合，被称为真正纯粹的SSRI，其耐受性，安全性高，被推荐为老年患者首选抗抑郁药，也是合并躯体病，包括心血管患者的最佳选择。平均半衰期为36小时。西酞普兰和艾司西酞普兰的等价剂量分别是40mg和10mg。

①适应证：抑郁障碍，强迫障碍，惊恐障碍，广泛性焦虑障碍，社交恐惧，冲动控制障碍和躯体形式障碍。②用法用量：西酞普兰成人起始剂量20mg/d，如能耐受，根据病情可增加至40mg/d，或有需要时增至最高60mg/d。老年人、躯体患者、高度焦虑和对副作用敏感的患者应从10~20mg开始。艾司西酞普兰推荐10mg开始，个别患者20mg/d可能有优势。

2. 5-HT和NE再摄取抑制剂（SNRI） 具有5-HT和去甲肾上腺素双重再摄取抑制作用，代表药物有文拉法辛和度洛西汀，对于重症抑郁有较好的疗效，但具有心率增加甚至心律失常、血压增高、QT间期延长的作用；另外，有口干、性欲减退、便秘、恶心等不良反应。

（1）文拉法辛：起效相对较快，很多患者在2周内起效。文拉法辛和其活性代谢物去甲文拉法辛清除半衰期分别为4小时和10小时。

1）适应证：抑郁障碍，伴焦虑的抑郁障碍，广泛性焦虑障碍，社交恐惧。

2）用法用量：起始剂量为75mg/d，是治疗抑郁症的最低有效剂量。片剂分2~3次饭后服用；缓释剂每天服用1次，早晚均可，不受食物影响。最高剂量为375mg/d，缓释剂最高为225mg/d。

3）注意事项：常见副作用有恶心，比SSRI多见。其他副作用有头痛、失眠、嗜睡、多汗、口干、头晕、乏力、紧张、便秘、厌食、视力模糊、性功能障碍。最引人关注的不良反应是血压升高，与剂量相关，高血压患者慎用。是最常见的发生停药综合征的抗抑郁药之一，不应骤停药。

（2）度洛西汀：适用于伴有疼痛不适又找不到其他原因的抑郁症患者。半衰期大约为12小时。

1）适应证：抑郁障碍，糖尿病外周神经痛，纤维肌痛，广泛性焦虑障碍。

2）用法用量：起始剂量为40~60mg/d，1次/d，或30mg，1次/d，不考虑进食情况。

3）注意事项：常见副作用有失眠、头痛、嗜睡、晕眩、震颤及易激惹，胃肠道反应和性功能障碍。通常不用于有习惯性饮酒和慢性肝病患者的治疗。治疗开始前应测量血压，治疗后应定期测量。

3. NE/DA再摄取抑制剂（NDRI） 安非他酮：是单环氨酮，是一种相对较弱的DA，NE再摄取抑制剂，无5-HT再摄取抑制作用，无抗胆碱能作用。用于双相情感障碍患者时，诱发躁狂或快速循环比TCA少。半衰期为8~40小时。

（1）适应证：抑郁障碍，焦虑障碍，惊恐障碍。

（2）用法用量：缓释剂起始剂量为150mg，晨服，4天后加至150mg，2次/d。速效剂起始量75mg，2次/d，缓增至300mg/d，分次服，4周后无反应者可试用450mg/d。单次剂量不宜大于150mg，日剂量不宜大于450mg。

（3）注意事项：抽搐、头部外伤、脑瘤和其他器质性疾病，脑电图异常，酒和药物依赖，进食障碍禁用。本药耐受性好，较安全。少见的严重不良反应为抽搐。不适用于伴有精神病性症状的抑郁发作。

4. NE和特异性5-HT能抗抑郁药（NaSSA） 它可通过拮抗中枢突触前膜α_2受体，提高脑细胞神经递质水平，从而发挥抗抑郁作用，代表药物米氮平。同时它几乎无胆碱能作用，具有对心血管、胃肠道无影响的优势。研究表明米氮平对于治疗冠心病伴有抑郁症具有较好疗效，但对心血管的远期预后有待进一步研究。

米氮平：是新型抗抑郁药中仅有的一个H_1受体拮抗作用的抗抑郁药，有助于镇静和增进食欲，是REM睡眠强抑制剂，减少夜间觉醒和延长总睡眠时间。该药尤其适用于伴焦虑、失眠、食欲缺乏的抑郁症患者。平均半衰期为20~40小时。

（1）适应证：抑郁障碍，诱导睡眠，惊恐障碍，广泛性焦虑障碍，创伤后应激障碍，强迫症，缄默症和其他广泛性发育障碍。

（2）用法用量：起始剂量为15mg/d，逐渐加大剂量至获取最佳疗效。有效剂量通常为

15~45mg/d，最好睡前服用。

（3）注意事项：不宜和乙醇、地西泮、其他抗抑郁药联用，禁与单胺氧化酶抑制剂（MAOI）联用。不良反应有食欲增加、体重增加。嗜睡、镇静、通常发生在服药后的前几周（此时减少剂量并不能减轻不良反应，反而会影响其抗抑郁效果）。少见的不良反应：体位性低血压、躁狂症、惊厥发作、震颤、肌痉挛、急性骨髓抑制（嗜红细胞增多、粒细胞缺乏、再生障碍性贫血以及血小板减少症）、血清转氨酶水平增高、药疹等。患者如有发热、咽喉痛、胃痛或其他感染症状应停止用药，并做相关检查。

5. 5-HT_{2A}受体拮抗剂和5-HT再摄取抑制剂（SARI） 代表药物曲唑酮：药物自胃肠道吸收迅速而完全，空腹服药后1小时血药浓度达峰值，如进食时服药需2小时才达峰值；在肝内大量经N-氧化和羟化代谢，m-氯苯哌嗪为具有活性的代谢产物；主要经尿排泄，少量经胆汁至粪便排泄；血浆半衰期短，为4~9小时。

（1）适应证：抑郁障碍和伴有抑郁症状的焦虑障碍以及药物依赖者戒断后的情绪障碍，失眠。

（2）用法用量：建议成人初始剂量每天50~100mg，分次服用，然后每3~4天可增加50mg，门诊患者一般以每天200mg为宜，分次服用。住院患者抑郁情绪较严重者剂量可较大。最高剂量不超过每天400mg，分次服用。

（3）注意事项：一般耐受性好，常见不良反应为嗜睡、疲乏、头昏、头痛、失眠、紧张和震颤、视物模糊、口干、便秘。少见体位性低血压（进餐时同时服药可减轻）、心动过速、恶心、呕吐和腹部不适。极少数患者出现肌肉骨骼疼痛和多梦。少有静坐不能、过敏反应、贫血、胃胀气、排尿异常、性功能障碍和月经异常等不良反应。对盐酸曲唑酮过敏者禁用，肝功能严重受损、严重的心脏疾病或心律失常及意识障碍者禁用。

6. 选择性NE再摄取抑制剂（NRI） 代表药物瑞波西汀：在英国广泛应用，但在美国并未批准用于抑郁症的治疗，因为在临床试验中与安慰剂相比并未发现其优势。半衰期约为13小时。

（1）适应证：抑郁症。

（2）用法用量：4mg，2次/d，2~3周逐渐起效。用药3~4周后视需要可增至12mg/d，分3次服用，每天最大剂量不得超过12mg。

（3）不良反应：口干、便秘、多汗、失眠、勃起困难、排尿困难、尿潴留、心率加快、静坐不能、眩晕或体位性低血压。但发生率较低，耐受性较好。以下患者禁用：妊娠、分娩、哺乳期妇女、对药物成分过敏、肝肾功能不全，有惊厥史，癫痫，青光眼，前列腺增生引起的排尿困难，低血压，心脏病。

7. 其他抗抑郁药 氟哌噻吨美利曲辛是TCA的复合制剂，含有神经松弛剂和抗抑郁药。氟哌噻吨是一种典型抗精神病药，主要作用于突触前膜多巴胺受体，促进多巴胺的合成和释放，小剂量有抗抑郁和抗焦虑的作用。美利曲辛是一种TCA，低剂量应用可抑制突触前膜对去甲肾上腺素及5-羟色胺的再摄取的作用。临床应用应关注不良反应和禁忌证。

（1）适应证：各种焦虑障碍，抗抑郁作用较弱，尤其适用于心因性抑郁，躯体病伴发的抑郁。

（2）用法用量：通常每天2片，早晨及中午各1片，老年患者早晨服1片，维持量为早晨服用1片。

（3）注意事项：心肌梗死急性期、循环衰竭、房室传导阻滞、未治疗的闭角型青光眼、急性酒精中毒或急性巴比妥类药物中毒禁用。

三、苯二氮䓬类药物

苯二氮䓬类药物（benzodiazepine，BZD）主要用于减轻焦虑、紧张、恐惧、稳定情绪，兼有镇静、催眠、抗惊厥、松弛骨骼肌作用，和抗精神病药、抗抑郁药不同，一般不引起自主神经症状和锥体外系反应。

BZD作用机制未完全阐明，一般认为BZD的抗焦虑作用与药物同脑内BZD特殊受体的亲和力及对海马、杏仁核等边缘系统功能部位具有高度选择性有关，其镇静催眠作用可能与抑制网状上行激活系统有关。常用药物有艾司唑仑、阿普唑仑、氯硝西泮、劳拉西泮等。适用于对各种抗抑郁药不能耐受者，预期焦虑或恐惧性回避以及需要快速见效的病例可首选。

BZD可分为长作用和短作用，以20小时或24小时为阶，>20小时为长作用BZD，<20小时为短作用BZD。老人、肝肾疾病患者BZD清除减缓，但对奥拉西泮/替马西泮和劳拉西泮影响较少。但很多BZD有耐药性与撤药反应，长期应用可产生依赖性，包括精神依赖和躯体依赖，处理方法为缓慢减药。

BZD治疗焦虑比其他药如TCA、MAOI、SSRI副作用小，且起效快，治疗头一周即可见明显改善。常用药有地西泮、氯氮䓬、阿普唑仑和劳拉西泮。如持续高度焦虑则以地西泮、氮䓬酸较优，可间断或必要时用药；如为发作性，则以奥沙西泮和劳拉西泮，在应激事件发生或预期将发生前服用。如焦虑和抑郁共病，则应首选抗抑郁药如TCA、SSRI。

1. 适应证　焦虑症，失眠，抗癫痫，内镜检查及麻醉前诱导，戒酒。

2. 用法用量　见表6-13-1。

3. 注意事项　老年人、肝、肾病者应慎用，阻塞性呼吸疾病者禁用，小剂量即可能引起呼吸困难、呼吸暂停发作频率增多。哺乳期服用有致婴儿昏睡风险。神经系统不良反应包括镇静、困倦、嗜睡、头晕。可能影响协同运动和判断功能障碍，对操纵机器、驾车具有潜在危险。酒对BZD有强化作用。大剂量BZD可引起共济失调、口齿不清和意识障碍，严重者可致昏迷。少数患者可能存在脱抑制现象（反常反应），静脉注射BZD可引起顺行性遗忘。

表6-13-1　几种苯二氮䓬类药物应用的适应证和剂量

药名	适应证	常用剂量/(mg/d)	口服达峰时间/h	平均半衰期/h
阿普唑仑	焦虑、惊恐和社交恐惧	0.4~10	1~2	5~10
氯氮䓬	焦虑	10~40	1~5	10（5~48）
氮䓬酸	焦虑	15~60	1~2	75
地西泮	焦虑、惊厥、失眠	4~40	0.5~2	20~80
奥沙西泮	焦虑	30~60	2~4	5~20
氯硝西泮	焦虑、惊厥、失眠	1~6	1~2	20~50
哈拉西泮	焦虑	20~60	1~3	14
劳拉西泮	焦虑、麻醉	2~12	2	10~20

其他不良反应包括腹部不适、尿失禁、性功能障碍、过敏反应等。过量使用可用氟马西尼拮抗BZD效应。

四、非苯二氮䓬类抗焦虑药

1. 阿扎哌隆类　代表药物坦度螺酮。

（1）适应证：适用于各种神经症所致的焦虑状态，如广泛性焦虑。原发性高血压、消化性溃疡等躯体疾病伴发的焦虑抑郁状态。

（2）用法用量：成人应用枸橼酸坦度螺酮片的剂量为每次10mg，口服，每天3次。根据患者年龄、症状等适当增减剂量，但不得超过60mg/d或遵医嘱。

（3）注意事项：器质性脑病，COPD，心功能和/或肝、肾功能不全者禁用。主要的不良反应有嗜睡、步态蹒跚、恶心、倦怠感、情绪不佳、食欲下降。主要实验室检查异常值有AST（GOT）、ALT（GPT）升高。

2. 作用于BZD受体上的非BZD催眠药

除BZD催眠药物外，20世纪80年代后期又出现了几种作用于GABA-A-BDZ受体的非BZD催眠药唑吡坦、佐匹克隆和扎来普隆。主要机制是增加睡眠梭形波，延长Ⅱ期非快速眼动睡眠，大剂量减少慢波睡眠。

（1）唑吡坦：具有咪唑吡啶结构，作用快（30~60分钟），时间短（3~4小时），老年人清除慢，和利福平有相互作用。剂量：5~10mg，睡前服用，最高剂量15~20mg。

（2）佐匹克隆：含环吡咯酮结构，起效快（约1小时），作用时间约6~8小时，故适用于入睡难和睡眠浅而中断者。利福平可增加起镇静作用，酮康唑、红霉素和西咪替丁可降低镇静作用。剂量：每晚7.5~15mg。

（3）扎来普隆：起效快，也是作用时间最短者，适用于入睡困难或夜醒后不能再入睡者，10mg睡前服，老人、体弱者剂量减半。

五、多学科联合用药

合并精神心理疾病的患者常就诊于心血管内科，作为非精神专科医生，心血管内科医生仍应正确把握心理障碍的药物治疗。针对精神心理症状明显的患者应在充分全面评估患者的症状谱特点、年龄、躯体疾病状况、并发症等方面的情况后，尽量个体化用药。

精神科医生擅长处理各种特殊服务对象特别是重症患者，擅长于辨析精神症状背后的精神病理意义，对于各种复杂的精神心理疾病患者的处理更有经验。对于心血管医生无法处理和分辨的复杂病例，可提请精神科会诊，后者可帮助提供精神科诊断，指导进一步治疗方案，明确预期效果。尤其是疗效无改善的难治性病例，反复出现治疗依从性不好的病例，伴有明显幻觉、迟滞或敌对的重症病例，有自杀或自伤、伤人行为的危险病例，应请精神科医生会诊。

第七章

心理心脏病与相关疾病的研究进展

第一节

心身医学与心理心脏病学

心身医学（psychosomatic medicine）的概念最早由1818年德国Heinroth提出。尽管围绕着心身医学的定义、范畴及与其他学科的关系的争论不断，其重要价值却伴随着生物医学治疗模式当前的困境而日益凸显。广义上，心理心脏病学从属于心身医学，但笔者认为，理解心理心脏疾病不应脱离整体的“心”与“身”的交互。近年来，心身医学领域有关免疫、炎症、睡眠、运动、营养等方面的最新研究成果或可给心理心脏疾病的诊治带来新的思路与启示。

一、心身医学的定义及理念

心身医学是研究心理因素同人体健康和疾病之间关系的科学。狭义的心身医学侧重于“心身疾病”——心理社会因素对起病、发生发展发挥重要作用的器质性疾病的诊治。广义的心身医学则认为，所有的健康及疾病问题，都程度不等地涉及“心”与“身”之间的互动关系。

已有大量研究表明，躯体疾病患者的心理问题发生率显著高于健康对照人群，而合并精神心理疾患的躯体疾病患者预后显著变差。“心身共轭”是一种客观的存在。尽管心身医学由“心”和“身”构成，但二者相互交融，切不可以割裂的视角去看待。长期以来，临床医学过分关注“身”，过多依赖“技术”及客观稳定生物标志物的检测，却忽视了健全的“心”和“身”才是构成健康的必备要素。因此，心身医学的兴起一方面受迫于与传统生物医学模式极致发展极不相称的患者满意度的提升，另一方面亦源自医学进一步发展的诉求。

心身医学的理念与人们长期持有的中医“心身同养同治”的观念不谋而合，与当今所倡导的心理-生物-医学模式有异曲同工之妙。心身医学对于心身的整合，更是整合医学的核心部分。后者将通过对医学各领域最先进的知识理论和实践经验的有机整合，并根据社会、环境、心理的现实进行修正、调整，使之成为更加适合人体健康和疾病治疗的新的医学体系。

二、心身医学研究进展

（一）免疫与炎症

既往研究已经证实，长期和强烈精神压力刺激可引起动物和人体免疫功能的下降。处于压力下的个体常伴随下丘脑-垂体-肾上腺皮质轴及交感-肾上腺髓质轴的改变，继之表现出胸腺萎缩，血液IL-2、IL-6、干扰素γ等细胞因子升高，促使辅助T细胞亚群Th1和Th2失衡，引起免疫功能下降。近年来，人们对其内在机制的了解更加深入。研究发现神经递质去甲肾上腺素的增高，可通过抑制不同组织中各种白细胞的运动，削弱了免疫反应。压力下，机体棕色脂肪组织细胞会分泌大量IL-6，后者诱导肝脏糖异生，并作为一种诱导作用最强的细胞因子产生持续的应激生理效应。

慢性应激会激活大脑中固有免疫细胞——小胶质细胞产生炎症细胞因子。近期有研究表明，压力所引起的认知缺陷和情感障碍或是通过成体海马神经干细胞的自噬性死亡所引起。而海马体神经元IL-1R对于调节慢性应激下个体出现社交回避及认知功能损害发挥了关键作用。针对肿瘤方向的研究发现，压力诱导的糖皮质激素增加和Tsc22d3上调可以破坏治疗引起的抗癌免疫监视，从而导致各种癌症疗法（如化疗、免疫疗法）疗效的减低。过度的精神压力还会引起肠道通透性增加，促使肠道细菌过度激活Th17 细胞，引起衰老中性粒细胞向血管内黏附、聚集，导致血管栓塞的发生。

近期*Cell*发表的一项研究表明，巨噬细胞网络对维持心肌细胞健康发挥了重要作用：心肌细胞通过一种特殊囊泡将功能失调的线粒体和其他组分排出并被心巨噬细胞吞噬。这一发现表明免疫系统在心脏器官的功能维护中起的作用同样举足轻重。

（二）睡眠

睡眠时长、结构、睡眠呼吸暂停等对人体各个系统的影响已被大量研究所证实，世界卫生组织更是将熬夜列为2A类致癌因素。值得注意的是，个体合并精神心理问题最直观的表现往往是伴随睡眠障碍。

近期有研究发现，深度睡眠通过恢复熬夜后大脑前额叶的调节机制，降低受试者情绪反应。相反，睡眠不足则会加重焦虑。Nedergaard等的研究表明，在小鼠睡眠和麻醉的情况下，脑脊液淀粉样蛋白-β的清除的速度是清醒时的2倍，提示睡眠或与清除脑代谢废物有关。进一步的人体研究阐明：在睡眠状态下，大脑通过神经元的同步电活动引发脑脊液与血压的周期性流转，进而通过脑脊液的冲洗带离颅内有害物质。尽管如此，睡眠也并非越多越好，白天“恋床”人脑中的淀粉样蛋白-β可达到正常作息人的3倍之多。

在睡眠不足的小鼠模型中，小鼠血下丘脑分泌素（hypocretin）水平显著降低，致使中性粒细胞产生的CSF-1因子增加，进而单核细胞产生增加、动脉粥样硬化加速。同年一项针对1 600名中老年患者的队列研究证实了碎片化睡眠与绝对中性粒细胞计数及冠脉硬化程度相互关系的存在。

最近2篇基于40万人长达10年随访的UK Biobank数据库所作文章指出，健康睡眠方式可使人群心力衰竭发生率降低42%，而睡眠时间过短可增加高血压、房颤、肺栓塞、缺血性心脏病的发病风险，即便基因预测的短睡眠时间亦是如此。

（三）运动

运动训练可以改善心肺功能、运动能力，有益心脑血管健康，缓解抑郁、焦虑及降低自我感知压力。

近期*Nature*的一篇文章揭示了运动提高机体免疫力的机制：运动能介导骨骼的机械刺

激，激活成骨祖细胞表面的机械敏感离子通道，促进成骨祖细胞中的干细胞因子（SCF）的表达和分泌，进而帮助维持共同淋巴祖细胞（CLPs）使其能很容易地分化成淋巴细胞，抵抗细菌的感染。而*Science*的一篇文章则发现：规律锻炼引起老年个体血液Gpld1蛋白水平的升高，后者可间接改善小鼠大脑认识功能及促进神经元再生。

缺乏运动是心血疾病的普遍危险因素。近期文献证实，运动可以明显降低心肌梗死，卒中及房性、室性心律失常风险，并在任何年纪只要开始运动都会带来获益。一项针对9万多人的研究表明：中等强度或高强度的体育锻炼都会带来健康益处，而运动强度大、时间长的人群心血管健康获益更大。

面对日益严重的人口老龄化国情，近期有文章提出60岁以上老年人规律运动可以降低11%的心血管疾病风险，而高强度的间歇运动训练方式或许更值得向老年人推荐。

（四）营养

尽管食疗的理念一直深受中国老百姓认同，循证医学证据的匮乏致使营养的重要性长期未受到一线临床医生的重视。可喜的是，这种局面正逐渐被扭转，近年越来越多的文献开始证实营养的重要价值。

*New England Medicine Journal*发表的一项纳入73 739名受试者、长达10余年随访的队列研究表明，饮食结构改善的时间越早、坚持的时间越长，对寿命的延长越有益处。健康膳食结构重要成分包括了全谷物、蔬菜水果、鱼类或者n-3脂肪酸饮食，可降低约10%的全因死亡风险。相反，一项纳入欧洲10个国家50万人平均随访17年的研究显示，饮食的总体营养质量越低，癌症、循环系统、呼吸道和消化系统疾病的死亡风险分别增加8%、4%、39%、22%。此外，健康饮食还可以带来认知功能及心理健康水平的改善。

具体到营养素层面，碳水化合物（糖、淀粉和纤维）和蛋白质的摄入与全因死亡率呈非线性关系，其中高糖分摄入与全因死亡风险和患心血管疾病的风险升高相关，而高饱和脂肪酸摄入与全因死亡风险升高有关。能量保持恒定的情况下，使用淀粉、多不饱和脂肪酸、蛋白质代替糖，可降低全因死亡风险和心血管疾病风险。同样地，使用多不饱和脂肪酸和蛋白质代替饱和脂肪酸可降低全因死亡率和心血管疾病的发生风险。进食模式的变化亦可带来健康水平的改善，如间歇性禁食（每天限时禁食或每周间歇禁食）可以改善肥胖、糖代谢情况，降低心血管疾病及部分肿瘤的发生、发展风险，改善认知功能等，尽管此方面仍需更多研究加以证实。

近期一项RCT研究显示，给予心力衰竭患者营养支持后，30天死亡率为8.4%，吃标准餐的患者则高达14.8%。营养支持的获益以营养不良高风险者最为明显。而对急性心力衰竭住院伴铁缺乏患者，病情稳定后接受静脉铁剂治疗可显著降低心力衰竭的再住院风险。

三、从心身医学的视角看心理心脏病学

在谈论心身医学时，人们的第一反应往往是精神心理问题如何造成躯体疾病的发生、发

展及不良预后，既往众多文献对此亦提供了充足的证据。但是，从更立体的视角出发，“心”与“身”的交互绝非简单的点对点的关系，而是在个体独特的人格、爱好、行为模式、社会背景等的基础上，通过诸多因素诸如生理稳态、免疫炎症、生活习惯、运动、睡眠、营养等所介导，同时伴随了躯体适应性变化的一种复杂关系。正因如此，心身医学才不再局限于生物医学治疗模式，而与心理-生物-医学模式一脉相承。同样，心理心脏病学不应该仅关注心理与心脏二者之间交互，而应在躯体“心”与“身”大交互的背景下，明确精神心理因素如何对心血管功能状态及心血管疾病产生影响，为心血管疾病提供更好的诊治方案。

综合既往文献，精神心理因素对于躯体器官功能或器质性疾病的影响主要体现在以下几方面：①直接导致疾病发生风险增加及预后不良；②引起疾病危险因素增加，间接导致疾病发生风险增加及预后不良；③促进疾病的发生、进展；④诱导疾病的急性加重或并发症的发生；⑤干扰、影响疾病的恢复或疾病治疗、保护因素的起效。

以抑郁为例，一项综合40个前瞻性队列研究纳入893 850名参与者的Meta分析显示，抑郁症与心肌梗死［*RR*=1.30（95%*CI* 1.22~1.40）］和冠心病事件［*RR*=1.30（95%*CI* 1.18~1.44）］风险增加相关，并且在调整了包括社会人口因素和健康行为在内的潜在混杂因素后，这些关联仍然显著。这一结果提示抑郁可能通过特定机制（如免疫、炎症、下丘脑-垂体-肾上腺皮质轴、自主神经功能、血小板活化等的改变）影响心血管健康。而与抑郁相伴随的行为学改变，诸如睡眠障碍、吸烟、饮酒、厌食过食、运动减少、服药依从性下降等则间接导致了心血管疾病危险因素及发病风险的增加。需要注意的是，精神、心理问题并非绝对有害，正如有研究发现合并焦虑有助于冠心病患者的早期就诊，而心肌梗死后抑郁正好避免了心肌梗死急性期剧烈运动所可能造成的对心肌的二次损害。当然，对于未得到及时诊治的精神心理障碍，无论疾病本身（如创伤后应激障碍、抑郁症、焦虑症等），或伴随出现的慢性炎症反应、睡眠减少、饮食总营养质量降低，均会导致心血管疾病的发生与慢性进展。

急性精神压力可以造成交感神经激活（心率、血压升高）、血小板活化、凝血功能改变、内皮功能受损、心肌缺血、自主神经功能紊乱等改变，进而诱发心力衰竭、房性、室性心律失常、主动脉夹层撕裂、急性心肌梗死、卒中、心源性猝死等。因而正如既往文献所报道，冠心病和夹层患者往往伴随A型人格。

与消极情绪相反，乐观、怀有目标、幸福感的人群心血管事件以及全因死亡的发生率更低。干扰、影响疾病的恢复或疾病治疗、保护因素的起效的原因可能不仅源于依从性、生活方式、运动习惯的差异，更在于慢性压力、睡眠障碍所诱发的免疫力下降、认知功能的减退，以及营养支持的不足等。

尽管迄今为止，针对心血管疾病合并抑郁焦虑患者的新一代抗抑郁药物的临床试验，仅少数获得了改善心血管事件的阳性结果，但大部分被证实可以安全使用并能改善患者的抑郁、焦虑水平。令人振奋的是，运动康复治疗在取得不亚于抗抑郁药物疗效的同时，显著改善了患者的生存质量及预后。

结合心身医学对“心”与“身”的理解，对于心理心脏疾病的患者更优的治疗模式应当是对患者生理、心理、社会因素充分了解基础上，给予循证医学指导下的心血管疾病的诊治以及心理、运动、营养、睡眠等方面的支持与帮助，以打破精神心理因素与心血管疾病之间复杂的不良相互作用，同时建立起健康的生活、运动、饮食、作息习惯。

基于心身医学视角下的心理心脏病学认知中，精神心理问题不仅是心血管疾病的重要起点、诱因，亦可能是躯体疾病诱发并促使疾病加重的中介因素。因此，不同于单纯给予抗抑郁药物、心理咨询的治疗方式，心理心脏疾病患者躯体疾病诊治的重要性自不必说，如何打破患者所处疾病形成的心理-社会困境，帮助患者逐渐建立起良好的生活、运动、饮食、作息习惯才是防治心血管疾病的重点所在。这不仅需要具有心血管、康复、营养、心理等领域医生的合作参与，更需要借助医院、社区、社会的制度支持，以及信息技术、通信技术等的帮助。

四、展望

伴随着各个学科日新月异的发展，“心”“身”之间联系在不同角度逐步被阐释的同时，也将促使人们以一种整体的观念去重新审视人体、心理、行为之间的复杂关系。心身医学与心理心脏病学的发展与壮大是现代医学逐步走向成熟的重要标志之一。这些学科的兴起不仅会提高疾病治疗效果及患者满意度，有益医患和谐，也将减少医疗资源浪费，促进全民健康。

借助于5G通信技术、计算机技术等的发展，患者就医的时空限制将逐渐被打破。随着可穿戴设备的日益成熟，长程健康监护、即时信息反馈成为可能，传统的随访模式将被革新。这些客观条件伴随着国家对于医院信息化的推动，将为心身医学及心理心脏病学的发展提供巨大的舞台。另一方面，越来越多临床医生、决策者开始了解到心身医学、心理心脏病学的重要价值，热忱投身于推动整合医疗发展的事业。相信未来可期！

第二节

糖尿病和心理疾病

2010年的流行病学调查显示，我国2型糖尿病患病率目前高达人口的11.6%，而糖尿病前期患病率高达50.1%。糖尿病引起的大血管并发症，如心、脑血管疾病、双下肢血管病变，以及微血管病变，如眼底及肾脏病变，神经病变更是给患者造成巨大痛苦和沉重负担。无论是糖尿病前期、糖尿病以及糖尿病伴有并发症的患者，极易引起焦虑、抑郁等心理障碍发生。流行病学数据显示：糖尿病患者中，多种精神疾病以及亚临床状态的情绪障碍的发病率均在明显上升。成年抑郁症患者中重度抑郁症的患病率，糖尿病患者是非糖尿病患者的1.2~1.6倍，患有糖尿病的成年人中焦虑症的患病率也要高出1.1~1.4倍。1型糖尿病的青春期女性中饮食控制障碍的发病率是非糖尿病的女性的1.9~3.1倍。以往的研究关注点集中在抑郁症的纵向和干预性研究，而心理或情绪问题的改善可能更有助于患者糖尿病病情的控制。

我们应该关注抑郁、焦虑等情绪干扰，以及糖尿病及其治疗相关的社会心理问题。通过以患者为中心的全面照护，使其既从心理层面又从生理角度的强化治疗中获益。

一、抑郁症、抑郁症状和糖尿病相关的困扰

1. 患病率　2001年和2004年世界卫生组织、世界心理卫生组织调查数据得出，通过半结构化临床访谈-评估抑郁症，糖尿病患者群重度抑郁症患病率较非糖尿病患者增加1.4倍。1999年美国一项调查对30 801名重度抑郁症成年患者进行诊断性访谈，这些患者中有和无糖尿病的患病率分别为9.3%和6.1%。2005—2010年美国国家卫生数据及营养检查（NHANES）调查数据显示：确诊为糖尿病的患者与糖代谢正常人比较，抑郁的患病率更高。但是通过PHQ-9筛查表与有抑郁症状的确诊所得出流行率的差异很大。关于糖尿病中抑郁症患病率数据的复杂性体现在抑郁症评估很有可能会因情绪烦扰而产生偏倚，这种糖尿病特有的压力以及相应的管理，也定义为糖尿病相关困扰。而且抑郁症状和糖尿病相关困扰的患病率远远超过抑郁症的患病率。

2. 与疾病流行相关的影响因素　研究显示2型糖尿病比1型糖尿病抑郁症的患病率更高，但有证据表明，1型糖尿病的抑郁症发作频率可能比2型糖尿病更高。最近的数据显示，患1型糖尿病和不患1型糖尿病的年轻人之间的抑郁症患病率差异不大。与1型糖尿病比较，2型糖尿病患者有更多的情绪障碍。糖尿病的诊断和治疗似乎对抑郁的风险增加很重要。例如，抑郁只见于已确诊的2型糖尿病，未确诊的糖尿病和糖调节受损并没有增加抑郁症的患病率。糖化血红蛋白≥6.5%的未确诊糖尿病或空腹血糖≥7mmol/L比正常糖代谢更容易抑郁，更有可能被筛查为阳性。一项Meta分析也提示成人未确诊的糖尿病患者相较于正常人，抑郁患病风险没有增加，同样葡萄糖代谢受损也有类似结果，他们患抑郁症的风险明显小于诊断为糖尿病的患者。因此，糖尿病的确诊和治疗，对于患者抑郁症的风险可能大于葡萄糖代谢本身。

糖尿病并发症能够增加成人糖尿病的抑郁症状。糖尿病并发症的严重程度随着病程进展可能增加抑郁风险。比如糖尿病周围神经病变的严重程度，伴随身体症状和功能障碍，可能与抑郁症状的加重相关。

来自BRFSS（Behavioral Risk Factor Surveillance System）2006年的数据显示，与抑郁症患病率相关的易患因素和年龄相关，18~29岁时低，30~39岁有所增加，40岁之后稳步下降。

数据显示，年轻人的抑郁症状与确诊的糖尿病是密切相关的，而年龄>75岁和抑郁症状没有明显的关联。

女性和男性相比通常面临更高的风险，这种情况同样见于糖尿病患者人群。一项回顾性队列研究显示相对于没有妊娠的妇女，糖尿病的孕妇患抑郁症可能更为普遍。

2006年的BRFSS数据显示，重度抑郁症的患病率在种族/民族之间存在显著的差异。部分少数民族的糖尿病抑郁症状发病率增高。

那些没有私人健康保险，家庭收入和受教育程度较低，出现抑郁症状的风险均有可能增加。

3. 筛查问题 目前糖尿病精神障碍的诊断还缺乏客观检查手段，诊断主要依赖于精神专科晤谈检查。在筛查评估精神障碍的方法中，筛查量表也是一个重要的手段，同时一些自评量表的应用还能帮助患者认识到自身心理疾病的状况，以更好地配合治疗。

常见的自评量表有症状自评量表（symptom check 90，SCL90）、焦虑自评量表（self-rating anxiety scale，SAS）/抑郁自评量表（self-rating depression scale，SDS）、汉密尔顿焦虑量表（Hamilton anxiety scale，HAMA）/汉密尔顿抑郁量表（Hamilton depression scale，HAMD）、患者健康问卷抑郁量表（patient health questionnaire-9，PHQ-9）、广泛焦虑障碍量表（the seven-item generalized anxiety disorder，GAD-7），以及医院焦虑抑郁量表（hospital anxiety and depression scale，HADS）等。

关于糖尿病患者抑郁症的准确评估，非常具有挑战性。评价糖尿病和精神疾病有关的证据条件，是躯体症状和情感体验，而有些躯体症状，如疲劳、食欲紊乱和睡眠障碍，是二者共有的，使诊断更加复杂，容易导致误诊。

通过自我报告筛查量表易导致频繁假阳性。例如，一项对234例患者研究的回顾分析使用抑郁筛查量表筛查1型或2型糖尿病患者，结果发现抑郁症患病率有很大的差异，阳性预测范围从23%到56%。另一项广泛使用的筛查成人2型糖尿病抑郁症患者的调查问卷显示，大约70%筛查阳性者不符合重度抑郁症和精神抑郁诊断标准。因此，阳性的筛选结果并不等同于精神障碍诊断标准，与抑郁症有关的糖尿病患者筛查结果还需要进行更多的临床鉴别。

4. 糖尿病治疗结果与抑郁的关系 大多数研究未在抑郁症的变化和血糖控制不佳间找出显著关系，但是也有少数研究得出不一样的结论。美国一项糖尿病的数据分析显示，糖化血红蛋白≥9.0%的糖尿病患者抑郁症的流行率更高，糖化血红蛋白为7.0%~8.0%者发病率较低。一项Meta分析显示了抑郁症的严重程度与糖尿病并发症的一致性。也有研究显示抑郁症能够增加成人2型糖尿病患者的死亡风险。

5. 病因因果关系 抑郁症与2型糖尿病之间的关系可能是双向的。随着抑郁程度增加，2型糖尿病风险也会增加。2型糖尿病与未来患抑郁的风险相关，尤其对于60岁以下的人群。

情绪困扰和糖尿病两者之间存在一致联系。例如，对一项17 000名成年人1型或2型糖尿病患者分析结果显示，抑郁症状的增加与糖尿病治疗依从性差、自我管理差有关。

抑郁症影响2型糖尿病及其并发症的生物途径可能包括激素异常，葡萄糖转运功能的改变，免疫炎症活化增加；在神经内分泌活动方面，下丘脑-垂体-肾上腺轴（hypothalamic pituitary adrenal axis，HPA）增强，表现为亚临床皮质醇增多症。

一些研究表明1型糖尿病的大脑结构、功能、和神经化学不仅可导致认知改变，也引起了大脑中调节情感区域改变。大脑皮层结构变化通过像素形态测量和皮层厚度分析来进行评价，糖化血红蛋白的升高，可加重抑郁症状和认知改变。神经递质谷氨酸水平的升高更多的与抑郁症状和记忆改变有关。目前仍没有研究可以全面评估抑郁或情绪障碍与血糖控制之间的关系路径。

抑郁症和糖尿病不良结局具有相关性，而抑郁症和未确诊的糖尿病或糖代谢受损之间的关系尚缺乏证据。

抑郁症可能主要与已确诊的2型糖尿病有关，尤其是在有并发症和共病的患者中更常见。2型糖尿病在中年确诊后，可能会增加抑郁症患病风险，而在老年人中则不会。抑郁症状也能显著地预测2型糖尿病的诊断。抑郁症通过不良的自我管理或生物途径影响糖尿病护理的结果，但证据不确定。抑郁症和糖尿病之间也可能通过一些因素存在相关性，比如医疗条件的不同、久坐的生活方式、社会经济地位的不同、失业、多重合并症、生活质量较低、慢性压力等。

6. 治疗和干预　针对成人2型糖尿病患者抑郁症的治疗研究包括心理治疗，比如认知行为疗法（CBT）、药物治疗和组合方法。这些干预措施能够减轻抑郁症的严重程度，但在血糖控制和治疗依从性方面缺乏一致性。

有几项2型糖尿病患者的样本量相对较大的试验，观察了包括药理学和心理学治疗在内的协作护理干预措施，这些研究尽管对抑郁症有明显改善，但对血糖控制没有显著影响。关于伴有抑郁症的糖尿病患者的试验表明，治疗抑郁症是有必要性的。目前改善血糖控制或自我管理方面仍存在不足，因此很难将血糖的改善归因于抑郁单独治疗。事实上，随着自我管理的维护和血糖控制，抑郁症症状随之减少。

2型糖尿病患者在疾病的管理过程中可能会受到家属、朋友的区别对待、疏远和不理解，如单独制作糖尿病餐或因血糖控制不佳而受到家属责怪，或是因出现糖尿病并发症加重家庭经济负担等，患者会因为疾病给家人带来困扰而感到自责、羞愧，从而产生焦虑、抑郁的负性情绪，而这种负性情绪又会进一步加重患者心理压力。而且与血糖达标者相比，血糖不达标者更容易出现抑郁状态。当患者所接受的行为治疗（比如饮食、体育活动、药物治疗依从性）注重解决问题，并且不影响糖化血红蛋白时，则更有可能从干预中获益。

二、焦虑障碍与焦虑症状

1. 定义　通常包括过度的恐惧或担心等症状，反复出现的焦虑或担忧，对过度恐惧的情况采取过度回避行为，身体过度反应的症状。广泛性焦虑障碍（generalized anxiety disorder，GAD）涉及强烈的以及难以控制的、担忧生活中的各种问题和对最坏情况的不现实的恐惧。症状包括躁动、疲劳、专注困难、易怒、肌肉紧张、睡眠障碍。

创伤后应激障碍（post-traumatic stress disorder，PTSD）通常是经历了威胁生命或可怕的事件，潜在的或实际发生的严重伤害。创伤后应激障碍患者往往经历过一些令人害怕的事情，某些事件的回忆可能会导致睡眠问题，患者情感淡漠，易受惊，有时会较长期出现过度反应。

2. 流行病学　成人糖尿病中焦虑症的患病率可能比一般人群更高，患病率尚不确定。数据结果差异很大，很可能是由于测量方法和样本量的不同。BRFSS 2006年的调查发现年龄校正的确诊成年糖尿病患者的焦虑症诊断率是19.5%，未诊断糖尿病的焦虑症诊断率是10.9%。

一项Meta分析选自12个国家的研究（两项来自美国）超过12 600名成年人，观察了焦虑障碍、焦虑症状以及糖尿病之间的关系，和没有患糖尿病的人相比，焦虑障碍增加了1.20倍以上，焦虑症状增加了1.48倍。

3. 疾病及患病率　国外报道的糖尿病并发焦虑状态发生率高达19.50%~69.69%，国内报道的糖尿病伴焦虑的发生率为23.57%~56.28%。

糖尿病相关的个体焦虑因素受关注较少。焦虑和恐惧具体的描述可能并不符合精神病诊断标准，但其与糖尿病护理有重要关系。恐惧低血糖是一种常见症状。研究发现大约9%的应用胰岛素注射治疗糖尿病患者有相关的焦虑症状。关于1型和2型糖尿病患者的研究发现28%的患者在自我筛查中显示焦虑得分增高，一半患者选择了拒绝注射。患者可能会尽量避免低血糖，尽量保持较高的血糖水平，而避免低血糖风险。恐惧低血糖症往往是由于以往有低血糖症的经历，并且可以达到与创伤后应激障碍相似的强度。患者也可以表现为与低血糖有关的焦虑亚临床症状，这可能并不是一种临床疾病，但仍可能对糖尿病自我管理产生负面影响。从收集的流行病学数据来看，对于年轻的（18~29岁）糖尿病患者更有可能终身诊断为焦虑障碍。

4. 筛查问题　同样，对焦虑问题的准确评估是非常复杂的，病情控制不佳的糖尿病与情绪障碍相重叠的非病理性因素与糖尿病相关压力有关（例如担心并发症，恐惧低血糖症）。对于患者和临床医生区分低血糖和焦虑症状可能会有困难，比如头晕、震颤、缺乏协调力，以及心悸。这些关于焦虑症和糖尿病之间的研究文献较少，而且焦虑疾病常与其他疾病精神障碍同时发生共病。

焦虑与糖尿病的躯体负担（如疲劳、食欲）以及低血糖相关，但与糖化血红蛋白水平不一致。焦虑的症状与疾病有关的管理问题、不良临床结局以及生活质量下降有关。比如，胰岛素治疗的成人糖尿病患者因为害怕自我注射或自我检测，会有糖尿病相关的困扰，总体幸福感更低，治疗的依从性更差。

5. 病因　焦虑和糖尿病之间的病因关系尚不明确，可能包括糖尿病自我管理相关的压力反应，与焦虑和血糖控制有关的生物学变化。糖尿病和焦虑相关的心理障碍与神经内分泌途径相关。共病焦虑同样可能对HPA失调起着重要的作用，焦虑障碍患者的皮质醇调控异常等。

糖尿病患者可能会经历短期的、与糖尿病自我管理相关的阵发性压力，或更长期的、慢性的与糖尿病并发症相关的心理压力，最终可能发展成焦虑症状或慢性焦虑障碍。部分糖尿病患者需要经常自我检测血糖以及注射胰岛素，可能会导致焦虑症状的发展或恶化，比如恐惧症、焦虑，以及逃避行为。

总体来讲，焦虑和糖尿病之间的相关机制目前还缺乏证据，仍需要更多的研究来证实。

6. 治疗和干预　通过心理教育的干预措施有助于减少心理压力、焦虑和负面情绪，改善糖尿病病情的控制。通过进行生物反馈的放松训练可以减轻焦虑和抑郁症状，减少肌肉紧张，改善糖尿病血糖及症状。也有研究对患者进行渐进性肌肉放松训练、意念引导、行为和认知技能的指导，指导患者识别并减轻压力，结果显示受试者血糖控制有所改善，但压力和焦虑并无显著变化。

通过对糖尿病患者进行分阶段训练，包括放松训练、认知重建和训练解决问题的能力与改善焦虑症状。有研究结果显示这些训练对血糖控制有所影响，但作用并不显著。针对糖尿病患者抑郁症治疗和焦虑症的治疗目前没有得到足够的重视。

三、进食障碍，不健康的饮食行为和态度

1. 定义　进食障碍的特点是食物摄入量极度减少，或进食过度，和/或对体重的极度忧虑。常见的进食障碍包括神经性厌食症和神经性贪食症。

神经性厌食症是对瘦的过度追求，身体形象扭曲，而且强烈害怕变胖，为达到减肥的效果限制食物的摄取，导致极度消瘦。厌食症的结果通常很严重，但患病率相对较低。神经性贪食症的特征是反复食用异常大量的食物，在暴食期间无法控制饮食。相应的补偿性行为表现为呕吐、过度运动和/或禁食，伴随这些行为的是对身材的苦恼。所有的这些饮食障碍在女性中比在男性中更为普遍。这些饮食障碍的亚临床表现，使得糖尿病的管理更加复杂。

2. 流行病学　饮食障碍在糖尿病患者中比在非糖尿病患者中患病率更高，多集中在青少年女性人群同时患有1型糖尿病的患者中。而在2型糖尿病患者中厌食症或暴食症发病率似乎很小，和非糖尿病患者没有明显区别。

不良的饮食行为，比如偶尔暴食，极端控制饮食或过度运动更常见于青春期前同时患有1型糖尿病的女性。研究显示，不良的饮食行为与血糖控制不佳有关。有饮食障碍的糖尿病患者罹患视网膜病变和肾病的风险可能更高。此外，不良饮食态度，如过分地关心饮食、体重和体型，都被证明与血糖控制较差相关，不良的身体形象可以影响血糖的控制。

3. 筛查　糖尿病管理的关注点通常为饮食的质量和数量，对饮食行为进行控制，这可能难以对异常饮食行为进行客观评估，或使得评估更加复杂化，而且我们可能会将这些控制饮食的行为诊断为饮食障碍，从而影响患者饮食的调整。糖尿病相关的饮食障碍包括心理因素导致进食能量不足，出现无法解释的糖尿病酮症发作，频繁低血糖发作；或者院内血糖控制良好，而入院前在院外血糖控制差。

4. 与糖尿病治疗结果相关的心理障碍　糖尿病患者由于饮食和过度关注体重而引发的心理障碍对健康结果有不利影响。比如，由于担心体重而自行限制胰岛素的应用，患者代谢控制率更差，同时可能会伴有微血管并发症，肾病发生率和视网膜病变均会增加。研究显示患有2型糖尿病的年轻人，如果同时有暴饮暴食的临床表现，自我评估报告显示极度肥胖，腹部肥胖，伴有抑郁症状，以及生活质量下降的比例明显更高。既有1型或2型糖尿病又有夜间饮食综合征的患者，更有可能不遵守饮食规律，不能坚持锻炼和葡萄糖检测的要求。他们也更有可能肥胖，糖尿病控制较差，也易患糖尿病并发症以及代谢综合征。

5. 病因　关于饮食障碍和糖尿病之间的关系，有一些研究表明，家庭功能的障碍预示着不适当饮食行为的发生发展。来自同伴和家人的负面评论和家人对于他们的饮食要求没有回应，均可能导致患者更强烈的愤怒和对父母的绝望。Daneman等研究认为，个体、家庭和社会因素是导致进食障碍的核心特征，比如对身材的不满意，过度追求苗条，过度限制饮食。这些特性可导致饮食紊乱，并引起不良的糖尿病结局。

6. 治疗和干预　到目前为止，还没有理想的方案对1型糖尿病的进食障碍进行评估，而对于治疗进食障碍或不良饮食行为的干预措施也很少。对于糖尿病患者来说，这种行为或态度还不符合精神病诊断。此外，目前已发表的拟解决糖尿病患者饮食障碍的心理治疗和干预措施，大都缺乏严格的方法学指导。

有很多研究是探讨减重对于2型糖尿病患者的疗效，结果显示认知行为治疗和支持性治疗同样有效，认知行为治疗的效果似乎更持久，认知行为治疗组在治疗后的复发明显减少，糖尿病血糖控制改善。

四、糖尿病心理社会问题的社会文化背景

社会因素、结构性障碍以及得不到足够的护理，均可能增加重大精神和社会心理问题的风险。那些社会经济地位较低的人群比社会经济地位较高的人群更有可能患有精神疾病和严重的情绪困扰。数据显示社会弱势群体会增加患2型糖尿病的患病风险，这些糖尿病患者病

情通常没有得到更好地控制，并发症风险增加。这些患者通常自我管理能力差、治疗依从性降低、预防性照顾减少。

比如，经济条件较差的患者通常不使用动态血糖检测系统来检测血糖，可能拒绝用胰岛素泵强化治疗，经济条件较好的家庭没有这种顾虑。因此，除医疗实践以外，健康的社会决定因素对糖尿病的治疗结局有强大的作用，并且可能增加社会弱势群体的心理社会负担。一项针对14 357名成年人的调查显示发现16%患有糖尿病低收入者出现严重的低血糖，相比较而言，高收入的成年糖尿病患者为8.8%。相似的差异也出现在受教育程度的不同的群体，受教育程度较低者发生低血糖概率为11.9%，较高者为8.9%。这些差异可能会增加糖尿病患者社会心理痛苦和精神障碍的风险。在流行病学研究中，这些因素通常是粗略衡量的社会因素，很难控制，但可能对精神障碍、社会心理痛苦和糖尿病照护不佳的结局有一定影响。

五、糖尿病前期与心理

我国糖尿病前期患者人数已增至4.93亿，成人占比达50.1%。糖尿病前期也称糖调节受损（impaired glucose regulation，IGR），是介于糖代谢正常和糖尿病之间的糖代谢异常的状态，包括空腹血糖受损（impaired fasting glucose，IFG）、糖耐量受损（impaired glucose tolerance，IGT），以及两者同时存在三种状态。按世界卫生组织1999年标准，空腹血糖受损指空腹血糖6.1~7.0mmol/L，且口服葡萄糖耐量试验（oral glucose tolerance test，OGTT）2小时血糖<7.8mmol/L；糖耐量受损指糖耐量试验2小时血糖7.8~11.1mmol/L。

糖尿病患者产生的焦虑、抑郁等心理障碍的主要原因可能是随着病程的延长，糖尿病病症及其并发症的存在常给患者造成生活不便，影响工作，可能在一定程度上增加家庭经济负担，导致患者产生自卑情绪。而无显著症状的糖尿病患者或糖尿病前期人群心理问题（如焦虑、抑郁等）发生率是否不同于健康人群，目前报道不多。

有研究显示糖尿病前期焦虑的发生率为15.30%~58.11%，而普通人群的焦虑障碍患病率仅为0.40%~5.60%。研究显示在糖尿病前期人群中，虽然直观上看起来轻度、中度焦虑人数女性均多于男性，但性别之间没有显示出统计学意义（$P>0.05$），故还不能认为糖尿病前期人群在焦虑程度上存在性别差异。糖尿病前期人群中不同年龄段的焦虑患病率没有显著性差异，糖尿病前期人群中焦虑患病率随着文化程度的提高没有显著性差异。目前焦虑与糖尿病前期的机制仍不明了，国内外关于焦虑与糖尿病前期关系研究较少。

无论是对于糖尿病前期、糖尿病、还是糖尿病并发症阶段的患者，仍需要更多的前瞻性研究来探究精神、心理障碍与糖尿病前期以及糖尿病之间的相关性。

第三节

消化系统疾病与心理心脏病

随着社会-心理-生物医学模式的改变，心理心脏病逐步被广大心血管内科医生所认识。心理心脏病的患者焦虑障碍，抑郁障碍的共病率高达30%~60%。抑郁障碍，焦虑障碍的临床表现多种多样，涉及消化疾病的发生概率也非常高，主要涉及动力障碍性疾病和功能性胃肠病两大类疾病，在这两类疾病中又有部分重叠。

动力障碍性疾病指因动力紊乱引起的以各种消化道症状为临床表现的疾病，包括食管动力障碍性疾病（如贲门失弛缓症、弥漫性食管痉挛）、胃肠动力障碍性疾病（如胃食管反流病、肠易激综合征、功能性消化不良）、胆胰动力障碍性疾病（胆囊和胆囊管运动障碍）等。功能性胃肠病常由社会心理因素诱发，缺乏结构、炎症、动力或代谢性疾病的证据解释其症状，包括功能性胃灼热、功能性消化不良、肠易激综合征、功能性便秘、功能性腹泻、中枢介导的腹痛综合征等。

消化系统疾病中与心理心脏病共病最常见的是以胸痛为主要表现的消化道源性的胸痛，以及消化系统疾病中临床最常见的肠易激综合征和功能性消化不良。

一、消化疾病源性胸痛

心理心脏病所致反复的胸骨后疼痛是一个常见的临床问题。不明原因的反复胸痛可显著影响患者的生活质量，而且由于不断占用临床医生和急救设施，是一个重要的经济负担。

（一）流行病学

在胸痛的门诊患者中，超过1/3的患者为肌肉骨骼性胸痛，10%~20%有胃肠道原因，10%为稳定型心绞痛，5%为呼吸系统疾病，2%~4%为急性心肌缺血（包括心肌梗死）。对于源自食管的不明原因反复胸痛，胃食管反流病（gastroesophageal reflux disease，GERD）是最可能的原因。大约50%反复非心源性胸痛患者有异常的食管胃酸暴露。虽然“食管痉挛”这一经验性诊断曾用于源自食管的不明原因非心源性胸痛患者，但患者极少有潜在的食管动力障碍。

（二）病因学

1. GERD所致胸痛　可与心绞痛表现类似，典型的症状包括胃灼热和反流。患者可能将其描述为胸骨后挤压感或烧灼感，并向背部、颈部、下颌和手臂放射。胸痛可持续数分钟至数小时，然后自行缓解或在抗酸剂治疗后缓解；可发生于餐后，也可在睡眠中发作，导致患者痛醒。并可因为情绪应激而加重。反流的定义为胃内容物向口腔或下咽部流动的感觉，患者通常反流含有少量未消化食物的酸性物质。其他症状还包括吞咽困难、反酸、癔球症、吞咽痛、食管外症状（如咳嗽、声音嘶哑、喘鸣）。

有典型症状的患者，通常仅根据临床症状就可以诊断胃食管反流病。40%~90%的GERD使用质子泵抑制剂（PPI）治疗可缓解症状。但是抑酸治疗有效，并非胃食管反流病的诊断标准。对于有危险因素存在的或试验性治疗疗效不良的患者，可以进行上消化道内镜检查及组织学检查，食管测压及动态食管pH监测对于鉴别诊断有帮助。

2. 消化性溃疡　有症状的消化性溃疡病患者常表现为上腹疼痛或食物诱发的上腹不适和饱胀感、早饱和恶心。消化性溃疡可能是胸痛的原因之一，但是70%的消化性溃疡没有症状，症状多数由并发症引起；消化性溃疡的病因主要有幽门螺杆菌感染、非甾体抗炎药应用，其他危险因素有吸烟、饮酒、遗传、膳食、饮食以及心理因素，应激状态消化性溃疡的发病率升高，压力、焦虑和抑郁会影响溃疡愈合和复发，常见合并症包括出血、穿孔、梗阻。

3. 非反流性食管炎　食管炎还可能与药物、假丝酵母菌病、巨细胞病毒感染或放射性损伤有关。

药物诱导性食管炎患者除了吞咽痛外，还可能出现突发的胸骨后疼痛。常见药物主要有四环素、多西环素、克林霉素、阿司匹林和抗炎药，这些药物可以引起重度食管炎，食管狭窄和出血。双膦酸盐：双膦酸盐的副作用发生率低，但仍然可以引起食管炎，食管溃疡和狭窄，其他药物有氯化钾，奎宁丁，铁的化合物等。发生药物性食管炎的危险因素与患者体位、药物的大小和服药时的饮水量以及食管的解剖结构改变增加食管通过时间相关，年龄增加也使药物性食管炎的发生增加。

4. 嗜酸细胞性食管炎　嗜酸细胞性食管炎多见于20~40岁男性，与GERD表现相似，患者诉胃灼热、吞咽困难、胸痛、食物嵌塞；但是嗜酸细胞性食管炎相关症状对抗酸治疗反应不佳。嗜酸细胞性食管炎与过敏性疾病（食物、环境、哮喘、特应性皮炎等）密切相关，内镜及病理学检查的诊断具有特异性。

5. 食管动力障碍　食管动力障碍患者可能有胸骨后胸痛，患者常常将其描述为胸骨后挤压性疼痛或痉挛。食管动力障碍患者通常表现为固体和液体吞咽困难。食管性吞咽困难的特点是开始吞咽后数秒即出现吞咽困难，以及感觉食物卡在食管中。某些情况下，患者有胃灼热或胃内容物反流的症状。常见的动力障碍包括贲门失弛缓症、食管胃连接部流出梗阻、弥漫性食管痉挛、胡桃夹食管、蠕动消失。贲门失弛缓症是指食管壁肌间神经丛内神经节细胞进行性变性，导致下食管括约肌不能松弛，伴有远端食管蠕动消失。

6. 功能性胸痛　功能性胸痛在Rome Ⅳ标准中定义为胸骨后胸痛或不适，不伴食管症状（胃灼热和吞咽困难）。必须排除心脏性病因、胃食管反流和主要的食管动力障碍。症状发作应有至少6个月。

（三）发病机制

食管的痛觉源于三方面：第一，机械或化学因素对感受器的刺激，比如酸性或高渗性物质对化学感受器的刺激、扩张或异常收缩对机械感受器的刺激，以及冷热食物对温度感受器的刺激；第二，食管痛阈下降所致患者对正常刺激的异常感知（即食管高敏感性）；第三，周围神经系统和中枢神经系统对刺激的异常传输。

酸注入可引发胸痛，以及抑酸治疗可改善食管源性胸痛，这两点都表明胃酸在胸痛发生中起作用。球囊扩张试验显示增加食管壁张力可诱发食管源性疼痛，以及胸痛发作时经超声内镜检出了食管壁收缩时间延长的证据，表明食管扩张或收缩也有作用。

发生功能性胸痛的潜在机制包括食管高敏感性、大脑对食管源性疼痛的处理过程改变、自主神经功能失调，以及食管的物理机械特性异常。食管高敏感性定义为将非疼痛性食管刺激感知为疼痛性刺激，将疼痛性食管刺激感知为更加剧烈的疼痛。采用食管内球囊扩张的研究显示，许多食管高敏感性患者体验到疼痛时的球囊扩张体积小于相应对照受试者。研究提示，食管痛觉过敏是因为大脑对感觉信息的处理发生改变，而不是食管内的感受器异常。可能的介质包括5-羟色胺、缓激肽、速激肽和神经营养因子。

（四）诊断策略和初始处理

1. 诊断策略　消化源性胸痛患者中诊断性评估的方法、顺序和范围取决于有无警示性特征（吞咽疼痛、吞咽困难、消化道出血、反复呕吐以及体重减轻）。有警示性特征的患者尽早行上消化道内镜检查及组织学检查以确定基础病因。没有警示性特征的患者可进行尝试性抑酸治疗。PPI尝试性治疗无效患者，可采用食管阻抗-pH联合监测与食管测压进行食管功能检测。

详细的病史可缩小鉴别诊断的范围。例如：如果患者有胸骨后疼痛或胃灼热、吞咽痛或吞咽困难，并且已知使用了可造成食管损伤的药物（应怀疑是药物诱导性食管炎）。如果患者有过敏性疾病，如食物过敏、环境过敏、哮喘和特应性皮炎，应怀疑是嗜酸细胞性食管炎。

2. 诊断性评估

（1）尝试性抑酸治疗：反复胸痛患者中GERD患病率最高，在早期可以尝试PPI治疗。常使用最长8周的大剂量PPI来治疗酸反流，每天两次（如埃索美拉唑40mg，奥美拉唑40mg，雷贝拉唑20mg，兰索拉唑30mg，或泮托拉唑40mg）。如果症状缓解，随后可降至最低有效剂量以控制症状复发。如果对PPI尝试性治疗有反应，常提示反流是非心源性胸痛的病因。两项Meta分析比较了该方法与作为参考标准的食管pH检测或内镜检查，评估了该方法的准确度，均得出结论认为，将PPI尝试性治疗的临床反应作为一项诊断性检查，可以很好地识别非心源性胸痛患者的病理性反流。一项决策分析显示PPI治疗符合成本-效果，该分析显示，相比于传统诊断方法，使用初始奥美拉唑治疗的策略使诊断准确度提高了11%，并使有创诊断性检查的使用减少了43%。PPI尝试性治疗无反应的患者需要进一步评价。

（2）食管阻抗-pH监测：食管阻抗-pH联合监测可判断持续性症状是由酸反流还是非酸

反流引起。

（3）食管测压：食管测压用以确定患者的症状是否有可能由潜在食管动力障碍引起。

（4）上消化道内镜检查：上消化道内镜检查能直接观察食管黏膜，从而寻找食管炎的证据和取活检组织供组织学检查。但是上消化道内镜检查在非心源性胸痛患者中的检出率较低，相关报道显示只有6%的患者有食管炎。其检出率在PPI尝试性治疗后可能明显更低。

（五）后续处理

食管源性胸痛患者的处理取决于基础病因，不同病因处理方法各异。

1. GERD　内科治疗策略应基于症状的发作频率和严重程度，还要考虑内镜下的合并症（糜烂以及Barrett食管）。

（1）改变生活方式和饮食：超重或近期体重增加的GERD患者应减轻体重，有夜间或喉部症状的患者应抬高床头。餐后不要仰卧，睡前2~3小时不要进食。如果患者发现症状与饮食诱因有关，而且消除诱因后症状改善，则建议选择性去除饮食诱因，包括咖啡因、巧克力、辛辣食物、高脂食物、碳酸饮料及薄荷。不穿紧身衣，以免增加胃内压和胃食管压力梯度，通过口服口香糖促进唾液分泌，以中和反流的胃酸，增加食管酸清除速率；忌烟忌酒，因为两者均可降低下食管括约肌压力，吸烟还会减少唾液分泌；练习腹式呼吸，以增强下食管括约肌的抗反流屏障功能。

（2）抗酸药：抗酸药主要包括三硅酸镁、氢氧化铝或碳酸钙的复方制剂，它们可以中和胃的pH从而减少反流式食管黏膜暴露于胃酸。

（3）黏膜保护剂与海藻酸盐，硫糖铝是一种黏膜保护剂，附着黏膜表面促进愈合，预防溃疡损伤。

（4）H_2受体拮抗剂可以抑制胃壁细胞上的H_2受体，从而减少胃酸分泌，与抗酸剂不同，起效慢，作用可以持续4~10小时，启动H_2受体拮抗剂以后，2~4周内可以发生快速的耐受。

（5）PPI：PPI不可逆地结合并抑制H-KATP酶，是最强效的胃酸分泌抑制剂，在每天第1餐前30分钟服用最有效。PPI应每天使用，而不是按需使用，因为连续用药可以更好地控制症状，获得更高的生存质量和内镜下缓解率。轻度间歇性的治疗建议是采用升阶梯疗法，升阶梯疗法是指逐步增加治疗强度，直到症状得到控制（H_2RA-PPI）。应按治疗疾病所需的最低剂量和最短疗程来给予PPI。对于有糜烂性、Barrett食管、食管炎症状频发或者重度症状的患者，采用降阶梯治疗，以最大程度地缓解症状，降阶梯法以强效抑酸药开始治疗，之后逐步降低治疗强度，直到出现突破性症状（PPI-H_2RA）。在减少或停用抑酸治疗以后，可能出现复发症状或者并发症，因此需要使用标准剂量的PPI进行维持性抑酸治疗。

（6）其他药物：用于难治性胃食管反流病。

1）反流抑制剂巴氯芬：用作辅助治疗可以观察到反流次数减少，反流时间缩短，但是因为该药可以通过血脑屏障，副作用较多。

2）疼痛调节剂：反流高敏感或功能性胃灼热建议尝试使用。例如三环类抗抑郁药、选择性5-羟色胺再摄取抑制剂、5-羟色胺去甲肾上腺素再摄取抑制剂或曲唑酮，通常初始给予去甲替林、西酞普兰或设定初始剂量，应根据耐受性和疗效进行调整，由于抗抑郁药起效延迟，所以增加剂量，应当尝试进行2~4周的治疗，通常会持续治疗，12周如仍无效再停药。我国学者应用氟哌噻吨美利曲辛片单药或联合质子泵抑制剂治疗难治性胃食管反流病以及非糜烂性胃食管反流病临床观察都取得了很好疗效。

3）促动力药：甲氧氯普胺。

4）脂酸结合剂。

5）针灸：在一项小型的随机试验中针灸后反流和胃灼热症状明显改善。

6）外科治疗：抗反流手术的最常见的适应证是最佳内科治疗无法完全控制的中重度胃食管反流病。在抗反流手术前，需要通过客观的食管监测，从解剖和生理学上评估是否存在胃食管反流及其严重程度，以及确定每位患者的手术适应证和最佳手术方案。目前常用的手术方式有：磁性括约肌增强术，腹腔镜胃固定术，腹腔镜部分胃底折叠术，腹腔镜完全胃底折叠术几种方式。

7）内镜治疗：主要可以进行食管下括约肌射频治疗和经口胃底折叠术。

2. 药物性食管炎　处理过程中最重要的是避免进一步损伤食管。一般停药7~10天症状缓解，临床上可以应用黏膜保护剂和质子泵抑制剂。

3. 嗜酸细胞性食管炎　治疗目的在于缓解症状，最好能有组织学改善，治疗方法包括膳食干预，药物干预和内镜干预。

采用膳食剔除疗法和要素膳，以减少变应源的暴露；药物干预，第一类药物为抑制胃酸质子泵抑制剂，可以作为一线药物，一般需要治疗8周后评价疗效；第二类药物是局部用糖皮质激素，多数可缓解食管炎症，常用的药物为吞咽型氟替卡松和布地奈德，但是多数患者停药后吞咽困难复发，需要长期维持治疗；内镜治疗对存在食管狭窄的患者扩张食管，但是穿孔和胸痛的风险较其他患者大，需要多次治疗。

近年以治疗食管炎性狭窄为核心的治疗手段在临床实践中不断尝试，但尚未得到统一的共识，这些方法包括全身性糖皮质激素类药物，抗组胺药，免疫制剂和免疫调节剂。

4. 食管动力障碍　食管蠕动障碍可以表现为吞咽困难、胸痛、胃灼热、胃内容物反流。这组疾病的分类和诊断基于食管动力检测，重度蠕动障碍主要有三类：远端食管痉挛、高压收缩食管和食管失蠕动。这类疾病通常伴发胃食管反流，但是目前尚未发现最有效的治疗方法，治疗目标多在于缓解症状。

初始治疗的目标是控制胃食管反流症状，以及在不引起不良反应的前提下，松弛过度收缩的食管平滑肌（最常用的是质子泵抑制剂和薄荷油）。对于继续存在症状的患者钙通道阻滞剂（地尔硫䓬）。钙离子通道及无效的患者可以停用，开始使用小剂量三环类抗抑郁药

（丙米嗪）。对于难治性患者内镜下注射肉毒毒素和扩张治疗也可以尝试。对于动力障碍中相对常见的贲门失弛症，治疗的目的在于使食管下括约肌（low esophageal sphincter，LES）静息压降低，具体方法包括机械性破坏LES的肌纤维［气囊扩张术（PD）、外科肌切开术、经口内镜下肌切开术（POEM）］或通过药物降低LES压力（如注射肉毒毒素或口服硝酸盐类）。遗憾的是所有治疗效果都会逐渐减弱，需要长期随访和重复治疗。

5. 功能性胸痛　采用小剂量三环类抗抑郁药治疗。小剂量三环类抗抑郁药可减少大脑对食管事件的感觉处理异常，并可治疗共存的焦虑或抑郁。虽然数据有限，但对抗抑郁药有反应的患者似乎获益持久。证据表明5-羟色胺再摄取抑制剂也可能有效，但尚无定论。

二、肠易激综合征

肠易激综合征（irritable bowel syndrome，IBS）是一种功能性胃肠疾病，其特征为慢性腹痛和排便习惯改变，但无器质性病因，在转诊到消化科的病例中约占30%。

IBS与其他疾病相关、转换或重叠，这类疾病常常涉及多个系统，如纤维肌痛、慢性疲劳综合征、非心脏性胸痛和精神障碍（包括重性抑郁、焦虑和躯体化），消化系统中最常见的疾病为胃食管反流病、功能性消化不良。诊断IBS时需要全面了解消化道症状同时评估精神心理状态。需要排查报警症状，经过必要的客观检查和评估作出临床诊断。

（一）流行病学

北美洲的IBS患病率为10%~15%，不同地区之间差异较大。我国普通人群IBS总体患病率为1.4%~11.5%，仅25%的IBS患者到医院就诊，女性IBS患病率稍高于男性，IBS在各年龄人群中均有发病，但以中青年更为常见，老年人的IBS患病率有所下降。饮食因素可诱发或加重IBS症状，肠道感染是中国人群患IBS的危险因素，约10%的肠道感染会发展为IBS，IBS显著影响患者的生活质量。

（二）发病机制

IBS的病理生理机制尚未完全阐明，目前认为是多种因素共同作用引起的肠-脑互动异常。外周因素主要表现为动力异常，内脏高敏感黏膜通透性增加，肠道免疫，激活肠道微生态紊乱，中枢神经系统对外周传入信号的处理存在异常，以及外周与中枢因素相互作用，相互联系大脑和肠道，通过脑肠轴紧密联系。

1. 内脏高敏感　内脏高敏感是IBS的核心发病机制，在IBS发生发展中起重要的作用。内脏高敏感使内脏组织对于刺激的感受性增强，包括痛觉过敏和痛觉异常。流行病学研究发现，内脏高敏感，在IBS中的发病率为33%~90%。IBS的众多致病因素都会引起内脏高敏感，从而产生IBS症状，故内脏高敏感是IBS的核心发病机制。内脏高敏感的发生所涉及的复杂级联反应为多因子调控过程，涉及肠道感染、肠道菌群紊乱、心理应激、炎症和免疫、肠脑互动、饮食和基因等多方面因素，以上因素导致肠道屏障功能破坏，肠道免疫系统激活，神经内分泌系统紊乱等反应，进而引起下游细胞因子和受体的激活产生级联反应信号并上传至中枢神经系统，引起内脏高敏感。

2. 胃肠动力异常　胃肠动力异常是IBS的重要发病机制，但不同IBS亚型患者的胃肠道动力改变有所不同。动力异常主要表现在结肠的运动异常，但食管、胃、小肠，肛门直肠等也存在一定程度的动力学异常。IBS-C患者结肠传输时间长于IBS-D和IBS-M，IBS胃肠道动力异常也是多因素作用的结果，可能与饮食、社会文化背景和遗传因素有关。

3. 肠道低度炎症　各种细菌、病毒感染因素均可引起肠黏膜肥大细胞或其他免疫炎症细胞释放炎性细胞因子引起肠功能紊乱，低度炎症导致肠黏膜内细胞结构发生变化，IBS肠黏膜肥大细胞、肠嗜铬细胞、T淋巴细胞、中性粒细胞等炎症-免疫细胞黏膜浸润较多，增多的炎症免疫细胞释放多种生物活性物质，诱发全身和肠道局部免疫炎症细胞因子反应，IBS患者外周血中的促炎因子增加，而抗炎因子白细胞介素-10降低。神经生长因子通过与肥大细胞和感觉神经的相互作用，介导内脏过敏和肠黏膜屏障功能障碍。IBS-D患者的肠黏膜低度炎症表现比较明显。其黏膜神经生长因子升高与肥大细胞和感觉神经纤维相互作用，导致内脏过敏和肠黏膜屏障功能受损。其他类型的IBS不明显。

4. 伴发焦虑抑郁　IBS患者常伴发焦虑、抑郁等表现，急性和慢性应激均可诱发和加重IBS症状。IBS患者在情感学习、认知、行为能力、精神心理方面存在能力障碍与缺陷，相当比例的IBS患者伴有不同程度的精神情绪障碍，包括焦虑、紧张、抑郁、压力、失眠和神经过敏等，其中抑郁或焦虑障碍是IBS的显著危险因素，在IBS患者中发生率为40%~60%。精神症状与肠道症状的严重程度和发生频率均呈正相关。

IBS患者与内源性疼痛处理和调控相关的区域以及与情绪唤醒相关的区域的激活程度更高，一方面精神心理因素与周围和/或中枢神经内分泌免疫系统的相互作用，调节症状的严重程度，影响疾病的发展和生活质量；另一方面精神因素与消化道生理功能之间，通过脑肠轴相互影响改变肠道运动，提高内脏的敏感性，影响肠道菌群，激活肠道黏膜炎症反应，而且影响肠内皮细胞功能。

急性和慢性应激均可诱发和加重IBS的症状，导致肠道敏感性增加，炎症水平升高，下丘脑-垂体-肾上腺轴紊乱，生活质量降低，应激和引起痛觉相关的高级中枢脊髓通度和内脏传入神经的致敏，在多个水平上促使肠道对正常刺激的高敏感反应。慢性应激可增加肠黏膜屏障的通透性，造成内毒素血症和肠道或者全身低度炎症。

5. 肠道微生态失衡　越来越多的证据表明 IBS患者存在肠道微生态失衡。包括肠道菌群构成比例（包括真菌）以及代谢产物活性的改变。IBS患者的菌群多样性有降低的趋势。在IBS-D患者肠道菌群构成比例出现明显的改变，益生菌比例降低。代谢产物是肠道微生物发挥作用的重要方式与IBS症状产生相关。IBS患者存在明显的小肠细菌过度生长。

6. 食物敏感性　目前认为有多种因素都可导致IBS患者的食物敏感性。研究重点是食物特异性抗体、碳水化合物吸收不良和麸质敏感性。有人提出碳水化合物吸收不良可能表现为果糖不耐受，其会导致排气、疼痛、腹胀感、嗳气和排便习惯改变等胃肠道症状。

麸质敏感性：一些研究提示，乳糜泻与IBS之间存在某种重叠，改变饮食结构，部分患者症状改善。

7. 遗传学 多态性的研究提示，部分IBS患者具有遗传易感性。

（三）临床诊断

存在慢性腹痛和排便习惯改变（便秘和/或腹泻）的患者，应怀疑IBS。临床诊断IBS需要满足症状诊断标准，还需进行少量评估来排除潜在的器质性疾病，与排便相关的腹痛，腹胀和腹部不适，并非IBS的特异性症状，如果伴有警报症状需要进行胃肠镜检查，警报症状包括：年龄>40岁、便血或便潜血阳性、夜间排便、贫血、腹部包块、腹水、发热、非刻意体重减轻、结直肠癌和炎症性肠病家族史。

临床应用最为广泛的是IBS的罗马Ⅳ标准。根据罗马Ⅳ标准，IBS的定义为在最近3个月内腹痛反复发作，平均每周至少1天，并至少符合以下标准中的2项：症状与排便有关，伴排便频率改变，伴粪便性状改变。

IBS的亚型：IBS亚型的判别依据是患者报告的排便异常期间的主要排便习惯。应采用Bristol大便量表（BSFS）来记录大便的性状。只有在患者未使用治疗排便习惯异常的药物时对其进行评估，才能准确确定IBS的亚型。临床实践中对IBS亚型的定义如下：

1. 便秘型（IBS-C） 患者报告的异常排便情况通常为便秘（BSFS中的1型和2型）。

2. 腹泻型（IBS-D） 患者报告的异常排便情况通常为腹泻（BSFS中的6型和7型）。

3. 混合型（IBS-M） 患者报告的异常排便情况通常为便秘加腹泻（所有排便异常中便秘超过1/4，腹泻也超过1/4）。

4. 未分型（IBS-U） 患者符合IBS的诊断标准，但又无法准确归类为其他3种亚型中的任何一种。

（四）治疗

IBS的治疗目标是改善症状，提高生活质量，需采取个体化综合治疗的策略。

医患互动的建立和治疗的连续性是所有IBS患者治疗的关键。对于症状轻、间断发作且不影响生活质量的患者，推荐单纯调整生活方式和膳食习惯，而不是特定的药物治疗。对于初始治疗无效的轻度-中度症状患者，以及存在影响生存质量的中度-重度症状的患者，我们建议将药物治疗作为辅助治疗。

1. 初始治疗

（1）膳食调节：详细了解膳食史可发现与特定食物相关的一些症状类型。不摄入产气食物，或降低膳食中的可发酵寡糖、双糖、单糖和多元醇（fermentable oligo-，di-，and monosaccharides and polyol，FODMAP），可能使IBS患者获益；某些患者避免乳糖和麸质也可能获益。

1）避免产气食物：应建议IBS患者避免摄入可加剧肠胃气胀的食物（比如豆类、洋葱、芹菜、胡萝卜、葡萄干、香蕉、杏子、梅脯、抱子甘蓝、小麦胚芽、咸脆饼干）、酒精和咖啡因。潜在的内脏高敏感性可能是IBS患者摄入产气食物后出现过度不适的原因。

2）低FODMAP膳食：FODMAP膳食的短链碳水化合物在肠腔吸收差且有渗透活性，可在肠腔内迅速发酵，导致腹胀和腹痛的症状。低FODMAP膳食排除了较多的高FODMAP食物，而这些食物可能并没有在仅要求避免产气食物（如含有果糖的食物：蜂蜜、高果糖玉米糖浆、苹果、杧果、樱桃或寡糖，也包括小麦）的膳食中排除。初始6~8周去除FODMAP的膳食，然后根据个体症状，在症状消除后，再逐渐添加富含可发酵碳水化合物的食物，以确定患者对特定可发酵碳水化合物的耐受性。限制FODMAP摄入可改善IBS症状。在一项随机、单盲、交叉试验中，30例IBS患者和8例健康对照者被分配至接受为期21天的低FODMAP膳食或中等FODMAP膳食，然后经过21天的洗脱期，之后两组交替膳食方案。结果表明，在IBS患者中，与中等FODMAP膳食和基线膳食时相比，低FODMAP膳食时总的胃肠道症状评分显著减少，腹痛、腹胀、肠胃气胀和对粪便性状不满的评分改善；但在对照组中没有观察到上述改变。

3）避免摄入乳糖：已知有乳糖不耐受的患者应采用限制乳糖膳食。

4）避免麸质膳食：已证实麸质能改变IBS-D患者的肠道屏障功能。人们猜测非乳糜泻性麸质敏感是导致IBS患者出现症状的潜在机制，无麸质膳食导致的症状改善可能并不是由于去除了麸质蛋白，而是由于降低了果聚糖。

5）纤维：纤维对IBS患者的作用是有争议的，但鉴于其无严重的副作用及具有潜在益处，应考虑将洋车前草和卵叶车前草用于便秘为主要症状的IBS患者。

（2）体育锻炼：鉴于运动对IBS症状可能有益并使总体健康获益，应建议IBS患者进行体育锻炼。增加体育锻炼组出现IBS症状恶化的可能性显著更低（8% *vs*. 23%）。

2. 药物辅助治疗　中度至重度IBS患者，采用药物治疗。由于IBS通常有复杂的症状表现，治疗应基于主要症状和分型。每2~4周逐渐调整治疗。具体治疗策略没有严格的对照研究进行评估，一般短期药物干预控制症状发作（比如止泻剂），持续药物治疗，如三环类抗抑郁药（tricyclic antidepressant，TCA）数月或数年。

（1）便秘：对于可溶性纤维尝试治疗失败的IBS-C患者，我们建议使用聚乙二醇（polyethylene glycol，PEG）。使用PEG治疗后仍存在持续性便秘的患者，可以应用利那洛肽。国外应用鲁比前列腺素更多。

1）渗透性泻药：渗透性泻药可以提高患者的排便频率，改变粪便性状。PEG便宜易得，与其他渗透性轻泻药相比副作用更少。初始剂量为PEG17g溶于240ml水中，一天1次，可增加或减少剂量以达到效果。然而，因可出现腹胀和腹部不适的副作用，PEG的应用受到限制。PEG治疗可以改善便秘，但不能缓解腹痛。在一项随机试验中，139例成人IBS-C患者被分成PEG组和安慰剂组，治疗28天。与安慰剂组相比，PEG组患者明显有更多的自发排便、粪便性状改善和排便费力程度减轻。然而，PEG组与安慰剂组相比，腹胀和腹痛严重程度的差异无统计学意义。乳果糖可能加重患者的腹痛腹胀症状，较少被推荐用于IBS-C的治疗。

2）促分泌剂

① 鸟苷酸环化酶激动剂—利那洛肽：属鸟苷酸环化酶激动剂，激活上皮细胞相关离子通道，促进肠上皮细胞分泌，从而软化粪便改善便秘症状。还可调解IBS-C患者的内脏感觉。利那洛肽用于治疗IBS-C的剂量为290μg/d。多项大样本的随机安慰剂对照研究表明，利那洛肽可显著改善IBS-C患者的便秘症状，同时缓解腹痛和总体症状。纳入以中国人为主的亚太地区、多中心、随机对照实验研究也表明，利那洛肽可明显改善IBS-C患者的便秘、腹痛、腹胀、腹部不适和总体症状。

② 鲁比前列腺素：鲁比前列腺素是一种局部作用的氯离子通道激活剂，可以增加富含氯离子的肠液分泌。对使用PEG后仍存在持续性便秘的女性IBS患者，可以选择鲁比前列腺素。鲁比前列腺素可用于18岁以上的女性IBS-C患者。鲁比前列腺素治疗有明显更高的总反应率（18% *vs.* 10%）。严重不良事件与安慰剂组相似。最常见的不良事件是恶心（8% *vs.* 4%）。中国正在进行Ⅲ期临床研究。

3）5-羟色胺4受体激动剂：5-羟色胺4（5-hydroxytryptamine-4，5-HT_4）受体激动剂可刺激神经递质的释放，并提高结肠动力。然而，第一个批准用于IBS-C的5-HT_4受体部分激动剂替加色罗在美国因心血管副作用撤出市场。

（2）腹泻

1）止泻剂

① 洛哌丁胺：对于IBS-D患者肠道传输加速和肠道分泌增加与腹泻症状相关。洛哌丁胺可作用于肠壁的阿片受体，减少乙酰胆碱释放，通过抑制肠蠕动，促进肠道水电解质吸收，通过增加肛门括约肌的张力缓解排便失禁。实验数据证实洛哌丁胺可显著降低IBS患者的排便频率，增加粪便硬度，减轻排便失禁症状，但对腹痛、腹部不适和总体症状的疗效、安全性与安慰剂比较差异没有统计学意义。餐前45分钟使用2mg洛哌丁胺抑制肠蠕动、延长肠内容物的传输时间，并降低粪便量。然而，洛哌丁胺不应用于IBS-C患者，对腹泻与便秘交替的患者应该限量、按需使用。

② 双八面体蒙脱石：双八面体蒙脱石可吸附消化道内的气体、毒素，促进肠黏膜细胞的吸收功能，是临床常用的止泻剂。可以减少患者水样泄和黏液便的排便次数，降低排便不尽感频率，且对腹痛和总体症状的疗效均显示优于安慰剂。

③ 艾沙度林：艾沙度林兼有μ-阿片受体激动剂和δ-阿片受体拮抗剂的作用。该药已被

批准用于治疗IBS-D，但还需要进一步的研究来确定可能从艾沙度林治疗中获益最大的IBS-D患者亚群。当前的FDA指南还将以下病史视为艾沙度林的禁忌证：胆道疾病、胰腺炎、重度肝损伤和酗酒。

2）胆汁酸螯合剂：对于使用止泻药后仍有持续性腹泻的患者，用胆汁酸螯合剂（如考来烯胺、考来维仑）。使用胆汁酸螯合剂的依据是高达50%的功能性腹泻和IBS-D患者有胆汁酸吸收不良。胆汁酸通过刺激结肠分泌和运动引起腹泻。然而，这些药物的应用因胃肠道副作用而受到限制，包括腹胀、肠胃气胀、腹部不适和便秘。

3）5-羟色胺3受体拮抗剂：阿洛司琼是一种5-羟色胺3（5-hydroxytryptamine-3，5-HT_3）受体拮抗剂，已被批准用于治疗症状持续6个月、病情严重且对所有其他常规治疗无效的腹泻为主的IBS-D女性患者。阿洛司琼可调节来自胃肠道的内脏神经传入活动，从而降低结肠动力和分泌，并可能改善腹痛。阿洛司琼因存在缺血性结肠炎的副作用和严重便秘的并发症而撤出美国市场。然而，评估上市后资料后，目前美国阿洛司琼在限制条件下使用，起始剂量应低于之前批准的剂量，我国阿洛司琼属于处方药。

（3）腹痛和腹胀：IBS引起腹痛的患者，可以按需给予解痉药物。对于IBS-C患者，我们仅在治疗便秘后仍有腹痛的情况下才开始使用解痉药物。对使用解痉药后仍持续腹痛的患者，我们推荐尝试抗抑郁药治疗。对于无便秘的中度至重度IBS患者，尤其是有腹胀的患者，若其他治疗无效，给予为期2周的利福昔明尝试治疗。

1）解痉药：解痉药应按需给药和/或在预计会出现能使疾病恶化的应激源时给药。解痉药可以短期缓解IBS患者的腹痛症状，国际上多个指南和共识均推荐解痉药作为改善IBS腹痛症状的一线用药。但其远期疗效尚未确定。

解痉药包括直接松弛肠平滑肌的药物（如匹维溴铵、美贝维林）和通过抗胆碱能或抗毒蕈碱特性起作用的药物（如莨菪碱、双环维林）。解痉药和薄荷油通过选择性抑制胃肠平滑肌，减少刺激性结肠运动，可能对存在餐后腹痛、排气、腹胀和排便急迫感的患者有益。我国一项2015年的多中心、随机对照实验研究证实匹维溴铵可显著改善IBS-D患者的腹痛、腹泻和总体症状，且药物治疗4周的疗效优于2周。

2）抗抑郁药：抗抑郁药物对IBS有效可能的作用机制包括对中枢神经的直接作用，以及中枢神经与胃肠道神经的联系（包括对痛觉感受、内脏超敏反应和胃肠动力的调节作用）。抗抑郁药除了能改善心境外，还具有镇痛作用。

谨慎推荐具有以下适应证的患者应用：IBS合并存在精神心理障碍的临床表现（包括抑郁、焦虑和躯体化症状等）。对于消化专科常规药物疗效不理想的难治性IBS。

TCA通过其抗胆碱能作用延长肠内容物传输时间，可能为腹泻为主的IBS-D患者提供益处。鉴于其对肠内容物传输时间的影响，TCA应慎用于便秘患者。治疗IBS腹痛时，应从小剂量开始。应根据耐受和反应情况调整初始剂量。由于抗抑郁药起效延迟，应经过3~4周的治疗尝试后才考虑增加剂量。阿米替林、去甲替林和丙米嗪的起始剂量为睡前10~25mg。地昔帕明的起始剂量为睡前12.5~25mg。如果患者对一种TCA不能耐受，可以尝试另外一种。

选择性5-羟色胺再摄取抑制剂（selective serotonin reuptake inhibitor，SSRI）或5-羟色胺和去甲肾上腺素再摄取抑制剂（serotonin and norepinephrine reuptake inhibitor，SNRI）的相关文献较少。由于SSRI缩短口盲肠运输时间，可用于治疗IBS-C。

3）肠道不吸收抗生素：IBS患者存在肠道菌群失调，不少研究提示肠道不吸收的抗生素（主要是利福昔明）可改善肠道菌群失调，调节肠道炎症，增强肠黏膜屏障的功能。虽然不应对所有IBS患者常规推荐使用抗生素，但对于无便秘的中度至重度IBS患者，尤其是有腹胀症状的患者，如果其他治疗（如低FODMAP膳食、解痉药和TCA）无效，建议给予为期2周的利福昔明尝试治疗。多项研究证实利福昔明能更有效地改善IBS总体症状，尤其是减少腹胀和腹泻。停药后随着时间延长症状可能复发。

4）益生菌：不推荐IBS患者常规进行益生菌治疗。虽然有研究表明益生菌可改善症状，但获益程度及最有效的益生菌菌种和菌株尚不确定。

3. 难治性症状　小部分IBS患者存在难治性症状。对于药物辅助治疗后仍持续存在症状的患者，应仔细重新进行评估，特别注意持续症状的类型、症状改变的程度、患者对药物治疗的依从性，以及是否出现提示应进一步评估的警示特征。

（1）心理认知和行为治疗：IBS患者常存在认知偏差和异常行为模式，IBS患者往往有挫败感，孤立感或对医疗现状不满意以及抑郁焦虑表现等心理问题。对于以下患者尽早实行心理干预：

第一，社会支持不足、有创伤性事件或人际关系失调的；第二，精神疾病共病患者；第三，常规药物疗效不理想的。英国指南建议对12个月药物治疗无效，并发展为难治性IBS的患者应尽早实施心理干预。行为治疗是IBS患者心理干预的基础手段，旨在减少非理性恐惧，调解行为模式。有精神障碍相关顽固性症状的患者，可从行为治疗联合抗抑郁药治疗中获益。

（2）抗焦虑药：抗焦虑药在IBS患者中的使用，应仅限于短期（少于2周）应用以减轻可能促进症状的急性情境性焦虑。抗焦虑药的副作用包括发生成瘾、撤药反弹、药物相互作用的风险。此外，苯二氮䓬类药物可通过激动γ-氨基丁酸（gamma aminobutyric acid，GABA）受体来减少脑5-羟色胺，从而导致疼痛阈值降低。

（3）中医药：中医药对改善IBS症状有效。近来多个国外指南提及采用中药和针灸治疗。治疗IBS证据较多的药物为痛泻宁颗粒。

（4）其他：一些治疗虽然已在IBS患者中作了评估，如酶补充剂、粪便菌群移植（fecal microbiota transplantation，FMT）和肥大细胞稳定剂（酮替芬），但它们对治疗IBS的作用仍不明确。

三、功能性消化不良

消化不良是一种常见症状，全球患病率为5%~11%，其鉴别诊断范围广泛，病理生理机制多种多样。每年约有25%的人会发生消化不良，但多数患者不会就医。消化不良患者其中1/4存在基础器质性病因，但另外3/4的患者为功能性消化不良，其诊断性评估未发现基础病因。

（一）病理生理学

该病的病理生理学尚未完全明确，但已提出几种可能的机制。

1. 胃动力及顺应性　功能性消化不良与几种动力障碍有关，包括轻度胃排空延迟、胃排空加快、胃窦运动减弱、胃节律紊乱以及餐后胃容受性受损。然而，上述发现仅见于部分消化不良患者。例如，胃排空延迟及胃窦运动减弱见于25%~35%的消化不良患者，而多达10%的消化不良患者存在胃排空加快。

2. 内脏高敏感性　内脏高敏感性的特征为在胃顺应性正常的情况下，诱发疼痛的阈值降低。数项研究证实，与胃排空延迟无关的功能性消化不良患者存在内脏高敏感性。在内脏高敏感性的病理生理学机制中，机械性刺激感受器功能障碍以及脊髓或大脑中对传入信号的处理异常都可能起一定作用。

3. 幽门螺杆菌感染　有几种假说描述了幽门螺杆菌（*Helicobacter pylori*）感染在功能性消化不良发病机制中的作用，但确切机制仍不明确。幽门螺杆菌可能通过诱发炎症反应或启动抗体应答引起平滑肌功能障碍。然而，研究并未发现在功能性消化不良患者中幽门螺杆菌与胃运动功能异常相关。

幽门螺杆菌诱发的炎症反应可能导致肠或中枢神经系统改变，从而降低对胃扩张产生不适的阈值。一些随机对照试验的证据表明，根除幽门螺杆菌可缓解少数患者的消化不良症状。症状改善的可能原因是酸分泌改变、消化道菌群改变，以及误诊为功能性（非溃疡性）消化不良的患者治愈了未识别的消化性溃疡病。

4. 消化道菌群改变　上消化道菌群改变可能引发消化不良。胃肠炎发作后患者常出现消化不良症状支持上述假说。一项研究发现，在暴露于水源性细菌性痢疾暴发后8年，患者仍存在持续的消化不良症状。也有假说认为，幽门螺杆菌治疗改善功能性消化不良症状的效果是由于其对消化道菌群的作用，而不仅仅是因为幽门螺杆菌的根除。

5. 十二指肠炎症　已有报道显示功能性消化不良与十二指肠嗜酸性粒细胞增多相关，早饱患者的十二指肠嗜酸性粒细胞增多。尚不明确这种黏膜免疫上调是否由于上消化道菌群改变或膳食因素。

6. 心理社会功能障碍　功能性消化不良可能是由社会心理因素与生理因素的复杂相互作用所致。消化不良已显示与广泛性焦虑障碍及重性抑郁有关。

（二）临床表现

功能性消化不良患者通常诉有餐后饱胀感、早饱和/或上腹疼痛/烧灼感。症状可能严重到影响日常活动。有些患者可能有恶心、呕吐或胃灼热，但这些症状通常较少见。

（三）诊断

若患者有餐后饱胀、早饱或上腹疼痛/烧灼感的临床病史，则怀疑为功能性消化不良。临床诊断功能性消化不良，需要满足基于症状的诊断标准，并且评估排除消化不良的其他原因。评估内容包括病史、体格检查、实验室检查以及内镜评估，以排除可导致这些症状的器质性/结构性疾病。

功能性消化不良（罗马Ⅳ标准）定义：存在下列1种或1种以上症状：餐后饱胀、早饱、上腹疼痛或上腹烧灼感，持续最少3个月；并且没有可解释这些症状的结构性病变证据。且从症状出现至诊断至少有6个月。功能性消化不良的分型：根据主要症状分成2种亚型，分别是餐后不适综合征和上腹疼痛综合征，但这两种亚型常有重叠。

（四）鉴别诊断

功能性消化不良的鉴别诊断主要在于发现引起消化不良的器质性疾病以及伴随发生的动力性疾病。

常见的器质性疾病有消化性溃疡病、胃食管反流、胃恶性肿瘤以及非甾体抗炎药诱发的消化不良。通过临床评估、实验室检查和上消化道内镜检查，可将功能性消化不良与这些疾病区别开。

动力性疾病和功能性胃肠病也需要鉴别，胃轻瘫虽为常见，这两种疾病共同特点为胃排空缓慢并出现消化不良症状。功能性消化不良患者可能发生恶心。不过，胃轻瘫患者的主要症状是呕吐，而不是腹痛或上腹饱胀。高达40%的功能性消化不良患者可能重叠有肠易激综合征的症状。功能性消化不良伴有上腹疼痛，而肠易激综合征的特征为腹部疼痛或不适，伴大便性状或排便频率改变。

（五）治疗

功能性消化不良的治疗效果不佳，只有部分患者有效。

1. **幽门螺杆菌检测及治疗** 如果上消化道内镜评估消化不良时未进行幽门螺杆菌检测，则应通过活动性感染检测来诊断幽门螺杆菌感染。血清学检测的阳性预测值较低，尽量不用。幽门螺杆菌的根除可能会改变酸分泌或改变肠道菌群，从而改善消化不良症状。其还有助于预防与幽门螺杆菌相关的未识别出的消化性溃疡。一篇Meta分析纳入15项随机试验共5 853例功能性消化不良患者，结果显示，相比于安慰剂，PPI显著有效地减少消化不良症状。在PPI治疗有效的功能性消化不良患者中，应每6~12个月尝试停用PPI，以尽量降低长期治疗风险。相比于安慰剂，功能性消化不良患者应用H_2受体拮抗剂（H_2 receptor antagonist，H_2RA）更可能有效。

2. **三环类抗抑郁药（tricyclic antidepressant，TCA）** 若功能性消化不良患者经PPI治疗8周后症状仍无改善，停用PPI，开始尝试性使用 TCA。对于PPI治疗有部分临床缓解的患者，可开始加用TCA进行联合治疗。开始时予以小剂量TCA，例如，阿米替林10mg或地昔帕明25mg，睡前给药。可每2周增加一次剂量。许多患者采用20~30mg的剂量就已足够，大多数患者的剂量不超过75mg。较高剂量可能不比较低剂量更有效，且有可能产生日间镇静和其他抗胆碱能副作用。通常在应用TCA治疗8~12周后仍无效再停药。若患者用药数周后有效，通常继续用药至约6个月，再尝试停药。若消化不良复发，则可重新开始TCA治疗。TCA的副作用会限制其使用，包括便秘、口干、尿潴留和嗜睡。小剂量TCA也可改善功能性消化不良患者的失眠和纤维肌痛等伴随症状。目前缺乏证据支持使用选择性5-羟色胺再摄取抑制剂治疗功能性消化不良患者。

3. 促胃动力药　促胃动力药（例如，甲氧氯普胺，一次5~10mg，一天3次，餐前半小时及睡前给药，持续4周）仅用于其他治疗失败的患者，且治疗持续时间不超过4周即停药。如果症状复发，再给予1个疗程的治疗，且要认识到多达30%的患者可能发生副作用，其中大多数通常是轻微的且停药后可缓解。另外，如果主要症状为餐后恶心，可尝试性使用其他止吐药如异丙嗪等。

多潘立酮是另外一个比较常用的胃动力药，Meta分析显示促胃动力药对功能性消化不良患者有改善作用。但是由于促胃动力药长期使用可产生严重副作用需要临床应用中关注。甲氧氯普胺会引发肌张力障碍、帕金森综合征型运动和/或迟发性运动障碍。甲氧氯普胺和多潘立酮均有引发QT间期延长及心律失常的风险。

阿考替胺是一种抗胆碱酯酶药物，能改善胃运动功能及容受性。阿考替胺虽未广泛市售，但数据表明，阿考替胺可能改善功能性消化不良患者的症状。一篇Meta分析纳入3项试验共1 682例功能性消化不良患者，结果显示，相比于安慰剂，阿考替胺治疗降低了消化不良症状的风险。然而，还需更多的长期试验来证实这些发现。

4. 心理学治疗　心理学治疗（如认知行为疗法、催眠疗法、心理疗法）已显示可减少消化不良症状。一篇系统评价纳入12项随机试验共1 563例功能性消化不良患者，所有试验均报道心理学治疗相比内科治疗有益。4项共纳入789例功能性消化不良患者的试验发现，心理学治疗使消化不良的发病率降低了47%（*RR* 0.53，95% *CI* 0.44~0.65）。但是这些研究也有明显的局限，其治疗费用高。

5. 其他治疗　疗效有争议、未得到公认的方法还有镇痛剂（如卡马西平、曲马多或普瑞巴林）可能影响中枢系统对疼痛的处理，从而降低与功能性消化不良相关的内脏高敏感性；胃底松弛剂改善早饱和餐后饱胀；饮食调整降低脂质和小麦麦麸含量等。

（六）预后

功能性消化不良呈慢性病程，症状严重程度随时间推移而改变。患者可能有段时间无症状，之后症状复发，如此反复。

第四节

关于心理心脏病的动物模型

目前，由于临床研究混杂因素影响、组织取材困难等因素，通过临床研究对心理心脏疾病（双心疾病）的机制研究有较多的局限。而基础研究则可以弥补临床研究的不足，通过建立双心疾病动物模型，进行双心疾病发病影响因素、发病机制等的研究，由此可以优化双心疾病研究方法。

一、应激方法

对动物实施应激，根据应激时间不同可分为急性应激和慢性应激，其区别在于应激的持续时间长短。常见应激方式包括声应激、光应激、电击应激、冷应激、束缚应激、孤笼应激、禁食、禁水、夹尾应激、社会击败应激等。目前文献报道，这些应激方法并没有完全一致的标准，可根据实验室的条件进行适当的调整。不可预测慢性温和应激（unpredictable chronic mild stress，UCMS）主要是通过多种应激方式交叉出现，为避免动物对应激的适应，同一种应激方式不能在同一天、连续几天甚至同一周多次出现。研究证实应激可导致实验动物出现抑郁或焦虑样行为。见表7-4-1。

表7-4-1　不同应激类型及实验操作方法

应激类型	实验操作方法
声应激	给实验动物播放噪声
闪光应激	把闪光灯放置于实验动物饲养笼周围，使动物能看到闪光
电击应激	专门的电击装置，电击前发出响声，然后给实验动物电击，注意控制电击的电流、时间，避免电流过大、时间过长
冷应激	在笼内放置冰盒或冰袋，使笼内温度迅速降低，时间不能太长，避免动物着凉
束缚应激	根据实验动物体型，选择束缚管或桶，周边有洞，能保持通风
孤笼应激	把实验动物单笼饲养，不接触其他实验动物
禁食	把饲料全部撤走，需要考虑动物代谢，不能禁食时间太长，建议8~12小时
禁水	把水瓶拿走，亦需要考虑动物代谢，不能禁水时间太长，建议8~12小时
夹尾应激	用小夹子夹住实验动物的尾巴，不能时间太长，避免实验动物因疼痛产生强烈过激反应，避免血液循环异常，建议5分钟以内
水应激	在无垫料的饲养笼内加适量清洁水，如按照标准大鼠笼，可加至2cm高水位，需根据实验动物的体型，所用笼大小进行适当调整
湿垫料应激	在垫料上洒上水，让垫料变湿

续表

应激类型	实验操作方法
无垫料应激	让实验动物在没有垫料的笼子里活动
拥挤应激	在饲养笼内增加实验动物数量，如增加至原来数量的2倍
倾斜应激	把饲养笼倾斜45°角
摇晃应激	可人工手动摇晃笼子，摇晃力度要足够，或者有条件可用摇床摇晃
气味应激	准备一个实验用的长方形箱子，分成两部分，一半有遮盖的，一半是开阔的，把猫戴过3周的项圈，挂在箱子有遮盖的一边，然后把老鼠放到箱子开阔的那边，正对着项圈，以对老鼠形成应激
社会击败应激	以小鼠为例，首先筛选攻击性强的CD1小鼠，单笼饲养，随后把试验小鼠放入CD1小鼠笼中，一对一接触适当时间，实验鼠会受到来自CD1小鼠的攻击，一般为10分钟，紧接着用透明隔板把两只小鼠隔开，能对实验小鼠产生视觉、嗅觉、听觉的冲击

二、行为学评估方法

目前对于双心动物模型研究中，对心血管疾病动物合并抑郁或焦虑样行为研究较为普遍，抑郁或焦虑行为学评估的方法主要有糖水偏好实验、旷场实验、悬尾实验、强迫游泳实验、明暗箱实验、高架十字迷宫实验等。各种行为学评估方法的原理都相同，但具体实施方法根据各研究机构的实验仪器而有差异，各有其优缺点。目前研究显示，糖水偏好实验、强迫游泳实验多用于抑郁样行为评估，而旷场实验、悬尾实验、高架十字迷宫实验则有进行抑郁样行为和焦虑样行为评估。见表7-4-2。

表7-4-2　行为学类型及实验操作方法

行为学实验类型	实验操作方法	心理评估
糖水偏好实验	1）准备1%蔗糖水和纯水，分别装于外形一样的瓶子，做好标记，确保瓶子不漏水 2）实验动物单笼饲养 3）先做预适应，建议24~72小时。每个笼子分别放置一瓶蔗糖水和一瓶纯水，每隔12小时，交换两个瓶子的位置 4）预适应结束后，开始正式实验：每个笼子分别放置一瓶蔗糖水和一瓶纯水，12小时后，交换两个瓶子的位置，继续测试12小时	抑郁

续表

行为学实验类型	实验操作方法	心理评估
糖水偏好实验	5）实验要记录如下数据：实验前蔗糖水和纯水的重量，实验结束后，蔗糖水和纯水的重量，计算公式： 糖水偏好指数%=糖水消耗量/（糖水消耗量+纯水消耗量）×100%	抑郁
旷场实验	建议用专门的旷场实验仪器 1）准备旷场，根据实验动物的体型，选择合适的旷场大小，如大鼠可选用100cm×100cm，小鼠可选用25cm×25cm 2）旷场中央位置，距离旷场底部适当的位置安置摄像头，确保摄像头的视野能覆盖整个旷场，连接摄像头与电脑分析软件 3）把实验动物放于旷场中央，随即开始实验。可以于实验前一天把实验动物放置旷场适应，则正式实验进行5分钟；若前一天没有做预适应，则可以实验进行10分钟，把实验的前5分钟当作适应期，后5分钟当作正式实验；根据实验条件调整 4）收集软件记录数据：总路程、中央区域路程、中央区域时间、中央区域次数、穿格次数、站立次数、静止时间等，不同的软件可能会略有差异 5）根据所得数据，进行统计分析	抑郁、焦虑
悬尾实验	建议用专门的悬尾实验仪器进行操作 1）连接悬尾设备，调整摄像机与悬尾架的距离 2）连接电脑软件设备 3）正式实验前，做预适应实验 4）实验时把动物尾巴用专门的夹子夹住，持续5分钟，观察动物的攀爬、静止状态 5）收集软件记录的数据：不动时间、攀爬时间等，不同软件有差异 6）根据数据，进行统计分析 7）实验注意：避免使用体重过重的动物，防止动物因悬挂疼痛而剧烈反抗，防止断尾等情况	抑郁、焦虑
强迫游泳实验	建议用专门的强迫游泳实验仪器进行操作 1）连接实验设备、摄像头和电脑软件	抑郁

续表

行为学实验类型	实验操作方法	心理评估
强迫游泳实验	2）在专门的游泳桶加清洁水，水温为25~30℃，水深根据动物大小可有适当调整，一般大鼠为17~33cm，小鼠为10cm，或是体长+尾长，不同的实验设备有差异 3）把动物放入水中预实验1分钟，随后进行正式实验，实验时间一般设置为5分钟 4）观察并统计动物游泳、静止的时间 5）实验注意：避免水过深，实验动物攀爬出游泳桶；实验结束后，把动物烘干，避免着凉	抑郁
明暗箱实验	建议用专门的明暗箱实验仪器进行操作 1）专门的明暗箱设置，一般1/3为明箱，另外2/3为暗箱，明暗箱之间有个通道 2）明箱有灯照明，在箱子上合适的位置有摄像头记录实验动物的行为 3）把实验动物放在明暗箱中，先进行预适应 4）正式试验时，放入实验动物时，把头朝向暗箱，持续5分钟 5）通过软件记录实验动物进出明暗箱的时间及次数，进行统计分析	抑郁、焦虑
高架十字迷宫	建议用专门的高架十字迷宫实验仪器进行操作 1）连接实验设备、摄像头和电脑软件 2）实验动物对实验的预适应 3）把实验动物置于高架十字迷宫的中央区 4）观察实验动物在高架十字迷宫的开放臂、闭合臂行为 5）软件记录数据：开放臂进入次数、停留时间，闭合臂进入次数、停留时间 6）计算开放臂停留时间比例、开放臂进入次数比例	抑郁、焦虑

三、双心动物模型建立方法

通过中国知网数据库（CNKI）及PubMed筛选近年报道双心动物模型的文献及以往报道过的经典双心相关动物实验模型的相关文献，筛选了常见关于双心动物模型建立的方法，总结归纳如下，以供读者参考。

1. 心力衰竭合并抑郁动物模型　Huang等通过实验开始初期，对小鼠进行连续21天慢性束缚应激，每天同一时间段连续束缚3个小时。束缚步骤：首先把小鼠头部放进50ml的通风良好的聚丙烯圆锥形管，然后塞上3cm长的棉花，最后用50ml的管子作为管帽绑紧，完成束缚实验后，把小鼠放回原来的环境。并且在3个月后，再次重复束缚实验，以加强束缚应激的效果。应激结束后，对小鼠行强迫游泳、旷场实验、高架十字迷宫实验等行为学检测，结果显示小鼠出现了抑郁样行为。随后，通过左前降支结扎的方法，对小鼠实施手术，建立急性心肌梗死导致的心力衰竭模型。从而实现心力衰竭合并抑郁小鼠模型的建立。

2. 心肌梗死后抑郁动物模型　Liu等通过左前降支结扎术建立心肌梗死小鼠模型，在术后14天，对心肌梗死小鼠进行旷场实验、糖水偏好等行为学检测，评估心肌梗死小鼠出现抑郁样行为，确立心肌梗死后抑郁小鼠模型。

3. 心肌梗死合并焦虑动物模型　Chen等通过左前降支结扎术建立心肌梗死大鼠模型，模型建立成功后，随之给予束缚应激，每次持续6小时，紧接着进行5分钟夹尾应激，连续14天。通过旷场实验、高架十字迷宫实验评估大鼠行为，结果显示心肌梗死合并心理应激的大鼠出现了明显的焦虑样行为。

4. 动脉粥样硬化合并心理应激动物模型　Lu等通过4~16周高胆固醇饮食建立动脉粥样硬化兔子模型，同时予以UCMS，研究发现UCMS通过加强血管炎症并降低内皮NO生物活性而加剧动脉粥样硬化的发展。

亦有研究表明，使用ApoE-小鼠或是SD大鼠、Wistar大鼠，通过同时予以喂养高脂饮食及给予UCMS，而建立UCMS合并AS动物模型。

Yamamoto用8~10周龄的*ApoE−/−*小鼠，予持续10天反复社会击败应激以制造抑郁样行为，即把*ApoE−/−*小鼠放入CD1小鼠的笼中，让两只小鼠相互接触，每天一次，每次持续5~10分钟，而后用透明穿孔隔板隔开，肢体不能相互接触。10天后进行行为学分析。随后进行连续6周的高胆固醇饲养。从而建立高脂血症合并抑郁小鼠模型。

5. 心律失常性心肌病合并焦虑动物模型　Agrimi通过敲除*Desmoglein-2*基因的方法以建立心律失常性心肌病（arrhythmogenic cardiomyopathy，ACM）小鼠模型。通过居住-入侵（resident-intruder，RI）模式，对ACM小鼠施加心理社会应激。RI能引起小鼠进攻和反进攻行为。具体操作：根据CD1小鼠的进攻行为表现，选择进攻性较强的雄性CD1小鼠作为“居住者”，先单笼单独饲养7天。然后，把ACM小鼠作为“入侵者”，放入CD1小鼠的笼中，一只ACM小鼠单独对应一只CD1小鼠，让两只小鼠相互接触10分钟，在此期间，攻击性强的CD1小鼠可能会对“入侵者”——ACM小鼠发出进攻行为，而ACM小鼠可能表现反进攻、或逃避等行为，同时造成社会击败应激。10分钟后，用透明的隔板把两只小鼠隔开，持续24小时，其间，两只小鼠仍能看到对方，闻到对方气味，听到对方声音，这仍能对ACM小鼠造成心理应激。如此操作，每天1次，连续实施14天。最后通过明暗箱实验，记录小鼠在明区和暗区分别停留的时间，以及自发探索行为，以评估小鼠的焦虑样行为。

6. 心理应激导致心律失常动物模型　Zhang对6周龄小鼠予以慢性束缚应激，准备长10cm，内径3cm的塑料管，管上有洞可保证空气流通，把小鼠放进塑料管，实施束缚应激，每次持续1小时，每天不固定时间实施3次，连续28天。28天后做心电图检查，结果显示所有的束缚实验小鼠均有心律失常表现。通过糖水偏好实验和强迫游泳实验评估小鼠行为，可见快感缺失、不动时间延长等抑郁样行为表现。

Grippo等对雄性SD大鼠进行孤笼饲养，每天随机施加以下一种应激：①连夜光照，40°角倾斜鼠笼持续7小时；②两只大鼠共笼持续7小时或者48小时；③用300ml水打湿垫料维持12小时；④禁水17小时，随后在笼上放置空水瓶1小时；⑤闪光灯（300闪/min，持续4小时或6小时）；⑥白噪声，持续5小时。应激连续进行4周。在应激前及4周应激结束后，用糖水偏好实验评估大鼠抑郁样行为，结果显示4周应激使大鼠的糖水偏好明显降低。心电图检查显示，应激使大鼠的心率显著增快，心率变异性降低。且有部分大鼠出现室性心律失常。故认为应激能增加大鼠发生心律失常的危险。

7. 心理应激相关高血压动物模型　Marvar等对3个月龄的雄性C57BL/6J小鼠进行束缚和换笼应激，连续一周。准备50ml的通风圆锥管，把小鼠放进去，持续60分钟，以造成束缚应激；紧接着，把小鼠放到有陌生小鼠的笼中，持续30分钟，最后把小鼠放进另一个肮脏的笼中。每天的束缚和换笼应激顺序是随机的，以避免产生适应。在最后一次应激结束后24小时，用无创性尾压法测血压，结果显示小鼠血压急性升高。用高架十字迷宫方法评估小鼠的行为学，应激后，小鼠在十字迷宫开放臂的时间显著减少。

Muller等雄性SD大鼠，在实验前在大鼠体内植入脉冲多普勒流量探针以检测血压和心率，应激包括急性和慢性两部分，先予以急性应激：非条件性应激，用吹风机对着大鼠面部进行空气喷射，每次1~2秒，共进行6次，每次间隔10分钟；或条件性应激，用足部电击的方法，电击前，持续15秒的声响刺激，在声响结束的5秒内，予以半秒钟电击，如此进行12次。在急性应激结束3~5天后，进行慢性应激：冷水刺激，即在饲养笼内加1cm深的4~6℃的冰水，持续1小时；束缚应激1小时；36次足部电击，每次间隔5分钟；每天一种应激，每周6天应激，共进行4周。应激结束后，继续监测3周动脉血压。结果显示应激使所有大鼠的动脉血压都明显升高。

四、总结

心理心脏疾病动物模型建立的最初目的是因为从临床中发现问题，期望借助基础研究的方法解决问题。双心疾病动物模型的建立有利于从分子生物学角度更深入探究双心疾病的发病机制，也有利于探究药物治疗双心疾病的机制及疗效，而最终目的是实现从基础到临床的转化，进一步改善双心患者的预后，真正实现双心健康。

第八章

特殊人群心脏病合并心理问题

第一节　围绝经期女性的精神心理问题合并心脏问题

第二节　老年心脏病患者常见精神心理障碍

第三节　儿童和青少年心理健康与心理心脏病

第一节

围绝经期女性的精神心理问题合并心脏问题

在世界范围内，中老年人口增长速度明显加快，人口众多。2020年《中国人口报告》提示，从发展趋势看，中国人口老龄化速度和规模前所未有，2022年将进入占比超过14%的深度老龄化社会，2033年左右进入占比超过20%的超级老龄化社会；从人口年龄中位数看，1980—2015年中国人口年龄中位数从21.9岁升至36.5岁，预计2030年、2050年将分别升至43.0岁、50.7岁。有研究表示，我们国家50岁以上的女性在2000年已经达到1.2亿，至2030年将会增长到2.8亿以上，占人口的1/8。一般来说，女性的一生要排出400~500个卵子，从月经初潮开始到35岁以后，卵巢功能逐渐衰退，卵泡不能发育成熟并排卵。女性的卵巢功能逐渐衰退到卵泡不能排卵，这个时候就是女性的更年期。女性更年期是性成熟至老年衰老的过渡时期，卵巢功能逐渐衰退至完全消失，是完全进入老年的标志。更年期的开始年龄因人而异，可始自40岁，历时20年左右。更年期分成三个时期：绝经前期、绝经期及绝经后期。围绝经期是每一位女性必经的生理过程，按照2030年我国的人口中位数，约在43.0岁。

在围绝经期，超过50%的妇女经历更年期症状，这些症状涉及多个器官、多个系统而且复杂多变。在临床上看并没有特异性的临床表现。心血管科门诊也可以看到很多患者因胸闷，胸痛而首诊心血管内科。在很多基层医院甚至会出现临床医生忽略性别问题，积极排查相关病因却出现始终没有结果或者诊断为神经官能症的情况。

一、围绝经期的症状

（一）围绝经症状的临床表现

1. 潮热　这是临床上出现比较多的血管舒缩症状。该症状是部分女性进入更年期的首发症状。多数围绝经期女性感觉手心、足心燥热，表现为无诱因的突然一阵潮热涌向头颈部以至遍及全身、脸红、发热后出汗。患者感到胸部、颈部及脸部突然有一阵热浪向上扩展的感觉，同时上述部位的皮肤发红。这种潮热症状在欧美的发生比较高，为60%~70%，约50%的中国更年期妇女会有潮热的症状，日本的围绝经期妇女发生率较低。不同的地区、不同的人种当中存在差异。在临床上对患者进行体温测量后，并没有发现体温的升高，而且在很短的时间内会迅速地感觉怕冷。很多更年期妇女在这一冷一热间自我诊断为感冒并服用感冒药，或者诊断为肝火旺并使用中药降肝火。

2. 神经精神症状　焦虑和抑郁症状并存，焦虑往往比抑郁更突出，在临床门诊当中，发现更年期女性会出现反复的胸闷、头晕、烦躁等症状。家人常会抱怨此阶段的女性很难相处，容易生气，容易哭泣。尤其是在夜晚遇到一些稍微负面性的事情，就容易出现歇斯底里、流泪，甚至彻夜难寐等症状。精神症状可分为以下四种：

①悲观心理反应：情绪不够稳定，易激动，易怒，易紧张焦虑，有些人常有负性回忆，终日以泪洗面，思维凌乱。②焦虑心理反应：其表现为顾虑重重，外界的一点刺激就引起很大的情绪波动和紧张，注意力不够集中，不易集中自己的思想与精力。③个性行为改变：心理敏感性增强，出现感情的不稳定，多疑、唠叨、自私、急躁、不近人情，有时过度兴奋，有时则伤感、绝望，常有孤独及有抑郁感。④其他心理表现：对社会上的一些活动失去兴趣，又不想建立新的兴趣；自感记忆力下降，力不从心等。往往这些症状出现的时候，大家不愿意去精神科或者心理科就诊，多数女性选择看中医科、心血管专科，经过临床的各种检查，往往并不会发现很多阳性的改变。所以这个时候经常会给这一类人群“贴标签”，觉得他们的精神出问题了。这个阶段的女性往往会出现处理人际关系能力下降，其实并不是真正的能力下降，而是因为围绝经期引起的情绪不稳定导致的结果。

3. 心血管系统的症状　表现为高血压、假性心绞痛、心悸等。进入更年期后很多女性因为情绪波动和睡眠欠佳可能引起血压的波动，在更年期过后出现血压的持续升高。就诊于心血管科后被诊断为高血压、冠心病。甚至有患者在难以忍受的持续胸闷痛后坚决要求行冠脉造影，造影后并没有发现冠脉的问题，但是使用硝酸甘油含服后胸闷缓解，若不使用药物，胸闷将持续出现。

4. 骨关节肌肉的症状　表现为疼痛、骨质变疏松、骨关节炎等。背部肌肉的疼痛是骨质疏松的一个早期信号。脊柱骨丢失骨质，骨质变疏松，人体为了保持直立，后背部的竖脊肌保持紧张的状态，乳酸堆积，表现为背部的酸痛。另外因为激素的低落，骨关节发生一些退行性的变化，骨关节炎也疼痛。

5. 皮肤的改变　皮肤色素沉着，皮肤皱纹增加和衰老，尤其是皮肤皱纹的增加，皮下的一些弹力纤维的分布与雌激素密切相关，缺雌激素，皮下弹力纤维的成分减少，皮肤变得多褶、有皱纹。

6. 泌尿生殖系统的症状　泌尿系统表现为压力性尿失禁、尿频、尿急、尿痛等。生殖系统主要表现为性功能的改变，如性欲降低、性交痛和性高潮缺乏。

（二）神经递质与更年期症状

发生围绝经症状的根本原因是性激素大幅度波动和快速低落，每个女性都会有激素大幅度的波动和下降的过程，尤其是绝经前切除双侧附件、应用卵巢功能抑制的药物（GnRHa、三苯氧胺等），症状会更加明显。

为什么人和人之间的症状不相同？为什么会表现在各个不同的器官和系统？在各个不同的时期又有何不同的表现？

其中神经递质起到一个桥梁的作用。神经递质是在神经细胞间传递信息的化学物质，传递速度快、作用强、选择性高。每一个女性在围绝经期时，都经历着性激素的快速波动和下降这样一个共性。激素的波动引起脑内神经递质的失协调，这种失协调展现出个体之间的不同和差异，所以体现出症状的多样性。

由于更年期脑垂体与卵巢间内分泌平衡失调，神经系统出现不稳定现象，使更年期女性常有情绪不稳定的表现，如容易激动、紧张等，不仅给身边的人带来很多困扰，而且会影响自己的身体健康。

激素剧烈的波动和消失是造成更年期症状的基本原因，所以更年期女性第一步应该补充激素；而神经递质紊乱也可以引起相应的更年期症状，比如肾上腺去甲肾上腺素系统紊乱可以引起潮热、烦躁和焦虑，5-羟色胺的减少可以引起失眠、抑郁和疲乏，乙酰胆碱的减少会引起记忆力的下降，多巴胺的减少引起失眠抑郁和疲乏。因此第二步要考虑调节神经递质。平衡了神经递质以后，症状就会得到缓解，进入健康的绝经状态。所以现在更新的治疗方法是调节神经递质。

（三）察觉症状

更年期症状多而繁杂，察觉症状非常重要。容易察觉到的症状是潮热、出汗和性交疼痛。容易被误解的症状是其他不典型症状，比如失眠、烦躁、抑郁、焦虑、心悸、疼痛等。国内的文献报道，中国围绝经期妇女出现围绝经综合征未就医者占71.2%，到妇产科就医者仅20.5%，其他患者往返于中医科、神经科、精神科、心内科、骨科等，加重了医疗负担。很多情况下，患者因为胸闷心悸，就诊心血管内科或者中医科，一些妇产科医生会认为是更年期的情况，不予处理。而另一些医生会建议患者调节情绪、多运动、多外出活动而不使用药物。实际上在临床中会发现，更年期的妇女除了类似的情况外，往往出现心脏的问题以及心理的问题，下文逐一阐述。

二、更年期妇女的心脏问题及心理问题

调查显示，在2014年至2016年间，中国心血管病死亡率大约为295.63/10万，其中心脏病死亡率占据143.72/10万，每年呈上升的趋势。冠状动脉发生粥样硬化而导致的血管阻塞或者狭窄引起的心肌缺血缺氧，甚至心肌梗死，即冠心病。目前冠心病的死亡率较高。引发冠心病的相关危险因素包括高胆固醇血症、高血压、糖尿病、肥胖、压力、吸烟等。

以往对冠心病的高危因素、预防和治疗进行研究，研究对象多为男性，但是近年来女性发病率明显高于男性，而且临床预后较男性差。在这当中的一个很重要的原因，就是进行性别比较的时候，我们忽略了女性的年龄这一因素。女性更年期后心脏病的发病率已经超过了男性，围绝经期中已经出现差别。

为什么女性更年期后患心脏病的风险会增加呢？

女性在绝经期之前因为雌激素的保护作用，冠心病的发生率是比较低的。研究报告提示，女性绝经期前冠心病发病率显著低于同年男性；而绝经后的冠心病发病率为绝经前的

2~3倍，提示性激素水平在女性冠心病的发病环节中具有重要的作用。女性进入更年期之后，由于雌激素的下降，对血管的保护作用亦下降，再加上其他各种因素导致血管的内皮受损以及心血管微循环发生障碍，冠心病的发病率提高。

女性与男性在冠心病症状上的表现其实有比较大的差别。由于冠脉微循环障碍在女性中多发，女性冠心病患者的临床表现与男性患者，以及我们现有教科书中所描述的一般症状是有差别的，患者在门诊就诊的时候，女性患者往往描述不典型的胸闷或者是游走性的胸闷，我们常常会觉得这类患者只是一些不典型的问题，或者根本不认为是冠心病。如果不做冠脉造影，往往容易漏诊甚至误诊。这一类患者如果行冠状动脉CT血管造影（冠脉CTA）或者冠脉造影，阳性率较高，支架植入的概率在临床上并不低于男性。

心血管系统的疾病目前已经成为危及更年期女性的重要疾病。其中，硬化斑块稳定性的早期识别是防治更年期女性冠心病的关键所在。动脉粥样硬化的严重程度，不仅与病变血管内径有关，更与病变动脉斑块稳定性相关。动脉粥样硬化的发生是一种慢性炎性病理过程，多种炎性标志物在动脉硬化的发生发展中发挥重要的作用，如雌二醇能够通过抑制炎性因子的表达，减少局部血管内壁损伤，进而减少动脉粥样硬化斑块沉积。但是机体内的雌二醇与孕酮表达水平是相关的，所以临床上有很多相关的研究提出，更年期女性体内雌二醇与孕酮表达水平失衡是引起冠心病发生率升高的主要原因。有学者研究表明，雌二醇以及孕酮表达水平下降是绝经期后女性冠心病发病的独立危险因素。另有学者对围绝经期女性进行研究后，发现患有冠心病的女性雌二醇以及孕酮表达水平与同期未发病的女性之间存在差异。对此需要引起足够的重视。

三、围绝经期心脏心理状态的评估

当谈及更年期综合征以及心脏病时，中年女性多抱怨诸多症状，而客观检查并未提示器质性疾病。这时应该考虑围绝经期综合征对患者心脏症状的影响，建议从以下方面对患者进行评估：

1. 卵巢功能的评价　从卵巢功能衰退入手，分析与其他难以解释的症状之间的时间关系，若卵巢功能衰退与其他症状的发生在时间点上颇为相关，则几乎可以确定。

那么卵巢功能衰退如何进行判断呢？一是月经延迟来潮。月经推迟超过7天，是更年期来临的征兆，如果超过40天且伴有卵泡刺激素（follicle-stimulating hormone，FSH）增高，几乎2年之内会绝经。对于育龄女性而言，应该排除妊娠的可能性，尿妊娠试验是简单易行的检查方法。若结果是阴性，则提示卵巢功能可能下降。二是晨起潮热，无诱因在凌晨或刚刚醒来的时候，感到上身热，甚至出汗，提示围绝经期来临。三是测定性激素水平，在自然月经的第2~4天，或症状严重，停经或闭经者，查血卵巢雌激素、FSH和雌二醇。当FSH/LH>1时，提示卵巢的储备功能下降，FSH至少>10U/L，提示卵巢功能开始下降，可以说已经进入围绝经期。如果E_2<20pg/ml时，提示卵巢功能明显下降。所以从病史、实验室检查结果就可以判断卵巢功能是否下降。

2. 心脏功能的评价　常规做好心电图、心脏彩超检查，必要的时候需要行冠脉造影检查。

3. 心理状态的评价　运用一些常规的筛查焦虑抑郁的量表对这类患者进行精神心理状态的评估。

四、治疗

一般有心理疾病的心血管疾病更年期女性患者，首先要确定是否处于更年期来决定是否用常规的激素替代治疗；然后才在增强治疗性沟通交流之外，考虑使用药物治疗心理疾病。目前药物治疗主要包括单胺氧化酶抑制剂、三环类抗抑郁药、5-羟色胺再摄取抑制剂抗抑郁药、苯二氮䓬类抗抑郁药。在应用药物治疗心理疾病的同时，应充分权衡利弊，避免药物治疗对心血管的不良反应。

（一）治疗的指征

治疗的指征是有更年期症状。刚开始进入月经稀发状态时，女性意识到更年期要到来，往往不能够接受，希望采取一些治疗方法让月经按时来临。如果没有更年期的症状，如潮热、出汗，烦躁、焦虑、抑郁、性交疼痛或阴道干燥，而只是月经不能按时到来，则没有必要治疗。

（二）药物治疗

1. 补充性激素（雌激素、利维爱、孕激素）　要个体化，最低剂量、最短时间来应用。目前使用补充性激素治疗多在妇产科进行，先在妇产科专家的评估下，然后再决定是否使用以及使用多大的量。

2. 调节神经递质　目前神经递质调节的药物，比如植物黑升麻的提取物，为植物来源的药物，它的疗效类似性激素，不良反应低于性激素，是非处方药，可安全用于乳腺癌等患者。在应用时需要专科医生来评估是否有不良反应。

3. 抗焦虑和抗抑郁的药物　苯二氮䓬类抗焦虑药物是目前应用最广泛的抗焦虑药，安全性较高，不良反应相对较少。其主要通过降低交感神经系统兴奋性，从而缓解焦虑和紧张情绪，兼具镇静催眠、抗癫痫的作用；心血管不良反应较少，对降低心率，减少心脏做功，缓解心脏缺血程度，具有一定的作用。

另一种是三环类抗抑郁药，其作为代表药物对于循环系统的影响主要包括体位性低血压传导阻滞，甚至恶性心律失常等。但是由于其严重的心脏毒性不良反应，以及对心肌梗死患者会增加恶性心律失常事件，这类药物并不能作为心血管疾病的抗抑郁的一线药物。

5-羟色胺再摄取抑制剂作为抗抑郁药，除了可以降低心率外，较少有其他的心血管反应。而降低心率的幅度（每分钟降低2~3次）在临床上来说影响不是很大。所以在更年期妇女合并有心脏心理疾病时，是可以考虑使用的；但是在和β受体拮抗剂联合应用的时候还需谨慎，因为两种药物对降低心率的叠加作用可能导致严重的不良反应。且因为二者都是通过细胞色素P450的通道来代谢，所以有可能会增加β受体拮抗剂的血药浓度，应特别谨慎。

患心血管疾病合并心理疾病的更年期女性，常常自发地就诊于心血管内科。非精神科的医生应该了解基本的精神心理障碍的药物治疗。在临床上我们经常听到患者抱怨此类药的效果不好，或者认为副作用多，没办法坚持，其实是因为抗抑郁药物起效较慢，很多是4~8周才起作用，用药基本上都是在6个月到8个月以后才能够停药。一旦患者中途停药，可能会出现药物的戒断反应，重新开始治疗就变得比较困难，患者对治疗的满意度也比较低。因此心血管专科医生在遇到更年期心理心脏病女性患者时，要鼓励患者坚持服药，避免中断治疗或者放弃巩固治疗。

4. 心脏疾病的药物　如果患者诊断明确具有冠心病，治疗时以药物治疗为基础。同时要做冠脉造影检查来确定心脏血管狭窄的比例，如果心血管管腔狭窄超过70%，应当植入支架进行治疗，如果狭窄没有超过70%，则优先选择药物治疗。

当前我国心理心脏病的研究发展日新月异，原来传统的单一的生物医学治疗模式渐渐转变。心理心脏病学强调治疗躯体病变的同时，也强调重视心理的问题。心血管专科医生在其发展过程中扮演着重要的角色，是心理心脏病的最佳启动者和推广者。在合并有精神心理疾病的心血管病患者当中，更年期女性是我们关注的重中之重，应在明确有无器质性心脏病的同时关注他们的心理问题，以期达到最佳的治疗效果。

第二节

老年心脏病患者常见精神心理障碍

我国从2000年左右开始进入老龄化社会以来，老龄化程度不断加深。2019年中国65岁及以上人口已达1.76亿，预计到2050年将接近4亿，届时大约每3个中国人中就有1个65岁以上的老人。不仅是老龄化，高龄化问题也将日益突出。2019年，中国80岁及以上高龄老人超过3 200万人，占比2.3%；预计2050年将达1.3亿，占比10.3%。未来庞大的老年人口数量将给资金本就不够宽裕的社会保障体系、产业人员缺口、巨大的养老服务体系和发展不充分的老年健康支持体系带来巨大的压力。如何满足不断增长的老年群体的健康、医疗保障和需求将是医疗行业极大的挑战。

老年人随着年龄的增加，身体各器官或细胞结构出现明显的衰退。表现在器官功能降低，维持机体内稳态的储备力下降。老年人大脑结构和生理功能的逐渐退化，社会地位和担任社会、家庭角色发生改变，同时合并多种器质性疾病，使得老年人的心理功能也会出现相应的老化现象，甚至出现精神的失常，因此老年人具有其独特的精神心理特征。例如老年人在面对应激事件时更容易情绪低落悲观，从而出现抑郁症或焦虑症等。目前我国心血管病患者数达3.3亿，随着老龄化的加深，老年心血管病的发病率逐年上升。中国慢病前瞻性调查研究发现，居民重度抑郁症患病率为0.6%，重度抑郁症是心血管病的危险因素之一。心理因素和心血管疾病之间密切相关，30%~50%心血管疾病患者存在心理问题，负性心理情绪是心血管疾病的病因之一，积极干预心理卫生有助于降低心血管病的风险，使患者获益。掌握精神心理评估的常用方法，有助于提高医护人员的职业素养。本节将以老年人这一特殊人群为出发点，简要介绍老年心血管疾病患者合并精神心理障碍的特点，为提高老年心脏病患者的综合管理水平抛砖引玉。

一、老年心脏病患者常见精神心理的评估

1. 老年人的心理特征　随着年龄的日益增长，老年人不仅出现生理功能的逐渐下降，脑组织也出现退化现象，导致老年人的情绪和情感认知出现极端化发展。主要表现在如下方面：

（1）自然衰老引起的心理疾病：人进入老年后，生理功能减退，躯体疾病增多行动迟缓，思维迟钝，从而使心理功能降低，疑惑心理加重。失去了对外界事物的关注力，自我价值认可缺失。如发生记忆力下降，感觉迟钝、情绪消沉、意志衰退，产生衰老感、恐惧感、担心感，害怕患上阿尔茨海默病等。

（2）角色转变引起的心理疾病：由于工作、地位、经济收入、家庭和社会地位的改变，特别是离异、丧偶、失去亲人等负性生活事件，容易产生失落、焦虑、沮丧、嫉妒、无用、孤独、愤怒、急躁、悔恨和抑郁等心理。老人从社会主流地位过渡到边缘角色，希望得到外界的认可与尊重，尤其是希望得到家庭成员的情感认可和尊重，出现一定的依赖心理，而家庭成员却经常忽视老年人的想法，因此感到更加失落与郁闷，从而造成情绪情感极端变化，导致负面情绪，消极悲观的心理认知。

（3）脑组织退行性病变：大脑皮质额叶先行退化导致的性格的改变，还有部分老人有行为习惯的改变等。如部分老人出现所谓“返老还童”的现象，就是由于大脑皮质的先行衰老，受皮质控制下中枢的本能活动占据优势所致。

2. 老年抑郁综合征　泛指发生于老年期（≥60岁）以持久情绪低落，沮丧为主要临床表现的心理疾病，包括抑郁症、抑郁障碍、抑郁发作等多种类型，属于情感（心境）性精神障碍。如伴有其他器质性疾病则将严重危害老年人的身心健康。老年抑郁综合征具有发病率

高、伤残率高和死亡率高的特点，是当前世界性主要精神卫生问题。国际通用的精神疾病诊断和分类系统均未将老年期抑郁障碍列为独立的疾病单元。目前主要遵循ICD-10诊断标准进行抑郁发作和复发性抑郁障碍的诊断，并区分轻、中、重型，或亚临床型。临床上老年抑郁可分为原发性和继发性两大类。原发性占老年期抑郁障碍极小的一部分，继发性有明确器质性疾病，物质依赖，剧烈精神创伤等原因，在年老体弱比较多见。常伴有躯体疾病，或者是躯体疾病的先兆，也可以单独发生。其核心特征与其他年龄段并无差别，主要表现为心境低落、快感缺失和兴趣减退。

常见的临床特征包括：①焦虑和激越。主要表现整天忧心忡忡，灾难化的思维模式与言行，凡事都往最坏的方面想，容易冲动与激惹。②躯体不适主诉突出，却未检查出明确异常，各大医院遍寻名医，整天怀疑得了不治之症，各种治疗疗效不佳，通常是隐匿性抑郁的表现。③表现为妄想等精神病性症状。④严重的表现为自杀行为。⑤常伴有认知功能受损，既可能是脑器质性病变的反应，也预示着痴呆发生可能性增加。⑥睡眠障碍，失眠是老年期抑郁障碍的主要症状之一。失眠与抑郁常常相互影响，简易的PHQ-9抑郁量表可用于初步筛查，可采用老年抑郁量表（GDS），Zung氏抑郁自测量表等筛查。抑郁也增加冠心病、心肌梗死、脑卒中的风险，心力衰竭患者中约60%存在不同程度的抑郁，存在抑郁障碍的患者预后较差。心血管疾病的患者伴有抑郁将增加负性心血管事件和死亡率，抑郁也是急性冠脉综合征患者危险预测因子。

3. 焦虑障碍　焦虑障碍有8种表现类型，包括广泛性焦虑障碍、惊恐障碍、广场恐惧、特定的惊恐障碍（恐高）、社交焦虑障碍、强迫症和创伤后应激障碍。常用的有简易GAD-7筛查表。

4. 广泛性焦虑障碍　老年人群中以广泛性焦虑障碍多见，患病率约4%以上，反复发作，间歇缓解，呈现消长变化规律。广泛性焦虑障碍的基本特点：过度的焦虑和担心一系列的事件和活动，并且这种担心持续6个月以上；患者感觉难以控制自己不去担忧；必须至少有3种以上相关的躯体症状，包括坐立不安、易激惹、肌肉紧张、睡眠障碍、乏力及注意困难；这种焦虑或担忧或躯体不适造成了痛苦烦恼，无法用某种生理或其他精神障碍解释。

5. 惊恐发作　是一组危险的躯体认知以及情绪症状，可能发生在多种焦虑障碍中，如特殊恐惧、创伤后应激障碍及急性焦虑障碍。惊恐发作是在没有真实危险情况下单独出现强烈的恐惧感，伴有躯体症状，13种症状中至少存在4种。惊恐发作的诊断标准：一段时间的极度害怕或不舒服，有下列4种以上症状突然发生，并在10分钟内达到顶峰。包括心悸或心率增快，出汗，颤抖，气短或胸闷，窒息感，胸痛或不舒服，恶心或腹部难受，感到头晕站不稳、头重脚轻或晕倒，现实解体（非现实感）或人格解体（感到并非自己），害怕失去控制或将要发疯，害怕即将死亡，感觉异常（麻木或刺痛感）及寒战或潮热。惊恐发作应该与嗜铬细胞瘤相鉴别，后者以阵发性血压升高伴儿茶酚胺分泌增多的症候群为特点，通过各种检查，明确诊断，如果排除了器质性疾病，应该考虑是否由于惊恐发作导致的难治性高血压。

6. 惊恐障碍　是指反复和不可预知的惊恐发作；至少有一次在发作1个月（或更长时间）后，仍然有下列2项中至少一项：担心惊恐发作的并发症或其产生的后果（失控，心脏病发作，发疯），发生明显的相关行为改变；并非某种生理物质或生理效应所致，不能用其他精神障碍来解释。

7. 创伤后应激疾病（post-traumatic stress disorder，PTSD）　是指遭遇生活中无法承受的巨大打击后，出现应激相关的精神疾病。创伤后应激疾病与心血管疾病密切相关，近期荟萃分析显示：PTSD使冠心病的风险增加了61%。除了传统的冠心病危险因素，PTSD是新的危险因素。急性的应激也可以表现为应激性心肌病，或者称一过性心肌气球样变，由焦虑诱发，老年女性更为多见，临床表现与急性心肌梗死相类似，通常预后较后者为好。同时急性应激也可以诱发房颤。PTSD患者均应该进行常规心血管检查。

焦虑与高血压、过度肥胖和吸烟有关，也是危险因素。焦虑增加心血管疾病死亡的风险，特别是冠心病，心力衰竭和卒中。

心血管疾病患者中发生广泛性焦虑障碍与惊恐障碍的风险提高了1.5倍。广泛性焦虑障碍或是惊恐障碍的患者发生心脏病的可能性增加了6倍。甲状腺功能亢进，充血性心力衰竭和一些慢性疾病都可能导致焦虑障碍，其他如类固醇激素，甲状腺激素，咖啡因和麻黄类物质亦可导致焦虑障碍。焦虑障碍的患者约60%会发生抑郁。愤怒，悲观，焦虑负性心理因素等可以增加血小板聚集和炎症的风险。焦虑和抑郁常常伴有下丘脑-垂体-肾上腺轴、自主神经和神经内分泌网络的紊乱，损伤心血管系统。最典型的例如：应激诱发大量儿茶酚胺的释放，出现血压增高，心律失常，心绞痛等。

焦虑或抑郁障碍的初步评估包括6个方面：确立诊断，风险评估（自杀风险，对他人的风险），确立严重程度（自我照顾的能力，有无功能异常），识别特定的目标症状（自主神经症状，如睡眠，食欲，注意力，使用量表），评估疾病复杂化因素（嗜酒或物质使用，共病或基础病），以及收集来自家人或朋友的信息。

8. 认知功能障碍　认知功能障碍根据程度分为轻度认知障碍（MCI）和痴呆两个阶段，痴呆是指严重的认知功能障碍，合并两项认知域损害，导致患者日常生活能力下降，出现精神行为症状的综合征。我国老年人痴呆的患病率达5.6%。2020年流行病学资料显示，我国高血压患者发生痴呆的风险增加1.86倍，发生MCI的风险增加1.62倍。高血压是血管性痴呆和阿尔茨海默病等认知障碍的危险因素。衰弱增加老年人痴呆和认知障碍的风险。

9. 老年期认知障碍　各种原因引起老年人慢性及进行性大脑结构器质性和功能性异常，导致一项或多项认知功能受损的综合征。患者在意识清醒的状态下出现的持久的全面的智能减退，表现为记忆力、计算力、注意力/执行力、抽象思维能力、视觉空间和结构能力及语言功能减退，情感和行为障碍，独立生活，社交和工作能力明显减退或丧失。它是以脑器质性损害为基础，并非精神心理障碍引起，通常不属于精神心理障碍范畴，由于抑郁与痴呆有很多相似性，需要加以鉴别和区分。同时抑郁障碍也是痴呆最常见的可逆性的病因。这部分属于躯体功能的评估部分，是老年患者综合评估中重要的一个环节。

10. 谵妄　是大脑功能的突然变化引起的混乱，表现为精神状态的改变或急性精神错乱的状态。常常被误诊为抑郁，焦虑，痴呆或急性精神病。活动抑制型谵妄可能会误以为是抑郁。谵妄评价方法（the confusion assessment method，CAM）是最常用的评估工具，谵妄具有急性或波动性进程，存在注意力缺乏、思维紊乱或意识水平改变。

11. 急性老年谵妄　又称急性意识模糊状态。表现为注意力、感受、思维、记忆、精神运动和睡眠周期障碍的短暂性脑综合征。常伴发于躯体疾病或存在急性诱因，例如：严重的传染病或感染（如肺炎，泌尿系统感染），中毒性疾病，神经病变（卒中，硬膜下血肿，癫痫，颅内肿瘤等），心源性（如心肌梗死，心力衰竭），呼吸系统疾病（如肺栓塞，低氧血症），内分泌和代谢紊乱，电解质失衡，手术时或手术后等。易患因素包括高龄、已有认知缺损或精神疾病、听觉或视觉缺损、药物（例如长期应用抗副交感神经药物、抗抑郁药物、抗帕金森药物、镇静药），以及环境变化等。

12. 老年患者的综合评估　老年综合评估的理念是指除前文提到的精神心理评估之外，还应包括医学评估、躯体功能的评估及社会范围的系统评估。

医学评估也称生物学评估。①躯体疾病：比如心脑血管疾病与神经系统疾病共存，心血管疾病患者合并精神心理障碍等。老年患者常常多病共存，一般会有4~6个可独立诊断的疾病。应明确主要疾病和其他系统疾病的关系，是心脏病为主，还是其他器官疾病伴随心脏病的表现。②药物使用：全面列出所用的药物，包括非处方药，中药和营养品等，筛查多重用药，关注药物副作用和药物相互影响。了解既往用药过程中出现的问题。多重用药是指同时接受4种以上的药物治疗，是发生谵妄和摔伤的独立危险因素。患者出现精神心理症状应该分析一过性的还是有诱因。特别是药物的影响。有些药物如利血平、胍乙啶、甲基多巴、奎尼丁、普萘洛尔、类固醇、非甾体抗炎药、白细胞介素-2、抗肿瘤药、酒石酸伐尼克兰、托吡酯等均可导致抑郁。③营养状态：关注患者体重，饮食，有无贫血，低蛋白血症，消化系统疾病等。每年至少有一次筛查有无体重减轻，及早发现恶病质，可能的话每年2次检查血清铁或其他微量元素水平。欧洲心脏病年会上曾经报道了一例恶病质病例，全心脏扩大，射血分数降低心力衰竭（左室射血分数10%~15%），严重营养不良，最后发现是神经性厌食导致，经过心理和神经科干预，补充营养等多学科协作，心力衰竭得以纠正和控制。

躯体功能的评估：重点关注基本认知功能障碍、基本功能障碍和基本行动能力障碍。通常采用简易的精神状态检查（mini mental status examination，MMSE）和蒙特利尔认知评估量表（Montreal cognitive assessment，MoCA）。MMSE用于痴呆的筛查，MoCA用于MCI的筛查。

非精神内科的医护人员进行认知功能快速筛查时推荐记忆障碍自评量表（AD8）和简易智力状态评估量表（Mini-cog）。评分低于正常时，请精神专科医生进一步评估。评估包括日常生活能力，明确是否存在衰弱。从老年患者走路的步态、速度可以得到大致的判断，简易的衰弱量表也可做参考。老年人患心脏病易摔倒，需首先排除是否因为衰弱和运动能力下降；其次考虑血压和心律的因素，有无低血压或者体位性低血压，心律是否过慢或不齐，颈动脉有无狭窄，等等。衰弱与血压偏低明确相关，必要时通过24小时动态血压监测了解有无体位性低血压和是否存在血压变异。

社会评估：是指对老年患者社会适应能力、家庭状况和社会支持，经济状况和文化背景等方面评估。了解患者精神心理状态，人际关系，性格特征，有无负性生活事件诱发，比如丧偶、失亲、意外事故等，有助于治疗方案的制定。

二、老年心脏病患者合并精神心理障碍的治疗策略

1. 健康的生活方式　有利于心血管疾病的生活方式如适当运动，健康饮食（既保证营养摄入又避免高脂高糖高盐，同时保证食物的多样化），减轻体重，戒烟等均有利于减少老年患者心理精神障碍的发生。焦虑或抑郁患者可鼓励多食富含色氨酸类食物，有助于提高5-羟色胺水平。存在认知障碍的患者可以适当补充维生素D_3、维生素B_{12}和叶酸。

走路是最简单的运动方式，坚持每周5天，每天半小时走路，能够明显降低心血管事件的风险，降低心血管死亡率。走路可以降低血压，防治糖尿病，减轻体重，也能够让情绪明显好转，缓解抑郁症状，同时提高睡眠质量。走路还能够降低摔跤和骨折的危险，缓解关节疼痛，提高免疫功能，延长寿命。

2. 心理干预　积极开展心理健康教育活动，学会情绪的管理，面对各种情绪采取接受、感知，做到四不："不迎、不随、不拒、不抗"。学会情绪的正确表达方式（宣泄），不执着，不纠缠。七情（喜怒忧思悲恐惊）本无好坏，过量了、过度了才对身体有害，长期处于负面情绪如生气、敌意、愤怒、悲观、焦虑和抑郁均不利于健康。介绍有关焦虑抑郁障碍的相关知识，向患者提供信息和情感支持，有助于患者疾病的康复和好转。鼓励患者起居规律，多参加娱乐活动，增加人际交往，丰富生活内容等。建立由专科医护人员、基层卫生工作者、社会工作者及家庭成员共同组成的团队，实现以患者为中心，协同治疗、照料和康复一体化。

3. 提高医护人员自身健康心理素养，用积极的心理素质影响患者和他人　通过认知老年患者心理变化的特点，思考怎样和老年人进行有效的交流，构建相互信任的关系。尽可能和蔼可亲、平易近人，采用温和舒缓的交流语调。在交流过程中应该选择通俗易懂的词汇，语速不宜过快，不应出现命令式、批评的语气，避免造成老年人的反感。同时在交流中表达善意、尊重老人，通过交流促进老年人心态平和、安稳、愉快、充满勇气和信心，暗示积极

治疗可能带来疾病或心理障碍的改善。另外，通过交流了解患者性格特点或人格特征，情绪状态，心理问题的诱因，家庭关系，经济状态等。帮助老年患者正确认识疾病和衰老的本质，将治疗的目的转换到更加关注改善和维持功能水平。必要时请专业人员进行心理治疗，包括认知行为治疗、人际关系治疗、问题解决治疗、行为激活治疗，生命回顾治疗以及正念治疗等。心理治疗能够改善老年精神心理障碍带来的无助感，无力感，增强自尊心，减少负面认知和心理因素。Hopeful Heart Trial研究证实，心力衰竭患者接受心理干预的协同治疗较之常规护理能够改善症状，提高生活质量。

4. 正念冥想　老年时期负性心理因素较多，特别是合并慢性心血管疾病和精神心理障碍的时候，通过正念冥想改变思维模式，加强积极的正性心理素养，有助于改善疾病的预后。所谓正念是指有目的有意识地将注意力集中于当下，对当下的观点和事物不作评判和反应。正念冥想是通过调整呼吸的训练，关注一呼一吸之间腹部的变化（凹陷和隆起），排除杂念，将注意力集中到体会呼吸的过程。活在当下，保持初心、善意和感恩，信任他人，接纳当下的自己，接受老年期自身的缺陷和疾病，与其和平共处。不强求，不去追求达不到的完美（比如要求彻底治愈某种疾病），学会放下，破除执念。正性心理因素包括乐观情绪、幸福感、生活有目的和乐趣、心理灵活度高和情绪有活力，都能够降低心血管疾病的风险。

5. 药物治疗原则　老年患者共病的治疗需要进行整合分析，分清主要疾病和次要疾病，尽量减少用药种类，学会做减法。焦虑障碍的主要治疗目标是症状的缓解，恢复基本的功能状态。对不同程度焦虑或抑郁采用不同的策略。

（1）轻度的焦虑和抑郁：营养神经类药物，如甲钴胺、谷维素。

（2）中度焦虑抑郁：选择性5-羟色胺再摄取抑制剂等。

（3）重度焦虑抑郁请神经或精神专科医生协助或指导诊疗。抗焦虑剂和抗抑郁药的药物种类基本相同，只是剂量上有差别。根据老年患者药代动力学和药效学的特点，使用抗焦虑或抑郁药物时尽量采用单一用药，所有药物均从小剂量开始，使用成人剂量的1/2或更少，开始治疗2周内复诊，了解药物的耐受性，由于老年患者药物应答时间延长，起效时间可以长达4~12周，缓慢逐渐加量，密切监测药物的副作用和相互作用，特别是合并其他系统疾病的联合用药时不良反应，定期复查肝肾功能和需要监测的相关指标。减量或停用也应逐渐进行，避免发生5-羟色胺撤药反应。保证足量足疗程。对于大多数患者来说选择性5-羟色胺再摄取抑制剂（SSRI）可以作为一线药物。伴心血管疾病患者可以酌情选择安全性较高、药物相互作用较少的治疗药物如舍曲林等。伴有明显焦虑、疼痛等躯体症状的患者可以选择有相应治疗作用的抗抑郁药如文拉法辛、度洛西汀等，可考虑短期小剂量合并使用苯二氮䓬类药以及其他抗焦虑药。伴有明显睡眠障碍的患者也可选择具有镇静和睡眠改善作用的抗抑郁药，如米氮平、曲唑酮等。老年患者接受抗抑郁药治疗可以减轻抑郁症状，缓解抑郁发作，总体疗效与年轻人相当。

6. 共病治疗中联合用药相关问题　老年高血压患者合并应用抗焦虑或抗抑郁药物时，出现心动过速可以应用β受体拮抗剂，除外美托洛尔；但也有学者提出抑郁患者不宜应用β受体拮抗剂。β受体拮抗剂中枢神经副作用包括失眠、视觉幻觉、神经症状、多梦、怪诞等，这些副作用与其脂溶性有关，而老年患者的亲脂性药物分布体积增加。药物对血压的影响见于以下3种：抗抑郁药5-羟色胺和去甲肾上腺素再摄取双重抑制剂（SNRI，如文拉法辛、度洛西汀）可引起剂量相关的舒张压升高；选择性5-羟色胺再摄取抑制剂（SSRI，如舍曲林、帕罗西汀）不影响血压；去甲肾上腺素能与特异性5-羟色胺能抗抑郁药（NaSSA，如米氮平）和三环类抗抑郁药有降低血压或引起体位性低血压的作用。老年患者合并衰弱时降压目标值应个体化管理，不宜过低。老年高血压患者同时存在双侧颈动脉狭窄时血压不能降得太低，应保证脑灌注。发生过体位性低血压的患者避免使用钙通道阻滞剂。

常用的SSRI类药物可以出现心动过缓、剂量依赖性QT间期延长等副作用。老年人应用CYP2C19抑制剂（如西酞普兰）时应注意药源性QT间期延长，舍曲林在心血管安全性相对较高。高度关注不同的SSRI对肝细胞色素P450的活性的影响，尤其是联合使用β受体拮抗剂、Ⅰc型抗心律失常药、安定类药物和抗凝剂可使后类药物血药浓度增加，增加发生副作用的风险。例如，氟西汀是一种强力肝细胞色素P450 CYP2D6抑制剂，可以增加华法林血药浓度和出血的风险。三环或四环类抗抑郁药物通常是二线药物，有致心律失常的副作用，应引起关注。抗心律失常药物如胺碘酮有中枢神经系统副作用，可以出现失眠，必须应用抗心律失常药物时可以考虑选用决奈达隆。焦虑患者有些血压偏低，窦性心动过速无法控制，又不能耐受β受体拮抗剂时，可选择不影响血压的其他减慢心率的药物，如伊伐布雷定。

老年心脏病合并认知功能障碍时如果服用胆碱酯酶抑制剂应关注心率和心律失常问题，该类药物有致心动过缓，减慢传导的副作用，对存在病态窦房结综合征和房室传导阻滞的患者不宜使用。该类药物也不宜与β受体拮抗剂维拉帕米、地尔硫䓬等药物联用。

老年心脏病患者围术期管理建议由多学科团队共同商议后决定。动态调整降压药物方案，术中避免血压过低。口服抗栓（抗血小板及抗凝药物）药物术前停用，应根据手术大小、出血预估、基础心脏病治疗需求而有所不同，停用口服抗栓药物后应该用皮下低分子量肝素桥接，术后24小时恢复。麻醉方式及药物的选择优先考虑有可能保护认知功能的药物。老年患者冠脉造影术后出现谵妄，很可能是局部麻醉药物的副作用。

综合管理中降糖降脂药物的选择应在患者整体状态评估后进行，平衡风险或获益。降糖治疗目标值在老年人不宜过低，充分保证老年患者营养，个体化处理，可以将糖化血红蛋白控制在7%~8%。降低密度脂蛋白的治疗也是如此，不强调越低越好，老年心脏病患者尤其如此，根据危险分层达标即可。对本身多病共存、营养不良、低蛋白血症、贫血的患者可以停用他汀类药物及某些降糖药。有些患者晚上服用他汀类药物出现失眠副作用，可以将他汀类药物用药时间调整到其他时间段，或者换用其他调脂药物，如依折麦布、多廿烷醇等，这两类药物也适用于出现他汀类其他副作用不能耐受的患者。低密度脂蛋白过低不利于皮肤伤口愈合，特别是安装或置换起搏器的患者。

第三节

儿童和青少年心理健康与心理心脏病

心理健康是人在成长和发展过程中，认知合理、情绪稳定、行为适当、人际和谐、适应变化的一种完好状态。儿童青少年时期是身体及心理迅速成长发展的重要阶段，是心理素质培养和人格塑造的关键时期，同时也是各种心理健康问题的多发阶段，尤其在青春期，身心发展具有不平衡性、偏执性或极端性，易导致一系列心理危机，影响个体情绪和行为调节，增加成年期发生心血管疾病的风险。因此，为儿童青少年成长提供必要的条件，给予必需的保护、照顾和良好的教育，将为个体一生的发展奠定重要基础，对成年后的身心健康具有至关重要的意义。

一、儿童青少年心理健康

布朗芬布伦纳的生态系统理论把发展视为不断变化的人与环境互动的产物，儿童青少年的心理健康与个体自身特质有关，更和孩子与家人及其他相关人员的互动有关。在中国古代，孔子就看到了遗传、环境和教育对儿童心理发展的作用。他承认遗传的作用，把人的遗传素质视为气质，分为“上智”“中”“下愚”三种。但他同时也充分肯定绝大多数儿童的生理基础是差不多的，“性相近也，习相远也”，“性”即是儿童的先天素质，“习”则是后天环境、教育对儿童习染影响的结果。生命早期的成长环境和亲子互动甚至可以影响成人后的心理健康状态。因此，了解儿童青少年各阶段的心理发展需求，及时调整养育方式，适应他们的发展，在促进儿童青少年心理健康方面至关重要。

（一）儿童青少年期各阶段特点及心理健康需求

儿童青少年并不是成人的缩影，他们与成人的差别不仅仅是体格大小。他们与成人的最大差别是具有成长性，儿童从出生到发育成熟的过程，是一种连续但也具有明显阶段性的过程，可分为：

1. 婴幼儿期（0~3岁） 婴幼儿期是个体身心发展变化最大的时刻，特别是出生后的第1年，婴儿期的身高和体重增长是一生中最快的。此时婴儿的神经心理发育也开始发生巨大的变化，从吃奶过渡到固体食物，从躺卧到站立、到能做一些简单的游戏，从接受理解语言到尝试进行积极的语言活动并能与人交流。1岁以后的婴儿开始认识到自己的存在；2岁以后开始产生意志的萌芽；2~3岁时能通过言语交际掌握代词“我的”和“我”，这标志着自我意识的出现，开始把自己从客体转变为主体来认识。

这个阶段的婴幼儿有强烈的依恋需要，照料者需认真、仔细、温柔地照顾，及时满足他们的生理需求，多与婴幼儿进行体肤接触，并与之进行年龄相适应的交谈。这些安全舒适愉快的人际互动将有利于他们建立对世界对他人的信心和安全感。另外，他们也需要适当的空间机会来获得感官和动作的训练，以增强他们接触认识事物的能力。最后，他们需要照料者提供明确的规则和指示，帮助他们建立良好的习惯，增强他们发展和适应社会的能力。

2. 学龄前期（3~6岁） 这阶段儿童身体各部位比例近似成人。大脑皮层功能相继成熟，第二信号系统（语言）进一步发展。他们喜欢活动游戏，心理发展有了质的飞跃，各种心理过程带有明显的具体形象性和不随意性，最初的个性开始逐渐形成。学龄前儿童自我意识进一步发展，自主诉求也逐步增加，开始进入“第一反抗期”。这是发展中的正常现象，因此父母不宜过于严厉，以免自主的愿望受到抑制而变得被动退缩；也不能过于溺爱，剥夺了儿童自我发展的机会。应该鼓励儿童完成自己能做的事，尝试做力所能及的事，如穿衣、系鞋带等，逐步养成分床睡觉的习惯，培养社交能力。此阶段儿童需要大量丰富多彩的游戏活动帮助他们来探索认识事物的功能和关系，学习理解社会角色和社会职责，掌握各种行为准则。比如讲故事能够拓展孩子的想象能力，锻炼语言表达能力，并可以通过故事学习认识、理解和管理情绪。

3. 学龄期（7~12岁） 身高和体重方面都比幼儿增长缓慢，但是身体变得更结实。脑的重量继续逐步增长并接近成人水平，内抑制和分化抑制显著发展，但兴奋性仍较强烈，开始从形象思维向逻辑思维过渡。儿童的社会性迅速发展，逐渐摆脱对父母的依赖，开始增加与伙伴的联系，并在与同伴的交往中，促进社会化的进一步发展。情感的内容不断扩大和丰富，高级的社会情感也在不断增加，并具有一定的稳定性。

学龄前期与学龄期的衔接尤为重要。好的衔接可以让孩子把入学视为一种愉快的事而不是一种负担。学龄期的学习态度和习惯，会对今后的学习方式和态度带来明显影响，应培养儿童专心听讲、踊跃发言、按时完成作业的习惯。此阶段儿童兴趣广泛，家长和学校可以因势利导，帮助他们培养爱好，拓展思维，增强自信。同伴交往是儿童社会性发展的非常重要的途径，对人格发展和社会性（包括道德）发展具有重要的作用。应该帮助他们学习理解别人的观点立场，经历协同和竞争的矛盾。要创造条件让儿童有一定自由度地参与社会交往。学龄期不良行为常见有撒谎、逃学以及偷窃，如果不能顺利解决，可能会造成社会适应问题及人格障碍。应找到并解决导致问题的原因，避免采用打骂、批评等判断式解决方式，应动之以情，相信并鼓励他们在老师和家长的帮助下会学会自我解决困难。

4. 青春期（13~18岁） 此阶段正值小学毕业和进入初中阶段。这个时期生理出现急剧变化，生长加速，同时出现第二性征，以及月经和遗精等现象。心理特征也会随着生理变化而变化，表现为各种矛盾状态：①心理上的成人感与半成熟现状；②心理断乳与希望在精神上得到父母的支持和保护；③心理闭锁与需要理解、交流；④要求独立自主与依赖；⑤自以为是并常常出现自卑等。此阶段进入“第二反抗期”，他们有强烈的独立感，对各种事物开始有自己的评价，不再完全崇拜以往身边的权威人物，而逐渐转化为对抗主观权威，极力争取社会关系中的独立地位，不希望大人过多干涉自己，与父母交流逐渐减少，并常有冲突，更重视同龄人的交往和评价。这阶段的孩子情绪容易激动并且多变，常会因为某些小事而出现兴奋、激动、愤怒，短暂的情感暴发能量超过成人。

生物学方面的成熟使青少年朝气蓬勃，但他们的心理尚未成熟，认知和意志还不能很好地调控激情，冲动行为之后还不能妥善处理后事。仍然需要成年人帮助他们避免出现“越轨”行为、自伤行为、逆反行为、性过失及其他不良行为。首先要尊重青少年，在教育方式上顺应孩子的变化，平等相待，不溺爱，不把他们作为情绪发泄的对象。鼓励他们与同伴交往，提倡友好竞争，保持自己的独立性，学习关爱并尊重他人。

（二）影响儿童青少年期心理健康的因素

心理健康是指一种内外协调良好的心理功能状态。广义来说是指一种高效、满意、持续的心理状态；狭义的则指人的基本心理活动过程与内容完整、协调而且一致，即认知、情感、意志、行为、人格完整且协调。

Luthans 把“心理韧性”定义为人们从逆境、冲突、失败、责任压力中迅速恢复的心理能力。研究发现，儿童青少年如果能与所处的微系统（家庭、学校、社会、同伴）建立亲密的关系，保持高度的参与，并感受到微系统给予的期待，就能体验到安全感、归属感和被尊重感，这些能够帮助他们看到自己的才能和价值，并感到对世界和未来具有掌控能力，愿意面对挑战。因此，儿童青少年心理健康培养是指按照儿童青少年心理发展的规律及其特征，在先天基础、教育、环境诸因素的作用下，通过教育和训练以及包括医疗在内的众多措施，培养儿童青少年具有健康的心理、良好的个性以及较强的适应能力。

（三）儿童青少年期心理健康的现状

目前儿童青少年的心理健康状态不容乐观。《健康中国行动（2019—2030年）》指出我国抑郁症患病率高达2.1%，焦虑障碍患病率达4.98%。数据显示我国抑郁/焦虑症患者数量呈上升趋势，而且患病年龄越来越小。2017年中国青少年研究中心和共青团中央国际联络部发布的《中国青年发展报告》显示，我国17岁以下青少年中，约有3 000万人受到各种情绪和行为的困扰，抑郁症发病率呈现低龄化趋势。青少年抑郁症终身患病率已达15%~20%，接近于成人。而有关研究也认为成年期抑郁症在青少年时期已发病。

焦虑症是另一个青少年期高发的心理障碍，我国青少年中焦虑症患病率估计为32%。数据显示，80%~90%的焦虑症患者在35岁以前发病，其中又以10~25岁是发病的高峰期。随着社会运转越来越高速，另一种通过更隐晦的方式表达出内心压力的疾病“躯体形式障碍”的患病率也在儿童青少年中逐年增加，表现为无法用医学界检查来解释的反复躯体不适，造成患者反复就医，影响正常的学习、社交和日常生活，导致儿童青少年出现心理问题的原因包括人际关系、学习压力、父母教养方式、受惩罚、丧失、身体健康等。

二、儿童青少年心理心脏病

已有证据表明，抑郁和焦虑对心脏有负面的影响，并且心血管病患者的心理问题也远高于普通人群，以抑郁、焦虑等尤为常见。欧洲心脏协会（ESC）及美国心脏协会（AHA）强调，抑郁是心血管疾病的独立危险因子。一项Meta分析指出，成人抑郁症人群发生冠心病的概率是非抑郁症人群的1.5~2.0倍，而冠心病合并抑郁症者，远期发生心血管事件的风险是未合并抑郁症者的2.0~2.5倍。儿童青少年在成长期面临诸多心理问题，国外近期针对儿童青少年时期不良社会心理环境与成年期心血管疾病发病率关系的一项大型纵向队列研究指出，儿童期的社会心理逆境可能与早发性动脉粥样硬化和心血管疾病有关，并增加在成年期心血管事件的风险。其发生机制可能与心理逆境导致行为失调，如高热量饮食、吸烟、久坐等不良生活习性引发肥胖、糖尿病、高血压等有关。另一方面，心理障碍造成儿童青少年神经内分泌及免疫功能紊乱，丘脑-垂体-肾上腺轴功能异常，引发炎症、氧化应激和自主神经功能障碍等。目前在儿童青少年心理心脏病的研究方面，我国尚无全国范围的流行病学调查。各地开展的小范围调查，调查方案、调查工具等不同，无法进行不同地区的横向比较，因而无法推算出全国层面准确的数据和结果。

临床上心血管疾病合并心理障碍十分常见，患者常因心血管疾病症状突出就诊于综合医院。与成人不同，儿童青少年阶段心理障碍躯体化表现最为常见，患儿常常以胸闷（长出气或叹气）、胸痛、心悸，甚至晕厥等心血管系统表现为首发症状就诊心内科或内科，而近2/3的患儿大约经过半年后才转诊至心理科诊治。由此可见，通过双心医学提升临床医生对心理疾病的识别能力十分重要。

（一）儿童青少年心理心脏病心血管系统躯体化表现

1. 胸闷　长出气或叹气是指在正常呼吸节律状态下，不定时插入一次深长吸气，其后缓慢呼气并可能伴有叹息声的一种呼吸。在平静呼吸时，某些肺泡可以自然萎陷，叹气样呼吸则有利于肺的扩张。生理状况下每数分钟可出现1次叹气，常常不易被觉察。研究证实，前包氏复合体是产生平静呼吸、叹气及喘气等现象的重要区域，并可被儿茶酚胺调节。叹气频率与下丘脑-垂体-肾上腺轴系统的活动密切相关。β去甲肾上腺素受体的活化可增加叹气的频率。生理性叹气的比率可通过外周的机械与化学感受器而影响中枢的叹气控制网来调节；当机械性感受器感知到肺容积和透壁压的改变时，可将肺泡萎陷的信号通过迷走神经传递给大脑，自然而然产生叹气。低氧时可被颈动脉体等化学感受器感知，从而增加了叹气的频次。

通常压力及情绪变化等心理因素常常会引起胸闷（长出气），同时可能还伴随有胸痛、心悸、心慌及焦虑等。临床观察发现，对于小儿叹气现象，家长可能从自身对成人心血管疾病的有限认识，担心小儿心脏是否存在器质性问题，因而过多地关注小儿长出气（叹气）问题。在这种状态下小儿的情绪多会受到影响，叹气发作频率反而会增加。实际上这类叹气多在安静及精神紧张时容易发生，在活动嬉戏或运动时叹气反而减轻或消失，经相关检查证实叹气并非心脏疾患引起。长出气产生的主要原因是心情抑郁、紧张，体内代谢活动相对减低，呼吸幅度变浅，肺残气量增多，氧含量相对不足，反射性刺激呼吸中枢，出现叹气样的呼吸。并且长出气是在深吸气后又深呼气，肺泡内氧含量增加，使患儿感觉舒畅，胸闷减轻或消失。这也说明长出气还可能是机体情绪缓解、舒畅、轻松的一种表达方式。

国内一组病例研究指出：小儿长出气与生长和所处环境有关，也与个人心理特质相关。儿童在家中得到父母的关注少、学习成绩不理想、考试升学压力大、亲子关系紧张等，会造成潜在心理负担，儿童容易产生焦虑或抑郁，心情不畅出现长出气现象。往往这类症状在性格内向、多疑善感、争强好胜、适应力差的儿童更易发生，这是在双心医学工作中值得关注的重点人群。

2. 胸痛　儿童和青少年因情绪困扰，对外界较敏感，对学习、生活或社交等方面感受到一定的压力，可以出现间歇性胸痛发作。而基于对成人心肌梗死和对运动员心源性猝死事件的有限认知，患儿及其家人为此会持续担忧，产生焦虑甚至恐惧心理，小儿胸痛发作的程度及频率可能也会进一步加重。家长往往相当重视小儿胸痛症状，就诊首先选择小儿心血管专科。事实上，统计数据显示仅有1%~6%的胸痛原因是存在潜在致命的心脏疾病（如肥厚型心肌病、心肌炎或心肌缺血）和严重的肺部疾患（如镰状细胞病患者的急性胸部综合征、自发性气胸或肺栓塞）等。资料显示，一家普通儿科门诊就诊的100例青少年胸痛患者回顾性分析发现，几乎所有病例均无严重疾病，但是44%的患者认为自己有心肌梗死，12%担心有心脏病，12%担心有癌症。另一方面，69%的患儿因胸痛活动受限，41%的患儿不能上学。可见对于儿童胸痛原因，包括儿科医生在内可能也存在着认识上的偏差，往往忽略儿童精神心理方面的问题，更多关注躯体化症状的表现。

实际上，疼痛原因可能反映了由应激事件触发的精神障碍，可能是惊恐障碍、焦虑、抑郁或心脏性恐惧症或其他恐惧症的一个主诉症状。对一家普通儿科就诊的胸痛患儿进行回顾性分析发现，有大约1/3病例具有应激事件病史，包括家庭中近期有人去世、生病或发生意外事故，家人分离或学校变化。大部分精神性胸痛患儿同时具有其他反复的躯体主诉，包括头痛、腹部或肢体疼痛，约1/3的患儿有严重的睡眠障碍，体格检查没有器质性病变。而有潜在的、可能造成突发医学事件发生的病例非常少，家长和患儿无须过分紧张。当然如果医生不恰当地将无严重疾病的患者诊断为器质性心脏病，会导致患儿长期活动限制以及包括家长在内的过重的心理负担。因此在评估小儿胸痛时，心理评估和相应的辅助检查具有同样的重要作用，可以帮助患者及家长消除不必要的担忧。避免误诊或漏诊。

3. 晕厥 表现为一过性全脑血液低灌注而导致的短暂意识丧失（transient loss of consciousness，TLOC），伴有肌张力的丧失和自主体位不能维持而摔倒的现象。近年来随着对晕厥病因认识的不断深入，儿童心因性假性晕厥（psychogenic pseudo syncope，PPS）引起临床医生的高度关注。PPS的实质并非真正意义上存在全脑缺血，而是因转换障碍，引起貌似TLOC的现象。患儿生病或受轻伤后可能突然出现晕厥，并且频频发作。诊断线索包括：①晕厥发作时间或短暂或过长，多数情况下，PPS晕厥发作持续时间过长，患者可能会躺在地板上长达15~30分钟不动；②晕厥发作时双眼紧闭；③发作频率高，一周或一天内可能有几次发作；④发作前通常没有诱因，有时可有视力改变、寒战、出汗和呼吸困难等；⑤发作时头突然垂下，通常没有摔伤，摔伤不能排除PPS。由于PPS患者自身焦虑、抑郁等心理问题十分显著，因此其生活质量受到严重影响。文献报道不同晕厥中心PPS的诊断率约在0~12%，范围相差明显。原因可能是在许多情况下患者就诊于心脏科、神经科、急诊科等，精神心理问题与晕厥的关系可能未被医生重视或者被忽视，患者未能接受到广泛的医学评估，因此造成PPS的诊断率被低估。

研究发现大多数的PPS患儿有明确的精神刺激因素。在生活中因创伤事件、人际关系冲突、学习压力等问题会产生各种不愉快的心境，如气愤、委屈、惊恐、羞愧、困窘及悲伤等，处于抑郁或焦虑状态。PPS患儿多感觉有压力、与家人沟通不畅、与父母之间有抵触，悲伤往往难以自拔，甚至会自残、轻生等。对于PPS患儿，医生首先需要以充分的沟通技巧与家长和患儿进行交流，向患者及家属解释症状，并使他们接受诊断和治疗，避免让患者感觉PPS的发作是自己装病。其次，给患者制定随访预约的时间，使患者知道他们将继续被观察。最重要的是重视个体心理问题，从可能涉及的原因如留守儿童、流动儿童、遭受欺凌、家庭暴力、学业压力等方面寻找潜在的患病原因，打开治疗的突破口。除此之外，针对血管迷走性晕厥及不明原因晕厥患者的调查问卷显示，晕厥与躯体化障碍存在相互关联，反复发作性晕厥可导致患者精神状况更加恶化，严重影响生活质量。

（二）儿童青少年心血管病变与心理问题

国内外关于儿童青少年心血管病变与心理问题的研究相对较少，相关资料主要集中于对先天性心脏病（CHD）患儿的研究，结论观点不一致。有研究显示CHD儿童较健康同龄儿童存在明显的心理行为问题，有的结论与之相反。2012年AHA指出，CHD儿童的成长障碍、失能及延迟成长风险呈增长趋势，CHD青少年患者与普通青少年心理行为问题的发生率，差异无统计学意义与社会环境的改变有关。国内学者发现CHD患儿情绪不稳具有个性特点，男孩的主要表现为抑郁、交往不良、躯体不适反应、社会退缩、违纪及攻击方面；女孩则表现在抑郁、社会退缩、躯体症状、违纪方面等。这种不良个性的发生主要源自亲子关系的改变。通常多数父母会对患病儿童表现出过度保护、过分溺爱和迁就态度，自身也往往处于焦虑和紧张情绪中，最终患儿的依赖性变得更强、对周围事物更加敏感、情绪更易波动等。CHD儿童的行为问题贯穿了生物-心理-社会医学的因素，医护人员需要通过相关知识健康宣教，减轻父母的过度焦虑以及对CHD儿童的情绪的影响。

近年来对于儿童自主神经介导性晕厥（neurally mediated syncope，NMS）的研究发现，反复发生晕厥事件严重影响患儿身心健康，患儿学习成绩下滑、生活质量下降、心理负性发展，甚至还有致残或者死亡的意外伤害发生。国外研究通过向NMS患儿及其父母收集儿童行为量表（child behavior checklist，CBCL）调查问卷，发现NMS患儿存在显著的情绪-行为问题，特征是戒断、焦虑、抑郁和躯体疾病。国内研究指出，患儿常有头晕、记忆力下降、胃口不好、睡眠质量差等躯体化的症状，同时出现过度担心、焦虑等心理问题，部分患儿有抑郁倾向，尤其有反复晕厥事件发生的儿童，患儿性格负性发展，出现孤独、冷漠、难以适应环境、情绪不稳定、易激惹、内向等性格特征。有些学校担心患儿发生晕厥会产生意外事件，不允许患儿参加体育课，甚至建议休学。因此患儿在学校生活方面满意度较低，害怕再次晕倒，害怕运动诱发晕厥或加重病情。基于生物-心理-社会模型，对晕厥患者提供多学科联合服务模式十分必要。目前国内多家医院通过医院-家庭联合共同为儿童青少年提供心身支持，收到良好的诊治效果。

第九章

心理心脏病学相关指南解读

近5年心理心脏病学相关指南及科学声明的内容涉及共病机理、筛查与诊断、治疗与转诊、心脏康复等相关专题，本章将解读其中重点相关内容。

一、有关心理心脏共病及病因学的相关指南

有关心理因素作为心脏疾病的重要危险因素以及病因学和共病的相关问题一直是近年来心理心脏病学相关指南关注的问题，本章重点讨论2021年1月美国心脏协会（American Heart Association，AHA）在*Circulation*发表的科学声明“Psychological Health，Well-Being，and the Mind-Heart-Body Connection”，这是继2015年AHA“Social Determinants of Risk and Outcomes for Cardiovascular Disease”科学声明之后的又一次更新。2015年AHA科学声明对影响心血管疾病风险及预后的社会因素进行了汇总分析，提出：心理学因素可能参与了调节社会决定性因素与心血管疾病预后的相关性，例如抑郁、所有心理社会紧张刺激相关因素。2021年科学声明中则进一步指出：心理健康就是直接影响全身健康，包括最常见的心脏病、脑卒中等。研究已经清楚地表明，消极的心理因素、个性特征和心理健康障碍会对心血管健康产生负面影响；另一方面，研究发现积极的心理特质与较低的心血管疾病风险和死亡率有关。

1. 消极的心理健康　消极的心理健康状况包括抑郁、慢性应激、焦虑、愤怒、悲观和对当前生活的不满。这些状况与潜在的有害生物反应有关，会导致如心律不齐、胃肠道不适、血压升高、炎症、心脏的血流量减少。同时消极心理健康会与更多的不健康行为有关，如吸烟、不锻炼、不健康的饮食、超重和不按规定服药等。这些不健康行为与心脏病和脑卒中的风险增加有关。

由于有证据表明消极的心理健康与心脏病有关，该声明建议定期对心血管疾病患者或有心血管疾病风险的人进行心理健康筛查。作者指出，心理治疗和心身项目可以使心血管健康得到改善。改善心理健康的方案包括认知行为疗法、心理治疗、综合护理、减压疗法和冥想。

2. 积极的心理健康　积极的心理健康特征包括快乐、乐观、感恩、目标感、生活满意度和心态。这些积极的心理特征在改善心血管健康方面发挥了一定的作用，与较低的心血管疾病和死亡风险相关，拥有积极心理健康的人也更有可能拥有与心血管疾病发病风险较低相关的健康因素，能够更有效地降低血压、更好地做到血糖控制、较少的炎症和较低的胆固醇。

积极的心理健康也与有益的健康行为有关，如戒烟、体育锻炼、有益心脏健康的饮食、增加药物依从性、定期检查和健康筛查。另外，社会因素可能进一步影响心血管健康。心理健康较好的人往往拥有积极的社会关系、支持和联系，这可以促进他们更健康地适应生活中的挑战。

3. 心灵-心脏-身体的联系　声明中提出，一个人的心理、心脏和身体都是相互联系、相互依存的，可以称之为“心灵-心脏-身体的联系”。健康不仅仅是没有疾病那么简单。它是一个积极的过程，旨在实现更健康、更快乐和更充实的生活，我们必须努力减少心理健康的消极方面，促进整体积极和健康的状态。对于心脏病患者或有心脏病风险的患者，医护人员需要在解决患者心理健康问题的同时，解决影响身体的状况，如血压、胆固醇水平、胸痛等。

二、有关筛查、诊断与治疗的相关指南

关于心理心脏病筛查、诊断与治疗的相关指南，2008年发表在*Circulation*上的科学声明“Depression and Coronary Heart Disease：Recommendations for Screening，Referral，and Treatment”推荐在不同的机构（包括医院、医生办公室、诊所、心脏康复中心），对冠心病患者进行常规的抑郁筛查。心脏病患者筛查和治疗抑郁的机会不能被错过，有效的抑郁治疗可以提高心血管疾病的预后。声明要点如下：

- 筛查阳性的患者应该接受专科医生的抑郁诊断和治疗。
- 心脏疾病患者接受抑郁治疗时应该注意监测患者的依从性，药物的有效性和安全性，无论在心血管方面或心理问题方面。监测心理问题包括（但不局限于）患者接受抗抑郁药物后抑郁症状的恶化及是否有自杀倾向，尤其是接受治疗的初始阶段药物剂量的调整、变化和中断；监测心血管问题包括（但不局限于）加强诊室随访，ECG，根据患者个体情况评估心血管药物的应用。
- 患者器质性问题和精神障碍的诊断有赖于各级医疗服务提供者的合作。

随后2013年澳大利亚国家心脏基金会对冠心病患者抑郁的筛查、转诊和治疗提出如下推荐，要点如下：

- 冠心病患者合并抑郁的高发病率显著影响患者的生活质量和对治疗的依从性，同时是预后的独立影响因素。心肌梗死或冠状动脉旁路移植术后的患者合并抑郁的发病率大约为15%。
- 为提供最佳医疗，重要的是对冠心病患者抑郁的识别。冠心病患者抑郁的常规筛查应该在首诊时进行，第二次可以安排在随访时进行。随访筛查大约安排在冠状动脉事件之后2~3个月。抑郁的筛查包括其他冠心病危险因素应该以年为时间基础进行。
- 初始筛查可以选择简单的工具，例如PHQ-2和简版心脏抑郁量表（short-form cardiac depression scale，CDS），整合入常规临床工作中，增加筛查的有效性。
- 筛查阳性患者需要进一步评估，并着手开始适当的治疗和患者的监测。如果在筛查后给予综合性治疗，可以改善预后。
- 合并冠心病的抑郁患者与普通人群一样对认知行为疗法、联合治疗、运动疗法及药物

治疗有反应；但是三环类抗抑郁药物由于可能对心血管预后的恶化作用而应该尽量避免。

- 各级医疗提供者的相互合作能够使患者最大获益。抑郁治疗的益处包括改善生活质量，提高对其他治疗的依从性和对心血管预后的可能改善。

我国近10年各个专业学会也陆续发布相关指南与专家共识，2012年中华医学会精神病学分会在《中华医学杂志》发表《综合医院焦虑抑郁诊断和治疗的专家共识》；2013年中国康复学会心血管病专业委员会在《中华心血管病杂志》发表《在心血管科就诊患者心理处方中国专家共识（2013版）》；2014年中华中医药学会发布《经皮冠状动脉介入治疗（PCI）手术前后抑郁和/或焦虑中医诊疗专家共识》；2016年中国医师协会全科医师分会双心学组在《中华心血管病杂志》发表《心理应激导致稳定性冠心病患者心肌缺血的诊断与治疗专家共识》；2016年中华医学会神经病学分会在《中华神经科杂志》发表《综合医院焦虑、抑郁与躯体化症状诊断治疗的专家共识》；2017年中国医师协会精神科医师分会在《中华内科杂志》发布《"医学难以解释的症状"临床实践中国专家共识》；2020年中国康复医学会心血管病预防与康复专业委员会、中国老年学学会心血管病专业委员会、中华医学会心身医学分会联合对2013年专家共识更新，在《中华内科杂志》发表《在心血管科就诊患者心理处方中国专家共识（2020版）》，以下将重点讨论此共识。

《在心血管科就诊患者心理处方中国专家共识（2020版）》中精神心理障碍主要包括轻中度焦虑/抑郁、躯体形式障碍、惊恐发作和谵妄。专家共识系统阐述了心血管科患者合并精神心理问题的流行病学、精神心理因素对心血管疾病影响的可能机制、心血管科患者合并精神心理问题的筛查和临床处理，并简单介绍了双心医学技能培训和工作模式以及网络技术应用的疾病管理。该专家共识重点在于指导心血管医生掌握心内科常见精神心理问题的诊断和用药，明确需要请精神科会诊和转诊的患者特征，加强与精神科的双向转诊和联络会诊。

在2020版专家共识中针对老年患者常见的精神心理状态与认知功能共病的问题，建议对65岁以上老年心血管病患者评价认知功能，并推荐使用简易精神状态检查量表（mini-mental state examination，MMSE），评分标准：27~30分为正常，分数<27分提示有认知功能障碍。谵妄是另一种老年心血管患者常见的精神心理问题，在2020版专家共识中作为"双心"急症进行阐述。谵妄的治疗与焦虑抑郁的治疗原则不同，强调处理原发病和预防为主，指出精神科会诊医生的作用在于利用自己的经验，帮助心内科医生一起寻找病因；对患者及家属进行安慰，对陪护进行健康教育；提醒和协助处理谵妄患者相关的医疗决策等伦理和法律问题。

对于需要精神科联络会诊和转诊，2020版共识中也明确指出下列情况需要会诊和转诊：

- 难治性病例，即经过一次调整治疗仍不能耐受副作用或仍无改善者；
- 依从性不好的病例，在医生恰如其分地交代病情和处理必要性、注意事项前提下，仍反复中断治疗，导致病情波动者；

• 重症病例，重症焦虑抑郁，或伴有明显迟滞、激越、幻觉，或转为兴奋、敌对者；

• 危险病例，有自伤或自杀危险，或有伤人危险者；

• 投诉病例，抱怨不同医生处理不当，证据并不充分者。

其他有关心理心脏病的筛查、诊断与药物和非药物治疗以及中医治疗的问题在本书的其他相关章节展开阐述，本章不再赘述。

三、有关心脏康复的相关指南

心脏康复（cardiac rehabilitation，CR）是一门融合了心血管医学、运动医学、营养医学、心身医学和行为医学的学科体系，为心血管疾病患者在急性期、恢复期、维持期以及整个生命过程中提供生理、心理及社会的全面和全程管理服务。对心脏病患者心理因素的评估、处理是心脏康复的一个重要部分。近年来国内外相关指南共识包括：2019年AACVPR/AHA/ACC科学声明《以家庭为基础的心脏康复》，2020年欧洲预防心脏病协会（European Association of Preventive Cardiology，EAPC）意见书《通过心血管综合康复进行二级预防》，2020年中国康复医学会心血管病预防与康复专业委员会发表于《中华内科杂志》的《慢性心力衰竭心脏康复中国专家共识》，2021年中国康复医学会心血管病预防与康复专业委员会发表于《中华内科杂志》的《心房颤动患者心脏康复中国专家共识》，2021年中华医学会发表于《中华全科医生杂志》的《冠心病心脏康复基层指南（2020年）》，2021年中国康复医学会心血管病预防与康复专业委员会、中国老年学与老年医学学会心血管病专业委员会联合发表在《中华内科杂志》的《医院主导的家庭心脏康复中国专家共识》。

AACVPR/AHA/ACC科学声明《以家庭为基础的心脏康复》提出了心脏康复的5个核心为患者评估、运动训练、饮食咨询、危险因素管理（吸烟、脂质、血压、体重、糖尿病）和心理社会干预。

EAPC意见书《通过心血管综合康复进行二级预防》中关于心理社会管理明确指出：

• 需要进行评估的患者包括：社会经济地位低、缺乏社会支持、工作中和家庭生活中的压力、创伤后压力、敌意、社会孤立、认知障碍、抑郁、焦虑和其他精神障碍；

• 心脏康复中的评估过程分为两步：首先可以向患者询问单项问题，其次应用标准化的调查问卷，包括Heart QoL和HADS；

• 提供多种形式的干预措施，整合健康教育、体育锻炼和心理治疗以及应对疾病；

• 如果出现抑郁、焦虑或敌意等临床症状，应考虑转诊心理医生进行心理治疗、药物或联合治疗；

• 只要有可能，启发配偶和其他家庭成员参与，教会患者获得有效的社会支持的能力；

• 在适当时将系统的心理社会管理与性咨询相结合；

• 适当时为急性心脏事件后的患者提供职业重组/重返工作策略。

《冠心病心脏康复基层指南（2020年）》中指出通过问诊了解患者心血管疾病症状、情绪变化和睡眠情况，初步识别患者是否存在精神心理障碍，进一步使用心理筛查自评量表进行筛查，推荐采用PHQ-9、GAD-7联合SSS或PHQ-15。评估结果提示为重度焦虑抑郁的患者，需请精神专科会诊；评估结果为轻度或中度的患者，可给予个体化的健康教育和药物治疗。

《医院主导的家庭心脏康复中国专家共识》中结合家庭特点提出医院主导的家庭心脏康复（center guided home-based cardiac rehabilitation，CHBCR）模式，该模式中同样提供精神心理社会支持或应激管理。在初始评估和随访评估中，均应包含评估焦虑抑郁、睡眠质量、生活质量的量表。指出心脏康复的专业人员应掌握动机访谈技术。动机访谈是以患者为中心，把决定权交给患者，强调患者的自我成长，通过探索和解决患者内心的矛盾和犹豫，来增强内在的改变动机，促使患者自己决定接受或拒绝改变问题行为，是提高患者治疗依从性的重要措施。在CHBCR模式中，建议动机访谈技术应贯穿始终。这是对心理心脏病患者进行康复治疗的重要非药物治疗手段。

对于两种心血管常见的临床疾病心房颤动和慢性心力衰竭的心脏康复，我国的专家共识都提出需要给予心理处方，具体内容参照相关指南共识。

上述为近年来心理心脏病相关部分指南共识。随着临床对该问题的进一步认识以及相关临床试验的结果公布，新近更新内容会陆续在学术网站上公布。

第十章

传统医学与心理心脏病学

大量研究表明，心血管病与心理因素存在密切联系。心血管病患者由于心理应激或心理负担过重，常伴发紧张、焦虑、抑郁等精神心理问题，而这些精神心理问题又会进一步增加心血管事件的发生率。随着心理社会因素与心血管疾病的关联性研究越来越深入，心理心脏病学也得到了快速发展。虽然心理心脏病学是近十余年的新兴学科，但祖国医学对心脏疾病与心理疾病的联系早有认识，传统医学中虽然没有心理心脏病的病名，但是对于心血管疾病与精神心理因素的相关性的认识在历代医学典籍中均可见到。我国传统医学素来重视“形神合一”的整体观念，其对心理心脏病的认识，正是整体观念的体现。

一、传统医学对心脏功能的认识

早在《内经》中即提出了对“心”的两方面生理功能的认识，即“主血脉”和“主神明”。如《素问・痿论》所述：“心主身之血脉”，脉是血液运行的通道，血液正常循行于脉道之中，有赖于心气的推动作用和脉道的完整通畅。传统医学对心“主血脉”的认识与西医心脏的结构和功能十分相似。

而在《素问・调经论》又有“心藏神”，《素问・灵兰秘典论》：“心者，君主之官，神明出焉。”《灵枢・邪客》中有：“心者，五脏六腑之大主，精神之大舍。”神指的是人的精神、意识、思维和情志，心“主神明”，即心主持、协调、管理包括精神意识思维在内的生命活动，也就是说，在我国传统医学中，心的功能既包括现代医学循环系统功能，又包括了心理和精神状态。

《素问・八正神明论》：“血气者，人之神。”《灵枢・营卫生会》中有“血者，神气也。”说明血脉是神的物质基础；神明是生命活动的全部外在表现，是功能活动。《灵枢・平人绝谷》中有：“血脉和利，精神乃居。”即只有血液充足和通畅，心神才能得以清明。由此说明，心“主血脉”和“主神明”两个功能是相互依存、相互影响、密不可分的。

二、传统医学对心脏病理状态的认识

基于传统医学对“心主血脉”和“心主神明”的认识，心系疾病的表现主要与血液运行障碍和情志活动异常有关。当心主血脉功能异常时，心气不能推动和调节血液循行于脉管中，造成血行瘀滞，出现胸闷、胸痛等；唐容川在《血证论》中有：“血虚则神不安而怔忡，有瘀血亦怔忡”，即心之气血阴阳不足，心失所养，就会出现心神失养的表现，如心慌、失眠多梦等；也可因痰、火等邪气扰动心神，而出现心悸、失眠、烦躁等。这也恰好解释了为什么冠心病患者常有抑郁或焦虑症状出现。如心主神志功能异常，可出现精神意识思维的异常，表现为失眠、多梦、神志不宁，甚至谵狂，或反应迟钝、健忘、精神萎靡等。

《灵枢・口问篇》云：“悲哀忧愁则心动，心动则五脏六腑皆摇。”说明情志的异常变化与心系病的关系极为密切，且情志的异常，多先损伤心。情志是否引发疾病，心神起着主导作用。《灵枢·邪气藏府病形》："愁忧恐惧则伤心"，"情志之伤，虽五脏各有所属，然求其所由，则无不从心而发"，均表明情志失调可引起心神被扰，气机逆乱，而情志思维活动的异常，多由思虑过度、情志所伤、心肝郁结，逐渐引起五脏气机不和、气血失调、心脉不和所致。《丹溪心法·六郁》提出："气血冲和，万病不生；一有怫郁，诸病生焉。故人身诸病，多生于郁"。精神情志活动需要大量的精血作为物质基础，若劳神太过，则心血暗耗、心神失养、神志不宁，表现出各种精神心理活动异常的症状。

三、传统医学对心理心脏病的病因病机认识

（一）五脏七情致病论

情志病多因外界因素直接影响脏腑：怒伤肝、喜伤心、忧伤肺、思伤脾、恐伤肾。情志因素可损伤心，从而影响其他脏腑，张景岳在《类经·疾病类》提出："心为五脏六腑之大主，而总统魂魄，并赅意志，故忧动于心则肺应，思动于心则脾应，怒动于心则肝应，恐动于心则肾应，此所以五志唯心所使也。"指出了心（即神）调节脏腑的生理功能，而情志过极皆可伤及心神，最终导致其他脏腑功能的异常。这与西医所讲的过度或持续心理应激，通过神经-内分泌-免疫-代谢等机制，促进心身疾病的发生发展相一致。

《素问·举痛论》中有："怒则气上，喜则气缓，思则气结……"阐述了七情影响脏腑气机运行，以致气滞血瘀、气郁化火等一系列病理变化，导致脏腑功能失调。张从正认为"五志所发，皆从心造，故凡喜、怒、思、悲、恐之证皆以平心火为主"。阐明了情志病变与心的密切关系，心主血，而血是神明的物质基础，所以心是情志之君脏。情志是否引发疾病，心神起着主导作用。因此，张景岳认为，"凡情志之属，唯心所统，是为吾身之全神也。"

（二）气机失调致病论

气机失调是情志疾病的基本病机，心理心脏病在传统医学范畴内归属于"胸痹""心悸"等病症，主要病机为心脉痹阻，心脉、心神失养或心神被扰。

心理心脏病最常见的是心血管疾病合并焦虑或抑郁。元代王安道的《医经溯洄集·五郁论》有："凡病之起也，多由乎郁，郁者，滞而不痛之义。"《丹溪心法·六郁》有："气血冲和，万病不生，一有怫郁，诸病生焉，故人身诸病，多生于郁。"

心血管疾病合并焦虑者往往因久病气机失调，肝气郁久而化火，肝、心为母子之脏，其气相通，肝火引动心火，火扰心神，患者除出现如胸闷、胸痛、心悸、气促等心系疾病的症状外，还可见心肝火旺的症状如头晕头痛、烦躁、易怒、惊恐、狂躁、失眠等；如肝气郁结，气滞日久可致血瘀，瘀阻于内，则脉络不通，心失濡养，而出现胸闷、胸痛等"不通则痛"的表现以及心悸等心失所养之症；或久病，肝阴亏耗，因"肝肾同源"，必致肾阴不足，不能上奉于心，水不济火，则心阳独亢，扰动神明而致心烦、失眠等。

抑郁属中医"郁证"范畴，《医方论》："凡郁病必先气病"，《证治汇补·郁证》："郁证

虽多，皆因气不周流，法当顺气为先”，均强调了郁病始于气的论点。冠心病合并抑郁症多由于七情所伤，情志不畅，肝失疏泄，气机郁滞而引起五脏气血失调。肝气郁结，肝木过盛乘犯脾土，脾虚气血生化乏源，而致气血不足，心神失养，可见心中惕惕、善惊易恐、失眠多梦、神疲乏力、精神萎靡等；脾虚运化失司，水谷无以化生精微而致痰湿内生，蒙蔽心窍，表现为表情淡漠、神志呆钝、哭笑无常等。

四、传统医学治疗心理心脏病的思路

我国传统医学理论体系以整体观念和辨证论治为主要特点，尤其注重对心血管疾病的心身同治，在治疗心理心脏病中具有独特的优势。华佗《青囊秘录》中有“善医者先医其心，而后医其身，其次则医其病”，充分体现中医整体论，在治疗过程中注重精神、情志活动对疾病的影响。

（一）中药治疗

1. 补虚泻实　心理心脏病或因心之气血阴阳不足，心脉、心神失养所致，或由痰浊、瘀血、气滞痹阻心脉，火热之邪扰动心神所致，故治疗中当根据病情的虚实而灵活掌握，以补虚泻实、调理心神为治疗大法。虚证予以益气、养血、滋阴、温阳；实证予以理气、化痰、活血、行瘀、泻火等。临证中，本病多虚实夹杂，需分清虚实主次。

2. 重视疏肝　气机调畅，升降出入有序，则脏腑功能协调稳定。“木郁达之”乃调肝之大法，治疗心理心脏病当从疏肝解郁、调畅气机、调理气血入手。疏肝理气能调畅气机、和畅血脉、调畅情志，情志和合则气和脏安、气血通畅。临床选方常在柴胡疏肝散基础上，根据病程长短、病性虚实加以相应的化裁。叶天士说：“肝为刚脏，必柔以济之，至臻效验耳。”疏肝之品多香燥，易耗伤阴血，若一味疏肝理气，虽当时症状缓解，久用则阴血更显不足，肝失濡润则肝气易郁，肝阴不足易致肝阳上亢。故应注意疏理肝气之品不可过量，且当配合滋阴养血、柔肝、敛肝之品，如白芍、当归、地黄、枸杞子、女贞子、旱莲草、桑椹等，以滋水涵木、养血柔肝，既补肝体，又助肝用，胜于单独一味辛散疏肝。

疏肝之品用之不当亦可耗气、破气，导致或加重气虚，因此，对冠心病动则胸闷胸痛，本有气虚之象者，或久用疏肝理气之品者，当加黄芪、党参等补气之品。

3. 并调兼证　清代叶天士《临证指南医案》中有“郁则气滞，气滞久则化热，热郁则津液耗而不流……延及郁劳沉疴”。心理心脏病患者往往病程长，肝郁日久化火也是常见的病机，火热灼津成痰，气滞兼以痰浊阻滞心脉，不通则痛。临床上常见一些心理心脏病的患者面红目赤、心烦易怒、头晕耳鸣，舌红苔黄腻，脉弦数，即是肝郁化火、痰火扰心的表现。此时若施以辛香温燥的疏肝之品则有助邪火损耗肝血，当以寒凉或甘寒之药清泻肝火，可以丹栀逍遥散合小陷胸汤或黄连温胆汤为主方化裁，常用栀子、牡丹皮、黄连、瓜蒌、半夏等，对痰热较重者，可加天竺黄、竹沥等。肝木乘犯脾土，出现脾虚表现者，可选逍遥散加减；如肝克脾土，气血生化乏源，久而气血虚弱者，则加归脾汤以补益气血；表现为心悸气短、善惊易恐、失眠多梦等，为心胆气虚证，以安神定志丸加减；阴血亏虚者，加天王补心丹以滋阴养血、养心安神；伴瘀血者，可以血府逐瘀汤加减，根据病情可加丹参、三七、三棱、莪术等；病程缠绵、久病入络者，可酌加通络之品，如地龙、全蝎等；心肾不交者，合以滋阴降火、清心安神，常以交泰丸、黄连阿胶汤等加减治疗。

4. 勿忘调神　心理心脏病患者，因病邪虚实的不同，或为心神失养，或为心神被扰，故可根据虚实不同酌加安神之品。如心血不足，心失所养，可加柏子仁、酸枣仁、五味子、茯神、夜交藤、合欢皮、远志等养心安神之品；对于心神被扰者可加龙齿、牡蛎、磁石、珍珠母、琥珀粉等重镇安神之品。

（二）非药物疗法

1. 心理疏导与人文关怀　双心疾病患者往往病程较长，且发作时无非常快速、有效的缓解药物，给患者造成很大心理压力。所以除药物治疗外，心理疏导及人文关怀也有至关重要的作用，不仅能提高患者依从性，也有助于药物更好地发挥治疗作用。

人具有社会属性，人的健康与否、疾病的转归与预后除自身发展的规律之外，无不受到社会人文环境的影响。我国传统医学的基本特点是“整体观念”和“辨证论治”，强调医者要把患者的生理、心理、社会和自然环境看作一个有机的整体，实现以人为本的价值观。传统医学中的整体观和辨证论治是人文关怀的最好体现。

作为传统医学主要诊断方法的望、闻、问、切以及治疗的整个过程，均强调尊重、关怀、同情患者，这都是人文关怀的范畴。传统医学中的问诊，除问与就诊疾病相关的症状外，还会问到全身状况，如我们临床上常用的“十问歌”：一问寒热二问汗，三问头身四问便，五问饮食六问胸，七聋八渴俱当辨，九因脉色察阴阳，十从气味章神见。详细地问诊会让患者感受到医生的认真、负责以及对患者的关怀，能提高患者的依从性，从而收到更好的临床疗效。

传统医学中另一项很重要的诊疗手段——切脉，不仅可以了解患者的气血津液运行情况，还能帮助建立与患者的良好信任，这本身也是一种人文关怀。传统医学同样重视饮食起居等调护，这个过程更是对患者人文关怀的体现，这样患者就能感受一个完整的就诊过程，能够更好地配合治疗。在开具处方后一定要对患者进行心理疏导，使患者建立战胜疾病的信心。

此外，我国传统医学历来非常重视心理治疗的应用，在诊治的过程中常用说理开导法、情感相胜法、暗示转移法等给患者进行心理疏导，这也是中医人文关怀的一种体现。正如吴鞠通所说：“无情之草木，不能治有情之病，必得开其愚蒙，使情志畅遂，方可冀见效于万一。因为情即神识，药石无知，焉能消其妄执，只宜以识遣识，以理遣情，此即心病还将心药医之谓也。”意思是说治疗情志病，仅仅依靠无情的草木、针石的作用是不够的，更应重视调畅情志在治疗中的积极作用。

2. 针刺疗法　针刺疗法在心理心脏病的治疗中也为常用治法，通过将针具刺入相应腧穴，刺激人体经络，达到调气和血，疏通经络，驱邪扶正的治疗作用。但需注意，针刺疗法也需在中医理论指导下辨证选穴。常用穴位有心俞、厥阴俞、神门、内关、少海、百会、神庭、四神聪、安眠、足三里、肾俞、脾俞、太冲、三阴交、太溪等。临床上应用传统针刺疗法的同时，常配合其他疗法，如灸法、穴位注射、电针等治疗本病。

3. 导引术　导引术是中国古代疗病养生的方法，通过经络、藏象等理论基础、天人合一的整体观，作用于人体以达到补益心、肺、脾、肾等脏腑之气的功效，从而使机体得到康复。导引术包括调整呼吸、身体和精神三项内容，如八段锦、太极拳、易筋经、五禽戏、六字诀等，具有强身健体、调整人体心理状态、促进亚健康体质恢复的作用。

4. 音乐疗法　《史记》中记载，“音乐者，所以动荡血脉、流通精神而和正心也”。中医五行音乐是对自然界的声音加以概括，形成了“宫、商、角、徵、羽”五音音乐体系，并将五音与五脏、七情有机地联系在一起。宫调式音乐悠扬、沉静、庄重，如五行中“土”的特性，通于脾，五志中属思，对于多思多虑者，具有一定调节作用。商调式音乐高亢、悲壮、雄伟、铿锵有力，具有五行中“金”的特性，通于肺，五志中属悲，能让人发泄心中郁闷。角调式音乐曲调清新，易使人联想万物复苏，生机蓬勃的画面，具有“木”之特性，通于肝，能疏肝理气。徵调式音乐热烈、欢快，具有“火”之特性，通于心，五志中属喜，能振奋精神，可用于情绪悲观的患者。羽调式音乐多凄切、哀怨、苍凉、柔润，具有“水”之特性，通于肾，能使人情绪稳定，可用于烦躁、失眠等症。中医传统音乐治疗即根据五行相克原理及中医以情胜情理论，选择与患者情志相克的音乐进行治疗，能改善患者情绪，增加战胜疾病的信心。

近年来，心理心脏病越来越受到人们的关注，在诊治过程中应体现以人为本的理念，以达到“心身同治、双心和谐”的目标。我国传统医学理论体系以整体观念和辨证论治为主要特点，尤其注重对心血管疾病的心身同治。临证中，当以辨证与辨病相结合，充分发挥中西医结合的优势。

推荐阅读文献

[1] ALEXOPOULOS G S. Depression in the elderly. Lancet，2005，365（9475）：1961-1970.

[2] AL-QEZWENY M N，UTENS E M，DULFER K，et al. The association between type D personality，and depression and anxiety ten years after PCI. Neth Heart J，2016，24（9）：538-543.

[3] American Psychiatric Association. Diagnostic and statistical manual of mental disease. 5th ed. Arlington，VA：American Psychiatric Association，2013.

[4] BASAVARAJAPPA C，DAHALE A B，DESAI G. Evolution of bodily distress disorders. Curr Opin Psychiatry，2020，33（5）：447-450.

[5] BEUREL E，TOUPS M，NEMEROFF C B. The Bidirectional Relationship of Depression and Inflammation：Double Trouble.Neuron，2020，107（2）：234-256.

[6] BO D，CHENG Z，BO F J，et al. Overexpression of ACE2 enhances plaque stability in a rabbit model of atherosclerosis. Arterioscler Thromb Vasc Biol，2008，28（7）：1270-1276.

[7] BRANDENBURG C，BLATT G J. Differential serotonin transporter（5-HTT）and 5-HT_2 receptor density in limbic and neocortical areas of adults and children with autism spectrum disorders：implications for selective serotonin reuptake inhibitor efficacy. J Neurochem，2019，151（5）：642-655.

[8] BROMBERGER J T，KRAVITZ H M，CHANG Y F，et al. Major depression during and after the menopausal transition：the Study of Women's Health Across the Nation（SWAN）. Psychol Med，2011，41（9）：1879-1888.

[9] BRONCEL M，GORZELAK-PABIS P，SAHEBKAR A，et al. Sleep changes following statin therapy：a systematic review and meta-analysis of randomized placebo-controlled polysomnographic trials. Archives of Medical Science，2015，11（5）：915-926.

[10] BUENIUS L，HARENDZA S. The relationship between perfectionism and symptoms of depression in medical school applicants. BMC Medical Education，2019，19（1）：370.

[11] BYRD J B，POWERS J D，MAGID D J，et al. Detection and recognition of hypertension in anxious and depressed patients. J Hypertens，2012，30（12）：2293-2298.

[12] CASEY P，KELLY B. Fisher's clinical psychopathology，signs and symptoms in psychiatry. 4th ed. Cambridge：Cambridge University Press，2019.

[13] CHANG J，KIM J A，KIM K，et al. Association of antipsychotics adherence and cardiovascular disease among newly diagnosed schizophrenia patients：a national cohort among Koreans. Asian J Psychiatr，2020，52：102161.

[14] CHRISSOBOLIS S，LUU A，WALDSCHMIDT R，et al. Targeting the renin angiotensin system for the treatment of anxiety and depression. Pharmacol Biochem Behav，2020，199：173063.

[15] CIRELLI M A，LACERDA M S，LOPES C T，et al. Correlations between stress，anxiety and depression and sociodemographic and clinical characteristics among outpatients with heart failure. Arch Psychiatr Nurs，2018，32（2）：235-241.

[16] COJOCARIU S A，MASTALERU A，SASCAU R D，et al. Neuropsychiatric Consequences of Lipophilic Beta-Blockers. Medicina，2021，57（2）：155.

[17] COLQUHOUN D M，BUNKER S J，CLARKE D M，et al. Screening，referral and treatment for depression in patients with coronary heart disease. A consensus statement from the National Heart Foundation of Australia. Med J Aust，2013：198（9）：483-484.

[18] DAL LIN C，TONA F，OSTO E. The Heart as a Psychoneuroendocrine and Immunoregulatory Organ. Adv Exp Med Biol，2018，1065：225-239.

[19] DE MORAIS S，SHANKS J，ZUCKER I H. Integrative Physiological Aspects of Brain RAS in Hypertension. Curr Hypertens Rep，2018，20（2）：10.

[20] DIEZ-QUEVEDO C, LUPON J, GONZALEZ B, et al . Depression, antidepressants, and differentiate between Takotsubo cardiomyopathy and anterior wall ST-segment elevation acute myocardial infarction. Am J Cardiol, 2011, 108 (5): 630-633.

[21] DIMSDALE J E. Psychological stress and cardiovascular disease. J Am Coll Cardiol, 2008, 51 (13): 1237-1246.

[22] ESC. 2018 ESC expert consensus document on Takotsubo syndrome. Am Heart J, 2002, 143: 448-455; 207-215.

[23] ESLER M, ALVARENGA M, LAMBERT G, et al. Cardiac sympathetic nerve biology and brain monoamine turnover in panic disorder. Ann N Y Acad Sci, 2004, 1018: 505-514.

[24] FINK G. In retrospect: Eighty years of stress. Nature, 2016, 539 (7628): 175-176.

[25] FIORANELLI M, BOTTACCIOLI A G, BOTTACCIOLI F, et al. Stress and inflammation in coronary artery disease: a review psychoneuro endocrine immunology-based. Front Immunol, 2018, 9: 2031.

[26] FULTZ N E, BONMASSAR G, SETSOMPOP K, et al. Coupled electrophysiological, hemodynamic, and cerebrospinal fluid oscillations in human sleep. Science, 2019, 366 (6465): 628-631.

[27] GHADRI J R, WITTSTEIN I S, PRASAD A, et al. International expert consensus document on Takotsubo syndrome (part I): clinical characteristics, diagnostic criteria, and pathophysiology. Eur Heart J, 2018, 39 (22): 2032-2046.

[28] GHADRI J R, WITTSTEIN I S, PRASAD A, et al. International expert consensus document on Takotsubo syndrome (part Ⅱ): diagnostic workup, outcome, and management. Eur Heart J, 2018, 39 (22): 2047-2062.

[29] GOLDSTEIN J M, HALE T, FOSTER S L, et al. Sex differences in major depression and comorbidity of cardiometabolic disorders: impact of prenatal stress and immune exposures. Neuropsychopharmacology, 2019, 44 (1): 59-70.

[30] GRAFF S, FENGER-GRØN M, CHRISTENSEN B, et al. Long-term risk of atrial fibrillation after the death of a partner. Open Heart, 2016, 3 (1): e000367.

[31] HAAPAKOSKI R, MATHIEU J, EBMEIER K P, et al. Cumulative meta-analysis of interleukins 6 and 1β, tumour necrosis factor α and C-reactive protein in patients with major depressive disorder. Brain Behav Immun, 2015, 49: 206-215.

[32] HADDAD Y, HEGER Z, ADAM V. Guidelines for Homology Modeling of Dopamine, Norepinephrine, and Serotonin Transporters. ACS Chem. Neurosci, 2016, 16 (7), 1607-1613.

[33] HAMER M, BATTY G D, STAMATAKIS E, et al. Hypertension awareness and psychological distress. Hypertension, 2010, 56 (3): 547-550.

[34] HAVRANEK E P, MUJAHID M S, BARR D A, et al. Social Determinants of risk and outcomes for cardiovascular disease: a Scientific Statement From the American Heart Association. Circulation, 2015, 132 (9): 873-898.

[35] HOPPE L J, IPSER J, GORMAN J M, et al. Panic disorder. Handb Clin Neurol, 2012, 106: 363-374.

[36] JHA M K, QAMAR A, VADUGANATHAN M, et al. Screening and Management of Depression in Patients With Cardiovascular Disease: JACC State-of-the-Art Review. J Am Coll Cardiol, 2019, 73 (14): 1827-1845.

[37] LEVINE G N, COHEN B E, COMMODORE-MENSAH Y, et al. Psychological Health, Well-Being, and the Mind-Heart-Body Connection: A Scientific Statement From the American Heart Association. Circulation, 2021, 143 (10): e763-e783.

[38] 阿尔瓦伦加，伯恩.心理心脏病学手册. 马文林，吴士豪，陈华，译. 北京：人民卫生出版社，2020.

[39] 阿诺德，鲍格斯. 护士职业沟通技巧. 绳宇，刘华平，陈京立，等译.北京：中国轻工业出版社，2018.

[40] 安黎云，汤菲，王缚鲲. 心理应激与免疫功能关系的研究现状. 医学综述，2015，21（3）：414-416.

[41] 多内拉斯.心脏减压疗法：心脏病患者的行为干预.丁荣晶，夏昆，译. 北京：北京大学医学出版社，2016：268-287.

[42] 顾东风，黄广勇，何江，等. 中国心力衰竭流行病学调查及患病率 . 中华心血管病杂志，2003，31（1）：3-6.

[43] 胡大一，于欣.心脏病人精神卫生培训教程.2版. 北京：人民军医出版社，2012.

[44] 江海峰，赵敏，刘铁桥，等. 镇静催眠药合理使用专家意见. 中国药物滥用防治杂志，2021，27（2）：103-106.

[45] 刘梅颜，陆林，耿庆山.双心医学. 北京：人民卫生出版社，2016.

[46] 欧登.职业化关系巴林特小组的理论与实践.曹锦亚，魏镜，译.北京：中国协和医科大学出版社，2015.

[47] 陆林. 沈渔邨精神病学.6版. 北京：人民卫生出版社，2018.

[48] 泰勒. Maudsley精神科处方指南：第12版. 司天梅，译. 人民卫生出版社，2017.

[49] 唐文樑，魏盟. 副交感神经系统与心力衰竭. 国际心血管病杂志，2010（4）：213-215.

[50] 陶军. 交感神经系统激活与心血管疾病的关系. 当代心脏病学进展，2007：469-472.

[51] 田宏. 心理健康与儿童心因性假性晕厥. 中国实用儿科杂志，2020，35（8）：582-585.

[52] 王一方，甄橙.北京大学医患关系蓝皮书语言与沟通.北京：北京大学医学出版社，2019.

[53] 吴宪明，孙跃民.焦虑抑郁与高血压.中华高血压杂志，2016，24（2）：188-192.

[54] 谢玲芳. 情绪管理在急性心肌梗死患者中的实施效果. 中医药管理杂志，2016，24（7）：110-111.

[55] 许又新. 精神病理学.2版. 北京：北京大学医学出版社，2011.

[56] 杨云梅.老年病药物治疗学.北京：人民卫生出版社，2017.

[57] 尹梅，王锦帆. 医患沟通.北京：人民卫生出版社，2020.

[58] 余国龙，邓云龙. 心血管疾病患者心理障碍的识别与治疗. 中国全科医学，2018，21（22）：2750-2754.

[59] 张斌.中国失眠障碍诊断和治疗指南.北京：人民卫生出版社，2016.

[60] 张大庆.医学人文.北京：人民卫生出版社，2016.

[61] 中国康复医学会心血管病预防与康复专业委员会，中国老年学学会心血管病专业委员会，中华医学会心身医学分会. 在心血管科就诊患者心理处方中国专家共识（2020版）. 中华内科杂志，2020，59（10）：764-771.

[62] 中国心血管健康与疾病报告2022概要. 中国循环杂志，2023，38（6）：583-612.

[63] 中国医师协会全科分会双心（心脏心理）学组. 心理应激导致稳定性冠心病患者心肌缺血的诊断与治疗专家共识. 中华心血管病杂志，2016，44（1）：12-18.

[64] 中国医师协会全科医师分会，北京妇产学会社区与基层分会. 更年期妇女健康管理专家共识（基层版）. 中国全科医学，2021，24（11）：1317-1324.

[65] 中国医师协会全科医师分会双心学组，心血管疾病合并失眠诊疗中国专家共识组. 心血管疾病合并失眠诊疗中国专家共识. 中华内科杂志，2017，56（4）：310-315.

[66] 中华医学会精神医学分会老年精神医学组. 老年期抑郁障碍诊疗专家共识. 中华精神科杂志，2017，50（5）：329-334.

[67] 中华医学会神经病学分会，中华医学会神经病学分会睡眠障碍学组. 中国成人失眠诊断与治疗指南（2017版）. 中华神经科杂志，2018，51（5）：324-335.

[68] 中华医学会神经病学分会神经心理学与行为神经病学组. 综合医院焦虑、抑郁与躯体化症状诊断治疗的专家共识. 中华神经科杂志，2016，49（12）：908-917.

[69] 王庭槐. 生理学. 9版. 人民卫生出版社，2018.

[70] 庄琦，毛家亮，李春波，等. 躯体化症状自评量表的初步编制及信度和效度研究. 中华行为医学与脑科学杂志，2010，19（9）：847-849.

索引

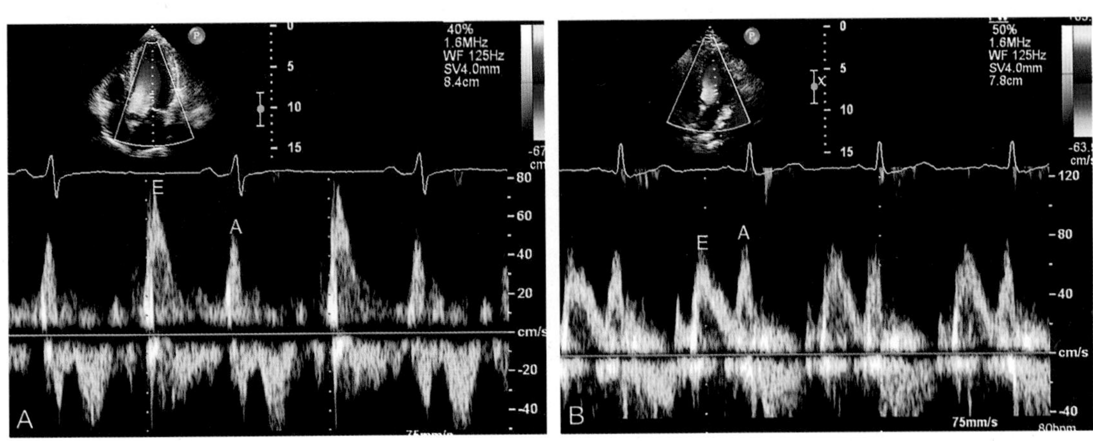

图5-1-1　二尖瓣口血流频谱

A. E峰>A峰；B.精神压力测试后，E峰<A峰。

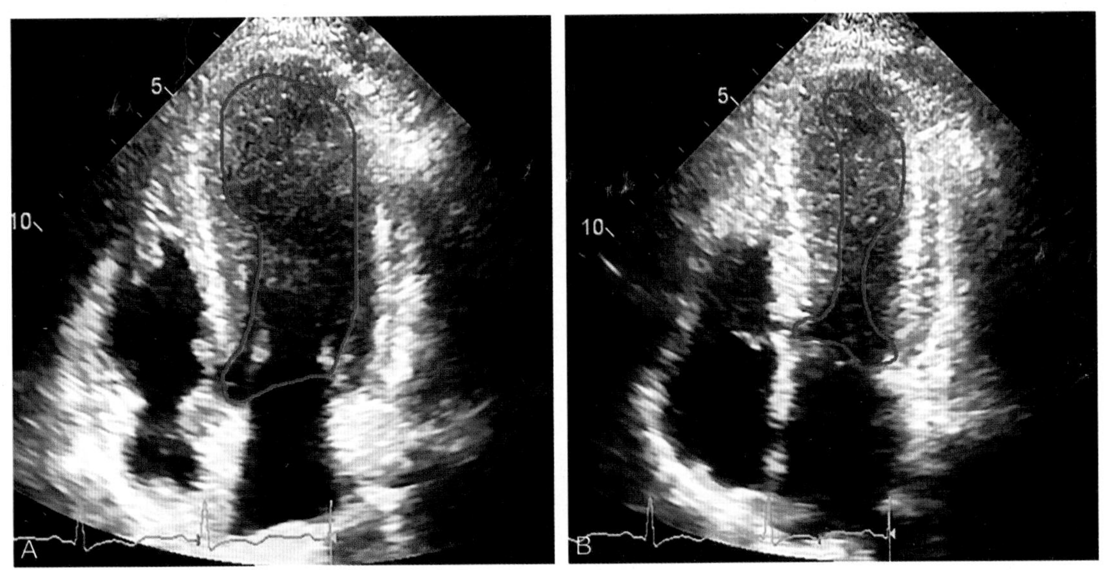

图5-1-2　A为急性发病期心尖四腔心舒张期图像，B为急性发病期心尖四腔心收缩期图像